Controversies in Spine Surgery, MIS versus OPEN
Best Evidence Recommendations

脊柱外科争议问题

微创还是开放

主　编

Alexander R. Vaccaro

Richard G. Fessler

Faheem A. Sandhu

Jean-Marc Voyadzis

Jason C. Eck

Christopher K. Kepler

主　译

梁　裕 ｜ 吴文坚

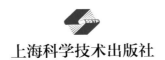

上海科学技术出版社

图书在版编目（ＣＩＰ）数据

脊柱外科争议问题：微创还是开放 ／（美）亚历山大·R.沃凯洛（Alexander R. Vaccaro）等主编；梁裕，吴文坚主译. -- 上海：上海科学技术出版社，2023.1
书名原文：Controversies in Spine Surgery, MIS versus OPEN: Best Evidence Recommendations
ISBN 978-7-5478-5639-0

Ⅰ. ①脊… Ⅱ. ①亚… ②梁… ③吴… Ⅲ. ①脊柱病—外科手术 Ⅳ. ①R681.5

中国版本图书馆CIP数据核字(2022)第168007号

Copyright © 2018 of the original English language edition by Thieme Medical Publishers, Inc., New York, USA
Original title: Controversies in Spine Surgery, MIS versus OPEN: Best Evidence Recommendations by
Alexander R. Vaccaro / Richard G. Fessler / Faheem A. Sandhu / Jean-Marc Voyadzis /Jason C. Eck /
Christopher K. Kepler
上海市版权局著作权合同登记号　图字：09-2018-906 号

封面图片由译者提供

脊柱外科争议问题：微创还是开放
主编　Alexander R. Vaccaro　Richard G. Fessler　Faheem A. Sandhu
　　　Jean-Marc Voyadzis　Jason C. Eck　Christopher K. Kepler
主译　梁　裕　吴文坚

上海世纪出版（集团）有限公司
上海科学技术出版社　出版、发行
（上海市闵行区号景路 159 弄 A 座 9F-10F）
邮政编码 201101　www.sstp.cn
苏州美柯乐制版印务有限责任公司印刷
开本 889×1194　1/16　印张 17
字数：500 千字
2023 年 1 月第 1 版　2023 年 1 月第 1 次印刷
ISBN 978-7-5478-5639-0/R · 2465
定价：168.00 元

内容提要

近 20 年来，微创脊柱外科技术得到了空前的发展，因其能减少手术对组织的创伤、缩短住院时间、降低手术并发症发生率等优势而备受关注。然而，即使微创技术飞速发展，脊柱外科界仍不可避免地存在传统开放手术和微创手术之间的争论。

不同于其他脊柱外科专著，本书针对"脊柱退行性疾病""脊柱创伤""脊柱肿瘤"等门类，精选了 24 个颇受关注的争议话题，基于目前最新的循证医学证据，分别由主张开放手术和主张微创手术的权威作者表述各自观点，并提供典型案例，最后由编者进行归纳总结。读者可根据提供的信息得出自己的结论，为患者提供最佳的治疗方案。

本书所选话题极具创新性，将循证医学证据分级呈现，具有很强的可读性和参考性，适合脊柱外科、疼痛科医生及其他相关专业人员阅读。

献　词

　　我愿意将此书献给我家的两个天使——1 岁的 Mia 和 2 岁的 Christian，见证她们的成长是整个家庭的快乐，也是美好生活的恩赐。

—— Alexander R. Vaccaro

　　我将此书献给我的父母，他们信任我并以我为傲。

—— Richard G. Fessler

　　献给我的妻子 Henna 及我的孩子 Zain、Rafae 和 Sabrina，他们以坚定的爱和支持使一切成为可能。也献给我的父母，他们启迪和督促我为他们的脊柱疾患找到最佳的治疗方法。

—— Faheem A. Sandhu

　　献给我的妻子 Nitsa，感谢她无条件的爱和支持，感谢她带给我最宝贵的礼物：我的孩子 Alexandra 和 Olivia。

—— Jean-Marc Voyadzis

　　献给 Laurie、Katie 和 Caroline，感谢她们在此书撰写期间给予的爱和支持。

—— Jason C. Eck

　　我把此书献给 Alana，她是一位非同寻常的妻子、母亲和外科医生。

—— Christopher K. Kepler

译者名单

主　译

梁　裕　　上海交通大学医学院附属瑞金医院
吴文坚　　上海交通大学医学院附属瑞金医院

参译人员
（按姓氏拼音排序）

曹　鹏　　上海交通大学医学院附属瑞金医院
程细高　　南昌大学第二附属医院
段丽群　　中国科学技术大学附属第一医院
丰荣杰　　山东省立医院
镐英杰　　郑州大学第一附属医院
胡　炜　　新疆维吾尔自治区中医医院
黎庆初　　南方医科大学第三附属医院
李熙雷　　复旦大学附属中山医院
梁　裕　　上海交通大学医学院附属瑞金医院
刘明永　　中国人民解放军陆军特色医学中心
刘　鹏　　中国人民解放军陆军特色医学中心
刘瑶瑶　　中国人民解放军陆军特色医学中心
马学晓　　青岛大学附属医院
苗　军　　天津市天津医院
裴剑如　　上海交通大学医学院附属瑞金医院
单乐群　　西安市红会医院
王洪立　　复旦大学附属华山医院
王向阳　　温州医科大学附属第二医院
吴文坚　　上海交通大学医学院附属瑞金医院

武　汉　　吉林大学中日联谊医院
徐　杰　　福建省立医院
闫应朝　　温州医科大学附属第二医院
张兴凯　　上海交通大学医学院附属瑞金医院
赵凤东　　浙江大学医学院附属邵逸夫医院
赵　帅　　广东省中医院
朱卉敏　　河南省骨科医院

编者名单

主 编

开放手术支持者：

Alexander R. Vaccaro, MD, PhD, FACS, MBA
Richard H. Rothman Professor and Chairman
Department of Orthopaedic Surgery
Professor of Neurosurgery
Thomas Jefferson University and Hospitals
President, The Rothman Institute
Philadelphia, Pennsylvania

Jason C. Eck, DO, MS
Orthopedic Spine Surgeon
Center for Sports Medicine and Orthopedics
Chattanooga, Tennessee

Christopher K. Kepler, MD, MBA
Associate Professor
Orthopaedic Spine Surgeon
Department of Orthopaedic Surgery
Thomas Jefferson University and Hospitals
Rothman Institute
Philadelphia, Pennsylvania

微创手术支持者：

Richard G. Fessler, MD, PhD
Professor
Department of Neurosurgery
Rush University Medical Center
Chicago, Illinois

Faheem A. Sandhu, MD, PhD
Professor of Neurosurgery
Director of Spine Surgery
Co-Director
Center for Minimally Invasive Spine Surgery
Department of Neurosurgery
MedStar Georgetown University Hospital
Washington, DC

Jean-Marc Voyadzis, MD
Co-Director
Center for Minimally Invasive Spine Surgery
Associate Professor of Neurosurgery
MedStar Georgetown University Hospital
Washington, DC

参编人员

Tim Eugene Adamson, MD
Neurosurgeon
Carolina Neurosurgery & Spine Associates
Charlotte, North Carolina

Todd J. Albert, MD
Surgeon-in-Chief, Chief Medical Officer
Chairman Department of Orthopaedics
Hospital for Special Surgery

Weill Cornell Medical College
New York, New York

Marjan Alimi, MD
Senior Clinical Research Fellow in Spine
Weill Cornell Brain and Spine Center
New York-Presbyterian Hospital
Weill Cornell Medical College
New York, New York

Richard Todd J. Allen, MD, PhD
Associate Professor of Orthopaedic Surgery
Director, Spine Surgery Fellowship
UC San Diego Health System
Department of Orthopaedic Surgery
San Diego, California

Navid R. Arandi, MD
Emergency Medicine Resident Physician
Aventura Hospital and Medical Center
Aventura, Florida

John D. Attenello, MD
Orthopaedic Surgery Resident
University of Hawaii Orthopaedic Surgery Residency
  Program
Honolulu, Hawaii

Bryce A. Basques, MD
Orthopaedic Surgery Resident
Rush University Medical Center
Chicago, Illinois

Amandeep Bhalla, MD
Assistant Professor
David Geffen School of Medicine at UCLA
Harbor-UCLA Medical Center
Department of Orthopaedic Surgery
Torrance, California

Oheneba Boachie-Adjei, MD
Professor
Orthopedic Surgery
Weill Cornell Medical College
Accra, Ghana

Daniel D. Bohl, MD
Resident
Rush University Medical Center
Chicago, Illinois

Christopher M. Bono, MD
Chief
Orthopaedic Spine Service
Associate Professor of Orthopedic Surgery
Brigham and Women's Hospital
Harvard Medical School

Boston, Massachusetts

Saad B. Chaudhary, MD, MBA
Assistant Professor
Icahn School of Medicine
Mount Sinai
New York, New York

Michelle J. Clarke, MD
Associate Professor of Neurosurgery
Mayo Clinic
Rochester, Minnesota

Anthony Conte, MD
Resident Physician
Medstar Georgetown University Hospital
Department of Neurosurgery
Washington, DC

Scott D. Daffner, MD
Associate Professor
Department of Orthopaedics
West Virginia University
Health Sciences Center
Morgantown, West Virginia

Vedat Deviren, MD
Professor
Clinical Orthopaedic
UCSF Department of Orthopaedic Surgery
San Francisco, California

Kurt M. Eichholz, MD, FAANS, FACS
Neurosurgeon
St. Louis Minimally Invasive Spine Center
St. Louis, Missouri

Randa El Mallah, MD
University of Mississippi Medical Center
Jackson, Mississippi

Jeremy Fogelson, MD
Assistant Professor or Neurological Surgery
Assistant Professor of Orthopaedic Surgery
Mayo Clinic
Rochester, Minnesota

Anthony K. Frempong-Boadu, MD, FACS, FAANS
Associate Professor of Neurosurgery
NYU Langone Medical Center
New York, New York

Gurpreet S. Gandhoke, MD
Chief Resident
Department of Neurological Surgery
University of Pittsburgh Medical Center
Pittsburgh, Pennsylvania

Steven R. Garfin, MD
Distinguished Professor and Chair
UC San Diego
San Diego, California

Joanna Gernsback, MD
Neurosurgery Chief Resident
Jackson Memorial Hospital/University of Miami Miller
    School of Medicine
Miami, Florida

Nicholas S. Golinvaux, MD
Orthopaedic Surgery
Vanderbilt Orthopaedics
Nashville, Tennessee

Jonathan N. Grauer, MD
Professor
Department of Orthopaedics and Rehabilitation
Yale School of Medicine
Yale University
New Haven, Connecticut

Roger Härtl, MD
Professor
Neurological Surgery
Director
Spinal Surgery
Weill Cornell Medical College
New York, New York

Andrew C. Hecht, MD
Chief, Spine Surgery
Mount Sinai Hospital and Mount Sinai Health System
Director, Mount Sinai Spine Center
Associate Professor Orthopaedic and Neurosurgery

Mt. Sinai Medical Center and Icahn School of Medicine
New York, New York

Christopher Clayton Hills, DO
Orthopaedic Surgeon
Teton Orthopaedics
Jackson, Wyoming

Robert E. Isaacs, MD
Associate Professor
Department of Neurosurgery
Duke University Medical Center
Durham, North Carolina

S. Babak Kalantar, MD
Associate Professor
Chief
Division of Spinal Surgery
Department of Orthopaedics
Medstar Georgetown University Hospital
Washington, DC

Adam S. Kanter, MD
Associate Professor
University of Pittsburgh Medical Center
Pittsburgh, Pennsylvania

Jonathan M. Karnes, MD
Resident
Department of Orthopaedics
West Virginia University
Morgantown, West Virginia

John D. Koerner, MD
Spine Surgeon
Hackensack University Medical College
Glen Rock, New Jersey

Joseph Paul Letzelter III, MD
Resident
Georgetown Orthopaedic Surgery
Delray Beach, Florida

John C. Liu, MD
Professor of Neurosurgery and Orthopaedic Surgery
University of Southern California
Los Angeles, California

Luis Marchi, PhD
Director of Clinical Research
Instituto de Patologia da Coluna (IPC)
São Paulo, Brazil

Steven Joseph McAnany, MD
Assistant Professor
St. Louis School of Medicine
Washington University
St. Louis, Missouri

Matthew J. McGirt, MD
Neurosurgeon
Carolina Neurosurgery and Spine Associates
Department of Surgery
University of North Carolina
Charlotte, North Carolina

Ankit I. Mehta, MD
Assistant Professor of Neurosurgery
Director of Spinal Oncology
Associate Neurosurgical Program Director
University of Illinois at Chicago
Chicago, Illinois

Paul W. Millhouse, MD
Spine Research Fellow
Rothman Institute
Department of Orthopaedic Research
Philadelphia, Pennsylvania

Ralph J. Mobbs, MD
Neurospine Research Group
Prince of Wales Private Hospital
University of New South Wales
Sydney, New South Wales, Australia

Troy I. Mounts, MD, MA
Spine Surgeon
Troy I Mounts MD INC
San Luis Obispo, California

Gregory M. Mundis Jr., MD
Co-Director San Diego Spine Fellowship
Scripps Clinic San Diego
San Diego Spine Foundation
La Jolla, California

Ahmad Nassr, MD
Consultant and Associate Professor
Orthopedic Surgery and Biomedical Engineering
Mayo Clinic
Department of Orthopedic Surgery
Rochester, Minnesota

Venu M. Nemani, MD, PhD
Cervical and Reconstructive Spine Surgeon
Raleigh Orthopaedic Clinic
Raleigh, North Carolina

Eric W. Nottmeier, MD
Neurosurgeon
St. Vincent's Spine and Brain Institute
Adjunct Associate Professor of Neurosurgery
Mayo Clinic College of Medicine
St. Vincent's Spine and Brain Institute
Jacksonville, Florida

Alfred T. Ogden, MD
Assistant Professor
Columbia University Medical Center-NewYork Presbyterian Hospital
New York, New York

David O. Okonkwo, MD
Professor
Executive Vice Chair
Department of Neurological Surgery
University of Pittsburgh Medical Center
Pittsburgh, Pennsylvania

Leonardo Oliveira, BS
Researcher
Instituto de Patologia da Coluna (IPC)
São Paulo, Brazil

John E. O'Toole, MD, MS
Professor of Neurosurgery
Rush University Medical Center
Chicago, Illinois

Sylvain Palmer, MD, FACS
Neurosurgeon
Orange County Neurosurgical Associates
Mission Viejo, California

Scott L. Parker, MD
Assistant Professor
Department of Neurosurgery
Vanderbilt University Medical Center
Nashville, Tennessee

Rory J. Petteys, MD
Chief of Neurosurgery
William Beaumont Army Medical Center
El Paso, Texas

Martin H. Pham, MD
Neurosurgery Resident
Department of Neurosurgery
Keck School of Medicine of USC
Los Angeles, California

Luiz Pimenta, MD, PhD
Medical Director
Instituto de Patologia da Coluna (IPC)
University of California San Diego (UCSD)
São Paulo, Brazil

Mark L. Prasarn, MD
Chief
Division of Spine Surgery
Department of Orthopedic Surgery
University of Texas
Houston, Texas

Kristen E. Radcliff, MD
Associate Professor
Rothman Institute
Department of Orthopedic Surgery
Thomas Jefferson University
Egg Harbor, New Jersey

Prashanth J. Rao, MD
Neurospine Research Group
Prince of Wales Private Hospital
University of New South Wales
Sydney, New South Wales, Australia

Peter S. Rose, MD
Associate Professor
Orthopaedic Surgery

Mayo Clinic
Rochester Minnesota

Daniel M. Sciubba, MD
Professor of Neurosurgery
Oncology & Orthopaedic Surgery
Johns Hopkins University
Baltimore, Maryland

David L. Scott, MD
Surgeon
Gulf Coast Orthopaedic Center
Hudson, Florida

Christopher I. Shaffrey, MD
Professor
Department of Neurological Surgery
University of Virginia
Charlottesville, Virginia

Steven M. Spitz, MD
Assistant Professor
Department of Neurosurgery
Medstar Georgetown University Hospital
Washington, DC

Russell G. Strom, MD
Associate Neurosurgeon
Geisinger Health System
Wilkes-Barre, Pennsylvania

Brian W. Su, MD
Spine Surgeon
Mt Tam Orthopedics Spine Center
Larkspur, California

Hasan R. Syed, MD
Assistant Professor
Department of Neurological Surgery
University of Virginia Health System
Charlottesville, Virginia

Alexander A. Theologis, MD
Resident Physician
University of California – San Francisco (UCSF)
San Francisco, California

Trent L. Tredway, MD
Founder and Neurosurgeon
Tredway Spine Institute
Seattle, Washington

P. Justin Tortolani, MD
Chief
Spine Service and Fellowship Director
Medstar Union Memorial Hospital
Baltimore, Maryland

Jose M. Torres-Campa, MD
Neurosurgeon
Centro Medico de Asturias
Oviedo, Spain

Alexander Tuchman, MD
Clinical Instructor
Department of Neurosurgery
University of Southern California
Los Angeles, California

Juan S. Uribe, MD
Associate Professor
Department of Neurological Surgery
University of South Florida
Tampa, Florida

Michael J. Vives, MD
Associate Professor
Orthopaedics
Chief
Spine Division
New Jersey Medical School
Rutgers University
Newark, New Jersey

Michael Y. Wang, MD, FACS
Professor of Neurological Surgery
Division Chief
Spine Medical Director
Spine JMH
Spine Fellowship Director
UMH Medical Director
Minimally Invasive Spine UMH
UMH Chief of Neurosurgery
University of Miami
Miami, Florida

Peter G. Whang, MD, FACS
Associate Professor
Department of Orthopaedics and Rehabilitation
Yale School of Medicine
Yale University
New Haven, Connecticut

Chun-Po Yen, MD
Associate Professor
Department of Neurological Surgery
University of Virginia
Charlottesville, Virginia

Jonathan Yun, MD
Resident
Columbia University Medical Center-NewYork Presbyterian
  Hospital
New York, New York

Alp Yurter, BS
Medical Student
Yale School of Medicine
New Haven, Connecticut

中文版前言

《脊柱外科争议问题：微创还是开放》的翻译和出版经过了一个相对漫长的过程，千呼万唤，现在终于与读者见面了。

众所周知，近年来微创脊柱外科飞速发展，各种新技术、新观念不断涌现，越来越多的患者从中受益。我们也应该看到，伴随微创脊柱外科的发展，各种争议从来没有停止过。乐观者主张，微创技术代表了脊柱外科的发展方向，具有颠覆性，必将取代传统脊柱外科；反对者则认为，微创脊柱外科技术尚缺少足够的循证医学证据支持，学习曲线陡峭，并未显示出相对于开放手术的优势，应该慎重对待。而从整体上看，目前开展微创脊柱外科手术的医生仍属小众。在这样的大背景下，这本专著的面世，无疑具有十分重要的现实意义。

这是一本别开生面的脊柱外科专著。与以往常见的专著不同，本书并不着重于介绍微创脊柱外科技术的细节，也不对争议问题做先入为主的结论，甚至不对其做主观臆断的赞美和褒奖，而是从循证医学出发，以大量详尽的各级证据说话，并且组织微创手术和开放手术的相关支持者表述各自观点，公允而不偏颇，自由而不武断，比较全面地反映了目前脊柱外科的发展现状。作者对每一个专业议题，并不给出具体结论和"判决"，而是通过详实的信息提供，静待读者自由裁量。

我们认为，微创技术无疑是脊柱外科未来发展的方向之一。对这一领域的一些争议性问题进行必要的梳理，必将有利于微创脊柱外科的健康和可持续发展。我们必须认识到，微创技术不能脱离脊柱外科发展的大背景而存在。迄今为止，微创脊柱外科并没有颠覆脊柱外科的基本原则和体系。因此，盲目自大和妄自菲薄都是有害的。从这个意义上说，方法学就显得尤其重要。本书基于循证医学证据，为读者展示一个完全不同而又客观、理性的学术视角，相信在充分接受了各方信息后，读者会结合自己的临床经验，得出自己的结论，做出自己的选择。

开卷有益，祝各位读者阅读愉快。

梁　裕　吴文坚

上海交通大学医学院附属瑞金医院

2022 年 7 月

英文版序

　　Controversies in Spine Surgery, MIS versus OPEN: Best Evidence Recommendations 是一本现象级的专著。在这本书中，读者可以看到"争论"与"和谐"——前者是作者和编者基于循证医学证据提出的不同观点和思考，而后者则是正方和反方（微创 *vs.* 开放）意见的同步收集。

　　"争论与和谐"的结构设计在每一章的叙述和总结中都得以完美体现——每位作者对相应话题都有不同的观点，每一章都有大量文献的支撑和各级别证据的展现与分析。

　　每一章都反复比较了微创手术和开放手术，并进行客观的分析，"反方"也提出了证据和理由。在阅读了以上信息后，读者可以在"争论"与"和谐"之间进行衡量后得出自己的结论。

　　本书涵盖 24 个主题，每个主题都有专门的章节。涉及的主题从椎间盘切除术到手术的成本和价值。这本书提供的信息全面而完整，绝对没有遗漏重要细节。

　　我难以想象作者和编辑为这本书付出的心血。相信我们的读者可以从他们的辛勤工作中受益。如果您喜欢微创和开放手术的争鸣和思辨，那么这本书正是投您所好，它将令您大开眼界，更多地了解脊柱外科的发展现状与趋势。

Edward C. Benzel, MD
Neurosurgeon and Chairman
Department of Neurosurgery
Center for Spine Health
Cleveland Clinic
Cleveland, Ohio

英文版前言

脊柱外科有许多有争议的话题，其中一个引起广泛争议的领域，是采用微创技术治疗常见的脊柱疾病。微创治疗刚刚出现的时候似乎有些哗众取宠，而一些外科医生则敢于尝试这些方法。幸运的是，他们并非冒进。事实上，已经有大量文献支持微创技术的使用。然而，微创技术远未被公认是治疗标准，并且，是否使用及何时使用微创技术仍不清楚。

由 Vaccaro 和 Eck 于 2010 年主编的 *Controversies in Spine Surgery: Best Evidence Recommendations*，为脊柱外科医生提供了极好的学习资源。读者可以根据文献中的最高级别的证据来决定临床治疗。尽管在脊柱外科领域尚缺乏 I 级证据，但对所有最高级别证据的评估仍为临床治疗提供了合理的方法。

很明显，微创技术已经出现并将继续存在，但是对于不同的脊柱病变，它们是否真正优于传统的开放手术仍然未知。本书正是通过呈现目前最新的循证医学证据来尝试解决上述问题。我们仔细选择了主题和作者，以帮助梳理微创和开放手术之间存在的常见问题。每章至少由 1 名支持开放手术的作者和 1 名支持微创手术的作者编写。每章都介绍了一个重要主题，提供了一个以微创和开放手术技术为例的说明性案例，并以最佳的证据格式为每种方法提供了支持性文献、文献摘要表和按方法分类的并发症。最后，Vaccaro 和 Fessler 在每一章的结尾分别对开放手术和微创手术进行了小结。

我们的目标并不是要说服读者某一种方法优于另一种方法，而是为读者提供必要的支持信息，让读者得出自己的结论，并为患者提供最佳的治疗方案。我们希望并鼓励各位同行继续进行研究工作，以阐明我们都认为有争议的问题。

Alexander R. Vaccaro, MD, PhD, FACS, MBA

Richard G. Fessler, MD, PhD

Faheem A. Sandhu, MD, PhD

Jean-Marc Voyadzis, MD

Jason C. Eck, DO, MS

Christopher K. Kepler, MD, MBA

致　谢

　　这部内容广博的专著，经过了数年的打磨，是许多专家通力合作的成果。Sandhu 医生、Voyadzis 医生、Eck 医生和 Kepler 医生在此衷心感谢国际知名的医学科学家和先驱 Vaccaro 医生和 Fessler 医生，感谢他们在脊柱外科领域展现的卓越智慧和做出的杰出贡献。在编撰这本专著的雄心勃勃的计划中，我们遇到的最具有挑战性的任务，是邀请不同的作者合作完成每一章节，建立对微创和开放手术的全面理解。我们同样也要感谢乔治敦大学的住院医师 Anthony Conte、Hasan Syed 和 Rory Petteys，他们对每一章节的编辑都有贡献，对于本书的成书和出版功不可没。

编者

目　录

第 1 部分

退行性疾病

1

腰椎间盘切除术：通道或内镜辅助椎间盘切除术优于传统的显微椎间盘切除术吗

微创：Martin H. Pham, Alexander Tuchman, John C. Liu

开放：John D. Attenello, Steven R. Garfin, Richard Todd J. Allen

1.1 引言

1934 年，Mixter 和 Barr[1] 报道了首例椎间盘切除术治疗腰椎间盘突出症，他们采用后路全椎板切除切开硬膜囊的方式切除椎间盘。数年后，Love[2, 3] 报道了经椎板间开窗、硬膜囊外入路椎间盘切除术，该术式奠定了现代开放椎间盘切除术（open discectomy, OD）的基础。在很长一段时间内，大部分手术步骤维持不变，直至 20 世纪 70 年代手术显微镜的出现，使手术切口变得更小，组织剥离更少，外科操作更简单，对肌肉和神经根的激惹和创伤更轻。Yasargil[4] 和 Caspar[5] 分别首次独立报道了使用手术显微镜把原有术式改良为开放显微椎间盘切除术，成为当今世界上治疗腰椎间盘突出症最为常用的术式[6-9]。术中可视化技术的持续发展促进了微创椎间盘切除术（minimally invasive discectomy, MID）的进步，而 MID 的目标是减轻术后疼痛，缩短住院时间，加速术后功能恢复，使患者尽早重归日常生活[10]。

1997 年，Foley 和 Smith 报道了显微内镜椎间盘切除术（microendoscopic discectomy, MED）[11]。该手术使用经肌肉置入的逐级扩张器和通道，在单个通道下可视化的条件下进行椎间盘切除。该术式避免了传统的骨膜下剥离入路。据报道，该微创手术能够加快术后恢复，降低手术并发症，同时获得与传统手术相近的临床效果。然而，评价 MID 和 OD 功能预后和并发症发生率的研究尚未获得一致性结果。

1.2 适应证

对于腰椎间盘突出症引起的神经根压迫、下肢放射痛、感觉异常和腰痛，腰椎间盘切除术是有效的外科治疗手段。如果症状严重且经 ≥ 6 周保守治疗无效，通常需要手术切除突出的全部或者部分椎间盘组织碎片，以解除神经根的压迫。其他手术指征包括：顽固性疼痛、新发或进行性肌力下降、鞍区麻木与大小便功能障碍（提示马尾综合征）。对于先天性腰椎管狭窄患者，为了尽可能减少医源性神经损伤，或者对于马尾综合征的患者，开放的减压手术更便于进行骨性结构的减压，并能够从多角度接近突出的椎间盘或狭窄部位（有时内镜与通道受限）。

1.3 微创手术的优势

众所周知，传统开放手术需要剥离、牵拉肌肉，对软组织造成医源性损伤[12-14]。微创手术（minimally invasive surgery，MIS）入路创伤较小，通道能够临时扩张软组织，形成一个手术操作空间，而在手术结束通道取出后，软组织能够恢复到原有位置。微创椎间盘切除术中使用通道可使组织损伤最小化，因为手术野更小，且深部组织对潜在病原体的暴露更少[15-17]。微创手术的优势还包括切口较小、软组织损伤较轻和术后恢复更快，从而缩短住院时间，使患者更快地回归工作。

1.4 开放手术的优势

OD 最令人称道的优势是其在历史上取得的成功。OD 为脊柱外科医生所熟知，自 20 世纪 30 年代以来逐步发展与完善，其一贯的有效性被大量报道[18-25]。另外，很多证据等级最高的评价显微椎间盘切除术疗效的研究，通常是采用开放手术技术完成的。开放入路的普适特性，使其避免了微创技术陡峭的学习曲线，以及与其相关的不良后果和较高的并发症风险，尤其是微创技术开展早期和需要转换为开放手术时。OD 的优势还包括硬膜囊 / 神经及其周围结构显露良好，能够直视所有解剖结构，通过扩大减压可安全地显露脱出 / 游离的椎间盘碎片，获得最佳的椎间盘切除角度及更低的手术花费。

1.5 病例介绍

36 岁男性，腰痛加重伴左腿至足部痛，经抗炎止痛药、肌松药、物理治疗、活动调整等治疗无效。4 个月内 3 次给予硬膜外激素注射后，患者腿痛仍持续加重，踝关节背伸肌力轻度下降。影像学检查显示 L4-L5 左侧旁中央型椎间盘突出（图1.1），腰椎动力位片未见不稳征象。

1.6 微创手术技术

全麻气管插管后，患者俯卧于配有 Wilson 支架的 Jackson 手术床上。双臂上举置于头两侧，颈部处于自然中立位，所有受压部位放置衬垫。手术通道支架安放于椎间盘切除入路对侧，术区常规消毒、铺巾。

前后位透视确保患者躯干无旋转，侧位透视并使用 22 号针头定位目标椎间隙。做 18 mm 长皮肤切口，使用单极电刀切开皮下组织直至筋膜层。用电刀切开筋膜层。将克氏针小心地固定于椎板，使用扩张器逐级扩张至理想直径。侧位透视确认手术

节段，前后位透视确保通道向内朝向棘突。最终透视对于关节突关节肥大的患者尤为重要，因为通道如果过于靠外侧，可能将关节突关节错认为椎板。

显微镜或内镜放置到位，然后进行标准的显微椎间盘切除操作。清除软组织后，仔细分辨棘突基底部和椎板下缘。使用火柴头磨钻磨除椎板下部至黄韧带。用刮匙和 Kerrison 咬骨钳小心去除黄韧带直到显露硬膜和神经根。小心牵开硬膜囊和神经根肩部，切除突出的椎间盘。使用神经钩或刮匙探查以保证减压适度。

切口大量冲洗，使用可吸收缝线分层缝合筋膜、皮下和皮肤。

1.7 开放手术技术

签署知情同意书后，患者送入手术室进行气管插管全麻。术前给予抗生素，下肢使用气压装置（预防深静脉血栓形成），患者俯卧于 Wilson 架或 Jackson 架或凝胶垫上，悬空腹部，骨突出部位放置衬垫。暴露手术区域，我们使用氯己定刷洗手术部位，待消毒液晾干后进行正侧位透视确定切口位置。术区常规消毒铺巾，核对患者，切口部位注射0.25% 布比卡因加肾上腺素，然后做后正中切口，剥离患侧竖脊肌。切口通常只需 2 cm，在体型大的患者可稍长。在大多数病例中，推荐使用手术显微镜以利于可视化，也便于教学。分离皮下组织、腰骶筋膜直至棘突。使用 Cobb 剥离器和电刀沿着棘突显露骨性结构，直至椎板。识别并显露患侧关节突关节囊并予以保护。在关节突关节上下识别峡部，关节突关节通常位于突出椎间盘水平的稍尾端、病变部位位于其腹侧。推荐使用 McCullough

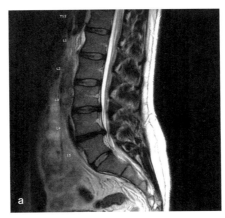
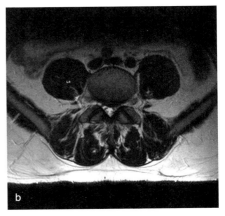

图 1.1 a、b. 腰椎 MRI 矢状位（a）和轴位（b）显示 L4-L5 椎间盘宽基中央型突出，压迫左侧 L5 神经根

拉钩。在进行深部剥离前，将腰穿针置于棘间韧带，Penfield 4 号剥离子置于上位椎板的下缘，C臂透视明确手术节段。必要时（椎板增厚、遮挡）使用火柴头磨钻打薄椎间盘部位的椎板，使用刮匙将黄韧带从上位椎板深面分离，以 Kerrison 咬骨钳咬除椎板、黄韧带，椎板间开窗，必要时向头端、外侧分离黄韧带附着点。看到硬膜外脂肪 / 间隙后，使用双极电凝仔细止血，轻柔牵开神经根显露目标椎间盘。必要时切开纤维环，使用髓核钳或其他显微器械摘除椎间盘。严密止血、冲洗切口，使用 1 号、0 号、2-0 号 Vicryl 和 Monocryl 逐层连续缝合，Dermabond 皮肤黏合剂黏合皮肤，无菌辅料覆盖切口。缝合皮肤前可局部使用罗哌卡因浸润以利于术后止痛。

1.8 微创手术的讨论

微创手术技术相对于传统手术具有多种优势。微创通道技术能够获得和开放手术相似的效果，并降低感染及脑脊液漏的发生率，同时缩短住院时间（表 1.1）。

1.8.1 微创手术的 I 级证据

Arts 等进行了一项前瞻性、多中心、随机双盲对照研究，对通道下椎间盘切除和传统开放显微椎间盘切除治疗保守无效的腰椎间盘突出症在术后 8 周和 1 年的临床效果进行了比较[26]。共有 167 例患者进行内镜下椎间盘切除术，161 例患者进行传统显微椎间盘切除术。术后 1 年，开放手术组患者腰腿痛改善率更好 [视觉模拟评分（visual analog scale，VAS）：开放组 −4.2 mm vs. 微创组 −3.5 mm]，69% 微创组患者、79% 开放组患者症状缓解良好。而术后 2 年，两组在症状改善率（微创组 71% vs. 开放组 77%）和再手术率（微创组 15% vs. 开放组 10%）中并无统计学差异。值得注意的是，两组患者椎间盘再突出率近似，但微创手术患者住院时间更短，术后恢复活动更早，而术后感觉、运动障碍进展更少。

Rasouli 等对微创椎间盘切除术和开放或标准显微椎间盘切除术对症状性腰椎间盘突出症的疗效优劣进行了系统评价分析[27]。该研究纳入了 11 项随机对照研究（1 172 例患者），纳入的所有研究均为成人腰椎间盘突出症采用两种术式的比较研究。

作者发现低等级证据表明微创术后 6 个月、2 年腿痛更重，但是差异较小（10 分制疼痛评分上小于 0.5 分），没有达到最小临床显著性区别。低等级证据也显示两种术式术后 1 年随访腰痛无区别，而两者 Oswestry 功能评分（Oswestry disability index，ODI）也无区别。作为次要结果，微创手术部位感染发生率更低，住院时间更短，虽然证据并不总是一致。

Gempt 等对 60 例单节段腰椎间盘突出症患者随机进行了传统开放手术和微创椎间盘切除手术[28]。在平均超过 33 个月的随访中，采用 ODI、36- 简明健康调查量表（Short Form Health Survey，SF-36）和 VAS 评定患者生理、精神健康和腰腿痛缓解情况。两组患者腰腿痛显著改善并且 ODI 和 SF-36 均得优良的评价结果。长期评价中，两组患者 VAS、ODI 和 SF-36 均未见显著性差异。

1.8.2 微创手术的 II 级证据

Kamper 等对 29 项包含 4 472 例因腰椎间盘突出症导致坐骨神经痛行微创或传统显微椎间盘切除的对照研究进行了荟萃分析[29]。作者发现低等级证据表明微创手术平均住院时间更短，可缩短 1.5 天。虽然研究有利于微创手术，但是住院时间也并不总是一致的，其原因未知。中至低等级证据显示临床效果、并发症和再手术率在两组之间并无显著性区别。

1.8.3 微创手术的 III 级和 IV 级证据

Harrington 和 French 对同一位外科医生采用传统开放手术和微创手术治疗的单节段腰椎间盘切除术的手术时间、住院时间、止痛药使用情况进行了回顾性研究[30]。开放手术组有 35 例患者，而微创组有 31 例。两组在术中并发症、手术时间、出血量和手术效果之间并无差别。但是，微创组 45.2% 患者在手术当天出院，而开放组仅有 5.75%（P=0.001）。微创组静脉使用吗啡（P=0.04）和二氢可待因（P=0.03）更少，无须使用羟考酮控制疼痛（而开放组羟考酮的平均使用量是 11.7 mg）。

Lau 等对 25 例开放和 20 例微创患者进行回顾性研究，比较同一名医生通过微创技术和开放入路所做显微椎间盘切除术的差异[31]。结果发现两组患者手术时间、住院天数、手术效果和并发症发生率方面并无差异。

表 1.1　开放和微创椎间盘切除术的文献回顾

研究	等级	手术技术	病例数	随访	MIS 与 OD 效果有统计学差异	MIS 与 OD 效果无统计学差异
Arts 等	I	通道椎间盘切除术 vs. 传统显微椎间盘切除术	166 vs. 159	4、8、26、52 周	• 开放组术后 1 年恢复率更高（79% vs.69%） • 开放组腰腿痛 VAS 评分缓解率更高 • 通道组手术时间更长	并发症发生率、RDQ、SF-36 和住院时间无显著差异
Teli 等	I	显微内镜椎间盘切除术 vs. 显微椎间盘切除术 vs. 开放椎间盘切除术	70 vs. 72 vs. 70	6、12、24 个月	• MED 较 MD、OD 组严重并发症发生率更高（硬膜撕裂、神经根损伤、再发突出） • MED 较 MD、OD 组花费更高 • MED 手术时间更长	腰腿痛 VAS、ODI、SF-36 和住院时间无显著差异
Righesso 等	I	显微内镜椎间盘切除术 vs. 开放椎间盘切除术	19 vs. 21	1、3、6、12、24 个月	• OD 术后 12 小时疼痛更轻 • MED 手术时间更长 • MED 住院时间缩短 2 小时	ODI、感觉运动功能变化、VAS 无显著差异（除术后 12 小时）
Cochrane 综述	I	微创椎间盘切除术 vs. 显微椎间盘切除术或开放椎间盘切除术	1 172	5 天~56 个月	• 开放：术后 6 个月~2 年腿痛更轻 • 术后 6 个月和 2 年腰痛更轻 • 术后 6 个月 SF-36 评分更高（身体功能、疼痛、一般情况） • 需要再入院手术的复发较低，但手术部位 / 切口感染风险更高	ODI、神经功能障碍持续时间、坐骨神经痛程度和频率
Garg 等	I	MED vs. 开放椎间盘切除术	55 vs. 57	12~18 个月	• MED 手术时间更长，但是出血量更少、住院时间更短	ODI、腰痛、并发症发生率无显著差异
Ruetten 等	I	全内镜椎间盘切除术 vs. 显微椎间盘切除术	91 vs. 87	1 天，3、6、12、24 个月	无	腰腿痛 VAS、ODI、复发率、NASS 疼痛和神经症状评分无显著差异
SPORT 随机研究	I	开放椎间盘切除术 vs. 非手术	245 vs. 256	1.5、3、6、12、24 个月	• 由于明显的交叉，开放手术改善率不显著	—
SPORT 队列研究	II	开放椎间盘切除术 vs. 非手术	528 vs. 191	1.5、3、6、12、24 个月	• 开放手术组 ODI、SF-36、坐骨神经痛、自我评价改善率和满意度优于非手术治疗	—
Lau 等	III	微创椎间盘切除术 vs. 开放椎间盘切除术	20 vs. 25	8.2 个月	无	疼痛、并发症、出血量、手术时间、住院时间、神经功能无显著差异

注：MD，显微椎间盘切除术；MED，显微内镜椎间盘切除术；OD，开放椎间盘切除术；ODI，Oswestry 功能评分；SF-36，36-简明健康调查量表；SPORT，脊柱患者结果研究试验；VAS，视觉模拟评分。

1.9 微创手术的并发症

手术部位感染是引起其他严重并发症和预后效果不佳的重要原因[16, 32-37]。此类并发症的治疗需要长时间应用抗生素、额外的外科处理或手术并延长住院时间。感染危险因素识别对于减少感染至关重要。

Ee 等回顾性分析了 2 299 例经椎间孔腰椎椎间融合术（transforaminal lumbar interbody fusion，TLIF）、椎板切除或椎间盘切除手术，共 27 例发生手术部位感染[15]。与对照组配对并经手术方式分层后，作者发现开放手术发生手术部位感染的概率是微创手术的 5.77 倍。尤其是在椎板切除术或椎板开窗术的病例中，无论是否进行椎间盘切除。开放组有 7 例发生感染，而微创组只有 3 例。虽然统计学差异只是接近临界值，但作者认为手术方法是手术部位感染的独立危险因素。

O'Toole 等试图确定微创术后手术部位感染的发生率[16]。作者报道了其 1 338 例微创手术经验，发现总体感染率仅为 0.22%。在微创椎间盘切除、椎间孔切开或者减压术中，浅表和深部感染总的发生率低至 0.1%。相比而言，最近报道的 6 365 例开放椎板切除术的感染率达到 1.0%[38]。其他作者报道单纯开放减压，尤其是显微椎间盘摘除的感染发生率介于 0.2%~2.0%[16, 31-33, 38-43]。上述作者也认为术后伤口感染减少可能是微创手术的优势之一。

与开放手术相比，微创手术较低的感染率可能和以下因素有关：通道下微创手术深部组织无效腔减少，有助于减少易导致感染的术后血肿或血清肿[44]；通道本身只允许手术器械而阻挡了术者手部接触切口，从而减少了患者皮肤定植细菌对切口深部的污染。

显微腰椎间盘切除术的另一并发症是硬膜撕裂导致的脑脊液漏。脑脊液漏会进一步导致姿势性头痛、假性脊膜膨出、切口感染、脑膜炎、颅内硬膜下并发症或者小脑出血[13, 45-52]。修复脑脊液漏需要长时间卧床、腰池引流、血液缀片注射术或者再次手术修补。未经处理的脑脊液漏的长期后果包括背痛加重、蛛网膜炎、整体功能不佳[53]。术中未被发现的硬膜撕裂发生率达到 6.8%[54]。

近来有文献报道微创椎间盘切除术的一个潜在优点是脑脊液漏发生率较开放手术更低。Shih 等报道了 49 例进行单节段或双节段椎管减压的退变性腰椎管狭窄症病例，23 例接受微创手术，26 例接受开放手术[55]。作者发现，开放手术脑脊液漏的发生率高达 19.2%，4 倍于微创手术 4.3% 的发生率。两组在年龄和手术节段上无差别。

Wong 等分析了其所在中心 5 年内 863 例采用微创手术或开放手术进行单节段或双节段椎间盘切除、椎间孔切开或椎板切除的患者[53]。作者发现微创组有 15 例（4.7%）脑脊液漏，而开放组有 49 例（9.0%）。开放组脑脊液漏患者有 8 例需要放置引流，12 例需要再手术修补，而微创组无一需要处理。他们认为开放手术脑脊液漏发生率是微创手术的两倍（P=0.01），并得出结论认为开放手术组发生硬膜撕裂和症状性脑脊液漏较微创组更为常见。

多项研究表明微创术后症状性脑脊液漏的发生较开放手术更低[12, 26, 53, 56-61]。微创手术中显微镜的常规使用能够提供放大的视野和更好的照明，从而改善可视度，进而降低硬膜撕裂和脑脊液漏的发生率。因为在显微镜下动作会被放大，术者会降低操作速度和幅度[53]。微创手术发生需要处理的脑脊液漏时，取出通道后棘旁肌会归位形成对抗硬膜下腔静水压的物理屏障，从而阻止巨大假性脊膜膨出和症状性脑脊液漏的产生。

虽然修补脑脊液漏需要进行致密缝合，但也有证据显示硬膜缝合并非必要。一种行之有效的处理方法是单独使用纤维蛋白胶，或者与明胶海绵、肌瓣或胶原基质联合使用[53, 60]。这些方法对于操作通道狭窄而难以直接进行硬膜修补的微创手术尤为重要。同样，不移除拉钩也难以使用自体组织块进行修补。但是，经验显示，使用薄层纤维蛋白胶和明胶海绵就可以有效地修补微创手术引起的脑脊液漏[53]。移除拉钩后，肌肉回位有助于关闭无效腔，阻止脑脊液漏的发生。常用的后续处理需要平卧休息 24 小时以降低硬膜撕裂部位的鞘内静水压[53, 55]。

1.10 微创手术的结论

谨慎选择患者和充分减压神经根仍然是改善腰椎间盘突出症手术效果的主要原则[62]。在效果与开放手术相近的情况下，微创手术感染率更低，硬膜撕裂和脑脊液漏更少，住院时间更短。基于 Guyatt 分级[8]，我们给予 1B 级建议，即微创手术和开放手术临床效果大致相当。另外，有 Ⅲ~Ⅳ 级证据证明微创手术能够降低手术部位感染和症状性脑脊液漏的发生率（2C 级）。

1.11 开放手术讨论

1.11.1 开放手术的 I 级证据

脊柱患者结果研究试验（Spine Patient Outcomes Research Trial，SPORT）[23] 是迄今为止最大的一项前瞻性多中心随机临床实验，对症状持续 ≥ 6 周的 501 例进行开放椎间盘切除术和保守治疗的患者进行了比较，并随访 6 周至 8 年。尽管存在显著的组间交叉率（50% 患者分配行手术组，30% 患者分配保守组），但是治疗结果"按治疗"分析强烈显示 OD 患者具有显著优势。该研究的局限包括对初始治疗的依从性不佳，症状 ≥ 6 周这一纳入标准的难以精确控制以及非手术治疗的选择权完全依赖于施治的医生。

开放和微创手术的比较

一项系统回顾[27] 将微创椎间盘切除（MID）与显微椎间盘切除 / 开放椎间盘切除（microdiscectomy to open discectomy，MD/OD）的手术效果做了比较。共纳入 11 项高级别研究，病例数量分别为 22~325 例，总例数为 1 172 例。统计显示，MD/OD 腰腿痛缓解率、并发症、生活质量更有优势，但是优势很小，不具有显著临床意义，因为并没有超出最小临床重要性差异的阈值[63, 64]。比较结果提示 MD/OD 与 MID 有效性相当，而术者对手术方式的熟练程度与手术效果关系更为密切。不过，MD/OD 治疗的患者在 6 个月至 2 年内腿痛的 VAS 更低，术后 6 个月和 2 年的腰痛评分也较低；SF-36 的生活质量评分更高，包括躯体功能、疼痛和总体健康水平；有更低的复发再入院率和更高的手术部位感染率。而在 Roland-Morris 失能量表（Roland-Morris Disability Questionnaire，ODI/RDQ）评分、神经功能障碍持续时间、坐骨神经痛指数和坐骨神经痛发作频率上两者并无差异。荟萃分析的不足包括大部分研究的样本量较小、偏倚风险较大。另外，11 项研究中的 5 项并未采用盲法。

下面选择该荟萃分析中的 5 项有利于开放手术的随机对照研究，包括对传统 OD 和 MID 进行比较的最大样本量的研究进行介绍。MID 研究包括采用 MED 和通道下椎间盘切除术治疗的伴有神经根症状的成人腰椎间盘突出症。所有患者均经过至少 6 周的保守治疗无效，随访至少 12 个月。Arts 等[26] 通过一项多中心前瞻性随机双盲试

验比较了通道下椎间盘切除术（n=166）和传统显微椎间盘切除术（n=158）在康复率、疼痛评分、并发症和功能恢复方面的差异。所有病例均为伴有下肢放射痛的腰椎间盘突出症患者，经 ≥ 8 周保守治疗无效，随访至少 1 年。术后 6 个月（$P<0.03$）和 1 年（$P<0.05$），OD 组完全康复率更高（79%），而 MID 组为 69%。完全康复定义为症状的完全或近似完全缓解。从 VAS 评分上看两组患者腰腿痛均得到显著缓解，而 OD 组腰腿痛缓解更佳。并发症发生率并无统计学差异，但是微创手术组以下几个指标发生率更高，包括 8% 的硬膜撕裂、2% 的神经根损伤和 7% 的再突出，而开放组分别是 4%、2% 和 5%。即使是度过学习曲线的外科医生，微创手术组的手术时间也明显较长[17, 44, 65]。功能结果方面，RDQ 和 SF-36 在两组间并无差异。该研究的主要不足在于难以有效控制各试验中心的差异性。另外，由于评分是基于预先设定的固定随访时间，恢复时间可能被低估。

Teli 等[66] 报道了一项纳入 212 例患者的随机对照研究，比较了 MED（n=71）、MD（n=72）和 OD（n=70）在手术效果和并发症方面的差异。MED 组硬膜撕裂、神经根损伤和需要再手术的再发突出等并发症发生率（分别为 9%、3% 和 11.4%）较 MD 组（分别为 3%、0% 和 4%）和 OD 组（分别为 3%、0% 和 3%）明显增多。MED 组发生 1 例（1.4%）椎体椎间盘炎。只有 OD 组发生手术部位感染。MED 组手术时间（56 分钟）较 MD 组（43 分钟）和 OD 组（36 分钟）明显延长。手术医生均有超过 5 年的 MED 和超过 10 年的 MD、OD 手术经验。MED 组的手术花费平均为 3 010 欧元，明显高于 MD 组（2 450 欧元）和 OD 组（2 310 欧元）（$P=0.002$）。而腰腿痛 VAS、ODI 或 SF-36 均无差别。研究的局限包括无法对治疗人员施行盲法，但是所有的治疗都被认为具有同等的效力。9% 的患者术后失访。

Righesso 等[67] 报道了一项纳入 40 例 MED（n=19）和 OD（n=21）患者的前瞻性随机对照研究。除了 OD 组术后 12 小时疼痛 VAS 评分稍好外，在 ODI（包括感觉运动和反射改变等神经功能状态）、VAS 等主要研究结果上两组均无差别。MED 组平均手术时间（82.6 分钟）明显长于 OD 组（63.7 分钟）。而 OD 组平均住院时间较 MED 组长 2 小时。和其他研究相似，本研究的主要不足

是样本量较小。荟萃分析无法确定哪项技术的住院时间更短。

Garg 等[68] 报道了一项纳入 112 例患者的前瞻性随机对照研究，比较了 MED 和 OD 手术，结果显示在长达 18 个月的术后随访中，ODI、腰痛评分和并发症发生率等临床指标并无区别。MED 手术时间更长，但是出血更少、住院时间更短。

Ruetten 等[69] 报道了一项包含 178 例患者的前瞻性随机对照研究。患者进行内镜或者传统显微椎间盘切除术，结果显示在腰腿痛 VAS、ODI、椎间盘再发突出或 NASS 评分上并无区别。

1.11.2 开放手术的 Ⅱ 级证据

SPORT[25] 报道了多中心前瞻性队列研究，观察了 743 例经保守治疗 ≥ 6 周无效而行 OD 或非手术治疗的腰椎间盘突出症患者。在躯体疼痛、功能、ODI 和坐骨神经痛方面有显著改善（表 1.2）。在 OD 术前，89% 的患者报道症状非常严重，而 71.5% 在术后报道对症状改善非常或部分满意，并且症状改善在术后 4~8 年的随访中仍能得以保持[20, 24]。该研究的不足包括没有进行随机和盲法设计、症状持续 ≥ 6 周的纳入依据、非手术治疗非标准化和数据脱失。与此相似，1983 年 Weber[21] 和缅因州腰椎协会（the Maine Lumbar Spine Society）超过 500 例患者的大型前瞻性研究[18, 19] 也报道了 OD 可以获得显著改善。

表 1.2 开放和微创椎间盘切除术并发症发生率对比

并发症	微创椎间盘切除术（%）	显微/开放椎间盘切除术（%）
感染[31, 55, 68, 71, 72]	0.27	2.7
神经根损伤[68, 71]	2.5	2.7
硬膜撕裂[31, 55, 68, 71, 72]	7.3	4.2
再突出[31, 55, 68, 71, 72]	8.9	4.2

1.11.3 开放手术的 Ⅲ 级和 Ⅳ 级证据

Lau 等[31] 报道了一项包括 45 例行 MID 或 OD 治疗的腰椎间盘突出症的回顾性病例对照研究，结果发现 2 组在所有主要和次要临床结果，包括疼痛改善、并发症发生率、出血量、手术时间、住院时间和神经功能 ASIA 评分等中均无差别。该研究的

不足包括样本量较小，并且是单中心单独术者在 3 年内的回顾性研究。

1.12 开放手术的并发症

虽然微创技术引入的初衷是减少病痛，但是现有报道的并发症发生率与开放手术并无显著差别[26, 67-70]，甚至有随机对照研究显示严重并发症发生率还有所增高[27, 66]。另外，所有研究都是采用度过了学习曲线的有经验医生所完成的病例[44, 65, 71]，表明对于经验不甚丰富的一般脊柱外科医生使用微创技术具有更大的并发症发生风险。原因可能有以下几点：开放手术的广泛适应证和悠久历史使外科医生更多地使用该术式，对该术式也更为熟悉；微创手术受制于有限的视野（比如通道下手术）和缺乏立体感的二维视野（比如内镜下手术），而开放手术可以直视硬脊膜和游离的椎间盘碎片，发生硬膜和神经根的医源性损伤的可能性降低；开放手术允许外科医生利用可靠的触觉反馈，而微创手术只能依赖透视，有时对解剖结构的识别很困难，尤其是存在解剖变异（比如侧弯）或者骨质不佳的时候。微创手术时间也明显较长，因此不仅增加了对患者、医生和手术室人员的射线暴露，也增加了术中和围手术期的并发症风险。

1.13 开放手术的总结

大量证据证实，OD 术后的所有结果即使不优于 MID，也和 MID 手术相当。在一些高等级研究中，MD/OD 患者较 MID 患者有更好的腰腿痛 VAS、SF-36、躯体疼痛、整体健康状况，同时再发突出风险较低。研究摘要见表 1.1。另外，MD/OD 手术时间更短，不需要特别的微创器械费用，射线暴露剂量更小；硬膜撕裂的发生率也较低，只是开放手术的感染率稍高。虽然 MED/MIS 手术住院时间较短，但是仍然缺乏确定性证据证实其普遍性。根据 Guyatt 分级[8]，微创手术的推荐等级是 1B 级，即微创手术和显微/开放椎间盘切除术在疼痛和功能改善方面并无区别。另外，微创椎间盘切除术的手术时间较长、并发症发生率较高的证据推荐等级也是 1B 级。MID、MD/OD 技术的总体可比结果支持其均具有良好的有效性，而手术效果更多地依赖于术者对特定手术的熟练程度。

1.14 编者述评

1.14.1 微创手术

开放显微椎间盘切除术是脊柱外科最常见的手术，具有优良的手术效果。微创椎间盘切除术具有相近的效果，虽然很难仅仅依据手术效果而判定它是"更好"的腰椎间盘突出症的治疗技术，但是微创手术具有以下优点：第一，感染发生率较开放手术低；第二，血清应激激素测定显示微创手术对组织创伤较小；第三，对于微创手术导致的硬膜撕裂，20 年临床经验证实无须修补，其假性脊膜膨出的概率较开放手术低。因此，即使总体远期效果相近，上述优势也使微创手术成为治疗腰椎间盘突出症的首选。

1.14.2 开放手术

开放显微椎间盘切除术是脊柱外科医生所掌握的创伤较小、效果较好的技术之一，因此也很难对其进行大幅度的改进，尤其是很难实现有统计学意义的效果提升。开放显微椎间盘切除术已经发展到缩小切口以毫米为单位计算，缩短住院时间以小时为单位计算的程度。准确地说，那些患者获益极小而学习曲线陡峭的外科技术应该受到质疑。即使放弃相近的长期效果不谈，在目前很多保险公司采用高自付比例的金融策略情况下，开放手术也更具性价比。

硬膜损伤相关的脑脊液漏是最常见的并发症之一，而显微椎间盘切除术很少有这些常见的并发症。文献报道的开放手术硬膜撕裂发生率升高很难得到多数脊柱外科医生的认同，或许也反映出微创手术因为视野不良而难以识别术中硬膜撕裂。另外，很少有研究推荐修补微创手术所致硬膜损伤，多数推荐使用补片技术，一种类似于促进形成假性脊膜膨出的外科策略。

考虑到围手术期处理和临床效果的相似性，微创椎间盘切除术可能永远都不会比开放显微椎间盘切除术具有任何有意义的优势。与开放显微椎间盘切除术具有的可靠性、熟悉度、小切口和临床成功率相比，微创手术尚无足够的优势进行广泛的推广应用。

（刘明永 刘瑶瑶 刘鹏 译）

参·考·文·献

[1] Mixter W, Barr J. Rupture of the intervertebral disc with involvement of the spinal canal. N Engl J Med. 1934; 211:210–215

[2] Love J. Removal of protruded intervertebral disc without laminectomy. Proc Staff Meet Mayo Clin. 1939; 14:800–805

[3] Love J, Walsh M. Protruded intervertebral disks. Report of one hundred cases in which operation was performed. JAMA. 1938; 111:396–400

[4] Yasargil MG. Microsurgical operation for herniated lumbar disc. Adv Neurosurg. 1977; 4:81

[5] Caspar W. A new surgical procedure for lumbar disk herniation causing less tissue damage through a microsurgical approach. Adv Neurosurg. 1977; 4: 74–80

[6] Arts MP, Peul WC, Koes BW, Thomeer RT, Leiden-The Hague Spine Intervention Prognostic Study (SIPS) Group. Management of sciatica due to lumbar disc herniation in the Netherlands: a survey among spine surgeons. J Neurosurg Spine. 2008; 9(1):32–39

[7] Gibson JNA, Waddell G. Surgical interventions for lumbar disc prolapse: updated Cochrane Review. Spine. 2007; 32(16):1735–1747

[8] Haines SJ, Jordan N, Boen JR, Nyman JA, Oldridge NB, Lindgren BR, LAPDOG/ LEAPDOG Investigators. Discectomy strategies for lumbar disc herniation: results of the LAPDOG trial. J Clin Neurosci. 2002; 9(4):411–417

[9] Koebbe CJ, Maroon JC, Abla A, El-Kadi H, Bost J. Lumbar microdiscectomy: a historical perspective and current technical considerations. Neurosurg Focus. 2002; 13(2):E3

[10] Deen HG, Fenton DS, Lamer TJ. Minimally invasive procedures for disorders of the lumbar spine. Mayo Clin Proc. 2003; 78(10):1249–1256

[11] Foley KT, Smith MM. Microendoscopic discectomy. Tech Neurosurg. 1997; 3: 301–307

[12] Fourney DR, Dettori JR, Norvell DC, Dekutoski MB. Does minimal access tubular assisted spine surgery increase or decrease complications in spinal decompression or fusion? Spine. 2010; 35(9) Suppl:S57–S65

[13] Kawaguchi Y, Matsui H, Tsuji H. Back muscle injury after posterior lumbar spine surgery. A histologic and enzymatic analysis. Spine. 1996; 21(8):941– 944

[14] Sihvonen T, Herno A, Paljärvi L, Airaksinen O, Partanen J, Tapaninaho A. Local denervation atrophy of paraspinal muscles in postoperative failed back syndrome. Spine. 1993; 18(5):575–581

[15] Ee WW, Lau WL, Yeo W, Von Bing Y, Yue WM. Does minimally invasive surgery have a lower risk of surgical site infections compared with open spinal surgery? Clin Orthop Relat Res. 2014; 472(6):1718–1724

[16] O'Toole JE, Eichholz KM, Fessler RG. Surgical site infection rates after minimally invasive spinal surgery. J Neurosurg Spine. 2009; 11(4):471–476

[17] Smith JS, Shaffrey CI, Sansur CA, et al. Scoliosis Research Society Morbidity and Mortality Committee. Rates of infection after spine surgery based on 108, 419 procedures: a report from the Scoliosis Research Society Morbidity and Mortality Committee. Spine. 2011; 36(7):556–563

[18] Atlas SJ, Keller RB, Chang Y, Deyo RA, Singer DE. Surgical and nonsurgical management of sciatica secondary to a lumbar disc herniation: five-year outcomes from the Maine Lumbar Spine Study. Spine. 2001; 26(10):1179– 1187

[19] Atlas SJ, Keller RB, Wu YA, Deyo RA, Singer DE. Long-term outcomes of surgical and nonsurgical management of sciatica secondary to a lumbar disc herniation: 10 year results from the maine lumbar spine study. Spine. 2005; 30(8):927–935

[20] Lurie JD, Tosteson TD, Tosteson A, et al. Long-term outcomes of lumbar spinal stenosis: eight-year results of the Spine Patient Outcomes Research Trial (SPORT). Spine. 2015; 40(2):63–76

[21] Weber H. Lumbar disc herniation. A controlled, prospective study with ten years of observation. Spine. 1983; 8(2):131–140

[22] Weinstein JN, Lurie JD, Tosteson TD, et al. Surgical vs nonoperative treatment for lumbar disk herniation: the Spine Patient Outcomes Research Trial (SPORT) observational cohort. JAMA. 2006; 296(20):2451–2459

[23] Weinstein JN, Tosteson TD, Lurie JD, et al. Surgical vs nonoperative treatment for lumbar disk herniation: the Spine Patient Outcomes Research Trial (SPORT): a randomized trial. JAMA. 2006; 296(20):2441–2450

[24] Weinstein JN, Tosteson TD, Lurie JD, et al. Surgical versus nonoperative treatment for lumbar spinal stenosis four-year results of the Spine Patient Outcomes Research Trial. Spine. 2010; 35(14):1329–1338

[25] Williams RW. Microlumbar discectomy: a conservative surgical approach to the virgin herniated lumbar disc. Spine. 1978; 3(2):175–182

[26] Arts MP, Brand R, van den Akker ME, Koes BW, Bartels RH, Peul WC, Leiden-The Hague Spine Intervention Prognostic Study Group (SIPS). Tubular diskectomy vs conventional microdiskectomy for sciatica: a randomized controlled trial. JAMA. 2009; 302(2):149–158

[27] Rasouli MR, Rahimi-Movaghar V, Shokraneh F, Moradi-Lakeh M, Chou R. Minimally invasive discectomy versus microdiscectomy/open discectomy for symptomatic lumbar disc herniation. Cochrane Database Syst Rev. 2014; 9(9): CD010328

[28] Gempt J, Jonek M, Ringel F, Preuss A, Wolf P, Ryang Y. Long-term follow-up of standard microdiscectomy versus minimal access surgery for lumbar disc herniations. Acta Neurochir (Wien). 2013; 155(12):2333–2338

[29] Kamper SJ, Ostelo RW, Rubinstein SM, et al. Minimally invasive surgery for lumbar disc herniation: a systematic review and meta-analysis. Eur Spine J. 2014; 23(5):1021–1043

[30] Harrington JF, French P. Open versus minimally invasive lumbar microdiscectomy: comparison of operative times, length of hospital stay, narcotic use and complications. Minim Invasive Neurosurg. 2008; 51(1):30–35

[31] Lau D, Han SJ, Lee JG, Lu DC, Chou D. Minimally invasive compared to open microdiscectomy for lumbar disc herniation. J Clin Neurosci. 2011 Jan;18 (1):81–84. doi: 10.1016/j.jocn.2010.04.040. Epub 2010 Sep 20.

[32] Beiner JM, Grauer J, Kwon BK, Vaccaro AR. Postoperative wound infections of the spine. Neurosurg Focus. 2003; 15(3):E14

[33] Chaudhary SB, Vives MJ, Basra SK, Reiter MF. Postoperative spinal wound infections and postprocedural diskitis. J Spinal Cord Med. 2007; 30(5):441–451

[34] Olsen MA, Mayfield J, Lauryssen C, et al. Risk factors for surgical site infection in spinal surgery. J Neurosurg. 2003; 98(2) Suppl:149–155

[35] Patel N, Bagan B, Vadera S, et al. Obesity and spine surgery: relation to perioperative complications. J Neurosurg Spine. 2007; 6(4):291–297

[36] Sasso RC, Garrido BJ. Postoperative spinal wound infections. J Am Acad Orthop Surg. 2008; 16(6):330–337

[37] Whitehouse JD, Friedman ND, Kirkland KB, Richardson WJ, Sexton DJ. The impact of surgical-site infections following orthopedic surgery at a community hospital and a university hospital: adverse quality of life, excess length of stay, and extra cost. Infect Control Hosp Epidemiol. 2002; 23(4):183–189

[38] Friedman ND, Sexton DJ, Connelly SM, Kaye KS. Risk factors for surgical site infection complicating laminectomy. Infect Control Hosp Epidemiol. 2007; 28 (9):1060–1065

[39] Boselie TF, Willems PC, van Mameren H, de Bie R, Benzel EC, van Santbrink H. Arthroplasty versus fusion in single-level cervical degenerative disc disease. Cochrane Database Syst Rev. 2012; 9(9):CD009173

[40] Brown EM, Pople IK, de Louvois J, et al. British Society for Antimicrobial Chemotherapy Working Party on Neurosurgical Infections. Spine update: prevention of postoperative infection in patients undergoing spinal surgery. Spine. 2004; 29(8):938–945

[41] Dobzyniak MA, Fischgrund JS, Hankins S, Herkowitz HN. Single versus multiple dose antibiotic prophylaxis in lumbar disc surgery. Spine. 2003; 28 (21):E453–E455

[42] Mastronardi L, Tatta C. Intraoperative antibiotic prophylaxis in clean spinal surgery: a retrospective analysis in a consecutive series of 973 cases. Surg Neurol. 2004; 61(2):129–135, discussion 135

[43] Schnöring M, Brock M. Prophylactic antibiotics in lumbar disc surgery: analysis of 1, 030 procedures [in German]. Zentralbl Neurochir. 2003; 64(1): 24–29

[44] Parikh K, Tomasino A, Knopman J, Boockvar J, Härtl R. Operative results and learning curve: microscope-assisted tubular microsurgery for 1- and 2-level discectomies and laminectomies. Neurosurg Focus. 2008; 25(2):E14

[45] Beier AD, Soo TM, Claybrooks R. Subdural hematoma after microdiscectomy: a case report and review of the literature. Spine J. 2009; 9(10):e9–e12

[46] Burkhard PR, Duff JM. Bilateral subdural hematomas following routine lumbar diskectomy. Headache. 2000; 40(6):480–482

[47] Friedman JA, Ecker RD, Piepgras DG, Duke DA. Cerebellar hemorrhage after spinal surgery: report of two cases and literature review. Neurosurgery. 2002; 50(6):1361–1363, discussion 1363–1364

[48] Khalatbari MR, Khalatbari I, Moharamzad Y. Intracranial hemorrhage following lumbar spine surgery. Eur Spine J. 2012; 21(10):2091–2096

[49] Konya D, Ozgen S, Pamir MN. Cerebellar hemorrhage after spinal surgery: case report and review of the literature. Eur Spine J. 2006; 15(1):95–99

[50] Kuhn J, Hofmann B, Knitelius HO, Coenen HH, Bewermeyer H. Bilateral subdural haematomata and lumbar pseudomeningocele due to a chronic leakage of liquor cerebrospinalis after a lumbar discectomy with the application of ADCON-L gel. J Neurol Neurosurg Psychiatry. 2005; 76(7): 1031–1033

[51] Parpaley Y, Urbach H, Kovacs A, Klehr M, Kristof RA. Pseudohypoxic brain swelling (postoperative intracranial hypotension-associated venous congestion) after spinal surgery: report of 2 cases. Neurosurgery. 2011; 68 (1):E277–E283

[52] Thomas G, Jayaram H, Cudlip S, Powell M. Supratentorial and infratentorial intraparenchymal hemorrhage secondary to intracranial CSF hypotension following spinal surgery. Spine. 2002; 27(18):E410–E412

[53] Wong AP, Shih P, Smith TR, et al. Comparison of symptomatic cerebral spinal fluid leak between patients undergoing minimally invasive versus open lumbar foraminotomy, discectomy, or laminectomy. World Neurosurg. 2014; 81(3–4):634–640

[54] Cammisa FP, Jr, Girardi FP, Sangani PK, Parvataneni HK, Cadag

S, Sandhu HS. Incidental durotomy in spine surgery. Spine. 2000; 25(20):2663–2667

[55] Shih P, Wong AP, Smith TR, Lee AI, Fessler RG. Complications of open compared to minimally invasive lumbar spine decompression. J Clin Neurosci. 2011; 18(10):1360–1364

[56] German JW, Adamo MA, Hoppenot RG, Blossom JH, Nagle HA. Perioperative results following lumbar discectomy: comparison of minimally invasive discectomy and standard microdiscectomy. Neurosurg Focus. 2008; 25(2): E20

[57] Khoo LT, Fessler RG. Microendoscopic decompressive laminotomy for the treatment of lumbar stenosis. Neurosurgery. 2002; 51(5) Suppl:S146–S154

[58] Lee P, Liu JC, Fessler RG. Perioperative results following open and minimally invasive single-level lumbar discectomy. J Clin Neurosci. 2011; 18(12):1667–1670

[59] Rahman M, Summers LE, Richter B, Mimran RI, Jacob RP. Comparison of techniques for decompressive lumbar laminectomy: the minimally invasive versus the "classic" open approach. Minim Invasive Neurosurg. 2008; 51(2): 100–105

[60] Ruban D, O'Toole JE. Management of incidental durotomy in minimally invasive spine surgery. Neurosurg Focus. 2011; 31(4):E15

[61] van den Akker ME, Arts MP, van den Hout WB, Brand R, Koes BW, Peul WC. Tubular diskectomy vs conventional microdiskectomy for the treatment of lumbar disk-related sciatica: cost utility analysis alongside a double-blind randomized controlled trial. Neurosurgery. 2011; 69(4):829–835, discussion 835–836

[62] Evaniew N, Khan M, Drew B, Kwok D, Bhandari M, Ghert M. Minimally invasive versus open surgery for cervical and lumbar discectomy: a systematic review and meta-analysis. CMAJ Open. 2014; 2(4):E295–E305

[63] Copay AG, Glassman SD, Subach BR, Berven S, Schuler TC, Carreon LY. Minimum clinically important difference in lumbar spine surgery patients: a choice of methods using the Oswestry Disability Index, Medical Outcomes Study questionnaire Short Form 36, and pain scales. Spine J. 2008; 8(6):968– 974

[64] Ostelo RW, Deyo RA, Stratford P, et al. Interpreting change scores for pain and functional status in low back pain: towards international consensus regarding minimal important change. Spine. 2008; 33(1):90–94

[65] McLoughlin GS, Fourney DR. The learning curve of minimally-invasive lumbar microdiscectomy. Can J Neurol Sci. 2008; 35(1):75–78

[66] Teli M, Lovi A, Brayda-Bruno M, et al. Higher risk of dural tears and recurrent herniation with lumbar micro-endoscopic discectomy. Eur Spine J. 2010; 19 (3):443–450

[67] Righesso O, Falavigna A, Avanzi O. Comparison of open discectomy with microendoscopic discectomy in lumbar disc herniations: results of a randomized controlled trial. Neurosurgery. 2007; 61(3):545–549, discussion 549

[68] Garg B, Nagraja UB, Jayaswal A. Microendoscopic versus open discectomy for lumbar disc herniation: a prospective randomised study. J Orthop Surg (Hong Kong). 2011; 19(1):30–34

[69] Ruetten S, Komp M, Merk H, Godolias G. Full-endoscopic interlaminar and transforaminal lumbar discectomy versus conventional microsurgical technique: a prospective, randomized, controlled study. Spine. 2008; 33(9): 931–939

[70] Lau D, Han SJ, Lee JG, Lu DC, Chou D. Minimally invasive compared to open microdiscectomy for lumbar disc herniation. J Clin Neurosci. 2011; 18(1):81– 84

[71] Wang B, Lü G, Patel AA, Ren P, Cheng I. An evaluation of the learning curve for a complex surgical technique: the full endoscopic interlaminar approach for lumbar disc herniations. Spine J. 2011; 11(2):122–130

[72] Arts M, Brand R, van der Kallen B, Lycklama à Nijeholt G, Peul W. Does minimally invasive lumbar disc surgery result in less muscle injury than conventional surgery? A randomized controlled trial. Eur Spine J. 2011; 20 (1):51–57

2

腰椎管狭窄症最好用开放椎板切除术治疗吗

微创：Hasan R. Syed, Sylvain Palmer

开放：Jonathan M. Karnes, Scott D. Daffner

2.1 引言

腰椎管狭窄症是导致腰椎管狭窄和出口神经根压迫的病症。根据 Arnoldi 等的定义并经 Katz 和 Harris 修正，腰椎管狭窄症可分为先天性、后天性、医源性、退变和创伤后等类型[1, 2]。腰椎管狭窄症是一种慢性的、逐渐加重的疾病，每 1 000 名 50 岁以上的美国人中有 5 人患有这种疾病。最常见的病理生理学是由相对活动的节段的退行性关节炎改变与轴向负荷增加共同引起的。这些变化包括小关节和韧带肥厚、骨赘过度生长、椎间盘突出和脊椎滑脱，这些都可能导致椎管直径减小，随后由于神经压迫而出现相应的症状和（或）机械疼痛[3]。前瞻性随机临床试验表明，手术治疗对患者的功能预后和生活质量的改善明显优于内科治疗[4-6]。

腰椎管狭窄症的减压手术是 65 岁以上患者最常见的手术[5]。1900 年，Sachs 和 Fraenkel 对椎管狭窄的手术治疗进行了初步描述[7]。Bailey 和 Casamajor 于 1911 年发表了将腰椎骨关节炎的表现与脊髓和神经根的压迫相关联的文献[8]。腰椎管狭窄症传统上采用开放椎板切除减压术治疗，包括部分小关节切除和椎间孔切开，联合或不联合融合[5, 9]。虽然这种治疗策略有效，但开放减压（open decompression，OD）可引起正常解剖支撑结构的破坏和肌肉萎缩，理论上可导致医源性不稳定[10, 11]。

Adams 和 Hutton 的研究表明，多个脊柱构件可以抵御向前移位的倾向。小关节抵抗 33% 剪切力，椎间盘抵抗 67%[12]。棘上和棘间韧带抵抗屈曲力 19%，小关节囊韧带抵抗 39%，椎间盘抵抗 29%[12, 13]。躯干在生理屈曲时施加在脊柱上的力是

小关节损伤所需的两倍以上，而且如果没有其他支持组织，这些关节结构将失能[12, 13]。棘上/棘间韧带复合体具有最大的机械优势，离旋转轴最远。Cusick 等设计了一个使用双运动节段模型研究后方韧带和小关节的连续断面的生物力学[14]。他们发现，如果棘上/棘间韧带和相关的残余肌腱、中线肌肉和筋膜附着点没有受到破坏，复合体仍然是稳定的[12-14]。

随后，脊柱微创手术的出现，在解决病变问题的同时，大大减少了对正常解剖结构的破坏。"肌肉劈开"的一系列管状扩张器和通道的设计是为了在不剥离、不影响血供或避免损害神经支配椎旁肌肉、保留韧带和骨骼解剖结构的情况下显露脊柱病变。减压可以在内镜或显微镜辅助下进行。对微创手术的追求使得人们开发了双侧椎板减压术和椎间孔切开术进行直接减压[15-17]或通过单侧入路双侧减压[16, 18-21]。与任何新的手术技术一样，微创脊柱手术有初始学习曲线。

2.2 微创手术的适应证

微创手术通常用于治疗因椎间盘突出、小关节肥大和黄韧带增厚或褶皱而引起的任何节段的退变性腰椎管狭窄症。临床症状包括机械性腰痛和神经根痛，以及典型的神经源性跛行，导致单侧或双侧下肢症状。跛行患者主诉下肢无力或沉重感，站立和行走时感觉障碍或异常。疼痛通常从近端发展到远端，脊柱屈曲而向前倾斜，坐下时改善。跛行也可能与神经直接压迫引起的特定皮节的神经根症状有关。机械性腰痛也普遍存在。

在腰椎减压术中应用微创方法没有绝对的禁忌证。相对禁忌证包括需要治疗的多节段脊柱疾病，尽管多节段疾病的手术时间随着经验的增加而减少。此外，如果暴露深度超过 9 cm（标准通道的最大深度），或者解剖标志异常（如再次手术或畸形的患者），则微创手术具有相当的挑战性，最好留给经验丰富的微创外科医生。

2.3 微创手术的优势

微创技术利用管状或叶片式通道系统提供神经减压的工作通道。这种方法利用"肌肉劈开"的扩张器和通道，旨在尽量减少对正常解剖的破坏，这使得同侧椎旁肌损伤减少，对侧椎旁肌无损伤。与开放手术相比，微创减压完全保留了后方张力带，保留了骨性结构，特别是对侧椎板和小关节。最后，可以通过单侧入路，旋转手术台，倾斜通道，调整外科医生的视线，进行双侧椎管减压。

理论上，腰椎微创减压的优势包括恢复更快、住院时间短、失血量减少和保留中线结构[22]。虽然开放手术临床结果优异，但存在医源性不稳定性和预后不良的风险[23, 24]。对于那些担心不稳定的患者，那些伴有腰椎滑脱患者，或以下肢症状为主的脊柱侧凸的患者，微创手术可能是一个有吸引力的选择，因为它具有保留后方稳定结构的优点。微创手术对于肥胖和老年患者群体也有优势，因为这种手术方法侵袭性较小，能够保留正常的解剖结构[25, 26]。

2.4 开放手术的适应证

开放手术治疗腰椎管狭窄症的适应证主要是非手术治疗失败的患者缓解神经源性跛行或神经根症状[27]。患者病史和症状、临床检查和进一步的影像学检查必须与腰椎管狭窄症相一致，才能获得良好的效果。如果患者经过长期、适当的非手术治疗无效，并且由于腰椎管狭窄症而持续出现严重的、改变生活质量的症状时，就需要进行手术治疗。开放椎板切除术联合或不联合椎间孔切开术解除神经压迫是治疗腰椎管狭窄症最常用的手术方法。

2.5 开放手术的优势

腰椎管狭窄症最常见于老年患者，他们因黄韧带和小关节的肥大和变形以及椎间盘向后突出而出现与年龄相关的腰椎椎管狭窄。矢状位不平衡和节段性不稳定会导致和加重腰椎管狭窄，相对而言这种情况较少见。开放减压术有几个优点。首先，它采用标准的腰椎后方入路，脊柱外科医生很熟悉，技术要求较低。其次，开放减压术可以直接显示神经结构，且有更多空间放置手术器械。最后，对于椎管狭窄并伴有椎体不稳或排列不佳的患者，开放手术可以进行更复杂的重建。

2.6 病例介绍

一例 68 岁的男性患者，有长期间歇性腰痛的病史，使用非处方非甾体抗炎药治疗，腰痛控制良好。6 个月前，他开始出现从腰部向右下肢放射的疼痛，站立或行走时疼痛时加剧。坐几分钟后，症状可以减轻，逛超市时必须靠在购物车上。

过去史只有高血压比较严重。服用药物包括低剂量阿司匹林、高血压药物和双氯芬酸。患者不抽烟。初诊时包括 Oswestry 功能评分（Oswestry disability index，ODI）42 分，过去 24 小时平均腰痛视觉模拟评分（visual analog scale，VAS）6 分，腿痛 9 分。

体检发现腰椎前屈运动明显受限，有明显的腰部痉挛。双下肢肌力 5/5，轻触觉正常，深部腱反射对称 2+。远端脉搏可触及。

X 线片（图 2.1）显示轻度退行性变，椎间隙高度丧失，整体对线良好，前屈 / 后伸片上无腰椎滑脱的表现。MRI（图 2.2）显示由于退行性椎间盘膨出、小关节肥大和黄韧带肥厚，L4-L5 的中央椎管和双侧侧隐窝中度至重度狭窄。

自从症状加重以来，患者每天服用 2 次双氯芬酸，尝试了 6 周的物理治疗，接受了 L4-L5 硬膜外注射，症状有效缓解 3 周后复发，有持续明显的不适感，并考虑手术治疗。

2.7 微创手术技术

患者被送进手术室，采用插管全麻，也可以在腰麻或局部麻醉下进行。对于手术时间较长的患者，通常是两个或两个以上节段的患者，由外科医生自行决定是否放置导尿管。该手术已在之前描述过[21]，是对 Foley 和 Smith 详述的显微内镜手术的一种改

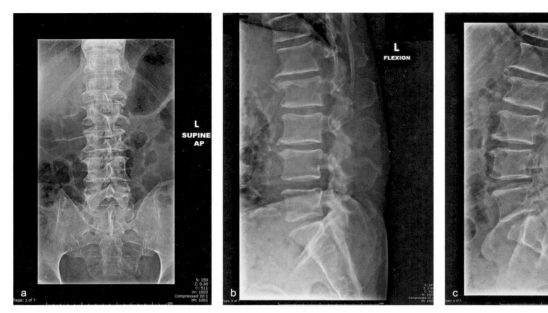

图 2.1 a~c. 68 岁男性腰腿痛患者的前后位（a）、侧面前屈位（b）和后伸位（c）X 线片

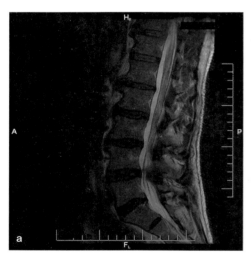
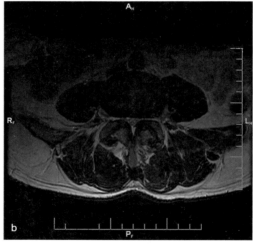

图 2.2 a、b. 图 2.1 中患者的 T2 加权矢状位（a）和轴向（b）MRI。显示 L4-L5 中度至重度中央椎管和双侧侧隐窝狭窄

良[28]。患者取俯卧位或侧卧位，透视定位确定目标节段。消毒铺巾，用局麻药浸润皮肤。在症状相对更明显一侧棘突外做旁正中切口，插入 22G 脊柱穿刺针透视定位椎间隙的水平。如果椎间隙塌陷，则由于上位椎板较低，因此将下椎体的上终板作为目标。理想情况下，椎板下缘位于暴露区域的中间。通过倾斜或"滑动"拉钩调整入路的方向，显露目标结构。

如果使用通道，做一个 20 mm 的切口，暴露椎旁肌上方的筋膜层。用手术刀或单极电刀切开筋膜层。使用扩张器依次扩张椎旁肌，然后放置一个足够深度（通常为 50~70 mm）的最短的 18 mm 工作通道。透视确定目标节段和工作通道的深度。然后将手术显微镜移入手术野，或安装内镜。用电刀

暴露和确认椎板边缘。使用金刚砂磨钻、Kerrison咬骨钳和刮匙进行椎板开窗。开窗向头端延伸至上椎板下表面黄韧带止点上方（以确保完全解除韧带压迫），向尾端包括下位椎板上部暴露椎弓根。必要时切除部分小关节复合体内侧，以充分减压侧隐窝和椎间孔。

倾斜工作通道向内侧成角，露出棘突的腹侧，然后用金刚砂磨钻磨除。根据神经减压的需要，可以切除残留的椎板、黄韧带和小关节内侧，以显露对侧的侧隐窝。入路角度与开放椎板切除术中常用的入路角度一样，大多数脊柱外科医生熟悉其解剖结构。直视下进行侧隐窝和椎间孔减压。用钝球头神经钩探查椎弓根和椎间孔，确保方向正确，减压

彻底。如果需要进行另一个节段减压，可以延长切口并进行单独的扩张。充分冲洗伤口，用电刀彻底止血，直视下缓慢移出工作通道。用可吸收缝线逐层缝合伤口，可在皮肤上使用 Steri-Strips 或 Dermabond 覆盖。

2.8 开放手术技术

患者采取全身麻醉，俯卧在 Jackson 手术床或 Andrews 手术架上，垫好所有的骨性突起。确保患者的腹部悬空，这样可以降低腹内压，减少硬膜外静脉的扩张和出血。患者也可以放在 Wilson 手术架上，这样使脊柱屈曲，打开椎板间隙，更容易进入硬膜外间隙。作者更喜欢使用 Jackson 手术架，因为腰椎前凸，脊柱更接近于解剖位置，处于狭窄症状最严重的位置。利用透视或表面解剖标记确定切口部位。以目标节段为中心做正中切口，切开皮肤和皮下组织直至筋膜，正中切开筋膜，骨膜下剥离棘突和椎板，小心保留小关节囊，确定每一个节段的峡部。然后放置深部自动拉钩，透视确认手术节段。

切除待减压节段的棘间韧带，使用咬骨钳或骨刀切除棘突，用高速磨钻在关节突关节内侧开一个小槽，然后用磨钻将椎板打薄，用 Kerrison 咬骨钳完成椎板切除。另外一种方法是使用超声骨刀切开两侧的椎板，然后将椎板整块分离并切除。完成正中椎板切除后，接下来切除剩下的黄韧带，然后用 Kerrison 咬骨钳咬除椎板腹侧，减压两侧侧隐窝。减压可以向外延伸到关节面的内侧 1/3，打开椎间孔减压出口神经根。正中椎板切除不应该超过硬膜囊的外侧缘，必须注意保留至少 5 mm 的峡部完整，峡部从内侧到外侧（或在侧隐窝减压时从腹侧到背侧）打薄过多容易导致骨折。探查硬膜外间隙，沿着神经根探查椎间孔，确认减压完成。

用生理盐水充分冲洗伤口，彻底止血。进行瓦尔萨尔瓦动作（Valsalva maneuver）确保没有脑脊液漏。松开深部拉钩，肌肉回到中线，逐层缝合伤口。

2.9 微创手术的讨论

微创腰椎减压术常用于腰椎间盘突出、黄韧带肥厚钙化、小关节肥大等导致的退行性腰椎管狭窄症的治疗。这项技术可以充分地显露、减压神经，

与传统的开放式椎板切除术相比具有优势。此外，微创技术最大限度地减少了开放手术入路相关的病痛和对正常解剖结构的破坏。本章展示的病例中，使用通道通过单侧入路可以获得整个椎管充分的直接减压。对已发表的研究结果进行认真的回顾，将有助于深入了解微创手术相比于传统的椎板切除术的优势（表 2.1）。

2.9.1 微创手术的 I 级证据

没有 I 级研究。

2.9.2 微创手术的 II 级证据

有两个前瞻性随机试验，比较了微创和开放椎板切除术。Mobbs 等比较了微创与开放式椎板切除术的术后恢复和临床结果，共纳入 2007—2009 年 79 例有症状的、经影像学证实的腰椎管狭窄症患者（仅 54 例患者有分析数据），最多为两个节段[29]。根据患者就诊顺序随机分为开放椎板切除术组或微创组。研究表明，开放组和微创组的临床结果即 ODI 和 VAS 评分都有显著改善。然而，微创组 VAS 评分的平均改善程度优于开放组，而 ODI 评分则没有。此外，Mobbs 等指出，与开放组相比，微创组术后住院时间（55.1 小时 vs. 100.8 小时）和起床活动时间（15.6 小时 vs. 33.3 小时）更短，术后使用阿片类药物较少（15.4% vs. 51.9%）。这项研究提供了 II 级证据，证明微创与开放椎板切除术功能结果（ODI 评分）相似，其额外的好处是疼痛（VAS）减轻，术后恢复时间起床活动时间和阿片类药物的使用大大减少。

Yagi 等进行了一项前瞻性随机对照研究，比较了传统开放椎板开窗减压术与使用显微内镜微创手术进行腰椎管狭窄双侧减压，共有 41 例患者入组[30]。作者报道两组之间临床结果（JOA 评分）没有显著差异，但微创组术后 1 年时腰痛 VAS 评分更低，出血更少（37 mL vs. 71 mL），用肌酸磷酸激酶肌型同工酶（creatine phosphokinase muscular type isoenzyme，CPK-MM）评估的棘旁肌损伤更少。这项研究提供了 II 级证据，证明微创与开放椎板切除术的临床效果相当，同时减少了术后腰痛、失血和住院时间。

2.9.3 微创手术的 III 级和 IV 证据

有一些治疗队列研究比较微创和开放手术的

表 2.1　微创与开放手术比较和单独微创手术的文献

作者（年）	等级	研究	病例数	ORT	EBL（mL）	LOS	结　　果
Mobbs 等（2014）[29]	II	前瞻性	27 MI 27 O	NR NR	110 40	56 小时 101 小时	在 MILD 中，VAS / ODI 得分更高，活动时间更短；在 MILD 中更可能不使用阿片类药物
Yagi 等（2009）[30]	II	前瞻性	20 MI 21 O	71.1 63.6	37 71	3 天 12 天	MILD VAS 改善更好；CPK-MM 更低，肌肉萎缩更少；JOA 相似
Khoo 和 Fessler（2002）[31]	III	回顾性	25 MI 25 O	109 88	68 193	42 小时 94 小时	临床结果相似；MILD 没有迟发性脊柱不稳；OD 有 3 例患者需要延迟融合
Ikuta 等（2005）[32]	III	回顾性	47 MI 29 O	124 101	68 110	18 天 24 天	临床结果相似；MRI 显示减压有效；与 OD 相比，MILD 中的并发症略高
Asgarzadie 和 Khoo（2007）[33]	III	回顾性	48 MI	55 NR	25 193	36 小时 94 小时	MILD 患者 4 年的满意度为 78%；临床结果（ODI，SF-36）得到改善
Rahman 等（2008）[34]	III	回顾性	38 MI 88 O	110 157	50 244	0.7 天 3.2 天	并发症：OD 16.1%，MILD 7.9%
Parker 等（2013）[35]	III	回顾性	27 MI 27 O	NR	NR	NR	MILD（23 109 美元）与 OD（25 420 美元）的成本、公用事业和累计收益（QALY）相似
Palmer 等（2002）[20]	IV	回顾性	17 MI	90	20	NR	术后 MRI 显示狭窄改善；大多数病例是在门诊进行手术
Castro-Menendez（2009）[36]	IV	前瞻性	50 MI	94.3	NR	3.2 天	患者优良率 72%；VAS 和 ODI 的改善具有统计学意义
Rosen 等（2007）[26]	IV	前瞻性	57 MI	NR	NR	2.3 天	平均年龄，80 岁；VAS、ODI、SF-36 改善；无重大并发症或死亡
Pao（2009）[37]	IV	前瞻性	53 MI	127	105	NR	ODI 显著改善（86% 的患者）；根据 JOA 评分，患者优良率 80%；末次随访无术后不稳定
Sasai（2008）[38]	IV	回顾性	48 MI	NR	NR	NR	23 例伴有椎管狭窄的退行性腰椎滑脱和 25 例退行性狭窄患者接受 MILD 手术。两组临床结果相似；均无须额外融合
Ikuta 等（2008）[39]	IV	回顾性	37 MI	NR	NR	NR	MILD 治疗伴有狭窄的退行性腰椎滑脱患者；基于 JOA，VAS 和 RMDQ 评判的患者优良率为 73%；术后有 19% 患者矢状面活动增加
Mannion（2012）[40]	IV	前瞻性	50 MI	NR	NR	NR	ODI，SF-36 显著改善；病例数与 ODI 变化之间显著关联；手术时间根据外科医生经验的增长而减少
Palmer（2012）[41]	IV	回顾性	54 MI	78	37	NR	VAS 改善；27 个月时 80% 的患者对结果满意；2% 的患者因医源性腰椎滑脱需要融合
Wada（2010）[42]	IV	回顾性	15 MI	144	60	NR	平均年龄 72 岁；术后硬膜囊直径增加 408%
Xu（2010）[43]	IV	回顾性	32 MI	70	150	7	McNab 量表：65% 的患者结果优异；35% 患者效果良好
Minamide（2013）[44]	IV	前瞻性	366 MI	NR	NR	NR	两年随访，临床结果明显改善（JOA、RMDQ、JOABPEQ、SF-36）

注：CPK-MM，肌酸磷酸激酶肌型同工酶；EBL，估计失血量；JOA，日本骨科协会；JOABPEQ，日本骨科协会腰痛评估调查表；LOS，住院时间；MI（S），微创（手术）；MILD，微创腰椎减压；MRI，磁共振成像；NR，未记录；O（S），开放（手术）；OD，开放椎间盘切除术；ODI，Oswestry 功能评分；ORT，手术时间；QALY，质量调整生命年；RMDQ，Roland Morris 失能量表；SF-36，36- 简明健康调查量表；VAS，视觉模拟评分。

临床结果和围手术期因素。2001 年，Palmer 等和 Khoo 及 Fessler 首先描述显微内镜辅助微创技术，并于 2002 年发表[21, 31]。在 Khoo 及 Fessler 的研究中，对 25 例腰椎管狭窄症患者进行微创手术，并与 25 例开放腰椎减压患者的历史对照组进行回顾性比较。作者报道随访 1 年后短期临床结果（症状缓解）相近，而微创组手术失血量（60 mL vs. 193 mL）、术后止痛药需求量（31.8 eq vs. 73.7 eq）和住院时间（42 小时 vs. 94 小时）显著较少。

在 Palmer 等的研究中，54 例患者接受了 77 个节段的减压。平均手术时间 78 分钟，平均每个节段失血 37 mL。27 例患者术前有退行性腰椎滑脱（Ⅰ度 26 例，Ⅱ度 1 例）。8 例行椎间盘切除术，4 例有滑膜囊肿。患者满意度高。治疗腿痛和腰痛的止痛药使用率较低，VAS 评分改善一半以上。有 3 例硬膜撕裂，没有死亡和感染。1 例患者硬膜撕裂术中未发现，需要再次探查以修复假性脊膜膨出，另 1 例患者因腰椎滑脱加重导致疼痛需要腰椎融合术[21]。

2005 年，在一项对 47 例接受显微内镜辅助微创手术的患者和 29 例接受开放手术的患者进行了比较的回顾性队列研究中，Ikuta 等证明微创手术患者住院时间缩短，发热持续时间缩短，术后止痛药使用减少，估计失血量（estimated blood loss，EBL）减少。两组的临床结果（JOA 评分）相似，动力位 X 线检查无术后不稳定迹象[32]。2007 年，Asgarzadie 和 Khoo 将 48 例微创手术患者与 32 例随访 4 年的开放手术患者的历史对照组进行了比较[33]。微创组的平均 EBL 为 25 mL，开放组为 193 mL。微创组的平均住院时间为 36 小时，开放组为 94 小时。2008 年，Rahman 等对 38 例微创手术患者和 88 例开放减压患者进行了对比分析[34]。与之前的报道相似，微创手术时间更短（比开放组少 37~47 分钟），EBL 更少（50 mL vs. 243 mL），住院时间更短（两节段手术患者，0.75 天 vs. 3.2 天），并发症更少。

2013 年，在一项为期 2 年的成本 - 效用研究中，对微创手术与开放手术治疗多节段退行性腰椎管狭窄症患者进行了比较。Parker 等应用质量调整生命年（quality adjusted life years，QALYs）评估 2 年随访的健康状态，并比较每种技术相关的全部医疗成本[35]。54 例患者接受了微创手术（n=27）或开放手术（n=27）。作者证明，2 种技术在 2 年内

总费用相近（23 109 美元 vs. 25 420 美元），QALYs 改善相近，并得出结论，微创手术治疗腰椎管狭窄症的成本与切开手术相当。这些研究提供了Ⅲ级证据，证明微创手术在改善临床症状和功能结果方面等同于开放手术，但缩短手术时间和住院时间，减少失血，并有利于成本效益的趋势。

2.10 微创手术的并发症

虽然许多研究已经证明微创手术相对于开放手术的优势，但这两种方法都有潜在的并发症。特别是，由于新手术技术的学习曲线陡峭，早期病例的并发症发生率仍然很高[45]。据报道，开放腰椎减压手术的并发症发生率为 0%~19%，微创腰椎减压手术的并发症发生率为 0%~25%[46]，开放手术硬膜撕裂发生率高达 18%[4]。在随后的文献报道中，作者显示由于手术技巧的改善，新手术技术的相关并发症也明显改善[22]。

2007 年，在一个早期关于并发症的回顾性病例系列中，Ikuta 等回顾了 114 例应用微创手术治疗的腰椎管狭窄症患者，术中并发症发生率为 7.9%，包括 6 例硬膜撕裂和 3 例下关节突骨折[46]。作者注意到前 34 例患者的神经并发症发生率为 18%，最后 80 例患者的神经并发症发生率降至 6.8%。在上述比较微创与开放手术的回顾性队列研究中，Rahman 等报道了开放手术的并发症（16.1%）多于微创手术（7.9%），最常见的是硬膜撕裂、感染，以及其他内科并发症[34]。2011 年，Shih 等对 26 例开放手术和 23 例微创手术患者进行了另一项回顾性队列研究，发现两组之间的并发症发生率没有统计学差异[47]。关于脑脊液漏，作者报道开放手术的发生率为 19.2%，微创手术的发生率为 4.3%。此外，一些研究报道微创手术的感染率比开放手术低[22, 48]。这些研究提供了Ⅲ级证据，表明微创手术的并发症发生率至少与开放手术相近，而感染率较低。

微创手术对老年或体弱的患者尤其有利，因为这些技术减少了入路相关的损伤。先前公布的数据显示，75 岁以上患者开放手术的并发症发生率为 18%[49]。相反，Rosen 等报道了他们应用微创手术治疗 75 岁以上腰椎管狭窄症患者的经验[26]。老年人群手术后的 VAS、ODI 和 SF-36 明显改善，没有严重并发症或围手术期死亡；轻微并发症包括尿潴

留和短暂性谵妄。

另外一个可能受益于微创技术的是肥胖患者，他们往往手术时间更长，失血量增加，需要软组织解剖的暴露范围更大，并发症风险更高[50]。通过通道系统显露脊柱，肥胖患者和非肥胖患者的切口大小接近。理论上，微创手术软组织的破坏最小，组织创伤和潜在的感染空间减少。Senker 等应用微创方法进行经椎间孔腰椎椎间融合（transforaminal lumbar interbody fusion，TLIF）和减压治疗了 72 例患者[25]。作者报道，体重指数（body mass index，BMI）正常、超重和肥胖患者在并发症发生率、手术时间、EBL 或住院时间方面无明显差异。Rosen 等应用微创 TLIF 治疗超重和肥胖患者，结果相似，患者自我报道疼痛和生活质量都得到改善[51]。

使用通道进行腰椎减压也可能有利于保留正常的脊柱解剖结构，减少与脊柱不稳相关的并发症。微创入路可保持后方张力带和对侧小关节，减少术后进展至脊柱不稳的机会。Ikuta 等检查了 37 例因退行性腰椎滑脱伴椎管狭窄症而接受微创手术治疗的患者，发现"滑脱百分比"从 14.1% 变为 15.7%[39]。作者发现，平均随访 38 个月后，19% 的患者在术后影像学上出现脊柱不稳，有 1 例需要进行融合。然而，Matsunaga 等回顾了腰椎滑脱的自然史，有 30% 的患者最终进展为脊柱不稳[52]。这表明腰椎管狭窄症合并腰椎滑脱患者进行微创手术优于自然发展史。此外，与开放手术相比，微创手术可以通过减少肌肉剥离，保留后方张力带和对侧小关节，减少医源性脊柱不稳。

2.11 微创手术的结论

虽然微创手术有陡峭的学习曲线，但这些技术有利于患者，可以改善临床结果。虽然微创手术没有 Ⅰ 级随机对比研究，但一些 Ⅱ 级研究显示微创手术与开放手术临床和功能结果相当，同时微创手术具有减少失血、缩短住院时间和活动时间、减少止痛药物使用和恢复更快的优点。Ⅲ 级数据表明，因为与新技术相关的学习曲线，微创手术的并发症发生率可能略高于开放手术；然而，Ⅲ 级数据表明微创治疗组的感染率较低且保留了脊柱稳定性。最后，Ⅲ 级数据显示，微创组患者在临床症状和功能改善方面与开放手术相近，且有成本获益更好的趋势。根据 Guyatt 等[53] 的分级标准，我们提出 2B

级建议：微创手术和开放手术的临床和功能结果接近；此外，与开放减压手术相比，微创手术可以减少失血，缩短住院时间，加快康复，减少麻醉药品的使用；最后，微创手术可降低术后感染的风险。

2.12 开放手术的讨论

决定采用开放手术或微创手术治疗腰椎管狭窄症主要取决于外科医生的偏好，因为这两种方法都能改善患者的结果。由于两种手术都试图实现目标节段的减压，因此两种方法之间仅有入路及实现目标的能力不同。有人认为微创手术可以减少失血，降低手术感染的风险，提前出院，减少止痛药物的使用，并且在出院后减少了对辅助支持服务的依赖[54]。有趣的是，这些结果评估方法中的大多数并未包含在评估开放减压治疗腰椎狭窄症的原始出版物中，而仅出现在将微创手术与开放手术进行比较的研究中。尽管有这些理论上的优势，但微创手术可能增加患者术中的射线暴露，医源性硬膜撕裂的修复也可能更加困难，并且有明显的学习曲线[54]。而且，采用开放椎板切除术治疗腰椎管狭窄症是一种技术难度较低的手术，它可以在直接可视化的情况下对中央椎管、侧隐窝和神经孔进行一致和满意的减压。表 2.2 总结了开放减压和微创手术对比研究的数据。

2.12.1 开放手术的 Ⅰ 级证据

没有 Ⅰ 级研究比较开放和微创椎板切除术治疗腰椎管狭窄症。

2.12.2 开放手术的 Ⅱ 级证据

两个 Ⅱ 级研究比较开放和微创腰椎椎板切除术。Mobbs 等[29] 报道了 79 例患者的配对队列随机试验。这组患者使用 ODI、VAS、SF-12 和患者满意度指数，次要指标包括术后阿片类药物使用、术后住院时间和活动时间。开放组的平均随访时间为 44.3 个月，微创组为 36.9 个月。为了准确地解释本研究的结果，有几个特征值得注意。首先，随访率只有 68.4%，因为开放组的 13 例和微创组的 12 例未被纳入最终评估。此外，开放组症状更严重（腰痛 66.7% vs. 40.7%；神经根症状 88.9% vs. 66.7%），而微创组神经源性跛行症状更典型（66.7% vs. 59.3%）。考虑到开放组腰痛和神经根性

表 2.2 比较开放和微创减压的结果

作者（年）	等级	研究	类型	病例数	ORT（分钟）	EBL（mL）	LOS	结果
Mobbs 等 (2014) [29]	II	前瞻性	OD vs. MIS	OD 27 MIS 27	NR	OD 110 MIS 40	OD 101 小时 MIS 56 小时	MIS 组活动较早，手术时间较短，EBL 较少，术后阿片类药物需求较少。尽管 OD 组的腰痛和神经根症状发生率高出近 50%，但 ODI 或 SF-12 评分没有显著差异
Yagi 等 (2009) [30]	II	前瞻性	OD vs. MIS	OD 21 MIS 20	OD 63.6 MIS 71.1	OD 71 MIS 37	OD 3 天 MIS 12 小时	除 MIS 组的 VAS 评分较低外，两组之间的临床差异均无统计学意义
Khoo 和 Fessler (2002) [31]	III	回顾性	OD vs. MIS	OD 25 MIS 25	OD 88 MIS 109	OD 193 MIS 68	OD 94 小时 MIS 42 小时	未使用临床结果评分：64% 的患者为单节段疾病，36% 的患者为两节段；MIS 与 OD 相比有更多的硬膜撕裂 (16% vs. 8%)
Asgarzadie 和 Khoo (2007) [33]	III	回顾性	OD vs. MIS	OD 32 MIS 48	OD NR MIS 55	OD 193 MIS 25	OD 94 小时 MIS 36 小时	没有比较 OD 和 MIS 之间的临床结果，EBL 和 LOS 酌手术期参数
Ikuta 等 (2005) [32]	III	前瞻性，以回顾性作为对照	OD vs. MIS	OD 29 MIS 47	OD 101 MIS 124	OD 110 MIS 68	OD 24 天 MIS 18 天	OD 和 MIS 之间的临床结局评分无差异；MIS 组的并发症较多，分别为 14% 和 25%，其中包括儿例硬膜撕裂和马尾损伤
Parker 等 (2013) [35]	III	回顾性	OD vs. MIS	OD 27 MIS 27	NR	NR	NR	结论认为，与 OD 和 MIS 相关的 2 年成本是相等的，而质量调整生命年 (QALYs) 没有显著差异
Shih 等 (2011) [47]	IV	回顾性	OD vs. MIS	OD 26 MIS 23	OD 112 MIS 141	OD 139.8 MIS 62.0	OD 2.92 天 MIS 2.04 天	没有报道患者结果，仅比较了围手术期参数
Rahman 等 (2008) [34]	IV	回顾性	OD vs. MIS	OD 88 MIS 38	OD 136.9 MIS 109	"OD 平均增加 194 mL 出血"	"OD 平均增加 2.52 天住院时间"	MIS 患者的 EBL 更少，住院时间更短，手术时间更短。没有临床结果报道
Weinstein 等 (2008) [55]	I	RCT	OD	OD 394 非手术 240	中位数 120	平均 314	NR	在 2 年的随访时，开放减压可改善患者的预后
Weinstein 等 (2010) [6]	I	RCT	OD	OD 423 非手术 221	中位数 129	平均 311	NR	与非手术患者相比，接受开放减压的椎管狭窄患者在 4 年时结果仍更好
Malmivaara 等 (2007) [56]	I	RCT	OD	OD 50 非手术 44	NR	NR	NR	接受减压手术的患者在 2 年时腿痛和腰痛缓解更好
Amundsen 等 (2000) [59]	II	RCT	OD	OD 32 非手术 68	NR	NR	NR	10 年随访结果显示手术优于非手术治疗

（续表）

作者（年）	等级	研究	类型	病例数	ORT（分钟）	EBL（mL）	LOS	结果
Athiviraham 和 Yen (2007)[57]	II	前瞻性	OD	88（无融合49；融合39）	NR	NR	NR	与非手术组相比，手术组的 Roland-Morris 评分明显更好。但是，仅减压术中改善率 63.3%，融合减压术中改善率 61.5%
Javid 和 Hadar (1998)[64]	III	前瞻性	OD	170	NR	NR	NR	大约 2/3 的患者在开腰椎板切除术后有改善，椎管狭窄，合并椎间盘突出的腰椎管狭窄和侧隐窝狭窄的患者之间无显著差异
Atlas 等 (2005)[65]	III	前瞻性	OD	148	NR	NR	NR	8~10 年时，接受保守治疗的患者与接受手术的患者的结果相似
Arinzon 等 (2003)[66]	IV	回顾性	OD	283	65~74岁患者 54.5分钟 >75岁患者 53.1分钟	NR	NR	平均随访 42 个月后，75 岁以上和 65~74 岁两组患者日常活动时疼痛明显改善
Arinzon 等 (2004)[67]	IV	回顾性	OD	257	NR	NR	NR	发现糖尿病患者腰椎管狭窄症的手术治疗有效，但与非糖尿病患者相比，治疗效果较差
Airaksinen 等 (1997)[60]	IV	回顾性	OD	438	NR	NR	NR	有证据表明，先前的腰椎手术、糖尿病、髋关节炎、先前的脊柱外伤与腰椎狭窄症的不良转归有关
Gelalis 等 (2006)[68]	IV	回顾性	OD	54	NR	NR	NR	平均随访 11.6 年时，术前症状持续时间较长的患者对手术的满意度较低
Jolles 等 (2001)[61]	IV	回顾性	OD	155	NR	NR	NR	平均 6.5 年随访，有 79% 的患者结果优良，并且 Roland-Morris 评分得到了显著改善

注：EBL，估计失血量；LOS，住院时间；MIS，微创手术；NR，未记录；OD，开放减压；ODI，Oswestry 功能评分；ORT，手术时间；RCT，随机对照试验；SF-12，12 项简明健康调查量表；VAS，视觉模拟评分。

痛的发病率几乎高出 50%，我们可以预期开放组病情可能更严重。减压手术治疗腰痛效果不好，可能会影响术后结果的评估。研究结果发现微创组的 VAS 评分更好，最后的随访时两组患者的 ODI 或 SF-12 评分没有差异，对于这个结果的解读必须谨慎。此外，术后活动时间、术后阿片类药物使用和出院时间这些结果受外科医生的影响更大而有偏倚，更多的是反映治疗决策而不是患者的体验。最后，所有的微创手术都是由一位经验丰富的外科医生完成的，他已经通过了与微创手术相关的学习曲线，可能不能反映一般的脊柱外科医生的结果。

Yagi 等[30] 报道了一项前瞻性试验，21 例开放和 20 例微创患者进行了减压手术治疗单节段狭窄症。所有受试者随访 1 年，用 JOA 和 VAS 评分评估结果，次要结果包括 EBL、手术时间、住院时间、CPK-MM 和 CT/MRI 评估椎旁肌萎缩。术后 1 年时，两组 JOA 评分没有差异，但微创组的 VAS 评分明显较低，手术时间较长（71.1 分钟 vs. 63.6 分钟）；EBL 较少（37 mL vs. 71 mL），住院时间较短（42 小时 vs. 94 小时），CPK-MM 水平较低，椎旁肌萎缩较少。所有这些差异都具有统计学意义。尽管该研究报道的围手术期优势很有希望，但本组患者为单节段狭窄和轻微脊椎滑脱，这仅占腰椎管狭窄症患者的少数，以前的报道表明，大约有 60%~75% 的患者影响两个或多个节段[6, 55-57]。

2.12.3 开放手术的Ⅲ级和Ⅳ级证据

Khoo 和 Fessler[31] 比较了 25 例进行微创手术的椎管狭窄症患者与 25 例接受开放减压的历史队列患者的结果。25 例微创患者中，有 16 例单节段，9 例两节段。主要评价指标是 SF-36 和 VAS；然而，由于"微创组患者短暂的随访期内缺乏有效性"，作者没有在文章中包括这些结果。与此相反，作者报道 30% 的开放患者症状几乎完全缓解，68% 症状改善，10% 在 12 个月随访期内保持不变。同样，作者报道说，在 12 个月时，16% 的微创患者腰痛缓解，68% 的患者好转，16% 的患者没有变化。微创手术时间较长（109 分钟 vs. 88 分钟），但失血较少（68 mL vs. 193 mL），住院时间较短（42 小时 vs. 94 小时）。总的来说，尽管已经收集了数据，但是由于作者忽略了验证评价的结果，开放和微创队列之间比较的效力受到严重限制。VAS 和 ODI 在 12 个月的随访中未得到验证的原因并没有

明确的解释，提示在发表之前应该随访更长时间，或者应该实施不同的结果评分，以便于客观比较。该队列的 4 年结果随后发表[33]，但没有对开放和微创患者的结果进行比较。

Ikuta 等[32] 对 47 例微创患者进行了前瞻性研究，并选取了 25 例开放减压患者进行历史对照。微创组中，35 例单节段，11 例两节段，1 例 3 个节段，对照组无描述。微创组平均随访 22 个月，开放组平均随访 23 个月。主要评价指标为 JOA 和 VAS 评分，在 3 个月和末次随访时开放组和微创组没有差异。微创组平均手术时间较长（124 分钟 vs. 101 分钟），失血较少（61 mL vs. 100 mL），住院时间较短（18 天 vs. 24 天）。然而，微创组并发症的发生率（25% vs. 14%）明显高于开放组，包括严重的并发症，如 8.5% 硬膜撕裂，14.9% 短暂性神经症状。总的来说，这项研究表明，开放手术和微创手术可以达到同等的临床效果，但是微创手术具有潜在的更高的并发症发生率，特别是增加了神经损伤和硬膜撕裂的风险。

Shih 等[47] 对 26 例开放和 23 例微创的单节段或两节段单纯椎管狭窄患者进行了病历回顾分析。没有评估或报道患者结果，但评估了围手术期参数、手术时间、EBL、并发症和住院时间。微创组手术时间较长（141 分钟 vs. 112 分钟），但失血量较少（140 mL vs. 62 mL），术后住院时间较短（2.04 天 vs. 2.92 天）。虽然没有统计学意义，但微创组术后并发症的发生率较高（34.7% vs. 30.1%），而开放组脑脊液漏的发生率较高（19.2% vs. 4.3%）。总的来说，研究表明微创手术的并发症发生率和手术时间没有显著增加，但微创队列中的患者平均失血量减少了 68 mL，出院时间提前了 1 天。然而，由于缺乏对患者结果的衡量，限制了评估不同手术为患者提供的相对价值的能力。

Parker 等[35] 进行了一项回顾性研究，比较了多节段疾病患者进行开放手术或微创手术的 2 年总费用。对于这些患者，开放手术的费用稍高（25 420 美元 vs. 23 109 美元），但差异无统计学意义。此外，QALYs 评估的手术效益在统计学上没有差异。总的来说，微创患者出院后对于辅助措施的依赖降低，住院时间缩短，但是这一优点并没有影响两种治疗方法之间的成本差异。

Rahman 等[34] 对 88 例接受开放减压手术和 38 例接受微创手术的腰椎管狭窄症患者进行了回顾性

分析。没有报道患者结果，但开放组患者手术时间更长（136.9 分钟 *vs.* 109 分钟）；开放组术后失血量增加 194 mL，住院时间延长 2.5 天。虽然在统计学上有显著意义，但是由于没有患者转归的报道，这些改进参数的临床意义并不清楚。

2.13 开放手术的并发症

对开放减压治疗腰椎管狭窄症的一个核心的批评是，由于手术中长时间的牵拉导致缺血和失神经改变，严重损伤了棘旁肌，导致临床结果较差[10, 58]。微创手术的围手术期 CPK-MM 值较低，术后棘旁肌萎缩较少，这似乎也支持了这种观点[30]。然而，对于比较开放组和微创组的 8 项研究的批判性分析未能支持这些发现的临床相关性，因为患者的短期结果是一样的。

另外一个与开放手术相关的并发症是失血量比微创手术多。对于证据严格检查后发现，两种手术之间存在显著差异，但开放组报道的最大平均失血量为 193 mL，开放组和微创组报道的最大平均失血量差异为 168 mL[33]。尽管手术期间应该避免失血，但开放手术和微创手术之间差异的临床意义尚不清楚，特别是当 EBL 受到报道偏差的影响时。

开放减压手术的并发症发生率在 0%~14%[30, 32, 55, 59-61]。据报道，开放减压术 2 年的再手术率为 8%[55]，4 年再手术率为 13%[6]。对有或没有进行融合的开放手术治疗腰椎管狭窄症进行系统的回顾性研究发现，有

5.4%~14% 的患者有手术并发症，8.2%~18% 的患者有过术后不良事件，但近 90% 的患者手术没有并发症[62]。据报道，术后 1 年再手术率为 1.3%~2%，2 年为 6%~11%，4 年为 15%[62]。并发症总结在表 2.3 中。

2.14 开放手术的结论

评估的文献和证据水平汇总在表 2.1 和表 2.2 中。没有 I 级研究。有 II 级证据表明，微创手术可以减少失血，缩短术后住院时间，但手术时间也更长。有 II 级证据表明，开放手术和微创手术的临床结果没有差异。除了一项单独的研究外，没有 III 级和 IV 级证据比较微创手术和开放手术的临床结果。单一的 III 级研究显示两组的临床结果没有显著差异。有 III 级和 IV 级证据表明微创手术比开放手术住院时间更短，EBL 更少，而关于每台手术时间的证据也不尽相同，大多数报道表明微创手术时间更长。根据 Guyatt 等[63] 的分级，我和我们的合著者同意 2B 级建议认为微创手术和开放手术临床和功能结果相同；2B 级建议认为与开放手术相比，微创手术减少手术失血量和缩短住院时间，恢复更快，并减少了术后止痛药物的使用。

总的来说，已发表的比较两种方法的研究质量不足以支持一种方法优于另一种方法，因为这些报道中的大多数忽略了结果得分或得分相同。直接比较开放手术和微创手术的报道可能有一个偏差，因为主要作者是经验丰富的微创手术外科医生，报道

表 2.3 开放与微创手术减压的并发症比较

并发症	开放手术	微创手术
硬膜撕裂	2%[34]；9%[55]；15%[56]；3.7%[29]；6.8%[57]；8%[31]；8%[32]；1%[64]；3%[60]；1%[61]	3%（需要转为开放手术）[34]；3.7%[29]；16%[31]；8.5%（1 例需要转为开放手术）[32]；4%[33]
切口感染 / 术后引流	3%[34]；2%[55]；3.4%[57]；1%[64]；3.4%[60]；1%[61]	没有研究[32]；3%[34]
脑脊液漏	3%[34]	3%[34]
滑膜囊肿	1%[34]	3%[34]
血肿	2%[55]；3.7%[29]	—
椎弓根螺钉位置不良	2%[56]	—
足下垂或者其他神经并发症	3.7%[29]；4%[32]；12%[61]	14.9%[32]
下关节突断裂	4%[32]	6.3%[32]
马尾综合征	NR	2.1%[32]
其他	6%[55]；4.3%[60]	NR

的结果可能不适用于所有外科医生。此外，微创手术与开放手术研究中的大多数患者都是单节段疾病，因此微创手术的优势并不一定适用于更复杂的患者。开放减压手术仍然是一个可靠和有效的手术。微创手术可能是某些患者的一种选择，但外科医生必须权衡理论上的围手术期优点与陡峭的学习曲线和更高的并发症风险。

2.15 编者述评

2.15.1 微创手术

目前，微创减压术治疗狭窄的优点具有压倒性，似乎开放手术已经成为一种过时的治疗方式。已发表的文献表明，微创减压手术失血量较少、疼痛和疼痛药物需求减少、住院时间缩短、恢复正常活动加快、感染减少、总体并发症减少、棘旁肌破坏减少、康复需求更少，即使在最狭窄的椎管内也可以同等地解除硬膜压迫，维持正常的脊柱生物力学，减少医源性不稳定的风险，因此无须融合。

正如内镜胆囊切除术因其明显而实质性的优点取代开腹胆囊切除术一样，是时候用微创减压取代腰椎管狭窄症的切开椎板切除术了。不能因为依赖过时

的数据和（或）缺乏必要的微创手术技能而忽略支持微创技术治疗腰椎管狭窄症的大量累积的数据。

2.15.2 开放手术

对于脊柱外科医生，开放椎板切除术是功能恢复和疼痛缓解最成功的手术之一，术后恢复期相对较短。因此，试图通过微创技术改进手术操作往往非常困难。例如，硬膜撕裂是一种常见的术中并发症，很难通过一个微创切口来解决，这是最好的例证。虽然使用开放手术很容易处理硬膜撕裂的问题，但除了最有经验的微创手术医生外，很难在通道下进行硬膜修补。事实上，许多微创技术指南建议使用密封剂，而不是一次修复。

虽然一些轻度脊柱退变的患者可能非常适用于进行微创减压，但这种患者并不多见。典型的没有合并脊柱不稳定的老年椎管狭窄患者，脊柱退变较严重、解剖标志变形、硬膜变薄、椎旁肌萎缩，减少了微创技术的许多优点。此外，大多数患者有多节段的椎管狭窄，使得微创减压更加乏味和不那么方便。对于椎管狭窄和神经源性跛行的患者，应采用最有效、最简单的手术治疗，绝大多数病例采用开放式椎板切除术。

（程细高　译）

参·考·文·献

[1] Arnoldi CC, Brodsky AE, Cauchoix J, et al. Lumbar spinal stenosis and nerve root entrapment syndromes. Definition and classification. Clin Orthop Relat Res. 1976(115):4–5

[2] Katz JN, Harris MB. Clinical practice. Lumbar spinal stenosis. N Engl J Med. 2008; 358(8):818–825

[3] Osenbach R. Lumbar laminectomy. In: Sekhar L, Fessler R, eds. Atlas of Neurosurgical Techniques: Spine and Peripheral Nerves. 1st ed. New York, NY:Thieme; 2006

[4] Turner JA, Ersek M, Herron L, Deyo R. Surgery for lumbar spinal stenosis. Attempted meta-analysis of the literature. Spine. 1992; 17(1):1–8

[5] Gibson JNA, Waddell G. Surgery for degenerative lumbar spondylosis: updated Cochrane Review. Spine. 2005; 30(20): 2312–2320

[6] Weinstein JN, Tosteson TD, Lurie JD, et al. Surgical versus nonoperative treatment for lumbar spinal stenosis four-year results of the Spine Patient Outcomes Research Trial. Spine. 2010; 35(14):1329–1338

[7] Sachs B, Fraenkel J. Progressive ankylotic rigidity of the spine (spondylose rhizomelique). J Nerv Ment Dis. 1900; 27:1–15

[8] Bailey P, Casamajor L. Osteoarthritis of the spine as a cause of compression of the spinal cord and its roots. J Nerv Ment Dis. 1911; 38:588–609

[9] Verbiest H. Results of surgical treatment of idiopathic developmental stenosis of the lumbar vertebral canal. A review of

twenty-seven years' experience. J Bone Joint Surg Br. 1977; 59(2) 59B:181–188

[10] Gejo R, Matsui H, Kawaguchi Y, Ishihara H, Tsuji H. Serial changes in trunk muscle performance after posterior lumbar surgery. Spine. 1999; 24(10):1023–1028

[11] Sengupta DK, Herkowitz HN. Degenerative spondylolisthesis: review of current trends and controversies. Spine. 2005; 30(6) Suppl:S71–S81

[12] Adams MA, Hutton WC. The mechanical function of the lumbar apophyseal joints. Spine. 1983; 8(3):327–330

[13] Adams MA, Hutton WC, Stott JR. The resistance to flexion of the lumbar intervertebral joint. Spine. 1980; 5(3):245–253

[14] Cusick JF, Yoganandan N, Pintar FA, Reinartz JM. Biomechanics of sequential posterior lumbar surgical alterations. J Neurosurg. 1992; 76(5):805–811

[15] Young S, Veerapen R, O'Laoire SA. Relief of lumbar canal stenosis using multilevel subarticular fenestrations as an alternative to wide laminectomy: preliminary report. Neurosurgery. 1988; 23(5): 628–633

[16] Aryanpur J, Ducker T. Multilevel lumbar laminotomies: an alternative to laminectomy in the treatment of lumbar stenosis. Neurosurgery. 1990; 26 (3):429–432, discussion 433

[17] Thomas NW, Rea GL, Pikul BK, Mervis LJ, Irsik R, McGregor JM. Quantitative outcome and radiographic comparisons between laminectomy and laminotomy in the treatment of acquired lumbar

stenosis. Neurosurgery. 1997; 41(3):567–574, discussion 574–575

[18] Herkowitz HN, Kurz LT. Degenerative lumbar spondylolisthesis with spinal stenosis. A prospective study comparing decompression with decompression and intertransverse process arthrodesis. J Bone Joint Surg Am. 1991; 73(6): 802–808

[19] Dirksmeier P, Parson I, Kang J. Microendoscopic and open laminotomy and discectomy in lumbar disc disease. Semin Spine Surg. 1999; 11:138–146

[20] Palmer S, Turner R, Palmer R. Bilateral decompression of lumbar spinal stenosis involving a unilateral approach with microscope and tubular retractor system. J Neurosurg. 2002; 97(2) Suppl: 213–217

[21] Palmer S, Turner R, Palmer R. Bilateral decompressive surgery in lumbar spinal stenosis associated with spondylolisthesis: unilateral approach and use of a microscope and tubular retractor system. Neurosurg Focus. 2002; 13 (1):E4

[22] Wong AP, Smith ZA, Lall RR, Bresnahan LE, Fessler RG. The microendoscopic decompression of lumbar stenosis: a review of the current literature and clinical results. Minim Invasive Surg. 2012; 2012(2012):325095

[23] Herkowitz HN, Kurz LT. Degenerative lumbar spondylolisthesis with spinal stenosis. A prospective study comparing decompression with decompression and intertransverse process arthrodesis. J Bone Joint Surg Am. 1991; 73(6): 802–808

[24] Bridwell KH, Sedgewick TA, O'Brien MF, Lenke LG, Baldus C. The role of fusion and instrumentation in the treatment of degenerative spondylolisthesis with spinal stenosis. J Spinal Disord. 1993; 6(6):461–472

[25] Senker W, Meznik C, Avian A, Berghold A. Perioperative morbidity and complications in minimal access surgery techniques in obese patients with degenerative lumbar disease. Eur Spine J. 2011; 20(7):1182–1187

[26] Rosen DS, O'Toole JE, Eichholz KM, et al. Minimally invasive lumbar spinal decompression in the elderly: outcomes of 50 patients aged 75 years and older. Neurosurgery. 2007; 60(3):503–509, discussion 509–510

[27] Sengupta DK, Herkowitz HN. Lumbar spinal stenosis. Treatment strategies and indications for surgery. Orthop Clin North Am. 2003; 34(2):281–295

[28] Foley K, Smith M. Microendoscopic discectomy. Tech Neurosurg. 1997; 3(4): 301–307

[29] Mobbs RJ, Li J, Sivabalan P, Raley D, Rao PJ. Outcomes after decompressive laminectomy for lumbar spinal stenosis: comparison between minimally invasive unilateral laminectomy for bilateral decompression and open laminectomy: clinical article. J Neurosurg Spine. 2014; 21(2):179–186

[30] Yagi M, Okada E, Ninomiya K, Kihara M. Postoperative outcome after modified unilateral-approach microendoscopic midline decompression for degenerative spinal stenosis. J Neurosurg Spine. 2009; 10(4):293–299

[31] Khoo LT, Fessler RG. Microendoscopic decompressive laminotomy for the treatment of lumbar stenosis. Neurosurgery. 2002; 51(5) Suppl:S146–S154

[32] Ikuta K, Arima J, Tanaka T, et al. Short-term results of microendoscopic posterior decompression for lumbar spinal stenosis. Technical note. J Neurosurg Spine. 2005; 2(5):624–633

[33] Asgarzadie F, Khoo LT. Minimally invasive operative management for lumbar spinal stenosis: overview of early and long-term outcomes. Orthop Clin North Am. 2007; 38(3):387–399, abstract vi–vii

[34] Rahman M, Summers LE, Richter B, Mimran RI, Jacob RP. Comparison of techniques for decompressive lumbar laminectomy:

the minimally invasive versus the "classic" open approach. Minim Invasive Neurosurg. 2008; 51(2):100–105

[35] Parker SL, Adogwa O, Davis BJ, et al. Cost-utility analysis of minimally invasive versus open multilevel hemilaminectomy for lumbar stenosis. J Spinal Disord Tech. 2013; 26(1):42–47

[36] Castro-Menendez M, Bravo-Ricoy JA, Casal-Moro R, Hernandez-Blanco M, JorgeBarreiro FJ. Midterm outcome after microendoscopic decompressive laminotomy for lumbar spinal stenosis: 4-year prospective study. Neurosurgery 2009;1(1):100–110

[37] Pao JL, Chen WC, Chen PQ. Clinical outcomes of microendoscopic decompressive laminotomy for degenerative lumbar spinal stenosis. European Spine Journal 2009;18:672

[38] Sasai K, Umeda M, Maruyama T, Wakabayashi E, Iida H. Microsurgical bilateral decompression via a unilateral approach for lumbar spinal canal stenosis including degenerative spondylolisthesis. J Neurosurg Spine 2008;9 (6):554–559

[39] Ikuta K, Tono O, Oga M. Clinical outcome of microendoscopic posterior decompression for spinal stenosis associated with degenerative spondylolisthesisminimum 2-year outcome of 37 patients. Minim Invasive Neurosurg 2008;51(5):267–271

[40] Mannion RJ, Guilfoyle MR, Efendy J, Nowitzke AM, Laing RJ, Wood MJ. Minimally invasive lumbar decompression: long-term outcome, morbidity, and the learning curve from the first 50 cases. J Spinal Disord Tech 2012;25 (1):47–51

[41] Palmer S, Davison L. Minimally invasive surgical treatment of lumbar spinal stenosis: Two-year follow-up in 54 patients. Surg Neurol Int 2012;3:41

[42] Wada K, Sairyo K, Sakai T, Yasui N. Minimally invasive endoscopic bilateral decompression with a unilateral approach (endo-BiDUA) for elderly patients with lumbar spinal canal stenosis. Minim Invasive Neurosurg 2010;53(2):65–68

[43] Xu BS, Tan QS, Xia Q, Ji N, Hu YC. Bilateral decompression via unilateral fenestration using mobile microendoscopic discectomy technique for lumbar spinal stenosis. Orthopedic Surgery 2010;2(2):106–110

[44] Minamide A, Yoshida M, Yamada H, Nakagawa Y, Kawai M, Maio K, et al. Endoscope-assisted spinal decompression surgery for lumbar spinal stenosis. J Neurosurg Spine 2013;19(6):664–671

[45] Perez-Cruet MJ, Fessler RG, Perin NI. Review: complications of minimally invasive spinal surgery. Neurosurgery. 2002; 51(5) Suppl:S26–S36

[46] Ikuta K, Tono O, Tanaka T, et al. Surgical complications of microendoscopic procedures for lumbar spinal stenosis. Minim Invasive Neurosurg. 2007; 50 (3):145–149

[47] Shih P, Wong AP, Smith TR, Lee AI, Fessler RG. Complications of open compared to minimally invasive lumbar spine decompression. J Clin Neurosci. 2011; 18(10):1360–1364

[48] O'Toole JE, Eichholz KM, Fessler RG. Surgical site infection rates after minimally invasive spinal surgery. J Neurosurg Spine. 2009; 11(4):471–476

[49] Deyo RA, Cherkin DC, Loeser JD, Bigos SJ, Ciol MA. Morbidity and mortality in association with operations on the lumbar spine. The influence of age, diagnosis, and procedure. J Bone Joint Surg Am. 1992; 74(4):536–543

[50] Patel N, Bagan B, Vadera S, et al. Obesity and spine surgery: relation to perioperative complications. J Neurosurg Spine. 2007; 6(4):291–297

[51] Rosen DS, Ferguson SD, Ogden AT, Huo D, Fessler RG. Obesity and selfreported outcome after minimally invasive lumbar spinal fusion surgery. Neurosurgery. 2008; 63(5):956–960, discussion 960

[52] Matsunaga S, Sakou T, Morizono Y, Masuda A, Demirtas AM.

Natural history of degenerative spondylolisthesis. Pathogenesis and natural course of the slippage. Spine. 1990; 15(11):1204–1210

[53] Guyatt G, Schunёmann H, Cook D, Jaeschke R, Pauker S, Bucher H, American College of Chest Physicians. Grades of recommendation for antithrombotic agents. Chest. 2001; 119(1) Suppl:3S–7S

[54] Reitman CA, Anderson DG, Fischgrund J. Surgery for degenerative spondylolisthesis: open versus minimally invasive surgery. Clin Orthop Relat Res. 2013; 471(10):3082–3087

[55] Weinstein JN, Tosteson TD, Lurie JD, et al. SPORT Investigators. Surgical versus nonsurgical therapy for lumbar spinal stenosis. N Engl J Med. 2008; 358(8): 794–810

[56] Malmivaara A, Slätis P, Heliövaara M, et al. Finnish Lumbar Spinal Research Group. Surgical or nonoperative treatment for lumbar spinal stenosis? A randomized controlled trial. Spine. 2007; 32(1):1–8

[57] Athiviraham A, Yen D. Is spinal stenosis better treated surgically or nonsurgically? Clin Orthop Relat Res. 2007; 458(458):90–93

[58] Weiner BK, Fraser RD, Peterson M. Spinous process osteotomies to facilitate lumbar decompressive surgery. Spine. 1999; 24(1):62–66

[59] Amundsen T, Weber H, Nordal HJ, Magnaes B, Abdelnoor M, Lilleâs F. Lumbar spinal stenosis: conservative or surgical management?: A prospective 10-year study. Spine. 2000; 25(11): 1424–1435, discussion 1435–1436

[60] Airaksinen O, Herno A, Turunen V, Saari T, Suomlainen O. Surgical outcome of 438 patients treated surgically for lumbar spinal stenosis. Spine. 1997; 22 (19):2278–2282

[61] Jolles BM, Porchet F, Theumann N. Surgical treatment of lumbar spinal stenosis. Five-year follow-up. J Bone Joint Surg Br. 2001; 83(7):949–953

[62] Kovacs FM, Urrútia G, Alarcón JD. Surgery versus conservative treatment for symptomatic lumbar spinal stenosis: a systematic review of randomized controlled trials. Spine. 2011; 36(20): E1335–E1351

[63] Guyatt GH, Cook DJ, Jaeschke R, et al. Grades of recommendation for antithrombotic agents: American College of Chest Physicians Evidence-Based Clinical Practice Guidelines (8th Edition). Chest. 2008; 133(6)(Suppl):123S–131S

[64] Javid MJ, Hadar EJ. Long-term follow-up review of patients who underwent laminectomy for lumbar stenosis: a prospective study. J Neurosurg. 1998; 89 (1):1–7

[65] Atlas SJ, Keller RB, Wu YA, Deyo RA, Singer DE. Long-term outcomes of surgical and nonsurgical management of lumbar spinal stenosis: 8 to 10 year results from the maine lumbar spine study. Spine. 2005; 30(8):936–943

[66] Arinzon ZH, Fredman B, Zohar E, et al. Surgical management of spinal stenosis: a comparison of immediate and long term outcome in two geriatric patient populations. Arch Gerontol Geriatr. 2003; 36(3):273–279

[67] Arinzon Z, Adunsky A, Fidelman Z, Gepstein R. Outcomes of decompression surgery for lumbar spinal stenosis in elderly diabetic patients. Eur Spine J. 2004; 13(1):32–37

[68] Gelalis ID, Stafilas KS, Korompilias AV, Zacharis KC, Beris AE, Xenakis TA. Decompressive surgery for degenerative lumbar spinal stenosis: long-term results. Int Orthop. 2006; 30(1):59–63

3

小关节囊肿：采用微创技术治疗滑膜囊肿有优势吗

微创：Jose M. Torres-Campa, Marjan Alimi, Roger Härtl
开放：Brian W.Su

3.1 引言

滑膜囊肿是众所周知的（尽管相对不常见）脊柱病变，主要涉及小关节的滑膜。1885 年首次描述膝关节滑膜囊肿[1]，脊柱中发现滑膜囊肿则是在 1950 年[2]。但是直到 2010 年 Spinner 等[3] 才清楚描述其与小关节的关系。脊柱的滑膜囊肿通常起源于退变的小关节，但偶尔发生于微小创伤的小关节[4]。

整个脊柱都可发生滑膜囊肿，但最常见于腰椎。磁共振成像（magnetic resonance imaging，MRI）上有滑膜囊肿的患者中，0.5%~2.3% 有症状[5]。Wilby 等证实小关节的骨关节炎可导致软骨和骨碎片释放到关节的滑液中，然后可导致肉芽组织和囊肿形成[6]。腰椎的滑膜囊肿通常在靠近关节的侧隐窝中引起神经压迫。行走神经根更常受到影响（例如，L4/L5 囊肿压迫 L5 神经根），也可能发生囊肿进入椎间孔，导致出口神经根受压（例如，L4/L5 囊肿影响 L4 神经）。有症状的小关节囊肿可表现为受压神经根支配区域的疼痛和感觉异常。虽然极为罕见，但有报道腰椎小关节囊肿可表现为马尾综合征[7-9]。

由于不稳定改变了小关节的生物力学，腰椎滑膜囊肿可能与退变性腰椎滑脱有关。腰椎滑膜囊肿更常见于 L4/L5 水平[10, 11]。对于滑膜囊肿患者的评估，拍摄屈伸动力位 X 线片对排除伴随的滑脱和不稳定至关重要。虽然大多数关节囊肿是充满液体的，但慢性囊肿经皮穿刺抽液后偶尔会钙化[12]。在这种情况下，需要计算机断层（computed tomography，CT）扫描进行评估和制订手术计划。

3.2 滑膜囊肿手术治疗的适应证

滑膜囊肿首选非手术治疗，包括口服药物、囊肿注射或穿刺抽液以及选择性神经根阻滞。Slipman 等报道使用皮质类固醇治疗，有 33% 的患者可以获得症状长期改善[13]。Martha 等建议在透视引导下行囊肿注射，在囊肿破裂的同时可将皮质类固醇注入囊腔[14]。他们通过注射成功治疗了 46% 的患者，其余 54% 通过手术治疗。然而，由于囊液黏稠度或囊肿内钙化成分的存在，囊肿穿刺抽液可能具有挑战性[15, 16]。

如果非手术治疗失败和（或）肢体疼痛影响患者的功能和生活质量时，应考虑手术干预。虽然关节囊肿也可引起轴向背痛，但通常对神经压迫导致根性症状和（或）无力的患者才考虑进行手术。

腰椎关节囊肿的手术治疗包括囊肿切除术。仅在脊柱节段伴有动态不稳定或者手术切除超过 30% 的小关节时才行融合术。

3.3 微创手术的优势

微创手术技术有一些优点。与开放手术相比，微创手术减少了对肌肉的牵拉，从而软组织损伤较开放手术小。微创手术术后可早期下地活动并可缩短住院时间[17-20]。术后 MRI 显示，微创手术治疗腰椎间盘突出症和微创融合术后肌肉萎缩减少[21]。

使用微创手术技术治疗滑膜囊肿具有相似的优点。它可减少失血量（微创，74~158 mL；开放，460~930 mL）[22, 23]。对于这种易发生不稳定的病变，通道入路可以避免对没有机械性背痛和（或）

屈伸位 X 线片上不稳的患者进行融合[24]。通道入路保留了大部分后部结构，从而使不稳定性最小化[25-27]。此外，采用对侧入路（与同侧入路相反）可以通过正常解剖结构切除囊肿；首先确认正常的硬膜，最大限度地降低脑脊液漏的风险。对侧入路还减少了需要切除的小关节的范围[24]。

如果发生脑脊液漏，可以用密封剂处理，例如 Tissucol（Baxter Healthcare SA Inc.; Zurich, Switzerland） 或 Duraseal（Confluent Surgical Inc.; Waltham，MA）。根据我们的经验，很少需要进行直接修补，可以在通道下使用显微内镜工具完成。

3.4 开放手术的优势

通过开放的同侧显微椎间盘切除术／显微减压方法切除小关节囊肿具有以下优点：开放技术避免了微创技术（特别是对侧入路）需要的学习曲线。小关节囊肿通常需要广泛切除椎板和（或）小关节，以确保小关节囊肿完全切除和受压神经根的减压。同侧开放技术视野广阔，可以在切除囊肿时更好地观察手术区域。与对侧微创方法相反，通过同侧开放技术很容易修复因切除粘连囊肿而引起的偶然性硬膜破裂。此外，如有必要，在手术过程中，开放技术可以快速转换为融合过程[16, 28, 29]。

3.5 病例介绍

一例 64 岁的女性患者，出现左下肢 L5 神经支配区域的严重疼痛 5 个月。使用口服药物、物理疗法和硬膜外类固醇注射均没有缓解症状。

MRI 和腰椎动力位 X 线片显示在 L4-L5 水平左侧有一较大的滑膜囊肿，未见腰椎滑脱和脊柱不稳（图 3.1）。

通过对侧入路，微创通道下进行手术切除和减压。在当前病例介绍后，将对于手术技术（采用"微创手术技术"）进行全面描述。简言之，在显微镜下通过直径为 19 mm 的通道，去除囊肿对侧的椎板下缘；通道向内侧成角，潜行去除棘突和对侧椎板腹侧，显露两侧黄韧带，从对侧正常解剖显露囊肿。然后小心切除囊肿。患者可在手术后几小时内下地活动，并在 24 小时内出院回家。

在 4 年的随访中，坐骨神经疼痛和神经源性跛行症状消失。术后随访未发现腰椎滑脱的进一步发展。

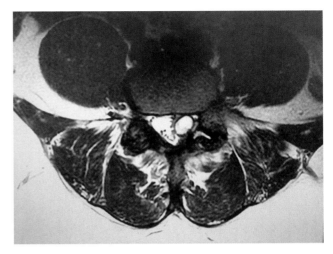

图 3.1　L4-L5 左侧滑膜囊肿患者的病例：T2 加权 MRI

3.6 微创手术技术

通道下显微内镜技术最初由 Foley 和 Smith 在 1997 年提出[30]。自 2004 年以来，我们用手术显微镜替换内镜来改进这种方法[23]。在手术室，患者全身麻醉，俯卧于 Wilson 垫上。透视确定手术节段。在囊肿对侧中线旁约 1.5 cm 处切开皮肤，置入系列软组织扩张器，然后插入 18 mm 或 19 mm 通道，用自由臂固定到手术床上，再次确认节段正确。移入手术显微镜。确认棘突基底部和对侧椎板下缘，并用弯的 3 mm 直径的火柴头高速磨头（Anspach; Palm Beach Gardens，FL）磨除。辨认显露两侧黄韧带。随后，通道朝向中线倾斜，潜行切除对侧的椎板和小关节。如果同时存在腰椎管狭窄与囊肿的情况，需行双侧微创椎板切除术。将手术台倾斜，远离术者，这样可提供一个开阔视野显露黄韧带，小心切除显露小关节囊肿，然后将硬膜和囊壁小心剥离。

手术操作过程中，可使用吸引器下压硬膜囊。充分显露后，仔细识别关节囊肿的内侧边缘，并沿着囊肿的头侧、尾侧和内侧方向将其和硬膜囊连接处小心分离。然后使用 Kerrison 咬骨钳和其他显微手术器械小块切除小关节旁囊肿。少数情况下，如果囊肿太大而无法彻底切除时，为了防止过度牵拉硬膜囊，可先将囊肿弄破减压，这样可以完全摘除囊肿，不需要切除小关节。如果发现硬脊膜撕裂，在手术结束时使用硬膜封闭剂 Tissucol 或 Duraseal 覆盖撕裂口，并且嘱患者手术后保持平躺。手术结束，用抗生素溶液冲洗手术区域，移除管状牵开器，在缝合皮肤前尽可能地关闭筋膜层。

3.7 开放手术技术

术前计划确定囊肿的位置和范围至关重要。手术应在显微镜或 3.5 倍手术放大镜下进行。患者俯卧于 Wilson 或 Andrews 架上。这个体位有利于打开椎板间隙，更容易进入椎管。将患者膝关节固定于 90°，便于牵开神经，避免神经拉伤。在囊肿水平正中纵向切开皮肤，分离至胸腰筋膜。然后在同侧骨膜下剥离椎旁肌显露椎板间隙。透视确认手术节段。将 Taylor 或 McCullough 型自动拉钩放在小关节上。然后在上位椎板下方用 AM-8 火柴头磨钻进行椎板椎间孔切开术，直到显露出黄韧带。黄韧带止点于上位椎体的椎弓根下方水平，可避免磨钻损伤硬膜。用 4-0 Kerrison 咬骨钳向上咬除椎板至黄韧带止点。然后用 0 弯刮匙将黄韧带与椎板分离，并用 Kerrison 咬骨钳整块或零碎地切除黄韧带，显露硬膜。切除上关节突，直到椎弓根的内侧面，完全减压侧隐窝。此时，通常看到囊肿源自小关节并且黏附于走行的神经根。需注意小关节关节囊外观类似于硬脊膜。确定囊肿的整个范围后，使用 Woodsen 和 Penfield 4 将其轻轻地从硬膜上剥离。最好从正常硬膜开始，分离正常硬膜和囊肿之间的界面。助手可以用髓核钳拉起黄韧带使囊肿保持张力，帮助将其从硬脊膜上剥离。必须要切除足够的椎板和小关节，以确保切除整个囊肿。减压结束时，行走神经根应该完全松解并且容易在位于椎体后方的椎弓根内侧牵开。用瓦尔萨尔瓦动作仔细检查是否有硬膜撕裂。冲洗切口，并用液体明胶海绵和双极电凝止血。用可吸收线间断缝合深筋膜，连续缝合皮肤切口。患者通常在手术当天回家，允许佩戴柔软的腹带下地活动。

3.8 微创手术的讨论

自 1997 年 Foley 和 Smith 首次描述通道下显微内镜技术以来[30]，这种技术已经越来越受欢迎，并且其适应证一直在不断扩大。在过去的 10 年中，滑膜囊肿也被添加到通道技术的适应证中[24, 31-33]，最近对侧入路用于该手术[24, 32]。起初，采用同侧入路至少需要部分切除小关节才能完全切除囊肿。然而，James 等和 Rhee 等最近报道了对侧入路[24, 32]。

对侧入路可以从正常解剖结构切除囊肿，并在囊肿切除术前先识别正常硬膜，还可以减少需要切除的小关节面范围。关于微创手术治疗滑膜囊肿的研究在表 3.1（54 例患者）中进行了总结。

到目前为止，还没有比较开放和微创手术技术切除滑膜囊肿的研究。然而，比较微创和开放手术对于融合和椎间盘切除术的研究表明，微创手术在早期下地活动、减少失血、减少术后阿片类药物治疗和缩短住院时间方面优于开放手术。微创手术应用于治疗滑膜囊肿时也发现了类似的良好结果[19, 20]。

通道下对侧入路微创手术治疗滑膜囊肿的主要优点是保留大部分后部结构和小关节，使得节段性不稳定最小化。微创手术治疗滑膜囊肿的另外一个优点是在大多数情况下避免融合，除非有明显的不稳定证据，例如严重的机械性背部疼痛和（或）屈伸位上的移位。根据北美脊柱协会的指南，如果合并退行性腰椎滑脱则推荐融合，这是在切除滑膜囊肿后可能发生的一种病变[34]。相比之下，Khan 等主张在所有开放手术病例中进行融合[23]。然而，即使在开放性切除术后，文献中也没有证据支持所有病例进行融合。大多数文章没有提供确切的需要融合的标准[12, 26]。在 Bydon 等的荟萃分析中，无融合的囊肿切除术后复发率为 1.8%，需要融合的再手术率为 5.8%[35]。在同一研究中，切除和融合后的复发率为 0%，总再次手术率为 6.2%。Lyons 等发现了类似的结果；在他们对 194 例有症状的滑膜囊肿患者的研究中，发现有一半患者伴有腰椎滑脱；其中只有 18 例患者需要融合，而临床结果报道为 91% 的患者有良好的疼痛缓解，表明效果良好[36]。由于手术并发症和内固定支出增加，融合手术成本效价比不高[22]。因为滑膜囊肿的微创手术治疗可以保留脊柱的稳定性，所以可以最大限度地减少融合必要。

3.8.1 微创手术的 I 级证据

没有 I 级证据研究。

3.8.2 微创手术的 II 级证据

没有 II 级证据研究。

3.8.3 微创手术的 III 级和 IV 级证据

关于滑膜囊肿的微创手术治疗仅有 4 篇论文[24, 31-33]。所有这些都是前瞻性或回顾性队列研究，没有对照

表3.1 微创手术治疗滑膜囊肿的研究文献

	病例数	年龄（岁）	有根性疼痛	L4/L5节段手术	有腰椎滑脱	随访时间（月）	结果（优良率）	手术时间（分钟）	住院时间（天）	手术出血（mL）	并发症
Sehati 等 (2006) [33]	19	69 (43~80)	16/19	16/19	2/19	16	95%	158 (75~770)	13 → 0 2 → 1 1 → 2	31 (10天100)	2例硬膜撕裂
Sandhu 等 (2004) [31]	17	64 (46~82)	17/17	14/17	8/17 (47%)	12	94%	97 (50~180)	7 → 0 7 → 1 3 → 2~3	35 (5天100)	1例硬膜撕裂
James 等 (2012) [24]	16	66.5±10.7 48~83	72%	9/16	9/16 (56%)	18	87.5%	105±37	8 → 1 2 → 2 6 → >3	<40	2例硬膜撕裂，1例一过性 L5 麻木
Rhee 等 (2012) [32]	2	70	2/2	2/2	0/2	12	100%	74	2 → 0	27	—

组进行比较。在所有4项研究中，疼痛缓解和术中及术后并发症发生率相当。

3.9 微创手术的并发症

文献报道有很多的并发症。据报道有5例硬脊膜撕裂（9%的微创手术患者），而开放手术则为3.4%。微创手术中没有发生脑脊液漏，而1%的开放手术出现脑脊液漏，需要进行再次手术[35]。在这方面，微创手术优于开放手术，这可能由于移除通道后没有无效腔。没有囊肿复发而再手术，也没有不稳定的报道。有1例出现部分神经功能受损（L5神经根暂时性功能减弱），但没有出现永久性神经功能缺损。

3.10 微创手术的结论

微创手术治疗滑膜囊肿和腰椎滑脱与开放手术相比具有几个优点。微创手术创伤小、失血少、住院时间短、肌肉损伤小。切除较少的关节，最大限度地减少腰椎滑脱的进展。再手术率较低，并且很少需要融合或因脑脊液漏而需要修补。仅对于原来微创手术的改良，对侧入路微创手术切除滑膜囊肿，可以没有或几乎不切除小关节，且能更好地分离硬膜和囊肿之间的间隙[24]。尚需要更多患者的数据用于进一步长期随访评估。

3.11 开放手术的讨论

虽然没有研究专门比较微创手术与小切口开放手术切除腰椎滑膜囊肿，但似乎两种技术之间的术后疼痛、切口大小和失血量的差异是微不足道的。微创手术技术的益处在较大的外科手术中更为有重要意义，例如多节段椎板切除术、椎弓根螺钉置入和融合术。然而，小关节切除可能被认为类似于微创显微椎间盘切除术，表明相比于这种技术在术后背部或腿部疼痛方面没有差异[20, 29]。在一篇有关小关节囊肿切除的临床论文综述中，大多数病例均采用无融合切除术治疗，证明了囊肿切除和部分关节切除术的效果，无须采用开放融合术。

3.11.1 开放手术的 I 级证据

关于腰椎滑膜关节囊肿的开放手术治疗没有 I 级研究。

3.11.2 开放手术的Ⅱ级证据

关于腰部滑膜关节囊肿的开放手术治疗没有Ⅱ级研究。

3.11.3 开放手术的Ⅲ级和Ⅳ级证据

所有关于腰椎小关节囊肿开放手术治疗的研究均为病例对照、回顾性队列或病例系列研究，见表3.2。两个患者系列包括开放椎板切除术和囊肿切除术。值得注意的是，这两篇研究没有采用本文所述的显微减压方法[36, 37]。尽管如此，在 Lyons 等的研究中，176 例接受椎板切除术和囊肿切除术的患者中只有 4 例因为有症状的腰椎滑脱需要进行融合。总体而言，91% 的患者疼痛缓解良好[36]。采用显微减压方法的其他研究结果相似，结果评分为80%~100%[16, 22, 23, 28, 38-41]。两项研究包括已有腰椎滑脱的囊肿患者，两者均报道优良率约80%，几乎没有患者出现不稳定加重[38, 40]。

3.12 开放手术的并发症

进行开放手术减压时，应注意尽量减少对侧方小关节囊的损伤。重要的是显露上位椎体的峡部侧方中份，避免过度切除峡部。应尽量保留至少7 mm 的峡部侧方中份和 30% 的小关节。过度切除峡部可导致医源性骨折，小关节的过度切除可导致不稳定。另外一个并发症是囊肿复发，复发后，除了尽可能地进行融合以永久治疗病变外，其余处理与原发性囊肿相同。如果囊肿粘连严重，可能需要刺破囊肿并尽可能多地去除囊肿的背部，同时将囊肿后壁的一部分留在神经上。由于已经进行了充分的减压，即使囊肿的壁留在神经上，神经也会获得减压。囊肿与神经的粘连可导致硬膜破裂。硬膜破裂是最常见的手术并发症，发生率为 9%[38]。如果可能，硬膜撕裂应采用 6-0 Gore-Tex 缝线进行紧密缝合，以防脑脊液漏，然后再用 Duragen 硬膜修补材料和 Duraseal 硬膜密闭剂进行修补。

表 3.2　开放手术治疗滑膜囊肿的研究文献

	病例数	手术治疗	随访时间（月）	滑脱进展	结果（优良率）
Epstein（2004）[37]	45（囊肿） 35（囊肿合并腰椎滑脱）	开放椎板切除和囊肿切除术	24	无合并腰椎滑脱的患者 11% 合并腰椎滑脱的患者 31%	58%（囊肿） 63%（囊肿合并腰椎滑脱）
Lyons 等（2000）[36]	147 位患者，至少随访 6 个月（50% 有腰椎滑脱）	开放椎板切除和囊肿切除术（部分或全部半椎板切除，或双侧椎板切除）	26	2% 出现症状性腰椎滑脱	91%
Banning 等（2001）[38]	29（41% 有腰椎滑脱）	小切口减压	24	未标明（7% 同时进行融合）	90% 的评分相似（"完全改善" 或 "更好但还有一些问题"）
Boviatsis 等（2008）[39]	7	小切口减压	6	0%	100%
Deinsberger 等（2006）[40]	31（41% 有腰椎滑脱）	27 例小切口减压 4 例椎板切除和囊肿切除术	12~30	0%	81%
El Shazly 和 Khattab（2011）[16]	13	10 例部分半椎板切除术 3 例双侧减压椎板切除术	50	7% 需要后续融合	92%
Ganau 等（2013）[22]	15	小切口减压	28	0%	100%
Hsu 等（1995）[41]	8	小切口减压	没有确切记录（10 年经验）	未标明	87.5%
Landi 等（2012）[28]	15（无不稳定）	小切口减压	24	0%	100%

3.13 开放手术的结论

新技术或不同手术方法的目的是提高治疗效果并减少并发症。由于小切口开放手术的侵袭性相对较少，微创手术对于治疗关节囊肿没有优势。由于对侧减压技术的学习曲线及其潜在的术中并发症，微创手术技术的优势并未凸显。多个研究证明通过小切口开放手术治疗小关节囊肿的结果良好，并经受了时间的考验[16, 28, 29]。选择哪一种治疗小关节囊肿手术技术的最重要因素是外科医生的舒适度；外科医生必须确定囊肿完全切除并且神经彻底减压。

3.14 编者述评

3.14.1 微创手术

滑膜囊肿的微创手术治疗是该技术的"无须动脑筋"应用之一。通过微创椎间孔切开术，能够在最小限度地破坏相邻解剖结构的情况下去除囊肿，减少迟发性滑脱的发生率，同时保持微创手术的所有其他已知优势（例如，减少失血、减少疼痛、更快恢复）。因而，也消除了融合的必要性，除非已经存在腰椎不稳定性。

3.14.2 开放手术

无论使用何种方法，手术切除小关节囊肿都是一种微创技术；即使采用"开放式"技术，也可以使用 1.25 in（3.2 cm）的切口。尽管这是一种不常见的手术，无论采取何种技术，接受无融合囊肿切除术的患者都可以在手术当天回家。与其他减压手术相比，由于囊肿和硬膜之间的广泛紧密粘连，小关节囊肿切除硬膜损伤率较高。考虑到切口长度相近，通过开放技术修复硬膜损伤更为方便、有效，通道下进行该手术几乎没有优势。前面对于微创手术技术的详细叙述表明硬膜可以不用修复，如果外科医生遇到硬膜损伤时可以简单地将硬膜封闭胶或其他密封剂放在缺损上即可。这种方法失败率很高，特别是考虑到通过通道获得不透水的筋膜闭合非常困难。这种缺点限制了外科医生在小关节囊肿切除术中应用微创手术技术。

小关节囊肿的常见原因是脊柱不稳定。由于患者因素或缺少屈伸位片，术前 X 线片可能不能充分评估腰椎不稳定程度，外科医生必须在切除关节囊肿时意识到可能出现意外的节段性不稳定；在这些情况下，患者进行融合手术可能更好，以防止囊肿复发。通过开放手术较易评估不稳定性，并且在必要时可以在不需要额外切口的情况下转换为融合手术。

（武　汉　译）

参·考·文·献

[1] Baker WM. Formation of synovial cyst in connection with joints. St Bartholomews Hosp Rep.1885; 21:177–199

[2] Vossschulte K, Borger G. Anatomische und funktionelle Untersuchungen über den Bandscheibenprolaps. Langenbecks Arch Klin Chir Ver Dtsch Z Chir.1950; 265(3–4):329–355

[3] Spinner RJ, Hébert-Blouin MN, Maus TP, Atkinson JL, Desy NM, Amrami KK.Evidence that atypical juxtafacet cysts are joint derived. J Neurosurg Spine.2010; 12(1):96–102

[4] Ramieri A, Domenicucci M, Seferi A, Paolini S, Petrozza V, Delfini R. Lumbar hemorrhagic synovial cysts: diagnosis, pathogenesis, and treatment. Report of 3 cases. Surg Neurol. 2006; 65(4):385–390, discussion 390

[5] Doyle AJ, Merrilees M. Synovial cysts of the lumbar facet joints in a symptomatic population: prevalence on magnetic resonance imaging. Spine.2004; 29(8):874–878

[6] Wilby MJ, Fraser RD, Vernon-Roberts B, Moore RJ. The prevalence and pathogenesis of synovial cysts within the ligamentum flavum in patients with lumbar spinal stenosis and radiculopathy. Spine. 2009; 34(23):2518– 2524

[7] Tatter SB, Cosgrove GR. Hemorrhage into a lumbar synovial cyst causing an acute cauda equina syndrome. Case report. J Neurosurg. 1994; 81(3):449–452

[8] Muir JJ, Pingree MJ, Moeschler SM. Acute cauda equina syndrome secondary to a lumbar synovial cyst. Pain Physician. 2012;15(5): 435–440

[9] Machino M, Yukawa Y, Ito K, Kanbara S, Kato F. Spontaneous hemorrhage in an upper lumbar synovial cyst causing subacute cauda equina syndrome.Orthopedics. 2012; 35(9):e1457–e1460

[10] Mavrogenis AF, Papageloupoulos PJ, Sapkas GS, Korres DS, Pneumaticos SG.Lumbar synovial cysts. J Surg Orthop Adv. 2012; 21(4):232–236

[11] Chaput C, Padon D, Rush J, Lenehan E, Rahm M. The significance of increased fluid signal on magnetic resonance imaging in lumbar facets in relationship to degenerative spondylolisthesis. Spine. 2007; 32(17):1883–1887

[12] Boissière L, Valour F, Rigal J, Soderlund C. Lumbar synovial cyst calcification after facet joint steroid injection. BMJ Case Rep. 2013;; 2013:2013

[13] Slipman CW, Lipetz JS, Wakeshima Y, Jackson HB. Nonsurgical treatment of zygapophyseal joint cyst-induced radicular pain. Arch Phys Med Rehabil.2000; 81(7):973–977

[14] Martha JF, Swaim B, Wang DA, et al. Outcome of percutaneous rupture of lumbar synovial cysts: a case series of 101 patients. Spine J. 2009; 9(11):899–904

[15] Epstein NE, Baisden J. The diagnosis and management of synovial cysts:Efficacy of surgery versus cyst aspiration. Surg Neurol Int. 2012; 3 Suppl 3:S157–S166

[16] El Shazly AA, Khattab MF. Surgical excision of a Juxtafacet cyst in the lumbar spine: a report of thirteen cases with long-term follow up. Asian J Neurosurg.2011; 6(2):78–82

[17] Datta G, Gnanalingham KK, Peterson D, et al. Back pain and disability after lumbar laminectomy: is there a relationship to muscle retraction?Neurosurgery. 2004; 54(6):1413–1420, discussion 1420

[18] Kawaguchi Y, Yabuki S, Styf J, et al. Back muscle injury after posterior lumbar spine surgery. Topographic evaluation of intramuscular pressure and blood flow in the porcine back muscle during surgery. Spine. 1996; 21(22):2683–2688

[19] Podichetty VK, Spears J, Isaacs RE, Booher J, Biscup RS. Complications associated with minimally invasive decompression for lumbar spinal stenosis.J Spinal Disord Tech. 2006; 19(3): 161–166

[20] Parikh K, Tomasino A, Knopman J, Boockvar J, Härtl R. Operative results and learning curve: microscope-assisted tubular microsurgery for 1- and 2-level discectomies and laminectomies. Neurosurg Focus. 2008; 25(2):E14

[21] Bresnahan LE, Smith JS, Ogden AT, et al. Assessment of paraspinal muscle cross-sectional area following lumbar decompression: minimally invasive versus open approaches. Clin Spine Surg. 2017; 30(3):E162–168

[22] Ganau M, Ennas F, Bellisano G, et al. Synovial cysts of the lumbar spine–pathological considerations and surgical strategy. Neurol Med Chir (Tokyo).2013; 53(2):95–102

[23] Khan AM, Synnot K, Cammisa FP, Girardi FP. Lumbar synovial cysts of the spine: an evaluation of surgical outcome. J Spinal Disord Tech. 2005;18(2):127–131

[24] James A, Laufer I, Parikh K, Nagineni VV, Saleh TO, Härtl R. Lumbar juxtafacet cyst resection: the facet sparing contralateral minimally invasive surgical approach. J Spinal Disord Tech. 2012;25(2):E13–E17

[25] Müslüman AM, Cansever T, Yılmaz A, Çavuşoğlu H, Yüce İ, Aydın Y. Midterm outcome after a microsurgical unilateral approach for bilateral decompression of lumbar degenerative spondylolisthesis. J Neurosurg Spine.2012;16(1):68–76

[26] Palmer S, Turner R, Palmer R. Bilateral decompressive surgery in lumbar spinal stenosis associated with spondylolisthesis: unilateral approach and use of a microscope and tubular retractor system. Neurosurg Focus. 2002; 13(1):E4

[27] Pao JL, Chen WC, Chen PQ. Clinical outcomes of microendoscopic decompressive laminotomy for degenerative lumbar spinal stenosis. Eur Spine J.2009; 18(5):672–678

[28] Landi A, Marotta N, Tarantino R, et al. Microsurgical excision without fusion as a safe option for resection of synovial cyst of the lumbar spine: long-term follow-up in mono-institutional experience. Neurosurg Rev. 2012; 35(2):245–253, discussion 253

[29] Arts MP, Brand R, van den Akker ME, et al. Tubular diskectomy vs conventional microdiskectomy for the treatment of lumbar disk herniation:2-year results of a double-blind randomized controlled trial. Neurosurgery.2011; 69(1):135–144, discussion 144

[30] Foley KT, Smith MM. Microendoscopic discectomy. Tech Neurosurg. 1997; 3:301–307

[31] Sandhu FA, Santiago P, Fessler RG, Palmer S. Minimally invasive surgical treatment of lumbar synovial cysts. Neurosurgery. 2004; 54(1):107–111, discussion 111–112

[32] Rhee J, Anaizi AN, Sandhu FA, Voyadzis JM. Minimally invasive resection of lumbar synovial cysts from a contralateral approach. J Neurosurg Spine.2012; 17(5):453–458

[33] Sehati N, Khoo LT, Holly LT. Treatment of lumbar synovial cysts using minimally invasive surgical techniques. Neurosurg Focus. 2006; 20(3):E2

[34] Baisden J, Easa J, Fernand R, et al. North American Spine Society Evidence-Based Clinical Guidelines for Multidisciplinary Spine Care. Burr Ridge, IL:North American Spine Society; 2008

[35] Bydon A, Xu R, Parker SL, et al. Recurrent back and leg pain and cyst reformation after surgical resection of spinal synovial cysts: systematic review of reported postoperative outcomes. Spine J. 2010; 10(9):820–826

[36] Lyons MK, Atkinson JL, Wharen RE, Deen HG, Zimmerman RS, Lemens SM.Surgical evaluation and management of lumbar synovial cysts: the Mayo Clinic experience. J Neurosurg. 2000; 93(1) Suppl:53–57

[37] Epstein NE. Lumbar laminectomy for the resection of synovial cysts and coexisting lumbar spinal stenosis or degenerative spondylolisthesis: an outcome study. Spine. 2004; 29(9):1049–1055, discussion 1056

[38] Banning CS, Thorell WE, Leibrock LG. Patient outcome after resection of lumbar juxtafacet cysts. Spine. 2001; 26(8):969–972

[39] Boviatsis EJ, Stavrinou LC, Kouyialis AT, et al. Spinal synovial cysts:pathogenesis, diagnosis and surgical treatment in a series of seven cases and literature review. Eur Spine J. 2008; 17(6): 831–837

[40] Deinsberger R, Kinn E, Ungersböck K. Microsurgical treatment of juxta facet cysts of the lumbar spine. J Spinal Disord Tech. 2006; 19(3):155–160

[41] Hsu KY, Zucherman JF, Shea WJ, Jeffrey RA. Lumbar intraspinal synovial and ganglion cysts (facet cysts). Ten-year experience in evaluation and treatment.Spine. 1995; 20(1):80–89

4

经椎间孔腰椎椎体间融合：
微创还是开放

微创：Rory J. Petteys, Anthony Conte, Faheem A. Sandhu
开放：Jason C. Eck

4.1 引言

Cloward[1, 2] 在 1952 年首次描述了后路腰椎椎体间融合（posterior lumbar interbody fusion，PLIF）。PLIF 可有效实现椎体间融合，但需要显著牵拉神经根和硬膜囊[3]。随后，Harms 和 Rolinger 在 1982 年描述了创伤较小的经椎间孔腰椎椎间融合（transforaminal lumbar interbody fusion，TLIF）[4]。经椎间孔入路更偏外侧到达椎间隙，减少了对神经组织的牵拉。尽管两种入路的临床效果都令人满意，但显露脊柱所需的肌肉剥离和牵拉不利于患者恢复[5-11]。随着照明、拉钩和放大技术的进步，Foley 等为减少骨膜下剥离造成的肌肉损伤，引入了微创 TLIF（MIS-TLIF）[12, 13]。随后，微创 TLIF 变成了腰椎椎体间融合的常用而有效的技术。

4.2 经椎间孔腰椎椎体间融合的适应证

腰椎融合术常用于脊柱退变性疾病的治疗，包括小关节病、腰椎滑脱、退变性椎间盘疾病和机械性不稳。尽管腰椎融合术有益于退变性疾病的治疗，但后外侧融合和椎间融合孰优孰劣尚不太清楚。很多人推崇椎体间融合，因为其可以实现畸形矫正、间接减压、椎间孔扩大、压力侧植骨，融合率更高[12-18]。因此，TLIF 或 PLIF 适用于伴有不稳的 Ⅰ 度 / Ⅱ 度腰椎滑脱、伴有神经根症状的椎间孔狭窄、伴有腰痛的严重椎间盘退变疾病、伴有腰痛 / 神经根症状的多次复发的椎间盘突出、椎板切除术后脊柱后凸[19, 20]。微创 TLIF 的指征与标准的开放 TLIF 没有很大不同，以下将讨论微创 TLIF 的

优势。微创 TLIF 也可治疗高级别的腰椎滑脱，但存在技术困难。连续节段的上述病变可行双节段 TLIF。TLIF 的禁忌证包括骨质质量低下（很可能导致植入物沉降）、严重的腰椎滑脱和侧凸、椎间孔内容物解剖变异（如神经根并根、椎间孔占位）。

4.3 微创手术的优势

与传统的开放手术相比，微创技术有几个优势。如上所述，显露脊柱所需的肌肉剥离和牵拉会导致明显的肌肉损伤和萎缩[5-8, 10, 11]，而微创技术不需要这样损伤肌肉、筋膜和软组织。此外，有作者报道了一些其他优势，包括出血量少、术后疼痛轻、术后镇痛药物使用少、术后活动早、住院时间短（表 4.1）[12-18]。随着微创 TLIF 的普及，许多将其与传统开放入路进行比较的研究已经发表，尤其在最近几年。

4.4 微创手术技术

患者进入手术室，实施气管插管全身麻醉。插入 Foley 导尿管，下肢放置气压装置（预防深静脉血栓形成），放置神经电生理监测导线，如有必要，留置动脉管道。患者俯卧于 Jackson 手术床上，胸部垫好布卷维持腰椎前凸。术前使用抗生素。摆放透视臂，底座位于术者对侧。术者站立于病变或症状较为明显的一侧。

使用前后位透视，皮肤上标记中线，手术侧中线旁开 4~4.5 cm 画一平行线。然后，侧位透视确认并标记正确的节段。对于双节段 TLIF，沿标记

表 4.1 单独比较微创和开放 TLIF 的文献

作者（年份）	证据级别	研究类型	类型	病例数	手术时间	失血量（mL）	住院时间	融合率	发现
Peng 等（2009）[23]	II	前瞻性	微创 vs. 开放	29 微创 29 开放	216 小时 170 小时	150 681	4 天 6.7 天	80% 86.7%	疼痛评分相近，开放组吗啡用量增加
Schizas 等（2009）[24]	II	前瞻性	微创 vs. 开放	18 微创 18 开放	5.8 小时 5.2 小时	456 961	6.1 小时 8.2 小时	15/18 18/18	镇痛药物用量相同，VAS/ODI 相近
Ghahreman 等（2010）[22]	II	前瞻性	微创 vs. 开放	23 微创 24 开放	—	—	—	—	均能缓解腿/腰痛，微创组住院时间短，更早恢复复活动
Shunwu 等（2010）[25]	II	前瞻性	微创 vs. 开放	32 微创 30 开放	159 小时 142 小时	400 517	9.3 天 12.5 天	均为 100%	微创组 VAS/ODI 评分更好
Wang 等（2010）[26]	II	前瞻性	微创 vs. 开放	42 微创 43 开放	156 小时 145 小时	264 673	10.6 天 14.6 天	41/42 42/43	微创组 VAS 评分更好，ODI 相同
Lee 等（2012）[21]	II	前瞻性	微创 vs. 开放	72 微创 72 开放	166 小时 181 小时	50 447	3.2 天 6.8 天	97% 98.5%	VAS/ODI 相近，微创组镇痛药物用量减少 10 倍
Isaacs 等（2005）[15]	III	回顾性	微创 vs. 开放	20 微创 24 开放	5 小时 4.6 小时	226 1 147	3.4 天 5.1 天	—	微创组术后吗啡用量减半
Scheufler 等（2007）[33]	III	回顾性	微创 vs. 开放	43 微创 51 开放	104 小时 132 小时	55 125	—	—	术后第 2 天 VAS 降低
Bagan 等（2007）[60]	III	回顾性	微创 vs. 开放	28 微创 19 开放	—	—	—	—	并发症 18% 微创 37% 开放
Dhall 等（2008）[34]	III	回顾性	微创 vs. 开放	21 微创 21 开放	—	194 505	3 天 5.5 天	20/21 100%	疼痛评分相近
Wu 等（2010）[35]	III	荟萃分析	微创 vs. 开放	312 微创 716 开放	—	—	—	94.8% 90.9%	微创组镇痛药物用量减少，更早恢复复活动
Villavicencio 等（2010）[40]	III	回顾性	微创 vs. 开放	76 微创 63 开放	223 小时 215 小时	163 367	3 天 4.2 天	—	VAS/ODI 类似，微创组神经损伤发生率 10%

（续表）

作者（年份）	证据级别	研究类型	类型	病例数	手术时间	失血量（mL）	住院时间	融合率	发现
Adogwa 等 (2011) [61]	III	回顾性	微创 vs. 开放	15 微创 15 开放	-	-	3 天 5.5 天	-	微创组镇痛药物用量较少，VAS/ODI 类似
McGirt 等 (2011) [36]	III	回顾性	微创 vs. 开放	5 170	-	-	-	微创组 SSI 较少	微创组感染较少
Beringer 和 Mobasser (2006) [65]	III	前瞻性	微创	8	-	-	-	100%	微创组疼痛控制较好
Deutsch 和 Musacchio (2006) [62]	III	前瞻性	微创	20	4.1 小时	100	2.5 天	-	微创组疼痛控制较好
Jang 和 Lee (2005) [56]	III	前瞻性	微创	23	150 小时	310	22/24	-	微创组疼痛控制较好
Foley 等 (2003) [12]	IV	回顾性	微创	39	-	-	-	-	38/39 结果优良
Kim 等 (2012) [58]	IV	回顾性	微创	44	-	-	97.7%（6个月）	-	微创组 VAS/ODI 更好
Lee 等 (2008) [49]	IV	回顾性	微创 老年人	27	172 小时	338	-	77.8%	微创组 VAS/ODI 更好
Park 等 (2011) [66]	IV	回顾性	微创	66	-	-	-	51/66	疼痛和镇痛药物用量减少
Park 和 Foley (2008) [67]	IV	回顾性	微创	40	-	-	-	-	微创组疼痛改善，滑脱复位 76%
Rouben 等 (2011) [63]	IV	回顾性	微创	169	183 小时	-	15 天	96%	疼痛改善，镇痛药物用量减少
Schwender 等 (2005) [18]	IV	回顾性	微创	49	240 小时	140	1.9 天	100%	镇痛药物用量减少，VAS 改善
Tsahtsarlis 和 Wood (2012) [64]	IV	前瞻性	微创	34	173 小时	-	4 天	97%（6个月）	ODI 降低 27 分

注：ODI, Oswestry 功能评分；SSI, 手术部位感染；VAS, 视觉模拟评分。

的旁正中线，以中央椎体的椎弓根为中心，切口从近端椎间隙跨越椎体至远端椎间隙。消毒铺巾，切口皮肤用局麻药浸润。首先处理病变或症状最严重的节段。以 11 号刀片在椎间隙平面做一小切口，透视引导下沿稍向内径路插入克氏针或斯氏针，使其"锚定"在目标节段的关节突关节上。锚定到位以后，延长切口以容纳 25 mm 的通道。逐级插入扩张器，最后插入通道，通道由固定在手术台上的机械臂锁定。透视确认放置位置正确。

建立工作通道后，直视下确认放置位置。理想情况下，椎板－关节突连接处位于工作区域的外侧半，椎板的外侧半位于工作区域的内侧。用电刀清除工作区域内残留的肌肉和软组织，显露小关节和椎板。刮匙探入椎板下平面，使黄韧带从椎板下方分离。这有助于使黄韧带在切除骨质的过程中保持完整，最大限度降低硬膜损伤风险。用刮匙、咬骨钳和高速磨钻行一侧椎板切开和关节突切除，扩大显露从近端椎弓根至远端椎弓根之间的区域。收集所切除骨颗粒以用作自体植骨。

切除骨质后，用刮匙和咬骨钳切除黄韧带，显露椎间隙、行走神经根和硬膜囊，在进行下一步操作前，须仔细辨认上述结构。把硬膜囊向内侧轻轻牵开，电凝烧灼硬膜外静脉以进一步显露椎间隙。切开椎间隙，用刮匙和髓核钳行彻底的椎间盘切除。用刮刀和旋转锉刀处理终板，切除所有的软骨终板和椎间盘组织。撑开器撑开椎间隙，为椎体间植骨做准备。植入物包括聚醚醚酮（polyether-ether ketone，PEEK）、自体骨、同种异体骨、钛/碳纤维融合器或可吸收材料。还可加用重组人骨形态发生蛋白。

椎间盘切除完成后，在直视下置入椎弓根螺钉。如果计划行双节段 TLIF，移除通道，透视下导入斯氏针/克氏针至下一节段的关节突。一般来说，与单节段相比，需要增大头侧和尾侧倾斜角度。同样逐级插入扩张器和把通道锚定在椎板－关节突连接处。同样方法切除骨质、韧带和椎间盘。椎间盘切除和终板准备完成后进行椎体间植骨。直视下置入其余两个节段的椎弓根螺钉，安装连接棒。加压锁紧连接棒。分层缝合腰骶筋膜和皮肤。在对侧经皮置入椎弓根钉棒系统。

4.5 开放手术技术

患者进入手术室，实施气管插管全身麻醉。患者俯卧于 Jackson 手术床上，标准措施预防压疮，最大限度减少上肢神经损伤，维持腰椎正常的前凸弯曲。体位摆放应允许术中透视以确认脊柱排列和植入物位置。

侧位透视以确认手术节段。在手术节段部位做后正中切口，骨膜下剥离竖脊肌以显露脊柱双侧的后方结构，显露棘突、椎板、关节突、峡部和横突。放置自动拉钩维持显露。最多 1 小时即松开牵拉器并重新放置以维持软组织灌注。侧位透视以确认手术节段。

TLIF 的显露需要切除上下关节突、半椎板开窗和部分切除峡部。这形成了一个长方形的窗口，通过这个窗口可以看到其下的椎间隙、硬膜的外侧缘和出口神经根。

切除上方所覆盖的黄韧带和脂肪组织，显露椎间隙。用 15 号手术刀切开后外侧纤维环。纤维环切口应足够大以行椎间植骨。如果有必要，可利用椎板撑开器进一步撑开以便于器械进入椎间隙。用刮匙和髓核钳切除椎间盘。刮匙和刮刀处理终板。认真仔细的椎间盘切除和终板处理对促进骨融合是必不可少的。椎间隙处理完毕后，置入试模以确定合适大小的椎间融合器。根据医生的偏好，可选择不同大小、形状和材料的椎间融合器。应选择与终板接触面积最大的椎间融合器。把颗粒骨植入椎间隙外周，置入椎间融合器。可用颗粒骨移植物填充椎体间隙的存留空隙。

在目标椎间隙的近端椎体和远端椎体双侧置入椎弓根螺钉。可通过多种技术来置入椎弓根螺钉，包括根据解剖标记放置、透视引导放置或计算机辅助导航放置。置入椎弓根螺钉后，放置连接棒，安装螺帽并拧紧。前后位和侧位透视，确认椎间融合器和椎弓根螺钉位置良好。横突和残留椎板去皮质，植骨以实现 360° 融合。细致止血后逐层缝合切口。

4.6 微创手术的讨论

腰痛在美国成人中很常见，其中很多患者需行手术治疗。通过 TLIF 或其他技术进行腰椎融合，可用于治疗多种疾病，包括退变性椎间盘疾病、关节突病变、脊椎滑脱、脊柱侧凸、脊柱肿瘤和脊柱骨折。TLIF 是一种通过单一后路实现 360° 融合的成熟的技术，最近的进步使得 TLIF 可通过微创技术来实施。然而，有关微创 TLIF 是否优于开放手术仍存在很多争论。

4.6.1 微创手术的 Ⅰ 级证据

没有 Ⅰ 级研究。

4.6.2 微创手术的 Ⅱ 级证据

有一些作者进行了前瞻性队列研究比较微创和开放 TLIF，尽管队列规模相对较小。Lee 等[21] 进行的最大规模的研究比较了同一中心的 72 例微创 TLIF 和 72 例开放 TLIF 患者。作者发现，微创 TLIF 的出血量、住院时间和术后镇痛药物用量较少，手术时间和融合率与开放 TLIF 相似。Ghahreman 等[22]、Peng 等[23] 和 Schizas 等[24] 也发现，微创 TLIF 患者出血量和住院时间较少，临床结果和影像学结果与标准的开放 TLIF 相似。Ghahreman 等还发现，微创 TLIF 患者独立活动时间早于开放手术患者[22]。Shunwu 等[25] 和 Wang 等[26] 均发现，微创 TLIF 患者的术后早期的临床结果（即 VAS 和 ODI）稍优于开放 TLIF。早期的研究结果似乎表明微创 TLIF 在术后早期具有一定的优势，但总体临床结果基本相同。

最近的研究结果提示，微创 TLIF 的长期临床效果相当于甚至可能优于传统开放 TLIF。在唯一的随机非盲对照研究中，Wang 等[27] 的研究结果显示，微创 TLIF 患者的骶棘肌损伤较少，术后 3 个月和术后 6 个月的 ODI 更好。Gu 等[28] 比较了 44 例两节段微创 TLIF 患者和 38 例两节段开放 TLIF 患者，平均随访时间 20 个月，两组患者的腰痛和腿痛的 VAS 评分和 ODI 评分相似。Parker 等[29] 观察了 100 例 TLIF 患者，其中一半是通过微创入路进行。随访 2 年的结果显示，患者的疼痛和生活质量评分相近，微创 TLIF 患者住院时间更短，重返工作岗位时间更早。Rodríguez-Vela 等[30] 的前瞻性研究比较了微创和开放 TLIF 患者术后 3~4 年的结果，发现两组患者北美脊柱协会（North American Spine Society，NASS）腰椎评分和 VAS 腰痛评分相似，微创 TLIF 组的 ODI 有较低的趋势。Wong 等[31] 比较了 144 例微创 TLIF 患者和 54 例开放 TLIF 患者术后 4 年的结果。两组的融合率相近，微创 TLIF 组出血量较少，手术时间较短，感染和并发症发生率较低。与开放 TLIF 组对比，微创 TLIF 组术后 4 年腰痛 VAS 有显著优势，微创 TLIF

组 ODI 较开放 TLIF 组低 15%。在 Khan 等[32] 的比较微创 TLIF 和开放 TLIF 的手术效果的荟萃分析中，作者发现，微创 TLIF 在住院时间、平均出血量、并发症发生率和长期腰痛 VAS（最少术后 1 年）中均有明显优势。

4.6.3 微创手术的 Ⅲ 级和 Ⅳ 级证据

虽然有很多 Ⅲ 级 / Ⅳ 级的回顾性研究，但目前尚无比较微创 TLIF 和开放 TLIF 的 Ⅰ 级证据。在 Foley 的最初的报道之后，有一些头对头研究展示了微创 TLIF 较开放 TLIF 的优势。

有一些回顾性队列研究比较了微创与开放 TLIF。Scheufler 等[33] 比较了 43 例经皮 TLIF 患者和 51 例小切口开放 TLIF 患者。他们发现，两者的手术时间和融合率相似，但微创 TLIF 患者的出血量和术后疼痛更少。标准量表测量的术后 8 个月和 16 个月的临床结果无差别[33]。

在一项比较了每组均有 21 例患者的小切口和开放 TLIF 的研究中，Dhall 等[34] 显示，小切口患者出血量更少，住院时间更短，两者融合率和总体临床结果接近。然而，在小切口组，有 2 例神经损伤患者和 2 例因内固定位置不良而需翻修的患者。Isaacs 等[15] 对比分析了 20 例内镜辅助的微创 TLIF 患者和 24 例标准的开放 TLIF 患者。作者的研究结果显示，微创 TLIF 患者的出血量（226 mL vs. 1 147 mL）、术后输血、住院时间（3.4 天 vs. 5.1 天）和术后镇痛药物的使用均较少，临床和影像学结果相近。在 2010 年的一项荟萃分析中，Wu 等[35] 评估了微创 TLIF 和开放 TLIF 的融合率，发现两者相近（微创，94.8%；开放，90.9%）。此外，McGirt 等[36] 的一项纳入 5 170 例微创 / 开放 TLIF 患者的多中心回顾性研究显示，微创手术患者的手术部位感染较少，特别是对于多节段手术患者。Habib 等[37] 近期的一项综述纳入了直接比较微创和开放 TLIF 的 7 篇文章，发现微创 TLIF 的手术时间为 220 分钟，开放 TLIF 的手术时间为 218 分钟。此外，出血量分别为 282 mL 和 693 mL，住院时间分别为 5.6 天和 8.1 天。

一些回顾性队列研究显示，微创 TLIF 患者术后短期疼痛和功能改善优于开放 TLIF 患者。Cheng 等[38] 发现，微创 TLIF 患者的手术时间、出血量明显减少，术后即刻活动能力优于开放 TLIF 患者。微创 TLIF 患者术后的镇痛药物用量仅为开放 TLIF 患者的 1/3，提示微创 TLIF 患者疼痛的基线水平较低。

Seng 等[39] 比较了 40 例微创 TLIF 患者和 40 例开放 TLIF 患者术后 5 年的临床结果。作者发现，两组患者融合率相近，微创 TLIF 组出血量和住院时间较少，术后使用的吗啡也较少，但两组患者术后 6 个月和术后 5 年的疼痛自评得分和功能状态相似。

4.7 微创手术的并发症

尽管许多研究显示，微创 TLIF 相对于开放 TLIF 有很多好处，但两种手术均有可能发生的并发症（表 4.2）。两种手术共有的常见并发症包括椎间植入物位置不良、植入物下沉、椎弓根螺钉位置不良和感染[40]。其他少见的并发症包括血肿、贫血和脑脊液漏[40]。有些研究报道，开放 TLIF 感染并发症包括手术部位感染和尿路感染的发生率较微创 TLIF 高[37]。此外，开放 TLIF 的输血较微创 TLIF 的多[37]。有Ⅲ级证据的数据表明微创 TLIF 的感染率和输血较少。

尽管微创 TLIF 的感染和出血并发症较少，其内固定相关并发症却较开放 TLIF 多，包括螺钉位置不良、融合器位置不良 / 移位和融合器下沉[37]。许多作者把这些并发症归咎于微创手术的学习曲线和医生微创手术的经验不足[24]。通道和独立叶片拉钩的视野局限，仅能依靠二维的透视图像来置入内固定使得微创手术成为一种难以掌握的独特的技术。除了内固定相关并发症，微创 TLIF 的神经并发症也更常见[37]。这可能也是因为视野和显露局限，使得减压受限，神经根损伤的可能性增加。然而，Khan 等[32] 的一项系统性综述显示，微创 TLIF 患者的并发症发生率较低。作者认为这是因为近期发表的研究中微创手术患者并发症发生率较低。这提示脊柱外科医生在这项具有挑战性的手术中沿着学习曲线取得了进步。

一些作者对微创手术的射线暴露量进行了讨论。比较微创手术和开放手术的透视时间的研究显示，微创 TLIF 的射线暴露量更大[23, 24, 26]。这提示我们在关心患者健康的同时还要关心外科医生和手术室人员的健康。然而，射线暴露增加的长期影响尚不清楚。近期术中多维透视或 CT 影像导航系统的技术进步可能有助于减少射线暴露。此外，

外科医生微创技术的经验增加也会减少透视时间，尽管这在旨在研究该变量的一项研究中没有得到体现[24]。

微创技术（包括微创 TLIF）对于肥胖患者特别具有优势。因为开放手术切口较大，暴露深部脊柱所造成的腔隙也更大，肥胖患者的开放 TLIF 特别容易出现手术部位并发症[41-44]。借助通道，可通过与非肥胖患者同样大小的手术切口来显露脊柱。肥胖患者的微创 TLIF 手术确实存在一定挑战，包括解剖标志透视下显示不清和通道长度不足。已有证据表明，微创 TLIF 在肥胖患者中具有许多优势——出血量和镇痛药物使用减少，有一项研究发现 BMI 与自我报道结果、手术时间、住院时间和并发症无显著关系[45]。在一项直接比较微创 TLIF 和开放 TLIF 治疗超重 / 肥胖患者的前瞻性研究中，Wang 等[46] 发现 2 组患者术后 1~2 年的融合率和疼痛评分相近，微创组手术时间更短，出血量更少，术后即刻 VAS 更低，手术并发症和术后感染明显减少。Terman 等[47] 和 Adogwa 等[48] 评估了微创或开放 TLIF 治疗肥胖 / 病态肥胖的患者，两组术后疼痛缓解和功能障碍方面最终结果相近。

微创手术对老年患者也有好处，特别是在减少出血量方面。Lee 等[49] 的研究发现，在 27 例大于 65 岁的微创 TLIF 患者中，并发症发生率较低。术后 3 年时融合率为 80%，与开放融合的老年患者的研究结果接近。这是"在肥胖和老年患者中，微创手术优于开放手术"的Ⅲ级证据。

在某些情况下，微创 TLIF 是相对禁忌的，包括两个节段以上的腰椎融合手术、严重的骨质疏松、严重脊柱滑脱、某些骨折、因为解剖结构不规则而透视定位困难的严重脊柱侧凸。此外，微创 TLIF 在皮下脂肪极少的特别瘦的患者中没有优势，因为此时微创 TLIF 中肌肉剥离可能较标准开放手术多。但在大多数情况下，微创 TLIF 可作为腰椎融合的一种选择。

4.8 微创手术的结论

微创技术的学习曲线陡峭，但这些技术有益于患者，有助于改善临床结果。尽管尚无随机对照研究的Ⅰ级证据，但许多Ⅱ级证据的研究表明，微创 TLIF 的临床结果和融合率与开放手术相近，它的优势包括出血量、术后疼痛和镇痛药物使用及住院时

表 4.2 TLIF 的并发症

并发症	微创（%）	开放（%）
感染	6.9	23.5
尿路感染	3.4	11.8
神经损伤	20.7	11.8
螺钉 / 融合器并发症	44.8	11.8
脑脊液漏	10.3	5.9
输血 / 凝血	3.4	11.8
其他	10.5	23.4

间短。术后疼痛减少有助于术后早期活动、功能恢复和重返工作，这可减少直接成本（住院）和间接成本（歇工）。此外，与开放 TLIF 对比，手术时间和麻醉时间的减少可降低总住院费用。Ⅱ级证据数据表明，微创 TLIF 并发症发生率稍增高，但Ⅲ级证据数据表明，微创 TLIF 患者感染率和输血减少。

根据 Guyatt 等的分级，我们提出 1C 推荐，微创 TLIF 和开放 TLIF 在临床结果、融合率和成本 - 效益是等效的[21]。还有 2A 推荐，微创 TLIF 可减少术后感染和输血。

4.9 开放手术的讨论

微创手术所宣称的优势包括出血少、肌肉损伤少、住院时间短、早期重返工作岗位。但如所有的新技术一样，手术医生必须仔细审视这些已发表的结果，确认使用这些新技术的实际风险和收益。

4.9.1 开放手术的Ⅰ级证据

没有Ⅰ级研究。

4.9.2 开放手术的Ⅱ级证据

对采用新技术的常见批判是学习曲线。在学习曲线期间，外科医生可能需要比传统技术更长的手术时间和经历更多的并发症。在某些情况下，当外科医生熟悉了新技术后，这些差异开始正常化。有一些研究报道了微创 TLIF 的学习曲线的影响。Lee 等报道了微创 TLIF 的前瞻性连续病例系列[51]。在这个研究中，外科医生在 30 例病例后到达学习曲线的终点，这个时间比外科医生认为的他们精通该技术所需的时间长。把学习曲线之后的病例与最初的 30 例病例比较，可发现手术时间、出血量和

患者恢复活动的时间均有显著改善。这个研究提供了Ⅱ级的证据：学习曲线在 30 例微创 TLIF 后结束，最初的病例的手术时间、出血量和患者恢复活动的时间相对较差。这一学习曲线对该技术的初学者来说仍然是一个道德挑战，因为这注定要使最初的 30 例患者获得次优的结果。这个困境必须通过其他的能改善该事实的学习方式来解决。

此外，并不是所有的研究均显示微创 TLIF 结果良好。在一项微创和开放 TLIF 的前瞻性比较的研究中，Peng 等[23] 报道，基于 ODI、NASS 和 VAS 的术后 6 个月 /2 年的结果无显著差异。但微创组透视时间（105.5 秒）较开放组（35.2 秒）长（$P<0.05$）。在一项比较了 41 例微创 TLIF 患者和 38 例开放 TLIF 患者的随机对照研究中，Wong 等[31] 发现两组术后 3 个月、6 个月、12 个月和 24 个月的 VAS 评分无显著差异。Gu 等[28] 进行的一项类似的前瞻性队列研究显示，微创与开放 TLIF 术后 20 个月的腰痛或腿痛的 VAS 评分或 ODI 评分无显著差异，微创 TLIF 患者的透视时间则较长。Adogwa 等[52] 在其研究中比较了微创与开放 TLIF 患者肌酸磷酸激酶水平，结果显示微创 TLIF 患者的肌肉损伤程度较高；两组患者术后 2 年疼痛评分、功能障碍或 SF-36 患者满意度评分等方面无显著差异。这些研究提供了Ⅱ级证据，微创与开放 TLIF 的临床结果无显著差异而微创 TLIF 射线暴露较高。

确定某个手术技术实用性的一个方法是计算成本 - 效益。Adogwa 等对开放 TLIF 治疗Ⅰ度退变性脊椎滑脱进行了成本 - 效益分析[53]。术后 2 年的腰痛 VAS 评分、腿痛 VAS 评分和 ODI 评分均有明显改善。此外，他们发现，TLIF 每质量调整生命年（quality-adjusted life year，QALY）收益的平均成本为 42 845 美元，在可接受的 50 000 美元的限度内。这项研究提供了Ⅱ级证据，传统开放 TLIF 治疗退变性腰椎滑脱是有成本效益的。

在来自同一中心的另一项成本 - 效益研究中，Parker 等比较了微创 TLIF 和传统开放 TLIF 的成本 - 效益[29]。尽管微创 TLIF 有一些优势，但两者的成本 - 效益无显著差异。这项研究提供了Ⅱ级证据，开放与微创 TLIF 的成本 - 效益无显著差异。

4.9.3 开放手术的Ⅲ级证据

在近期的一篇综述中，Habib 等报道，基于

全面的文献回顾，尚缺乏高级别的证据，现有支持使用微创 TLIF 的证据提示微创 TLIF 的结果与传统开放 TLIF 相当[37]。在一项回顾性研究中，Sulaiman 和 Singh 等[54] 发现，微创和开放 TLIF 患者的术后 6 周、6 个月或 1 年的 VAS 评分无显著差异。Cheng 等[38] 回顾性研究了 50 例微创 TLIF 患者和 25 例开放 TLIF 患者，发现术后 3~6 年随访的 VAS 评分与术前比较的改善程度均无显著差异。这些结果与 Zairi 等[55] 的研究结果相似。他们比较了 40 例微创 TLIF 患者和 60 例开放 TLIF 患者，两者术后 2 年的 VAS 评分、ODI 评分或融合率均无显著差异。这些研究提供了Ⅲ级证据，微创和开放 TLIF 的长期效果相当。

荟萃分析是比较已有大量研究发表的不同手术技术结果的常用方法。Wu 等进行了荟萃分析比较微创和传统开放 TLIF，发现两者融合率或并发症无显著差异[35]。这项研究提供了Ⅲ级证据，两种技术融合率和并发症无显著差异。

4.10 开放手术的并发症

微创手术的优势之一是不需过多剥离肌肉，肌肉损伤少。研究显示，在 MRI 的横断面上，可见开放腰椎融合术患者的竖脊肌发生了改变[4, 19]。然而，其他研究提示这种改变是暂时性的，术后 1 年时，肌肉无显著萎缩[15]。此外，后正中棘突劈开入路或极外侧 Wiltse 入路是开放 TLIF 的一种替代方案，且没有学习曲线、射线暴露多等问题[7, 8, 56]。

对微创 TLIF 的严重诟病之一是对术中透视的依赖和患者及手术工作人员的射线暴露。在一项前瞻性研究中，Bindal 等通过 24 例透视引导的微创 TLIF 手术调查了手术医生和患者的辐射暴露量[57]。每例患者的平均透视时间是 1.69 分钟（0.82~3.73 分钟）。手术医生的优势手所受的辐射暴露最多，平均为 76 mRem，腕部为 27 mRem。患者后前平面的平均辐射暴露量是 59.5 mGy（8.3~252 mGy），侧面平均辐射暴露量是 78.8 mGy（6.3~269.5 mGy）。人体年辐射暴露最大允许量为 5 Rem[58]。

近期的进步使得可把术中 CT 和导航系统相结合来经皮置入椎弓根螺钉。减少了经皮置入椎弓根螺钉的透视需要，减少了手术团队的辐射暴露。然而，在术中 CT 扫描时，虽然手术团队可以离开手术室或躲在屏障之后，但患者仍会遭受大量的

辐射。Lange 等调查了通过术中锥束 CT 扫描导航系统来经皮置入椎弓根螺钉时患者所受到的辐射量[59]。据报道，体型瘦小的患者单次扫描所受到的平均有效辐射剂量为 3.24 mSv（2.37~4.12 mSv），体型肥胖患者为 8.09 mSv（5.91~10.27 mSv）。每例患者共需要接受 2 次扫描，分别是在启动注册时和内固定置入之后。患者所受到的辐射量小于腹部 CT 扫描的辐射量（1~31 mSv）。

尽管有很多研究报道微创 TLIF 较传统开放手术更有优势，但微创 TLIF 并非没有并发症风险。Villavicencio 等回顾研究了微创 TLIF 和开放 TLIF 的安全性和有效性，随访时间为 37.5 个月[40]。微创 TLIF 的出血量和住院时间较少，但代价却是神经损伤并发症发生率增高（10.2% vs. 1.6%，$P=0.02$）。这项研究提供了Ⅲ级证据，微创 TLIF 的神经损伤并发症发生率高于传统开放 TLIF。

4.11 开放手术的结论

基于对上述文献的回顾，有很多Ⅱ级的研究报道微创和开放 TLIF 的临床结果无显著差异。有Ⅱ级证据支持微创 TLIF 的射线暴露较开放 TLIF 高。有Ⅱ级证据表明开放和微创 TLIF 的成本效益都比较好，但两者的成本 - 效益无显著差异。有Ⅱ级证据表明学习曲线期间内的医生进行的手术结果在手术时间、出血量和术后恢复活动时间方面较有经验的医生差。在比较两者的神经损伤风险时，现有的Ⅲ级证据结论不一致。根据 Guyatt 等的分级，我们提出 1C 推荐传统开放 TLIF 和微创 TLIF 在临床结果、融合率和成本 - 效益相近[34]；2B 推荐微创 TLIF 的辐射暴露高于传统开放手术。

4.12 编者述评

4.12.1 微创手术

TLIF 是较早转向微创技术的手术之一，现在已经是脊柱外科最常采用的微创手术之一。其中原因是多种多样的。微创手术在 TLIF 手术中优势明显：手术切口小，可最大限度减少肌肉损伤，术后疼痛轻，住院时间短，康复快，出血少，感染率低。也许，其得到广泛性采用的最重要原因是该技术所采用的通道大，外科医生容易学习。因

此，这是只需要少量投入即可采用并精通的改良的技术。长期结果与开放 TLIF 相同，但短期的优势明显。这个优势在研究中经常被忽视。可以以下类比来理解这个优势。假设你位于点 A，你饿了。你需要去到 20 ft（6.1 m）的点 B 就餐。你可以选择两条路：一条路是直接到达点 B，另一条路是环行 2.5 mi（4.0 km）上坡到达点 B 就餐。你会选择哪一条路？虽然最终结果相同，但也要考虑代价。

4.12.2 开放手术

当考虑采用一种新的手术技术时，外科医生有责任先权衡这种新技术能否达成同样的目标并且具有其他方面的优势。尽管微创 TLIF 的支持者会急切地指出微创 TLIF 可减少住院时间、术后镇痛药物使用和无显著临床意义的出血量，但事实是，与神经损伤和内固定位置不良相比，这些优势是微不足道的。无论对医生还是患者来说，都不值得冒着增加医源性神经损伤的风险来换取提早 1 天出院康复或减少输血的优势。与此相似，只要重返手术室 1 次调整位置不良或移位的内固定，那就抵消了住院时间短的微弱优势。

比其他微创手术相比，微创 TLIF 是一个更为复杂的手术，学习曲线陡峭。通道下进行椎间隙处理、关节突切除和融合器置入等手术步骤存在困难，经验不丰富的医生可能会表现很糟糕。事实是，在大多数的研究中，两者在许多重要的结果（融合率、临床结果、成本 - 效益）方面是等效的，这提示医生在学习曲线早期治疗的患者获得的是次优的结果。微创 TLIF 需要优于开放 TLIF 以使神经损伤和辐射暴露增加的风险具有合理性，以弥补医生在学习曲线早期治疗的患者。这些很少在文献中被提及。

（黎庆初　译）

------------------------------- 参·考·文·献 -------------------------------

[1] Cloward RB. The treatment of ruptured lumbar intervertebral disc by vertebral body fusion. III. Method of use of banked bone. Ann Surg. 1952; 136 (6):987–992

[2] Cloward RB. The treatment of ruptured lumbar intervertebral discs by vertebral body fusion. I. Indications, operative technique, after care. J Neurosurg. 1953; 10(2):154–168

[3] Ray CD. Threaded titanium cages for lumbar interbody fusions. Spine. 1997; 22(6):667–679, discussion 679–680

[4] Harms J, Rolinger H. A one-stager procedure in operative treatment of spondylolistheses: dorsal traction-reposition and anterior fusion (author's transl) [in German]. Z Orthop Ihre Grenzgeb. 1982; 120(3):343–347

[5] Datta G, Gnanalingham KK, Peterson D, et al. Back pain and disability after lumbar laminectomy: is there a relationship to muscle retraction? Neurosurgery. 2004; 54(6):1413–1420, discussion 1420

[6] Gejo R, Matsui H, Kawaguchi Y, Ishihara H, Tsuji H. Serial changes in trunk muscle performance after posterior lumbar surgery. Spine. 1999; 24(10): 1023–1028

[7] Kawaguchi Y, Matsui H, Tsuji H. Back muscle injury after posterior lumbar spine surgery. Part 1: Histologic and histochemical analyses in rats. Spine. 1994; 19(22):2590–2597

[8] Kawaguchi Y, Matsui H, Tsuji H. Back muscle injury after posterior lumbar spine surgery. Part 2: Histologic and histochemical analyses in humans. Spine. 1994; 19(22):2598–2602

[9] Mayer TG, Vanharanta H, Gatchel RJ, et al. Comparison of CT scan muscle measurements and isokinetic trunk strength in postoperative patients. Spine. 1989; 14(1):33–36

[10] Sihvonen T, Herno A, Paljärvi L, Airaksinen O, Partanen J, Tapaninaho A. Local denervation atrophy of paraspinal muscles in postoperative failed back syndrome. Spine. 1993; 18(5):575–581

[11] Styf JR, Willén J. The effects of external compression by three different retractors on pressure in the erector spine muscles during and after posterior lumbar spine surgery in humans. Spine. 1998; 23(3):354–358

[12] Foley KT, Holly LT, Schwender JD. Minimally invasive lumbar fusion. Spine. 2003; 28(15) Suppl:S26–S35

[13] Foley KT, Lefkowitz MA. Advances in minimally invasive spine surgery. Clin Neurosurg. 2002; 49:499–517

[14] German JW, Foley KT. Minimal access surgical techniques in the management of the painful lumbar motion segment. Spine. 2005; 30(16) Suppl:S52–S59

[15] Isaacs RE, Podichetty VK, Santiago P, et al. Minimally invasive microendoscopy-assisted transforaminal lumbar interbody fusion with instrumentation. J Neurosurg Spine. 2005; 3(2):98–105

[16] Khoo LT, Palmer S, Laich DT, Fessler RG. Minimally invasive percutaneous posterior lumbar interbody fusion. Neurosurgery. 2002; 51(5) Suppl:S166–S181

[17] Kim KT, Lee SH, Suk KS, Bae SC. The quantitative analysis of tissue injury markers after mini-open lumbar fusion. Spine. 2006; 31(6):712–716

[18] Schwender JD, Holly LT, Rouben DP, Foley KT. Minimally invasive transforaminal lumbar interbody fusion (TLIF): technical feasibility and initial results. J Spinal Disord Tech. 2005; 18 Suppl: S1–S6

[19] Holly LT, Schwender JD, Rouben DP, Foley KT. Minimally invasive transforaminal lumbar interbody fusion: indications, technique, and complications. Neurosurg Focus. 2006; 20(3):E6

[20] Selznick LA, Shamji MF, Isaacs RE. Minimally invasive interbody fusion for revision lumbar surgery: technical feasibility and safety. J Spinal Disord Tech. 2009; 22(3):207–213

[21] Lee KH, Yue WM, Yeo W, Soeharno H, Tan SB. Clinical and radiological outcomes of open versus minimally invasive transforaminal lumbar interbody fusion. Eur Spine J. 2012; 21(11):2265–2270

[22] Ghahreman A, Ferch RD, Rao PJ, Bogduk N. Minimal access versus open posterior lumbar interbody fusion in the treatment of spondylolisthesis. Neurosurgery. 2010; 66(2):296–304, discussion 304

[23] Peng CW, Yue WM, Poh SY, Yeo W, Tan SB. Clinical and

radiological outcomes of minimally invasive versus open transforaminal lumbar interbody fusion. Spine. 2009; 34(13):1385–1389

[24] Schizas C, Tzinieris N, Tsiridis E, Kosmopoulos V. Minimally invasive versus open transforaminal lumbar interbody fusion: evaluating initial experience. Int Orthop. 2009; 33(6):1683–1688

[25] Shunwu F, Xing Z, Fengdong Z, Xiangqian F. Minimally invasive transforaminal lumbar interbody fusion for the treatment of degenerative lumbar diseases. Spine. 2010; 35(17):1615–1620

[26] Wang J, Zhou Y, Zhang ZF, Li CQ, Zheng WJ, Liu J. Comparison of one-level minimally invasive and open transforaminal lumbar interbody fusion in degenerative and isthmic spondylolisthesis grades 1 and 2. Eur Spine J. 2010; 19(10):1780–1784

[27] Wang HL, Lü FZ, Jiang JY, Ma X, Xia XL, Wang LX. Minimally invasive lumbar interbody fusion via MAST Quadrant retractor versus open surgery: a prospective randomized clinical trial. Chin Med J (Engl). 2011; 124(23): 3868–3874

[28] Gu G, Zhang H, Fan G, et al. Comparison of minimally invasive versus open transforaminal lumbar interbody fusion in two-level degenerative lumbar disease. Int Orthop. 2014; 38(4):817–824

[29] Parker SL, Mendenhall SK, Shau DN, et al. Minimally invasive versus open transforaminal lumbar interbody fusion for degenerative spondylolisthesis: comparative effectiveness and cost-utility analysis. World Neurosurg. 2014; 82(1-2):230238

[30] Rodríguez-Vela J, Lobo-Escolar A, Joven E, Muñoz-Marín J, Herrera A, Velilla J. Clinical outcomes of minimally invasive versus open approach for one-level transforaminal lumbar interbody fusion at the 3- to 4-year follow-up. Eur Spine J. 2013; 22(12):2857–2863

[31] Wong AP, Smith ZA, Stadler JA, III, et al. Minimally invasive transforaminal lumbar interbody fusion (MI-TLIF): surgical technique, long-term 4-year prospective outcomes, and complications compared with an open TLIF cohort. Neurosurg Clin N Am 2014;25(2):279304

[32] Khan NR, Clark AJ, Lee SL, Venable GT, Rossi NB, Foley KT. Surgical outcomes for minimally invasive vs open transforaminal lumbar interbody fusion: an updated systematic review and meta-analysis. Neurosurgery 2015;77 (6):847874, discussion 874

[33] Scheufler KM, Dohmen H, Vougioukas VI. Percutaneous transforaminal lumbar interbody fusion for the treatment of degenerative lumbar instability. Neurosurgery. 2007; 60(4) Suppl 2:203–212, discussion 212–213

[34] Dhall SS, Wang MY, Mummaneni PV. Clinical and radiographic comparison of mini-open transforaminal lumbar interbody fusion with open transforaminal lumbar interbody fusion in 42 patients with long-term follow-up. J Neurosurg Spine. 2008; 9(6):560–565

[35] Wu RH, Fraser JF, Härtl R. Minimal access versus open transforaminal lumbar interbody fusion: meta-analysis of fusion rates. Spine. 2010; 35(26):2273– 2281

[36] McGirt MJ, Parker SL, Lerner J, Engelhart L, Knight T, Wang MY. Comparative analysis of perioperative surgical site infection after minimally invasive versus open posterior/transforaminal lumbar interbody fusion: analysis of hospital billing and discharge data from 5170 patients. J Neurosurg Spine. 2011; 14(6):771–778

[37] Habib A, Smith ZA, Lawton CD, Fessler RG. Minimally invasive transforaminal lumbar interbody fusion: a perspective on current evidence and clinical knowledge. Minim Invasive Surg. 2012; 2012:657342

[38] Cheng JS, Park P, Le H, Reisner L, Chou D, Mummaneni PV. Short-term and long-term outcomes of minimally invasive and open transforaminal lumbar interbody fusions: is there a difference? Neurosurg Focus. 2013; 35(2):E6

[39] Seng C, Siddiqui MA, Wong KP, et al. Five-year outcomes of minimally invasive versus open transforaminal lumbar interbody fusion: a matched-pair comparison study. Spine. 2013; 38(23): 2049–2055

[40] Villavicencio AT, Burneikiene S, Roeca CM, Nelson EL, Mason A. Minimally invasive versus open transforaminal lumbar interbody fusion. Surg Neurol Int. 2010; 1:12

[41] Olsen MA, Mayfield J, Lauryssen C, et al. Risk factors for surgical site infection in spinal surgery. J Neurosurg. 2003; 98(2) Suppl:149–155

[42] Patel N, Bagan B, Vadera S, et al. Obesity and spine surgery: relation to perioperative complications. J Neurosurg Spine. 2007; 6(4):291–297

[43] Telfeian AE, Reiter GT, Durham SR, Marcotte P. Spine surgery in morbidly obese patients. J Neurosurg. 2002; 97(1) Suppl:20–24

[44] Wimmer C, Gluch H, Franzreb M, Ogon M. Predisposing factors for infection in spine surgery: a survey of 850 spinal procedures. J Spinal Disord. 1998; 11 (2):124–128

[45] Rosen DS, Ferguson SD, Ogden AT, Huo D, Fessler RG. Obesity and self-reported outcome after minimally invasive lumbar spinal fusion surgery. Neurosurgery. 2008; 63(5):956–960, discussion 960

[46] Wang J, Zhou Y, Feng Zhang Z, Qing Li C, Jie Zheng W, Liu J. Comparison of the clinical outcome in overweight or obese patients after minimally invasive versus open transforaminal lumbar interbody fusion. J Spinal Disord Tech. 2014; 27(4):202–206

[47] Terman SW, Yee TJ, Lau D, Khan AA, La Marca F, Park P. Minimally invasive versus open transforaminal lumbar interbody fusion: comparison of clinical outcomes among obese patients. J Neurosurg Spine. 2014; 20(6):644–652

[48] Adogwa O, Carr K, Thompson P, et al. A prospective, multi-institutional comparative effectiveness study of lumbar spine surgery in morbidly obese patients: does minimally invasive transforaminal lumbar interbody fusion result in superior outcomes? World Neurosurg. 2015; 83(5):860–866

[49] Lee DY, Jung TG, Lee SH. Single-level instrumented mini-open transforaminal lumbar interbody fusion in elderly patients. J Neurosurg Spine 2008;9 (2):137144

[50] Singh K, Nandyala SV, Marquez-Lara A, et al. A perioperative cost analysis comparing single-level minimally invasive and open transforaminal lumbar interbody fusion. Spine J. 2014; 14(8):1694–1701

[51] Lee, JC, Jang HD, Shin BJ. Learning Curve and Clinical Outcomes of Minimally-Invasive Transforaminal Lumbar Interbody Fusion: Our Experience in 86 Consecutive Cases. Spine 2012. 37(18):1548-1557

[52] Adogwa O, Johnson K, Min ET, et al. Extent of intraoperative muscle dissection does not affect long-term outcomes after minimally invasive surgery versus open-transforaminal lumbar interbody fusion surgery: a prospective longitudinal cohort study. Surg Neurol Int. 2012; 3 Suppl 5: S355–S361

[53] Adogwa O, Parker S, Davis B, Aaronson O, Devin C, Cheng J, McGirt M. Cost-effectiveness of transforaminal lumbar interbody gusion for grade I fegenerative spondylolisthesis. J Neurosurg Spine 2011;15:138-143

[54] Sulaiman WA, Singh M. Minimally invasive versus open transforaminal lumbar interbody fusion for degenerative spondylolisthesis grades 1–2: patient-reported clinical outcomes and cost-utility analysis. Ochsner J. 2014; 14(1):32–37

[55] Zairi F, Arikat A, Allaoui M, Assaker R. Transforaminal lumbar interbody fusion: comparison between open and mini-open

approaches with two years follow-up. J Neurol Surg A Cent Eur Neurosurg. 2013; 74(3):131–135

[56] Jang JS, Lee SH. Minimally invasive transforaminal lumbar interbody fusion with ipsilateral pedicle screw and contralateral facet screw fixation. J Neurosurg Spine 2005;3(3):218223

[57] Bindal R, Glaze S, Ognoskie M, Tunner V, Malone R, Ghosh S. Surgeon and patient radiation exposure in minimally-invasive transforaminal lumbar interbody fusion. J Neurosurg Spine 2008;9:570-573

[58] Kim JS, Jung B, Lee SH. Instrumented minimally invasive spinal-transforaminal lumbar interbody fusion (MIS-TLIF); minimum 5-years follow-up with clinical and radiologic outcomes. J Spinal Disord Tech 2012 [Epub ahead of print]

[59] Lange J, Karellas A, Street J, Eck J, Lapinsky A, Connolly P, DiPaola C. Estimating the effective radiation dose imparted to patients by intraoperative cone-beam computed tomography in thoracolumbar spinal surgery. Spine 2013;38(5):206-312

[60] Bagan B, Patel N, Deutsch H, et al. Perioperative complications of minimally invasive surgery (MIS): comparison of MIS and open interbody fusion techniques. Surg Technol Int. 2008; 17:281–286

[61] Adogwa O, Parker SL, Bydon A, Cheng J, McGirt MJ. Comparative effectiveness of minimally invasive versus open transforaminal lumbar interbody fusion: 2-year assessment of narcotic use, return to work, disability, and quality of life. J Spinal Disord Tech. 2011; 24(8):479–484

[62] Deutsch H, Musacchio MJ, Jr. Minimally invasive transforaminal lumbar interbody fusion with unilateral pedicle screw fixation. Neurosurg Focus 2006;20(3):E10

[63] Rouben D, Casnellie M, Ferguson M. Long-term durability of minimal invasive posterior transforaminal lumbar interbody fusion: a clinical and radiographic follow-up. J Spinal Disord Tech 2011;24(5):288296

[64] Tsahtsarlis A, Wood M. Minimally invasive transforaminal lumber interbody fusion and degenerative lumbar spine disease. Eur Spine J 2012;21 (11):23002305

[65] Beringer WF, Mobasser JP. Unilateral pedicle screw instrumentation for minimally invasive transforaminal lumbar interbody fusion. Neurosurg Focus 2006;20(3):E4

[66] Park Y, Ha JW, Lee YT, Oh HC, Yoo JH, Kim HB. Surgical outcomes of minimally invasive transforaminal lumbar interbody fusion for the treatment of spondylolisthesis and degenerative segmental instability. Asian Spine J 2011;5(4):228236

[67] Park P, Foley KT. Minimally invasive transforaminal lumbar interbody fusion with reduction of spondylolisthesis: technique and outcomes after a minimum of 2 years' follow-up. Neurosurg Focus 2008;25(2):E16

[68] Archavlis E, Carvi y Nievas M. Comparison of minimally invasive fusion and instrumentation versus open surgery for severe stenotic spondylolisthesis with high-grade facet joint osteoarthritis. Eur Spine J 2013;22(8):17311740

5

侧方经腰大肌入路与前路腰椎椎间融合术的比较：与前路腰椎椎间融合术相比，侧路腰椎椎间融合的风险是否大于收益

微创：Steven M. Spitz, Hasan R. Syed, Jean-Marc Voyadzis
开放：David L. Scott, Peter G. Whang

5.1 引言

腰椎椎间融合术已成功用于治疗腰椎退行性、肿瘤、发育性和创伤性疾病数十年。与后外侧融合相比，椎间融合术的潜在优势包括：能够在压力侧放置一个大的移植骨块来促进融合，恢复椎间盘高度，牵开椎间孔以达到间接减压，矫正畸形[1, 2]。1952 年，Cloward 首次描述了后路腰椎椎间融合（posterior lumbar interbody fusion，PLIF）。这项技术可以有效地实现椎间融合，但需要明显的神经根和硬膜囊牵拉，以便切除足够的椎间盘，以放置椎间植骨块[3]。为了尽量减少神经根牵拉和损伤的风险，Harms 和 Jeszensky 开发了一种利用经椎间孔的手术入路 [经椎间孔腰椎椎间融合（transforaminal lumbar interbody fusion，TLIF）] 进行椎间融合的技术。这种方法可以更好地显露侧方，增强了椎间盘的可视化程度[4]。这些传统的后路手术已被证明是相对安全和有效的，可以实现脊柱融合，临床效果良好；但是，它们需要大量的软组织剥离、肌肉牵拉，以及切除骨韧带结构，所有这些都会对患者的康复产生不利影响[3, 5]。

1932 年，Capener 最早提出前方经腹入路椎间融合 [前路腰椎椎间融合（anterior lumbar interbody fusion，ALIF）] 用于治疗腰椎滑脱。1960 年，Harmon 对此提出改进为后腹膜入路。ALIF 可以广泛显露腰椎间隙而不破坏脊柱后方结构，其优点是放置比后路更大的椎间内植物[6, 7]。1997 年，Mayer 改进了后腹膜入路技术，采用较小的切口，

劈开肌肉入路[8]。然而，与入路相关的血管和内脏损伤的风险仍然增加，同时男性患者交感神经功能障碍也增加[9-12]。近年来，脊柱内固定技术的进步以及对外科解剖学的理解促进了微创技术进一步发展，以期减轻肌肉损伤和失血，并缩短传统开放性脊柱融合患者的恢复时间。2006 年，Pimenta 及同事首次将侧方经腰大肌入路 [侧路腰椎椎间融合（lateral lumbar interbody fusion，LLIF）] 引入腰椎，称之为极外侧腰椎椎间融合（extreme lateral interbody fusion，XLIF）[13]。与 ALIF 不同的是，这个入路不需要牵拉肠道、大血管或自主神经丛。它通过一个小切口使用通道进行广泛的椎间盘切除，同时保留前、后纵韧带，因此代表了一种真正的微创技术。迄今，只有少数临床研究直接比较 LLIF 和 ALIF（表 5.1）。

5.2 LLIF 的适应证

LLIF 通常用于治疗脊柱退行性疾病，包括涉及 L5-S1 外所有腰椎节段的椎间盘退变性疾病、腰椎滑脱、退行性脊柱侧弯、机械不稳和小关节肥大。置入一个大的椎间融合器可以恢复椎间盘高度，对于有神经根压迫症状的椎间盘退变性疾病，可以获得重度椎间孔狭窄和中度椎管狭窄的间接减压[14, 15]。LLIF 也可以用于治疗 Ⅰ～Ⅱ 度腰椎滑脱（表 5.2）。侧位体位放置、椎间隙处理和撑开可以获得滑脱复位，特别是在明显不稳定的情况下。多节段 LLIF 也是矫正冠状畸形的有力手段

表 5.1 直接比较 ALIF 和 LLIF 的临床研究

作者（年）	类型	病例数	FUP（月）	EBL（mL）	LOS（天）	研究参数	患者数量（%）	结论
Smith 等[36] (2012) III-R (2004—2008)[a]	ALIF vs. XLIF	87 / 115	24 / 24	242 / 354	3[b] / 4[c]	感染、微创、肺炎、深静脉血栓形成	16 (16.7) / 9 (8.2)	VAS 和 ODI 相当，XLIF 的并发症和成本更低
Hrabalek 等[10] (2014) III-R (1996—2011)[a]	ALIF vs. XLIF	120	>6	79.1 / 95.6	1.5[b] / 1.8[c]	交感神经功能异常 / 血管损伤 / 神经损伤 / 性功能异常 / 左腹股沟疼痛 / 左腹股沟麻木 / 感染	(16/5) / (0/0) / (5/1.1) / (0/0) / (0/12.5) / (0/10.2) / (0/0)	并发症没有统计学差异（26.6% ALIF vs. 25.0% XLIF）
Hrabalek 等 (2013) Biomed Pap Med Fac Univ Palacky Olomouc Czech Repub III-R (1996—2012)[a]	ALIF (L5/S1) vs. ALIF (T12~L5) vs. XLIF	210 / 120 / 101	>6	— / —	— / —	术后交感神经功能异常	1 (0.5) / 18 (15) / 4 (4)	L5 以上的 ALIF 对交感神经造成伤害的风险最高；临床影响一般不大
Watkins 等[58] (2013) III-R (2007—2010)[a]	ALIF vs. LLIF vs. TLIF (360)	184 / 86 / 39 / 220 (309 个椎间盘)	19.2	— / —	— / —	前凸改善 / 椎间隙高度改善 / 滑脱矫正	4.5° / 2.2° / 0.8° / 2.2 mm / 2.0 mm / 0.5 mm / 3.3 mm / 3.5 mm / 2.6 mm	前凸改善：ALIF>LLIF=TLIF；椎间隙高度改善：ALIF=LLIF>TLIF；滑脱：ALIF=LLIF=TLIF

注：ALIF，前路腰椎椎间融合；EBL，估计失血量；FUP，随访；LLIF，腰椎侧路椎间融合；LOS，住院时间；ODI，Oswestry 功能评分；VAS，视觉模拟评分；XLIF，极外侧椎间融合。

[a] 进行手术的时间间隔。
[b] 1 节段手术。
[c] 2 节段手术。

表 5.2 关于 ALIF 或 LLIF 治疗脊椎滑脱的近期研究（2005—2013）

作者（年）	类型	病例数	FUP（月）	EBL（mL）	LOS（天）	融合（%）	结论
Ohtori 等 (2011) J Orthop Sci 16(4):352 II-P	ALIF vs. PLIF	22 24	42 29	200 321	26 19	91 88~92	全部 L4/L5；ALIF 腰痛改善更好；腰痛/腿痛，患者满意度相同
Min 等 (2007) J Neurosurg Spine 7(1):21 III-R	ALIF vs. PLIF	25 23	42.8 46.4	— —	— —	100 100	成功率相似，ALIF 并发症更多
Kim 等 (2010) World Neurosurg 73(5):565 III-R	ALIF+Perc vs. ALIF+PLIF	43 32	41.1 32.9	300 379	7.4 15.2	97.7 100	VAS 和 ODI 无差异；ALIF+Perc 手术数据改善
Shim 等 (2011) J Neurosurg Spine 15(3):311 III-R	ALIF+Perc vs. ALIF+PLIF	26 23	30.3 30.3	163 305	7.2 10.3	76.9 91.3	患者年龄 >65 岁；仅 L5-S1；ALIF 结果优于 PLIF
Kanamori 等 (2012) Asian Spine J 6(2):105 IV-R	ALIF	20	197	—	—	—	邻近节段疾病使得结果恶化
Riouallon 等 (2013) Orthop Trauma Surg Res 99(2):155 IV-R	ALIF	65	79.2	—	—	91	ALIF 与其他技术相近
Ahmadian 等 (2013) J Neurosurg Spine 19(3):314 IV-P	XLIF L4-L5	31	18.2	94	3.5	100	安全而有效的技术
Rodgers 等 (2012) Sci World J 2012 356712 IV-R	XLIF L4-L5 II度	63	12	—	1.21	100	治疗 II 度滑脱安全而有效的技术

注：ALIF，前路腰椎间融合；EBL，估计失血量；FUP，随访；LLIF，侧路腰椎间融合；LOS，住院时间；ODI，Oswestry 功能评分；Perc，经皮；PLIF，后路腰椎间融合；VAS，视觉模拟评分；XLIF，极外侧腰椎间融合。

（表 5.3）[16, 17]。其他指征包括不融合、椎间盘炎和骨髓炎、外伤[2, 13, 16]。LLIF 的固定选择包括侧方钢板、椎弓根或经关节突螺钉，或使用棘突间装置[18-22]。最近的生物力学研究表明，侧方钢板固定在抵抗屈曲和伸展方面没有后方固定那么牢固[18, 23]。尽管已有在侧卧位置入后方经皮螺钉的技术，但后方固定通常需要在俯仰下完成[22]。一些研究已经表明，由于 LLIF 对于骨韧带结构的破坏最小，单独的LLIF，特别是使用较大的移植物，是安全和有效的（表 5.4）[15, 24]。

LLIF 的相对禁忌证包括既往后腹膜手术或瘢痕形成、血管异常、Ⅲ 度及以上腰椎滑脱、严重椎间盘塌陷伴骨赘形成，以及由于髂嵴阻挡而无法解决的 L5-S1 疾病。伴有严重椎管狭窄的患者间接减压是无效的，需要进行椎板切除术。这可以通过 LLIF 术后俯卧位通道手术完成，或者考虑后路减压融合术。在考虑 L4-L5 入路时，术前应该拍摄标准的前后位 X 线片，如果髂嵴高达 L4 椎弓根或以上，入路可能会变得很困难。L4-L5 处轴向 MRI 的"腰大肌上升征"表现为腰肌相对于椎体的腹侧和横向位置更大，开始放入通道时可能由于靠近腰丛而发生困难[25]。

5.3 LLIF 的优势

LLIF 技术利用侧方腹膜后入路显露腰大肌，然后穿过腰大肌暴露椎间隙侧方。这种方法像 ALIF 一样，提供了一个广阔的工作通道进行椎间盘切除和终板处理，从而获得更大的融合面积。此外，这种方法与 ALIF 一样，可以植入一个更大的椎间植骨块覆盖在骨骺环上，这可以减少下沉的风险，维持椎间隙高度，获得椎间孔间接减压术和（或）畸形矫正[20, 26]。与 ALIF 不同的是，侧方经腰大肌入路不需要专门的血管外科医生协助显露，减少对大血管、内脏和交感神经链的剥离或牵拉，从而降低损伤这些结构的潜在风险。此外，LLIF 保留了前、后纵韧带的结构完整性，减少医源性失稳的可能[15, 18]。LLIF 可用于除 L5-S1 外所有腰椎节段。

使用通道进行 LLIF 手术可以减少切口大小和

表 5.3　最近关于 ALIF 或 LLIF 治疗脊柱侧弯的研究（2005—2013）

作者（年）	类型	病例数	FUP（月）	EBL（mL）	LOS（天）	融合（%）	结论
Dorward 等 [65]（2013）Ⅲ-R	ALIF vs. TLIF	42 42	24 24	1 300 2 000	12.3 7.9	98 100	并发症发生率没有差别
Phillips 等 [37]（2013）Ⅲ-P	XLIF	107	178	100	3.8	97	平均每个患者治疗 4.4 个节段
Anand 等（2008）J Spinal Disorder Tech 21:459 Ⅳ-P	XLIF DLIF AxiaLIF	12	240	164	8.6	—	疼痛缓解，畸形矫正优秀
Anand and Baron[55]（2013）Ⅳ-R	XLIF DLIF AxiaLIF	28	232	241	20	100	所有患者都进行后路固定；VAS、ODI、SF-36 改善
Dakwar 等 [16]（2010）Ⅳ-R	XLIF	25	108	53	6.2	100	疼痛和功能结果更好
Wang 等（2010）Neurosurg Focus 28: E9 Ⅳ-R	XLIF DLIF	23	401	477	—	—	术前 Cobb 角平均 31.4°，改善到 11.5°
Caputo 等（2013）Clin Neurosci 20:1558 Ⅳ-R	XLIF	30	—	—	—	88.2	Cobb 角矫正 72.3%；椎间隙高度增加 116.7%

注：ALIF，前路腰椎椎间融合；DLIF，直接侧路腰椎椎间融合；EBL，估计失血量；FUP，随访；LLIF，侧路腰椎椎间融合；LOS，住院时间；ODI，Oswestry 功能评分；SF-36，36-简明健康调查量表；TLIF，经椎间孔腰椎椎间融合；VAS，视觉模拟评分；XLIF，极外侧腰椎椎间融合。

表 5.4　代表性 LLIF 研究（2005—2013）

作者（年）	病例数	ORT（分钟）	EBL（mL）	LOS（天）	融合（%）	结论
Rodgers 等[2]（2007） IV-R	100	–	–	1.5	–	疼痛改善
Knight 等[38]（2009） IV-R	58	161	136	5	–	没有报道临床结果
Rodgers 等（2009）*Internet J Minim Invasive Spine Technol* IV-R	100	–	–	1.13	–	疼痛改善
Rodgers 等[28]（2010） IV-R	313 （156 肥胖）	–	–	1.24	–	疼痛改善，肥胖患者并发症发生率更低
Ozgur 等[13]（2006） IV-R	62	240	183	3.9	91	VAS 和 ODI 改善；73% 后方固定；71% 临床成功
Oliveira 等[15]（2010） IV-R	15	67.3	50	1	100	VAS 和 ODI 改善
Youssef 等（2010）*Spine* 35:S302 IV-R	84	199	155	2.6	81	XLIF/PSF 组 ORT 更长；VAS 和 ODI 改善
Sharma 等（2011）*J Spinal Disord Tech* 24:242 IV-R	43	–	–	3.4	–	VAS、ODI 和 SF-12 显著改善
Rodgers 等[24]（2011） IV-P	600	–	–	1.2	–	疼痛改善；87% 患者满意
Karikari 等（2011）*Neurosurg* 68:897	41 （老年）	–	46~175	3.5	–	平均年龄 74.9 岁；并发症发生率 7.4%
Elowitz 等[14]（2011） IV-R	25	–	–	–	–	VAS 和 ODI 改善，硬膜囊横截面积增加 143%
Berjano 等（2012）*Eur Spine J* 21 S1:S37 IV-R	93	–	–	–	–	临床成功率 92%；8/93 没有改善
Malham 等（2012）*Sci World J* 2012:246989 IV-P	30	60	50	–	85	VAS、ODI 和 SF-36 改善；1 例肠道损伤

注：EBL，估计失血量；LLIF，侧路腰椎椎间融合；LOS，住院时间；ODI，Oswestry 功能评分；ORT，手术时间；PSF，后路脊柱融合；SF-12，12-简明健康调查量表；SF-36，36-简明健康调查量表；VAS，视觉模拟评分；XLIF，极外侧腰椎椎间融合。

组织分离，减少失血、感染率和术后疼痛，从而缩短住院时间和更快地重返工作岗位[2, 5, 16, 24, 27, 28]。

5.4 ALIF 的适应证

尽管 ALIF 的应用和普及由来已久，但循证医学的适应证仍在不断发展[29, 30]。随着器械的改进、更好的移植物材料和相关并发症的减少，其临床应用不断扩大。与传统的后方入路相比，ALIF 手术时间缩短，出血量减少，且结果相当。前方入路可直接、无障碍、无匹配地进入椎间隙，可完全切除椎间盘，进行精细的终板处理，并植入大的植骨块或植入物。这项技术对于那些有一个或多个不融合危险因素的患者尤其有用。ALIF 可以恢复椎间隙的高度，矫正矢状面和冠状面的平衡，进行腰椎滑脱的复位。术前必须仔细检查后方结构，包括小关节和峡部，以确定是否需要辅助稳定。

手术指征通常是主观的（严重腰痛），手术应仅限于那些经过充分的非手术治疗失败的患者。临床研究支持应用 ALIF 治疗以下疾病：Ⅰ度或Ⅱ度峡部裂或退行性腰椎滑脱（成功率 72%~94%）；椎间盘退变性疾病伴中枢或椎间盘源性腰痛（成功率 71%~100%）；退变性腰椎侧弯；后路手术后假关节形成；椎间盘突出复发；XLIF 失败的修复。ALIF

的禁忌证包括严重骨质疏松影响移植物的稳定性、Ⅲ度或以上的脊柱滑脱、既往腹膜后手术、严重的外周血管疾病、活动性椎间隙感染、肾下动脉瘤、只有一个输尿管的泌尿生殖系统异常、肥胖、仍然渴望生儿育女的男性患者。所有患者术前均应测试骨密度，并对于有性功能障碍病史的男性进行评估。虽然后方入路和技术通常适用于神经压迫严重的患者，但单用或附加椎间孔减压术的 ALIF 可以改善不太严重的神经根症状。

5.5 ALIF 的优势

前路脊柱手术之所以流行，部分原因是它相对容易，而且有可能应用于所有腰椎节段。椎间盘退变性疾病通常影响 L4-L5 和 L5-S1 椎间隙水平。由于盆骨的限制，侧方入路不能到达 L5-S1 椎间隙。如果患者的髂嵴相对较高，L4-L5 水平的 LLIF 手术也可能是非常困难或不可能的。肋骨可能会阻挡进入更头端节段（如 L2-L3）。尽管骨科和神经外科医生对前方入路不熟悉，应依赖普外科或血管外科医生的帮助，但训练有素的脊柱外科医生可以获得安全和良好的结果[31]。

脊柱的前柱承受 80% 的轴向生理负荷。ALIF重建脊柱前方承重柱，将植骨块置于压力侧，从而增加融合的可能性，并改善矢状位和冠状位的排列。腰椎融合节段的理想位置是前凸排列，ALIF 通过切除前纵韧带、切除椎间盘和松解纤维环，可植入大前凸移植物同时保留后方张力带来恢复前凸。LLIF 也保留了后张力带，但不能进行前方松解，并且通常不能容纳同等大小的移植物或植入物。取自体骨特别是髂骨，对于仰卧位的 ALIF 来说容易得多，可能不需要另外做切口。前方和侧方入路均未影响椎旁肌和小关节，不侵犯椎管，并可能降低医源性邻近节段疾病的可能[32]。

前方入路可以完全显露整个椎间隙，完全切除椎间盘而获得彻底的前方减压。相反，侧路椎间融合术显露椎间隙相对有限，有可能部分椎间盘残留。在 ALIF 植骨或融合器置入过程中，椎间盘间隙撑开可使脊髓体积和神经孔横截面积分别增加 20% 和 30%。其他的前路技术，如显微镜下前路椎间孔减压术，可以作为神经间接减压的补充。

虽然在 ALIF 手术时切除前纵韧带和前方纤维

环可能导致不稳定，特别是在过伸和轴向旋转时，但这种生物力学改变与融合及临床结果的相关性尚不清楚。前路结构性植骨、螺纹融合器或独立的前路融合器常加用后路椎弓根螺钉（开放或经皮）、低切迹前路钢板、经椎板关节突螺钉和棘突锚钉固定。后路手术显著增加了手术时间和费用，但稳定性的提高似乎改善了结果，特别是对于术前腰椎滑脱或不稳定的患者。集成锁定螺钉的聚醚醚酮（PEEK）融合器构成的新型前路固定，可以获得更安全的独立固定。

5.6 病例介绍

一名 50 岁的女性，1 年内腰痛和右腿疼痛逐渐加重，包括物理治疗和硬膜外注射在内的保守治疗无效。影像学检查显示 L4-L5 Ⅰ 度腰椎滑脱合并椎间盘突出，导致椎间孔明显狭窄而没有明显的椎管狭窄（图 5.1）。伸屈位 X 线片显示屈曲时椎体向前滑移 5 mm，后伸时无复位。

5.7 手术技术（LLIF）

开放静脉，给予术前使用抗生素后，进行气管插管全身麻醉。可根据外科医生的判断是否放置导尿管。仔细评估术前 X 线片和 MRI 选择入路侧。患者放置于真正的侧卧位，手术床在髂嵴和大转子的中点处可折弯。垫好所有的压力点，屈曲髋关节放松腰大肌。患者的胸部和臀部用松紧带固定在手术台上。然后将手术台折顶，增加髂骨和肋弓之间的距离。放好体位后，拍摄一个真正的前后位透视：终板平行，棘突位于两个椎弓根中点。通过调整手术床，获得适当的侧位片，上下终板和椎弓根上下缘无重影。使用克氏针标记目标椎间隙中点，在椎间隙中心的侧方上做一个标记。患者消毒铺巾，局部皮肤用局麻药浸润。

沿着朗格线做一个 3~4 cm 的横向切口，沿切口向下切开到达腹外斜肌腱膜。沿着腹外斜肌、腹内斜肌和腹横肌肌纤维钝性分开，进入腹膜后间隙。钝性剥离至关重要，以免损伤腹壁肌肉的浅表感觉神经（肋下、髂腹下、髂腹股沟和股外侧皮神经）和运动神经纤维[1, 33]。此时，可以看到腹膜后脂肪，在手持拉钩的帮助下，用扫除的动作将腹膜及其内容物向前推移，显露腰大肌。显露腰大肌

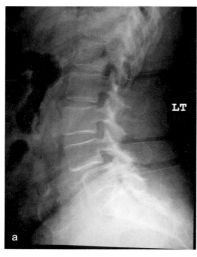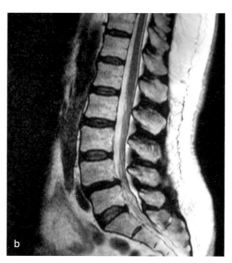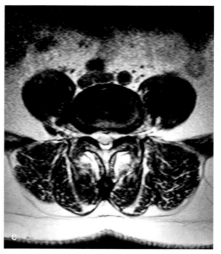

图 5.1　a~c. 一名 50 岁腰痛和右腿疼痛的女性的影像学检查，保守治疗未能改善。站立侧位 X 线片（a）、矢状位（b）和轴向 MRI（c）显示 L4-L5 Ⅰ度腰椎滑脱和宽阔的椎间盘突出，导致明显的椎间孔狭窄，而无椎管狭窄

后，手术医生用示指引导第一个扩张器通过腹部肌肉组织到达椎间隙中心的腰大肌表面。侧位透视，以确保第一个扩张器与目标椎间隙中心同轴。

考虑到腰骶丛的腰大肌内的位置，进行实时的电生理监测帮助安全通过腰大肌是非常重要的[1, 33-35]。每个扩张器的末端都装有一个隔离电极，在横跨腰大肌之前，将刺激夹夹在扩张器的近端进行术中持续肌电图（electromyographic，EMG）监测。肌电监测时，如果肌电阈值大于 8 mA，证明神经与扩张器的距离是安全的，应该可以安全通过。扩张器通过腰大肌并固定在椎间盘中心，通过扩张器插入一根克氏针至椎间隙的中间。接着，将较大的扩张器和通道沿着克氏针插入，然后固定在手术台柔性臂上。所有这些步骤都在神经电刺激和肌电图监护下完成。侧位透视确认通道位于椎间盘中央，然后用钝头神经探子确定腰椎神经在通道系统外，工作通道固定在椎间盘或椎体上并进行扩张。如果扩张有效，应该只有少量的肌肉纤维残留，很容易被清除，暴露椎间隙。用髓核钳、终板刮刀、锉刀和刮匙进行标准椎间盘切除。在前后位透视下用 Cobb 剥离器松解对侧纤维环，便于椎间隙撑开。小心地刮除软骨终板，然后插入一系列试样以确定融合器的尺寸。在融合器中填充好骨头后在前后位和侧位透视监视下置入。冲洗伤口，用双极电凝和止血剂进行止血。缓慢取出通道，并在直接观察下烧灼出血，以确保彻底止血。尽可能闭合外斜肌筋膜，用可吸收缝线分层缝合。

5.8　手术技术（ALIF）

患者在手术前一晚进行彻底的肠道清洁，在切皮前约 1 小时静脉注射预防性抗生素。患者仰卧在膀胱镜检查台上，双腿外展（法式体位），可以直接从尾端显露下腹部。两臂与手术台垂直，外科医生和透视机可以不受限制地从侧方进入。包括肘部和脚跟在内的易受伤害的部位都要小心地垫好，以避免周围神经损伤。如果需要增加腰椎前凸，可以通过反折手术床或在腰椎放置凸块。气管内插管进行全身麻醉，并放置导尿管。对于女性或腹部解剖复杂的患者，可以放置输尿管支架。在脚趾上放置氧饱和度探头和脉搏血氧计，并可以考虑进行神经监测。患者应该验血型并交叉配血。消毒腹部，如果需要植骨，则消毒范围应该包括髂前上棘。

透视引导下在脐下做一个左旁正中垂直切口。用电刀切开皮下组织，暴露腹直肌鞘前方。沿纤维的方向纵向分开腹直肌鞘，并保留一部分组织，以便缝合。向内侧牵开腹直肌，根据需要分离腹直肌鞘后方 / 腹横筋膜。分辨和保护输尿管。要特别注意防止损伤腹内斜肌层和横腹肌层之间的髂腹和髂腹股沟神经。

钝性剥离并将腹膜及其内容物向内侧牵开，暴露髂腰肌和前纵韧带。如果腹膜有破口，即使是小的裂口也应该立即修复，以减少疝的可能性。手术台上安装一个环形框架（如 Synthes SynFrame），腹部内容物轻轻地牵开到在加垫的叶片下方。追踪左髂总动脉和静脉至分叉处，必要时结扎并牵开髂腰静脉（L4-L5）、骶中血管（L5-S1）和节段血管（暴露近端）。用手持拉钩向右牵开大血管，包括主动脉、下腔静脉和髂血管。最好至少每小时释放 1 次血管上的拉钩。

前后位和侧位透视确认手术椎间隙无误。在中线垂直切开纤维环，两半向侧方牵开。完整切除椎间盘，刮除软骨终板，避免破坏穿透骨性终板。撑开椎间隙，通过试样评估纤维环张力来确定椎间融合器/移植骨块的大小。

从髂嵴取三面皮质结构骨移植块，或用骨松质填充钛或 PEEK 融合器。对于 L4-L5 水平的 ALIF，不需要单独切口取骨。在侧位透视引导下打入移植骨块或融合器。如果需要的话，可以用前方螺钉或钢板进一步稳定椎间融合器。最后在前后位和侧位透视上严格评估植入物位置，彻底冲洗伤口。腹膜后放置负压引流管，精心缝合筋膜、皮下组织和皮肤。

虽然患者的腰椎滑脱在屈伸位透视下（图 5.1）看起来稳定，但后路稳定仍有裨益。根据椎间孔受影响的程度、ALIF 植入后的放射学改善程度，以及患者对前路手术的耐受性等因素决定患者是否进行随后的椎间孔切开/开放融合或经皮后路手术。除了常规的术后神经检查外，还必须仔细评估下肢脉搏，特别是足背动脉。

5.9 讨论（LLIF）

LLIF 通常用于治疗椎间盘退变疾病及相关椎间孔狭窄、腰椎滑脱和脊柱侧凸引起的神经根压迫。这项技术为前方椎间融合提供了极好的途径，具备了与前路椎间融合相同的优点。此外，侧方入路可以最大限度地降低 ALIF 入路相关的问题，尤其是对大血管、腹腔脏器和腹下丛造成损伤的风险，同时不需要外科医生协助显露。但 LLIF 的最大潜在风险是腰丛损伤，尤其是在 L4-L5。在本章的病例展示中，LLIF 可以恢复椎间盘高度，减少腰椎滑脱，并获得椎间孔狭窄的间接减压，缓解神经根症状。可以在侧卧位或俯卧位下使用经皮椎弓根螺钉或经关节突螺钉固定实现后路稳定[22]。对已发表结果的评估可以确认侧方入路的潜在风险是否大于其相对于 ALIF 的优势（表 5.1）。

5.9.1 LLIF 的 I 级证据

没有 I 级研究。

5.9.2 LLIF 的 II 级证据

没有 II 级研究。

5.9.3 LLIF 的 III 级证据

有一项回顾性队列研究比较了 LLIF 和 ALIF 的临床结果和成本。Smith 等比较了一家机构 2004—2008 年的 87 例 ALIF 和 115 例 XLIF 患者[36]。作者发现，单节段 LLIF 的平均手术时间（94.4 分钟 vs. 150.6 分钟）、估计失血量（79.1 mL vs. 241.7 mL）、住院时间（36.3 小时 vs. 71.9 小时）和平均费用（91 995 美元 vs. 102 146 美元）均显著低于单节段 ALIF。这两种方法对于两节段的手术也存在差异。Smith 等还报道了两组患者术后 2 年功能结果（即 VAS 和 ODI）的改善近似。这项研究提供了 III 级证据，证明 LLIF 比 ALIF 成本效益更高，LLIF 在减少手术时间、失血量和住院时间的同时，取得了相似的临床和功能结果。在一项前瞻性、非随机、多中心的单臂研究中，Phillips 等对 107 例接受 XLIF 手术的退行性脊柱侧弯患者进行了研究，结果显示术后 24 个月所有临床结果指标都有显著改善，包括 ODI、腰痛和腿痛 VAS 评分，SF-36 的精神和身体功能评分等[37]。作者报道 24 个月随访时冠状面 Cobb 角从 20.9° 矫正到 15.2°，椎间隙高度从术前的 5.2 mm 显著增加到 7.5 mm。这项研究提供了 III 级数据，说明 LLIF 与文献中报道的 ALIF 的临床疗效相当。

5.9.4 LLIF 的 IV 级证据

很多回顾性队列研究报道了侧路手术相对于历史对照或者传统椎间融合术的优势。这些研究强调，LLIF 技术损伤最小的同时，可以获得经影像学证实的临床和功能改善。

较早时候，Rodgers 等在 2007 年提出了一份临床结果报告，描述了 100 例因多种腰椎退变疾病接受 XLIF 治疗的患者的结果[2]。作者报道 XLIF 并发症发生率低（2%）、住院时间短（1.5 天）和临床结果改善，包括在 6 个月随访时 VAS 疼痛评分显著降低 68.7%，椎间隙高度恢复。2009 年，Knight 等报道了 4 名不同的外科医生对 58 例患者进行侧方入路手术（包括 XLIF 和 DLIF）的结果[38]。平均手术时间、估计失血量和住院时间分别为 161 分钟、131 mL 和 5 天。总的并发症发生率为 22.4%。相对较长的手术时间和住院时间、较高的失血量以及并发症的增加都归因于相关的学习曲线。同年，Rodgers 等报道了 100 例腰椎融合术后邻近节段退行性变的患者，同样发现患者恢复迅速，平均住院时间为 1.13 天，在 6 个月的随访期内，VAS 疼痛评分显著降低了 67.4%（表 5.4）。

从此以后，文献中的许多报道就证实了 LLIF 在临床和放射影像学方面的初步结果。Ozgur 等[13]、Oliveira 等[15] 和 Youssef 等[39] 描述该手术时间短，失血量小，住院时间短（表 5.4），而且患者能够早期行走，作者注意到，随访期通过 VAS 疼痛评分和 ODI 评估的临床和功能结果以及放射学成功率都有所改善。在这些研究中有一项更大型的研究，Youssef 等报道了 84 例 XLIF 治疗的椎间盘退行性疾病、椎管狭窄、腰椎滑脱和脊柱侧凸患者，平均随访时间为 15.7 个月，结果发现手术时间、估计失血量和住院时间分别为 199 分钟、155 mL 和 2.6 天。平均疼痛（VAS 减少 77%）和功能评分（ODI 减少 56%）明显改善，81% 的患者获得了可靠的融合。作者报道这些结果与传统方法相当或优于传统方法。

Rodgers 等进一步评估了 66 例接受 XLIF 的患者 1 年的结果和融合率，经 CT 证实有 96.6% 节段融合，近 90% 的患者"满意或非常满意"[40]。最后，Ozgur 等报道了 62 例 XLIF 患者，术后 2 年随访的融合率 91%，根据 ODI 变化定义"临床成功率"75%[41]。

2012 年 Berjano 等[42] 对 3 个中心的 97 例连续患者进行了回顾性队列研究，平均随访 12 个月（表 5.4）。末次随访时，根据 ODI 和 VAS 定义的临床成功率为 92%。7% 的患者术后出现短暂的神经症状，但均在术后 1 个月内消失。Malham 等[43] 报道了 1 名外科医生进行 XLIF 手术的最初 30 例患者的临床和放射学结果，平均随访 11.5 个月（表 5.4），每个节段平均手术时间为 60 分钟，平均失血量为 50 mL，VAS 腰腿痛分别减轻 63% 和 56%，完全融合率为 85%。2013 年，Ahmadian 等报道了 31 例行 LLIF 手术的 L4-L5 Ⅰ度或Ⅱ度腰椎滑脱患者随访 18.2 个月的临床结果和疗效（表 5.2）。总失血量为 94 mL，住院时间为 3.5 天。根据 VAS、ODI 和 SF-36 的临床结果均显著改善。对于肥胖和老年患者应用侧方经腰大肌入路进行腰椎椎间融合的好处也有报道[28, 44]。这些研究提供了Ⅳ级证据，

证明腰椎间融合可以缩短手术时间和住院时间，减少失血，显著降低 VAS 疼痛评分，并改善患者的功能。

5.10 并发症（LLIF）

随着该技术的普及，许多作者在过去几年中报道了与 LLIF 相关的并发症（表 5.5）。由于腰骶丛位于腰大肌内，这些并发症主要包括各种神经相关的综合征。插入扩张器、放置和使用通道时可能牵拉损伤股神经导致股四头肌无力和腿部感觉障碍[13, 24]。侧方入路的运动损伤可表现为屈髋和（或）伸膝肌无力。这些损伤更容易发生在 L4-L5 节段，因为在这个水平腰丛更靠腹侧[33, 34, 45, 46]。由于文献中报道的定义不同，术后感觉症状难以准确量化。中、大型病例组一过性感觉障碍的发生率为 1.6%~22.5%[47, 48]，其中大部分在术后随访期结束时消失。

在迄今为止最大的一项侧方经腰大肌入路的前瞻性观察研究中，Rodgers 等特别评估了 600 例患者术后的并发症[24]。在这个系列中，共治疗 641 个节段，其中 59.3% 为 L4-L5。据报道，总的并发症发生率为 6.2%，其中 2.5% 与手术直接相关，包括 L4-L5 节段是并发症发生的一个重要因素。神经并发症方面，0.7% 的患者出现股四头肌或胫前肌无力，术后 3 个月消失。这个报道的并发症发生率明显低于大多数其他已发表的研究，其他研究报道了腰丛损伤引起的肌肉无力发生率为 1.7%~6.8%，其中大多数在术后随访期内恢复[49, 50]。在 ALIF 后也有永久性运动功能障碍的报道，内镜下 ALIF 发生率为 6.5%[51]，开放 ALIF 的发生率为 1.5%[52]。

在上述比较 XLIF 和 ALIF 的回顾性队列研究中，Smith 等报道 ALIF 的并发症（16.7%）明显多于 XLIF（8.2%），最常见的是感染[36]。Hrabalek 等对 120 例 ALIF 和 88 例 XLIF 患者进行了对比分析，发现两组的并发症发生率的差异没有统计学意义[10]。关于神经并发症，他们报道 15.8% 的 ALIF 患者出现腰交感神经切除后综合征，1.1% 的 XLIF 患者出现部分和暂时性 L5 神经根损伤。这些研究提供了Ⅲ级证据，即 LLIF 的并发症发生率至少和 ALIF 相似或更低。

ALIF 的最严重并发症是内脏和血管损伤。在中等大小的系列中，ALIF 内脏损伤的发生率为

表 5.5　与 LLIF 和 ALIF 相关的并发症的文献综述（汇总数据）

并发症类型	LLIF[47] % (n)	ALIF[55] % (n)
感染	0.4 (9)	2.2 (32)
血管损伤	0 (0)	4.1 (74)
内脏损伤	0.01 (2)	0.3 (4)
疝	0.4 (8)	0.3 (5)
神经损伤	–	–
运动	4.5 (99)	0.2 (5)
感觉	5.6 (123)	0.6 (9)
交感神经	–	2.8 (41)
椎体骨折	0.9 (19)	0.1 (2)
硬件	0.6 (13)	0 (0)
性功能异常	–	1.2 (19)
肠麻痹	–	1.2 (22)
尿潴留	–	0.5 (10)
DVT	–	0.7 (13)
内科相关	3.6 (79)	0.6 (9)
其他	1.5 (34)	3.7 (54)
合计	17.5 (386)	15.4 (298)

注：ALIF，腰椎前路椎间融合；DVT，深静脉血栓形成；LLIF，腰椎侧路椎间融合。

0%~3.3%[12]，而文献报道中只有 2 例 LLIF 患者出现内脏损伤（表 5.5）。更大的病例系列发现 ALIF 的血管损伤发生率为 1.9%~6.2%[16, 52, 53]。虽然据我们所知，还没有关于与侧方经腰大肌手术相关的血管损伤的报道，但其中 1 例损伤就发生在我们的手上[54]。

脊柱手术中使用通道可降低感染率。Rodgers 等的 600 例 XLIF 患者中没有出现感染[24]，据报道，LLIF 后总感染率为 0.4%[17, 24, 36, 41, 50]。LLIF 术后疝、输尿管损伤和腰大肌血肿等并发症虽然不常见，但在文献中也有记录[41, 49, 55]。ALIF 手术逆行射精的发生率在 0.6%~45%[11, 12, 56]，但在 LLIF 中未见报道。

5.11　结论（LLIF）

没有关于 LLIF 的 I 级随机对照或 II 级研究。III 级研究显示 LLIF 的临床和功能结果与 ALIF 相当，同时具有减少失血、手术时间，缩短住院时间

和降低成本的好处。有 III 级证据表明两组之间并发症相近。最后，有 IV 级证据显示与 ALIF 相比，LLIF 严重内脏和血管损伤显著减少，但术后神经系统症状的发生率较高。根据 Guyatt 等[57] 的分级标准，我们提出 2B 级推荐，LLIF 和 ALIF 在临床和功能结果以及融合率方面疗效相当。另外，我们提出 2B 级建议，与 ALIF 相比，LLIF 可减少失血，并缩短手术时间和住院时间。最后，我们提出一个 2C 级的建议，与 ALIF 相比，LLIF 可以降低感染的风险，以及内脏、血管和腹下丛损伤的风险。

5.12　讨论（ALIF）

脊柱前方入路最初是为结核病的手术而开发的，它为腰椎融合提供了一种经时间检验的有效方法。1944 年，Iwahara 首次报道腹膜后入路，后经 Southwick 和 Robinson 改进。前路手术的后续出现了很多变化包括小切口、腹腔镜和 AxiaLIF[11]。关于 ALIF 的文献内容广泛，因技术不同、椎间融合的选择（例如，自体或同种异体移植物，钛或 PEEK 融合器）以及辅助稳定装置的类型[带集成螺钉的独立装置，前方、侧方钢板，后路融合和（或）器械]而出现结果混淆。

近年来，微创腰椎侧方入路（LLIF、XLIF、DLIF）得到广泛应用，其生物力学和临床效果与 ALIF 相当，并发症发生率更低。然而，由于没有很好的随机对照研究直接比较这两种方法，很难确定哪种方法最适合特定患者。

我们使用术语"ALIF"（前路腰椎椎间融合）、"XLIF"（极外侧腰椎椎间融合）和"spondylolisthesis"（腰椎滑脱）作为关键词搜索美国国家医学图书馆和美国国立卫生研究院（www.pubmed.gov）的数据库。所有的英文文章，特别是报道临床结果的文章，都进行了回顾。

5.12.1　ALIF 的 I 级证据

目前还没有比较 ALIF 和 LLIF 的 I 级研究。

5.12.2　ALIF 的 II 级证据

目前还没有比较 ALIF 和 LLIF 的 II 级研究。

5.12.3　ALIF 的 III 级证据

只有 4 项已发表的 III 级临床研究直接比较了

ALIF 和 LLIF 技术（表 5.1）。Watkins 等比较了 ALIF、LLIF 和 TLIF 的术后放射学参数，包括前凸、椎间盘高度和腰椎滑脱矫正[58]。尽管 ALIF 恢复腰椎前凸比 LLIF 更好，但这两种方法在其他方面结果相当，前凸差异与临床的相关性尚不清楚。Hrabalek 等发表了 2 篇Ⅲ级论文，关注 ALIF 和 XLIF 并发症（表 5.1）[10]。两者的总体并发症发生率没有显著差异（ALIF 为 26.6%，XLIF 为 25.0%），但并发症的类型明显不同。Smith 等更全面的研究表明，XLIF 手术减少了住院时间和费用，缩短了平均手术时间，减少了失血量[36]。ALIF 组的总体并发症发生率较高（16.7% vs. 8.2%），但本文提供的数据不足以明确具体的原因（例如，为何 ALIF 患者后路器械感染为 5.7%，而 XLIF 只有 0.9%）。Smith 等[36] 报道 ALIF 总的并发症发生率较高，没有得到 Hrabalek 等[10] 数据的支持，也不受聚合数据计算的支持（表 5.5）。在 2 年的随访中，Smith 等评估 ALIF 和 XLIF 的结果（VAS 和 ODI）相当。

5.12.4 ALIF 的Ⅳ级证据

目前还没有发表过直接比较 ALIF 和 LLIF 的Ⅳ级研究。

5.13 并发症（ALIF）

ALIF 的并发症主要来自手术入路、椎间盘切除、椎间融合器置入 / 植骨块植入和（或）自体植骨供区[52]。最直接或短期的并发症与椎体前结构的复杂性有关。分离到腰大肌后方间隙可导致第三个间隙积液和损伤生殖器股神经和（或）髂腹股沟神经。如果出现肠穿孔，需要立即修补和取消手术。如果出现腹膜损伤修补不好，即使破口很小，也可能导致术后疝或肠嵌顿。

血管并发症并不少见，无论是经腹膜还是腹膜后入路[12, 59, 60]。尽管在 20 世纪 90 年代中期后损伤风险下降到 <5%，但关于血管损伤的担忧限制了 ALIF 的开展。腹主动脉和下腔静脉分别在 L4 和 L5 椎体水平分叉。静脉损伤比动脉损伤更常见，主要与 L4-L5 水平的手术有关。最常受损的血管是位于背侧的左侧髂总静脉、下腔静脉和左侧髂腰静脉。尽管腰升静脉沿着下腔静脉的路线垂直走行，但髂腰静脉及其支流形成了一个水平引流系统，这个系统常有解剖变异[61]。这些栓系固定的血管很容易因过度牵拉而受损。左髂总静脉和相关静脉相对较长且柔韧性较好，因此多采取左侧腹膜后入路。尽早识别和结扎左髂腰静脉可避免随后发生的、可能是灾难性的腔静脉撕裂。大血管损伤的危险因素包括骨髓炎、椎间盘炎、既往前路脊柱手术、腰椎滑脱、大骨赘、腰骶椎骨移行和椎间器械前移。尽管大多数外科医生从左侧显露脊柱前方，但右侧中线腹膜后前方入路似乎是一种安全的选择，静脉损伤和逆行射精的发生率相对较低[62]。

最常见的动脉损伤是左侧髂动脉血栓形成，可能是由于髂总动脉长时间向右牵拉所致。Brau 等观察到 57% 的 L4-L5 ALIF 患者由于左髂动脉受压，导致腿部短暂缺血，并建议髂动脉的连续牵拉不应超过 1 小时[53]。其他易导致动脉血栓形成的因素包括外伤性剥离 / 既往手术、肥胖、手术时间延长、低血压麻醉、吸烟、既往血栓形成、年龄，以及血管扭曲和分叉的解剖变异。

与前路手术相关的泌尿系统并发症包括尿潴留（5%~27%），这通常是暂时性的。更严重的问题是医源性损伤附着在 L5-S1 水平腹膜后表面的腹下丛交感神经纤维引起的逆行射精（0.42%~22.5%）[9]。腹下丛是腹膜后间隙中主动脉前交感神经链的延续，这些神经的损伤可能导致膀胱内括约肌异常松弛，射精逆行进入膀胱。经非手术治疗，在术后第二年结束时，25%~33% 的患者缓解。据报道，经腹膜入路术后逆行射精发生率增加 10 倍。

尽管合成骨生长因子的使用仍有争议，但自体骨的获取并非没有并发症[63]。髂骨取骨切口如果偏内可能损伤股外侧皮神经，并可能造成大腿腹外侧皮肤永久麻痹。止血不良和取骨部位缝合不佳可导致大量血肿或经腹横筋膜的肠疝。取骨部位的不适可能是较严重和持续性的，尽管它可能不会影响患者的总体临床满意度。对于融合器，从椎体取骨松质，并用磷酸三钙回植被认为是一种安全有效的替代方法[51]。

对自体骨替代物，特别是重组人骨形态发生蛋白-2（recombinant human bone morphogenetic protein-2，rhBMP-2）的使用热情因为最新的一些数据而有所降低（表 5.6）[64]。BMP-2 与髂骨移植对比的前瞻性随机临床研究显示两者总体结果（ODI 和 SF-36）没有统计学差异。使用 BMP-2 的并发症包括有 17% 患者术后 MRI 显示没有神经根压迫而出现腿部疼痛，9% 的男性患者有尿潴留和逆行射精。

rhBMP 似乎对神经组织有直接毒性，可能造成椎间植入物的移位、迟发性假关节形成、不必要的骨生长、假性囊肿形成和同种异体骨融合器的骨溶解 / 下沉。

麻痹性肠梗阻常发生在腹膜外手术（包括 ALIF）中，可导致住院时间延长和医疗费用增加。急性结肠假性梗阻，或称 Ogilvie 综合征，可能与机械性破坏结肠副交感神经支配有关，可能是直接牵拉、腹膜后血肿或骶丛缺血损伤所致。结肠扩张通常可以通过鼻胃管抽吸、肠休息和纠正潜在的内科问题等保守治疗缓解，但可以使用甲基纳曲酮（用于阿片类药物引起的便秘）、副交感神经模拟物（新斯的明）和结肠减压。在 L3-L4 或 L4-L5 椎间隙分离左腰升静脉过程中，位于左髂总动脉外侧的大量淋巴管和淋巴结也可能受到损伤。乳糜池远端的下腰部淋巴系统的透明液体渗出很容易被忽略。持续性渗漏可导致淋巴水肿、淋巴囊肿、乳糜尿、营养缺乏和免疫抑制。如有必要，可以经腹膜开窗引流治愈。

神经并发症包括硬膜撕裂和交感神经部分损伤。椎间盘切除时过分减压可能突破后方纤维环，无意中进入硬膜外间隙。很小的硬膜撕裂通常不能充分显示，治疗包括卧床休息和腰池引流。腰交感神经链位于椎体的前外侧，部分交感神经损伤可导致同侧下肢血管扩张，临床表现为对侧下肢冰冷。幸运的是，这种并发症通常在术后 3~6 个月内可以缓解。

术后并发症包括深静脉血栓形成、融合器下沉和假关节形成。融合器下沉至少部分与融合器尺寸和扩孔深度相关，与骨质量成反比。多个患者和手术因素与假关节形成有关，据报道，融合率为 47%~100%。

5.14　结论（ALIF）

由于缺乏适当的对照研究，循证医学的 ALIF 和 LLIF 的结果和并发症的比较受到影响。直接比较这两种技术的术中和疗效数据的研究主要来自一个机构的单个研究和一个相对较小的病例组[36]。通过分析比较 ALIF 和 LLIF 与相同"金标准"外科手术（如 PLIF 或 TLIF）或这两种技术在不同的临床应用（如腰椎滑脱或脊柱侧凸矫正[65]）的结果，可以间接比较这两种技术（表 5.2 和表 5.3）。在许多 ALIF 研究中包含了 L5-S1 水平，而这一节

段是当前 LLIF 技术无法达到的，这影响了两种技术的比较。累积的 Ⅱ、Ⅲ 和 Ⅳ 级数据（表 5.1~表 5.6）强烈建议但不能证明这两种方法的生物力学结果[66]、临床结果和总体并发症发生率[30] 相当。

与这两种方法相关的主要并发症是血管和泌尿并发症（ALIF）或神经并发症（LLIF）。某些特有的并发症（例如，接受 ALIF 手术的男性患者的逆行射精）可能为选择一种方法提供额外的动力。逆行射精，通常被认为是 ALIF 的一个主要缺点，与图 5.1 中描述的女性患者不相关。有很多方法来降低 ALIF 相关并发症的发生率，并且公布的并发症发生率差异很大[67]。

根据 Guyatt 等[57] 的分级标准，我们提出 2B 级建议，即 LLIF 和 ALIF 的生物力学稳定性、临床结果和融合率相近。虽然这两种技术的总体并发症发生率相似，但 ALIF 的血管损伤、性功能障碍和交感神经调节障碍的风险较高，而 LLIF 手术更有可能导致运动和感觉神经损伤（1C 级）。有大量的 Ⅲ 级和 Ⅳ 级证据支持使用 ALIF 和 LLIF 治疗 Ⅰ 度或 Ⅱ 度腰椎滑脱（1C 级）。在恢复腰椎前凸（2C 级）方面，ALIF 优于 LLIF。

5.15　编者述评

5.15.1　微创手术

LLIF 和 ALIF 适应证有很多的不同。在 L5-S1 不能轻松安全地进行 LLIF 手术。毫无疑问，ALIF 是这一节段的首选方法。逆行射精、髂腰静脉撕裂、下肢深静脉血栓形成和肠梗阻的发生率不容忽视。对于 L4-L5 或更高水平行 ALIF 手术，并发症的发生率显著增加，因此在这些节段，LLIF 是首选方法。

LLIF 通过外侧腹壁上 3 cm 的切口，能够显露和融合 3 个或 3 个以上椎间隙，临床效果与 ALIF 相当，很难接受 LLIF 的侵袭性大于 ALIF。LLIF 入路不切断腹部肌肉，可以在神经监护下安全扩张髂腰肌进入椎间隙，对股神经的风险最小，无须牵拉肠管或血管，所有腹部结构都由"360°"拉钩安全保护。用于成人退行性脊柱侧凸矫形时，近年来高前凸融合器和先进的后路器械技术的发展使矢状面矫形几乎等同于开放矫形手术。

总之，ALIF 和 LLIF 有非常不同的手术指征。

表 5.6　ALIF 代表性研究（2005—2013）

作者（年）	类型	患者	FUP（月）	EBL（mL）	融合（%）	结论
Hsieh 等 (2007) J Neurosurg Spine 7(4):379 III-R	ALIF vs. TLIF	32 (46 节段) 25 (34 节段)	45.7 44.1	–	–	在恢复椎间孔高度、局部椎间隙角度和脊柱前凸方面，ALIF 优于 TLIF。2 年临床结果（VAS）相当
Kurtz 等 (2012) J Neurosurg Spine 17(4):342 III-R	ALIF 360° P/TLIF TLIF PLF	544 492 5 851 917 7840	120	–	–	手术入路对于深部（筋膜下）感染率没有影响；对浅表感染影响不大
Sasso 等 [63] (2005) II-P	ALIF+髂嵴植骨	208	24	–	–	取骨区疼痛仍然是术后重大管理问题
Arlet 等 [51] (2006) II-P	ALIF+椎体植骨	21	28	250	100%	从邻近椎体局部取自体骨移植核然后用 β-TCP 塞入是安全有效的
Whang 等 (2013) J Spinal Disord Tech 26(8) 437 III-R (2002—2010)	ALIF vs. AxiaLIF（都位于 L5-S1 水平）	48 48	>24	–	79% 85%	AxiaLIF 与 ALIF 的放射学结果和并发症相似
Aghayev 等 (2012) Eur Spine J 21(8):1640 III-R (2005—2010)	ALIF vs. TDA	50 534	12	–	–	ALIF 和 TDA 后的疼痛缓解相似
Behrbalk 等 (2013) Eur Spine J 22(12):2869 IV-R	ALIF+PEEK/BMP	25 (32 节段)	17	–	90.6%	SynFix-LR 系统。6 mg 剂量水平无 BMP 相关并发症
Quraishi 等 (2013) Eur Spine J 22 (Supp 1):S16 III-R (2001—2010)	ALIF 或 TDR	304	–	–	–	经过充分的培训，脊柱外科医生可以安全地进行腰椎前路手术
Jarrett 等 [31] (2009) III-R (2003—2005)	脊柱外科 血管外科	63 202	–	–	–	经过充分的培训，脊柱外科医生可以安全地进行腰椎前路手术
Garg 等 [66] (2010) III-R (2004—2009)	ALIF L4/L5 和（或）L5/S1	212	–	143	–	两节段和男性患者中血管损伤的增加，主动脉钙化没有影响

（续表）

作者（年）	类型	患者	FUP（月）	EBL（mL）	融合（%）	结论
Kalb 等[68] (2016) IV-R (2004—2010)	ALIF	242	11	—	99%	患者的人口统计资料，合并症和先前的腰椎手术并发症没有相关性
Choi 等 (2011) Acta Neurochir 153(3):567 IV-R (2007—2008)	ALIF	200	18.4	—	98%	肥胖患者 L5/S1 节段，严重滑移或严重的小关节疾病结果不佳
Lindley 等 (2012) Spine 37(20):1785 III-R (2004—2011)	ALIF+BMP vs. ADR（都位于 L5/S1 水平）	54 41	—	—	—	逆行射精的风险没有显著差异
Carragee 等 (2011) Spine J 11(6):511 III-R (2002—2004)	ALIF vs. rhBMP-2	—	69 174	—	—	在 ALIF 手术时使用 rhBMP-2 似乎会增加发生逆行射精的风险
Snyder 等 (2013) J Spinal Disord Tech III-R (2004—2010)	ALIF 伴前路钢板 vs. ALIF 不伴钢板	146 85	11.2 13.7	—	—	前路钢板固定 Prolo 或 ODI 得分无统计学差异
Sasso 等[52] (2005) III-R (1992—2002)	ALIF (−) vs. (+) TID	243 228	—	—	—	螺纹椎间融合器并发症（8.3%）高于非螺纹椎间融合器（2.1%）
Lubelski 等 (2013) J Neurosurg Spine 18(2):126 III-R	ALIF ± rhBMP-2	59 51	17.5 30.8	—	—	使用 rhBMP-2 泌尿系并发症（22%）与不使用 rhBMP-2 的患者（19.6%）无差别

注：ADR，人工椎间盘置换术；ALIF，前路腰椎椎间融合；BMP，骨形态发生蛋白；BMP-2，重组人骨组态发生蛋白-2；TDA，人工椎间盘置换术；TDR，全椎间盘置换术；TLIF，经椎间孔腰椎椎间融合；TID，可旋入椎体间装置；VAS，视觉模拟评分。

注：LLIF 患者 =2 207（Ahmadian et al, 2013；Anand et al, 2008；Berjano et al, 2012；Caputo et al, 2013；Malhan et al, 2012；Rodgers et al, 2009；Rodgers et al, 2012；Sharma et al, 2011；Tormenti et al, 2010；Wang et al, 2010；Youssef et al, 2010）[10, 16, 17, 24, 36, 38, 41, 44, 48-50]。

ALIF 患者 =1 938（Asha et al, 2012；Hrabaek et al, 2012；Hsieh et al, 2007；Quraishi et al, 2013）[10, 12, 31, 36, 52, 60, 68]。在 95% 的置信水平下，ALIF 和 LLIF 的总体并发症发生率没有显著差异（P=0.067 24）。

如果使用得当，每种方法都会产生很好的效果。当超适应证应用时，并发症会急剧增加。

5.15.2 开放手术

很难将侧前方椎间手术入路作为一种"侵袭性较小"的技术，或作为 ALIF 的替代方法，因为侧路的并发症，以及这种技术无法处理 L5-S1 椎间盘间隙，而这个节段最有可能需要进行椎间盘切除和重建。

腰椎侧方入路手术经过腰大肌，可能由于腰大肌腹损伤或腰丛损伤导致同侧下肢无力。在表 5.6 中，发生率最高的两种并发症可能与手术暴露期间的腰丛损伤有关。根据手术节段的不同，这种损伤可能是良性的，也可能是更严重损伤，例如在上腰椎水平，导致股四头肌无力，需要助步器辅助行走。鉴于腹膜后前入路的典型安全性，髂或髂腰静脉损伤等主要的血管并发症罕见，可以提出一个论点，即 ALIF 是一种创伤小、病痛少的手术。LLIF 不能用于 L5-S1 节段，进一步缩小了其使用范围。最后，在成人脊柱侧凸伴平背畸形或腰椎滑脱的情况下，前纵韧带通常是一个收缩的结构，如果进行 LLIF 手术时不能松解，节段矢状面矫正可能会受到限制。总之，LLIF 本质上是一种应用于有限的脊柱疾病的手术，在患者安全状况、手术节段或重建潜力方面不能与 ALIF 相提并论。

（赵凤东　译）

参·考·文·献

[1] Dakwar E, Vale FL, Uribe JS. Trajectory of the main sensory and motor branches of the lumbar plexus outside the psoas muscle related to the lateral retroperitoneal transpsoas approach. J Neurosurg Spine. 2011; 14(2):290–295

[2] Rodgers WB, Cox C, Gerber EJ. Experience and early results with a minimally invasive technique for anterior column support through extreme lateral interbody fusion (XLIF). US Musculoskelet Rev. 2007; 1:28–32

[3] Cloward RB. The treatment of ruptured lumbar intervertebral disc by vertebral body fusion. III. Method of use of banked bone. Ann Surg. 1952; 136 (6):987–992

[4] Harms J, Jeszensky D. The unilateral, transforaminal approach for posterior lumbar interbody fusion. Orthop Traumatol. 1998; 6:88–99

[5] Foley KT, Holly LT, Schwender JD. Minimally invasive lumbar fusion. Spine. 2003; 28(15) Suppl:S26–S35

[6] Meyerding HW. Spondylolisthesis. Surg Gynecol Obstet. 1932; 54:371–377

[7] Harmon P. Anterior extraperitoneal lumbar disc excision and vertebral body fusion. Clin Orthop. 1960; 18:168–173

[8] Mayer HM. A new microsurgical technique for minimally invasive anterior lumbar interbody fusion. Spine. 1997; 22(6):691–699, discussion 700

[9] Flynn JC, Price CT. Sexual complications of anterior fusion of the lumbar spine. Spine. 1984; 9(5):489–492

[10] Hrabalek L, Adamus M, Gryga A, Wanek T, Tucek P. A comparison of complication rate between anterior and lateral approaches to the lumbar spine. Biomed Pap Med Fac Univ Palacky Olomouc Czech Repub. 2014; 158 (1):127–132

[11] Kaiser MG, Haid RW, Jr, Subach BR, Miller JS, Smith CD, Rodts GE, Jr. Comparison of the mini-open versus laparoscopic approach for anterior lumbar interbody fusion: a retrospective review. Neurosurgery. 2002; 51(1): 97–103, discussion 103–105

[12] Rajaraman V, Vingan R, Roth P, Heary RF, Conklin L, Jacobs GB. Visceral and vascular complications resulting from anterior lumbar interbody fusion. J Neurosurg. 1999; 91(1) Suppl:60–64

[13] Ozgur BM, Aryan HE, Pimenta L, Taylor WR. Extreme lateral interbody fusion (XLIF): a novel surgical technique for anterior lumbar interbody fusion. Spine J. 2006; 6(4):435–443

[14] Elowitz EH, Yanni DS, Chwajol M, Starke RM, Perin NI. Evaluation of indirect decompression of the lumbar spinal canal following minimally invasive lateral transpsoas interbody fusion: radiographic and outcome analysis. Minim Invasive Neurosurg. 2011; 54(5)(–)(6):201–206

[15] Oliveira L, Marchi L, Coutinho E, Pimenta L. A radiographic assessment of the ability of the extreme lateral interbody fusion procedure to indirectly decompress the neural elements. Spine. 2010; 35(26) Suppl:S331–S337

[16] Dakwar E, Cardona RF, Smith DA, Uribe JS. Early outcomes and safety of the minimally invasive, lateral retroperitoneal transpsoas approach for adult degenerative scoliosis. Neurosurg Focus. 2010; 28(3):E8

[17] Isaacs RE, Hyde J, Goodrich JA, Rodgers WB, Phillips FM. A prospective, nonrandomized, multicenter evaluation of extreme lateral interbody fusion for the treatment of adult degenerative scoliosis: perioperative outcomes and complications. Spine. 2010; 35(26) Suppl:S322–S330

[18] Cappuccino A, Cornwall GB, Turner AWL, et al. Biomechanical analysis and review of lateral lumbar fusion constructs. Spine. 2010; 35(26) Suppl:S361–S367

[19] Le TV, Smith DA, Greenberg MS, Dakwar E, Baaj AA, Uribe JS. Complications of lateral plating in the minimally invasive lateral transpsoas approach. J Neurosurg Spine. 2012; 16(3):302–307

[20] Oliveira L, Marchi L, Coutinho E, Pimenta L. The subsidence rate in XLIF osteoporotic patients in standalone procedures. Spine. 1976; 2010(10):S51–S52

[21] Park SH, Park WM, Park CW, Kang KS, Lee YK, Lim SR. Minimally invasive anterior lumbar interbody fusion followed by percutaneous translaminar facet screw fixation in elderly patients. J Neurosurg Spine. 2009; 10(6):610–616

[22] Voyadzis JM, Anaizi AN. Minimally invasive lumbar transfacet screw fixation in the lateral decubitus position after extreme lateral interbody fusion: a technique and feasibility study. J Spinal Disord Tech. 2013; 26(2):98–106

[23] Kim SM, Lim TJ, Paterno J, Park J, Kim DH. Biomechanical comparison: stability of lateral-approach anterior lumbar interbody

fusion and lateral fixation compared with anterior-approach anterior lumbar interbody fusion and posterior fixation in the lower lumbar spine. J Neurosurg Spine. 2005; 2 (1):62–68

[24] Rodgers WB, Gerber EJ, Patterson J. Intraoperative and early postoperative complications in extreme lateral interbody fusion: an analysis of 600 cases. Spine. 2011; 36(1):26–32

[25] Voyadzis JM, Felbaum D, Rhee J. The rising psoas sign: an analysis of preoperative imaging characteristics of aborted minimally invasive lateral interbody fusions at L4–5. J Neurosurg Spine. 2014; 20(5):531–537

[26] Lowe TG, Hashim S, Wilson LA, et al. A biomechanical study of regional endplate strength and cage morphology as it relates to structural interbody support. Spine. 2004; 29(21):2389–2394

[27] Perez-Cruet MJ, Fessler RG, Perin NI. Review: complications of minimally invasive spinal surgery. Neurosurgery. 2002; 51(5) Suppl:S26–S36

[28] Rodgers WB, Cox CS, Gerber EJ. Early complications of extreme lateral interbody fusion in the obese. J Spinal Disord Tech. 2010; 23(6):393–397

[29] Heary RF, Yanni DS, Benzel EC. Anterior lumbar interbody fusion. In: Benzel EC, ed. Spine Surgery. Philadelphia, PA: Saunders; 2012:523–534

[30] Mobbs RJ, Loganathan A, Yeung V, Rao PJ. Indications for anterior lumbar interbody fusion. Orthop Surg. 2013; 5(3):153–163

[31] Jarrett CD, Heller JG, Tsai L. Anterior exposure of the lumbar spine with and without an "access surgeon": morbidity analysis of 265 consecutive cases. J Spinal Disord Tech. 2009; 22(8):559–564

[32] Tang S. Does TLIF aggravate adjacent segmental degeneration more adversely than ALIF? A finite element study. Turk Neurosurg. 2012; 22(3):324–328

[33] Uribe JS, Arredondo N, Dakwar E, Vale FL. Defining the safe working zones using the minimally invasive lateral retroperitoneal transpsoas approach: an anatomical study. J Neurosurg Spine. 2010; 13(2):260–266

[34] Benglis DM, Vanni S, Levi AD. An anatomical study of the lumbosacral plexus as related to the minimally invasive transpsoas approach to the lumbar spine. J Neurosurg Spine. 2009; 10(2): 139–144

[35] Tohmeh AG, Rodgers WB, Peterson MD. Dynamically evoked, discretethreshold electromyography in the extreme lateral interbody fusion approach. J Neurosurg Spine. 2011; 14(1):31–37

[36] Smith WD, Christian G, Serrano S, Malone KT. A comparison of perioperative charges and outcome between open and mini-open approaches for anterior lumbar discectomy and fusion. J Clin Neurosci. 2012; 19(5):673–680

[37] Phillips FM, Isaacs RE, Rodgers WB, et al. Adult degenerative scoliosis treated with XLIF: clinical and radiographical results of a prospective multicenter study with 24-month follow-up. Spine. 2013; 38(21):1853–1861

[38] Knight RQ, Schwaegler P, Hanscom D, Roh J. Direct lateral lumbar interbody fusion for degenerative conditions: early complication profile. J Spinal Disord Tech. 2009; 22(1):34–37

[39] Youssef JA, McAfee PC, Patty CA, Raley E, DeBauche S, Shucosky E, Chotikul L. Minimally invasive surgery: lateral approach interbody fusion: results and review. Spine (Phila PA 1976) 2010;35(26):S302-S311

[40] Rodgers WB, Gerber EJ, Patterson JR. Fusion after minimally disruptive anterior lumbar interbody fusion: Analysis of extreme lateral interbody fusion by computed tomography. SAS J. 2010; 4(2):63–66

[41] Ozgur BM, Agarwal V, Nail E, Pimenta L. Two-year clinical and radiographic success of minimally invasive lateral transpsoas approach for the treatment of degenerative lumbar conditions. SAS J. 2010; 4(2):41–46

[42] Berjano P, Balsano M, Buric J, Petruzzi M, Lamartina C. Direct lateral access lumbar and thoracolumbar fusion: preliminary results. Eur Spine J 2012;21: S37-S42

[43] Malham GM, Ellis NJ, Parker RM, Seex KA. Clinical outcome and fusion rates after the first 30 extreme lateral interbody fusions. ScientificWorldJournal 2012;2012:246989

[44] Rodgers WB, Gerber EJ, Rodgers JA. Lumbar fusion in octogenarians: the promise of minimally invasive surgery. Spine. 2010; 35(26) Suppl:S355–S360

[45] Kepler CK, Bogner EA, Herzog RJ, Huang RC. Anatomy of the psoas muscle and lumbar plexus with respect to the surgical approach for lateral transpsoas interbody fusion. Eur Spine J. 2011; 20(4):550–556

[46] Park DK, Lee MJ, Lin EL, Singh K, An HS, Phillips FM. The relationship of intrapsoas nerves during a transpsoas approach to the lumbar spine: anatomic study. J Spinal Disord Tech. 2010; 23(4):223–228

[47] Ahmadian A, Deukmedjian AR, Abel N, Dakwar E, Uribe JS. Analysis of lumbar plexopathies and nerve injury after lateral retroperitoneal transpsoas approach: diagnostic standardization. J Neurosurg Spine. 2013; 18(3):289–297

[48] Le TV, Burkett CJ, Deukmedjian AR, Uribe JS. Postoperative lumbar plexus injury after lumbar retroperitoneal transpsoas minimally invasive lateral interbody fusion. Spine. 2013; 38(1):E13–E20

[49] Cahill KS, Martinez JL, Wang MY, Vanni S, Levi AD. Motor nerve injuries following the minimally invasive lateral transpsoas approach. J Neurosurg Spine. 2012; 17(3):227–231

[50] Cummock MD, Vanni S, Levi AD, Yu Y, Wang MY. An analysis of postoperative thigh symptoms after minimally invasive transpsoas lumbar interbody fusion. J Neurosurg Spine. 2011; 15(1):11–18

[51] Arlet V, Jiang L, Steffen T, Ouellet J, Reindl R, Aebi M. Harvesting local cylinder autograft from adjacent vertebral body for anterior lumbar interbody fusion: surgical technique, operative feasibility and preliminary clinical results. Eur Spine J. 2006; 15(9):1352–1359

[52] Sasso RC, Best NM, Mummaneni PV, Reilly TM, Hussain SM. Analysis of operative complications in a series of 471 anterior lumbar interbody fusion procedures. Spine. 2005; 30(6):670–674

[53] Brau SA, Delamarter RB, Schiffman ML, Williams LA, Watkins RG. Vascular injury during anterior lumbar surgery. Spine J. 2004; 4(4):409–412

[54] Syed HR, Spitz SM, Voyadzis JM, Sandhu FA. Complications associated with minimally invasive extreme lateral interbody fusion (XLIF): an analysis of 300 cases. Paper presented at: Congress of Neurological Surgeons Poster Presentation; 2013; San Francisco, CA

[55] Anand N, Baron EM. Urological injury as a complication of the transpsoas approach for discectomy and interbody fusion. J Neurosurg Spine. 2013; 18 (1):18–23

[56] Villavicencio AT, Burneikiene S, Bulsara KR, Thramann JJ. Perioperative complications in transforaminal lumbar interbody fusion versus anteriorposterior reconstruction for lumbar disc degeneration and instability. J Spinal Disord Tech. 2006; 19(2): 92–97

[57] Guyatt G, Schunëmann H, Cook D, Jaeschke R, Pauker S, Bucher H, American College of Chest Physicians. Grades of recommendation for antithrombotic agents. Chest. 2001; 119(1)

Suppl:3S–7S

[58] Watkins RG, IV, Hanna R, Chang D, Watkins RG, III. Sagittal alignment after lumbar interbody fusion: comparing anterior, lateral, and transforaminal approaches. J Spinal Disord Tech. 2014; 27(5):253–256

[59] Fantini GA, Pawar AY. Access related complications during anterior exposure of the lumbar spine. World J Orthop. 2013; 4(1): 19–23

[60] Garg J, Woo K, Hirsch J, Bruffey JD, Dilley RB. Vascular complications of exposure for anterior lumbar interbody fusion. J Vasc Surg. 2010; 51(4):946–950, discussion 950

[61] Kunakornsawat S, Prasartritha T, Korbsook P, Vannaprasert N, Tungsiripat R, Tansatit T. Variations of the iliolumbar and ascending lumbar veins. J Spinal Disord Tech. 2012; 25(8):433–436

[62] Edgard-Rosa G, Geneste G, Nègre G, Marnay T. Midline anterior approach from the right side to the lumbar spine for interbody fusion and total disc replacement: a new mobilization technique of the vena cava. Spine. 2012; 37 (9):E562–E569

[63] Sasso RC, LeHuec JC, Shaffrey C, Spine Interbody Research Group. Iliac crest bone graft donor site pain after anterior lumbar interbody fusion: a prospective patient satisfaction outcome assessment. J Spinal Disord Tech. 2005; 18 Suppl:S77–S81

[64] Comer GC, Smith MW, Hurwitz EL, Mitsunaga KA, Kessler R, Carragee EJ. Retrograde ejaculation after anterior lumbar interbody fusion with and without bone morphogenetic protein-2 augmentation: a 10-year cohort controlled study. Spine J. 2012; 12(10):881–890

[65] Dorward IG, Lenke LG, Bridwell KH, et al. Transforaminal versus anterior lumbar interbody fusion in long deformity constructs: a matched cohort analysis. Spine. 2013; 38(12):E755–E762

[66] Laws CJ, Coughlin DG, Lotz JC, Serhan HA, Hu SS. Direct lateral approach to lumbar fusion is a biomechanically equivalent alternative to the anterior approach: an in vitro study. Spine. 2012; 37(10):819–825

[67] Than KD, Wang AC, Rahman SU, et al. Complication avoidance and management in anterior lumbar interbody fusion. Neurosurg Focus. 2011; 31(4):E6

[68] Kalb S, Perez-Orribo L, Kalani MY, et al. The influence of common medical conditions on the outcome of anterior lumbar interbody fusion. Clin Spine Surg. 2016; 29(7):285–290

6

L5-S1 AxiaLIF 术与开放前路腰椎椎间融合和后外侧 360° 融合是否相当

微创：Venu M. Nemani, Oheneba Boachie-Adjei
开放：John D. Koerner, Todd J. Albert

6.1 引言

腰骶交界部位融合术可用于多种脊柱疾病的治疗，包括但不限于创伤、不稳定、肿瘤、畸形和退行性疾病。有多种入路和技术可以进行脊柱融合，但由于椎体间融合生物力学特性良好，且可以通过恢复椎间高度实现椎间孔间接减压，还可以恢复矢状面排列，因此更加可取。椎体间融合可以通过几种不同的入路进行，它们都有各自独特的优缺点。传统的开放入路包括腰椎前路椎间融合（anterior lumbar interbody fusion，ALIF）、腰椎后路椎体间融合和经椎间孔椎体间融合。

1948 年，Lane 和 Moore 首次提出了 ALIF 手术，应用经腹膜入路和自体骨移植治疗脊柱退行性疾病[1]。腹膜后入路逆行射精发生率比经腹膜入路低[2]，现在更常用。前后路（anterior/posterior，AP）联合 360° 融合治疗医源性平背综合征[3, 4]和严重腰椎滑脱[5, 6]已成为一种流行的治疗方法。除自体骨和同种异体骨移植外，许多由金属和其他材料制成的植入物已被开发出来用于 ALIF 手术。虽然 ALIF 手术可以单独使用，但它通常与后路融合手术和（或）减压结合用于各种适应证。最近，"微创"的侧方入路和骶前入路被用于椎体间融合。由于解剖学的限制，侧方入路通常不可能到达 L5-S1 椎间隙，骶前入路利用骶骨前部和腹膜内容物之间自然形成的间隙到达腰骶交界处。

6.2 L5-S1 360° 融合的适应证

椎体间融合和后外侧融合的适应证包括：非手术治疗失败的椎间盘退变疼痛，低或高度腰椎滑脱和后路融合失败的翻修手术。对于成人特发性或退变性脊柱侧弯，椎体间支撑对于长节段融合以下的腰骶交界处很重要。椎间盘退变性疾病（degenerative disc disease，DDD）通常通过放射学上椎间隙高度降低和椎间盘内信号改变得到证实。

6.3 微创手术的优势

骶前入路与 ALIF 相比，其优点在于避免了传统的经腹膜或腹膜后分离，从而避免可能的血管损伤、逆行射精和术后肠梗阻。骶前入路还保留了前纵韧带和前方纤维环，两者对运动节段的稳定性至关重要。此外，该方法软组织剥离少，且保留了肌肉，理论上可以减少术后疼痛。最后，AxiaLIF 植入物（Baxano Surgical；Raleigh，NC）非常独特，可抵抗腰椎滑脱患者中更明显的腰骶交界处剪应力。因此，AxiaLIF 杆抵抗 L5-S1 向前平移，并保护后路椎弓根螺钉固定，而单纯的 ALIF 融合器或植骨不能达到这样的作用。

6.4 开放手术的优势

开放前路手术可直接显示椎间隙，很好的处理终板，从而获得更大的融合面积以促进融合。这种方法还可以更彻底地切除椎间盘，包括必要时切除一部分纤维环（annulus fibrosis，AF），这是在 AxiaLIF 手术中做不到的。疼痛性椎间盘退变患者纤维环内神经长入增加[7]，如果不完全切除，可能会成为继续疼痛的来源。在椎间隙中放置前凸的植骨块有助于改善矢状位排列——AxiaLIF 手术只能维持而不可能改善既有的矢状面排列。除了截骨术外，其他任何后路技术都不能获得如此优越的节段性矢状面矫形效果。开放前后路融合术的适应证还包括更严重的腰椎滑脱，这是微创技术无法处理的。最后，与大多数微创手术技术一样，与传统的开放式手术相比，有一个陡峭的学习曲线，且辐射暴露增加。

6.5 病例介绍

患者为 51 岁男性，腰痛严重，L5-S1 Ⅱ级腰椎峡部裂滑脱合并椎间盘退变。患者经保守治疗无效。术前侧位片如图 6.1 所示。

6.6 微创手术技术

在考虑进行骶前椎体间融合之前，先做一个骨盆的磁共振成像（MRI）检查，以确认存在安全的脂肪平面，脏层腹膜与骶前壁之间没有血管结构，以便有适当的通道通过植入物。如果在这个平面有

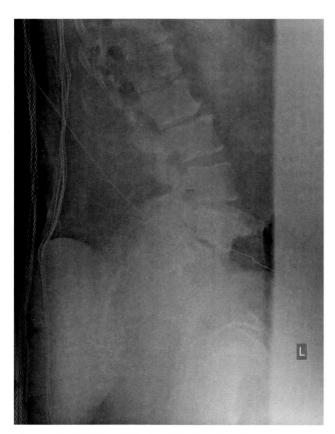

图 6.1　术前侧位 X 线片显示峡部性 Ⅱ 度腰椎滑脱

很多的血管，或者既往手术导致后腹膜瘢痕形成，则这种经皮手术并不适用。

患者使用 GoLYTELY 进行标准的肠道准备。患者俯卧在一张平坦的 Jackson 手术台上，所有骨性突起都垫好。对于这个患者，我们先做脊柱的标准后正中入路，用椎弓根螺钉复位和固定 L5 和 S1。腰椎滑脱的复位是通过将脊柱提拉到两侧远端固定的棒上实现的。小关节和横突去皮质，局部放置植骨块和植骨替代物以促进后外侧融合。后路手术也可以使用经皮螺钉采用微创的方式进行。

骶前椎体间融合术可以使用相同的俯卧位，而不需要另外消毒和铺巾。但在实际操作中，我们通常先关闭后方伤口并覆盖敷料。在髋关节下方垫一个枕头，以最大限度地屈曲髋关节，使用双 C 臂同时获得正位和侧位透视。我们通常也会将先前的伤口排除在手术区域之外，以尽量减少污染的风险。

在右臀尾骨附近做一个 3 cm 的横切口。我们采用横向切口，因为这样可以减少坐位时伤口裂开的风险。使用弯的 Kelly 血管钳转向骶骨前表面钝性分离韧带筋膜至骶前区。接下来，在透视下用一个钝的分离工具沿着骶骨中线推进到 S1-S2 水平。然后，在透视下将分离器替换为导针，将导针打入 S1 椎体，穿过 L5-S1 椎间盘，进入 L5 椎体 1~2 mm。通过导针置入一系列扩张器，扩张骶骨植入物通道。将一个工作套管固定到位，可以从骶骨前部穿过 S1 钻入 L5-S1 椎间隙形成骨通道。使用辐射状和向下切割刀片切除椎间盘。用局部骨和植骨替代物填充椎间隙，我们更喜欢使用异体骨松质碎屑。如果椎间隙相对较大，则使用 2 mg 骨形态发生蛋白（bone morphogenetic protein，BMP；不含明胶海绵）与脱钙骨基质和局部骨混合来填充椎间隙。切除椎间盘后插入交换套管，插入螺纹 AxiaLIF 杆。在第一阶段后路固定后不需要进一步撑开椎间隙，使用非牵开棒。常规分层闭合切口。

6.7 开放手术技术

患者置于仰卧位。全麻诱导和气管插管后，腹部消毒和铺巾。做一个低的横切口，切开皮下组织，分离筋膜，在中线分离腹直肌。进入腹膜前和左侧腹膜后间隙。在髂静脉汇合处显露 L5-S1 椎间盘。在这个水平除了骶中血管外，可能没有必要牵

开血管。放置 X 射线标记并确认节段正确。切开取出椎间盘后，用刮匙轻轻地将椎间隙上下软骨终板刮除。使用锉刀进一步打磨终板，使得骨性终板表面出血。除了同种异体骨外，现在还可以使用各种椎体间植入物，包括螺纹椎体间装置、腰椎锥形装置、聚醚醚酮（PEEK）融合器和钛网融合器。无论选择何种植入物，适当的尺寸和位置是关键，理想位置是埋头几个毫米，没有向后突出。透视确认内植物在椎间隙内的位置合适。用 Vicryl 缝线缝合腹直肌，用 #1 PDS 缝线关闭筋膜。皮下用 3-0 Vicryl 缝线缝合，皮内缝合关闭皮肤。

然后将患者转为俯卧位。以手术节段为中心做正中切口，切开筋膜。骨膜下剥离，暴露棘突、椎板和小关节突关节，向外侧暴露到横突。如有必要，可在椎弓根螺钉置入前或后进行减压。使用高速磨钻对于峡部、小关节和横突进行去皮质。如果不进行减压，椎板和棘突也可以进行去皮质。然后将骨移植物放置在融合床和侧沟上。关闭腰部筋膜，然后关闭皮下组织和皮肤。术后侧位片如图 6.2 所示。

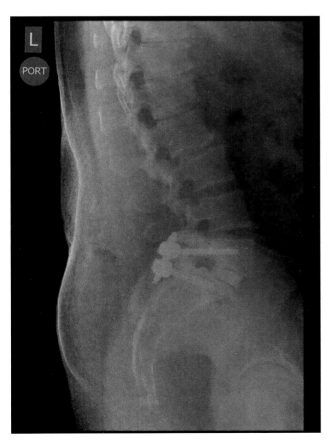

图 6.2 术后侧位 X 线片。关闭腰筋膜，然后关闭皮下组织和皮肤

6.8 微创手术的讨论

6.8.1 微创手术的 I 级证据

没有 I 级研究。

6.8.2 微创手术的 II 级证据

没有 II 级研究。

6.8.3 微创手术的 III 级和 IV 级证据

只有一个最近发表的 III 级研究直接比较 ALIF 与 AxiaLIF 用于腰骶交界处融合。Whang 和同事回顾性研究了 96 例（每组 48 例）L5-S1 360° 融合，应用 ALIF 或 AxiaLIF 进行椎体间融合并辅以后路固定[8]。ALIF 组中有 5 例没有进行后路固定。在 ALIF 组中，21 例患者采用了同种异体股骨环骨移植，27 例患者采用 PEEK 融合器。所有患者都进行了 2 年的临床和影像学（X 线和 CT）随访。主要终点是术后 24 个月 X 线和 CT 的融合情况。在 2 年随访中，ALIF 组 79% 的患者坚强融合，而 AxiaLIF 组患者为 85%（$P>0.05$）。ALIF 组 10 例发生 16 例不良反应，其中左侧髂总动脉损伤 1 例，腹膜撕裂 1 例。AxiaLIF 组 6 例患者中发生不良反应 10 例，其中局部感染 3 例，2 例需要冲洗和清创。AxiaLIF 组无肠穿孔或其他内脏或血管损伤的病例。

有几项 III 级和 IV 级研究检查因各种疾病进行骶前椎体间融合。Gerszten 和他的同事们对 26 例有症状的 L5-S1 峡部裂性腰椎滑脱患者进行了 AxiaLIF 联合经皮后路固定[9]，所有患者在 2 年随访时坚强融合，81% 的患者结果优秀或良好。同一组医生评估在 L5-S1 AxiaLIF 中使用或不使用 rhBMP-2，两组临床结果或并发症发生率无显著差异（$P=0.27$）。在 2 年的随访中，使用和不使用 rhBMP-2 的融合率分别为 96% 和 93%[10]。Issack 和 Boachie Adjei 回顾性评估了 9 例在脊柱畸形长节段融合下端进行骶前椎间融合的患者。这些患者没有严重并发症，在 1 年的随访中也没有发现植入物下沉的迹象，尽管有 2 例患者出现了假关节形成：1 例在 L4-L5，另一例在 L5-S1。在一年的随访中脊柱侧凸研究学会（Scoliosis Research Society，SRS）评分有了显著的改善[11]。在一个较大的系列中，Tobler 和同事在一项多中心研究中检查了 156 例接受 L5-S1 AxiaLIF 患者随访 2 年的结果[10]。绝大多数患者诊断为 DDD（62%）和腰椎滑脱（22%）。他们发现 2 年内疼痛评分总体改善 63%，ODI 改善 54%，融合率为 94%。

6.9 微创手术的并发症

尽管骶前椎体间融合术提供了一种相对无创伤、微创的方法来进行 L5-S1 节段融合，但这种方法并非没有风险。如前所述，术前必须进行影像学检查，确保腹部和盆腔脏器与骶骨前部之间有一个发育良好且安全的间隙，这非常重要。这个手术有一些肠道损伤的报道[12, 13]，其中有一些表现延迟[14]。Lindley 和同事报道了 68 例接受 AxiaLIF 的患者平均随访 34 个月的总体并发症发生率[15]。有 16 例（23.5%）患者共出现 18 例并发症（26.5%），包括假关节形成（8.8%）、浅表感染（5.9%）、骶骨骨折（2.9%）、盆腔血肿（2.9%）、伤口闭合失败（1.5%）、短暂性神经根刺激（1.5%）和直肠穿孔（2.9%）（表 6.2）。

6.10 微创手术的结论

总的来说，数据显示骶前椎间融合是在腰骶交界处获得椎间融合的一种有前途的技术。然而，值得注意的是，缺乏高质量的证据来检验这项技术的结果，并将其与其他更传统的 L5-S1 椎间融合的方法进行批判性比较。如果患者选择得当，术前成像和治疗适当，AxiaLIF 通常结果良好，融合率高，并发症发生率和开放 L5-S1 融合术相比可以接受。这已经在多个Ⅲ级和Ⅳ级研究中报道过。因此，我们给予一个 1C 推荐，AxiaLIF 结合后路固定，可以安全可靠地获得 L5-S1 360° 融合。

6.11 开放手术的讨论

理论上，微创骶前 L5-S1 椎体间融合术避免了前纵韧带和纤维环的破坏，也避免了 ALIF 手术经常需要的后路固定。然而，在已发表的 AxiaLIF 研究中，大多数患者都辅以后路固定[10, 16]，因此很难分离出单独 AxiaLIF 融合的数据。AxiaLIF 的适应证包括假关节形成、脊椎滑脱（Ⅰ级或Ⅱ级）或椎间盘源性腰痛[16]。因为仅有一项直接比较在 L5-S1 进行 AxiaLIF 和 ALIF 及后外侧融合的研

究，我们将从高质量的研究中提取数据，这些研究其中一个治疗组是 ALIF 加后外侧融合，并且与描述 AxiaLIF 的研究结果进行比较。有必要开展直接比较 AxiaLIF 和开放 360° 融合的更高质量的研究，更好地进行比较。

6.11.1 开放手术的Ⅰ级证据

有几项Ⅰ级研究将 360° 融合作为对照组，与腰椎人工椎间盘置换等新技术进行比较。ProDisc-L 椎间盘置换术与 360° 融合术比较的前瞻性、随机、多中心研究的长达 5 年的临床结果已经发表[17, 18]。这项研究的纳入标准为单节段 DDD，定义为腰痛和（或）腿痛，经影像学证实，ODI 大于或等于 40，并且至少 6 个月的保守治疗失败。75 例行 360° 融合术患者的平均手术时间为 229 分钟（标准差 75.9），估计出血量（estimated blood loss，EBL）为 465 mL（标准差 440.0），平均住院时间为 4.4 天（标准差 1.54）。所有手术均为单节段，其中 50/75（66.7%）在 L5-S1。无严重并发症（大血管损伤、神经损伤、神经根损伤或死亡），2/75 患者出现严重失血（>1 500 mL），2/75 患者出现感染。没有患者出现逆行射精。在 2 年的随访中，97% 的患者放射学融合，ODI 从基线时的 62.7 ± 10.3 下降到 39.8 ± 24.3。VAS 疼痛评估从术前平均 75 分下降到 2 年随访时的（43 ± 31.6）分。

多中心前瞻性随机对照的 Flexicore 人工椎间盘置换（Stryker Spine，Allendale，NJ）IDE 研究也采用 360° 融合术作为对照组。360° 融合组 23 例，其中 17 例为 L5-S1。平均手术时间 179 分钟，EBL 179 mL，平均住院 3 天。基线 ODI 为 58，6 个月时降至 25，1 年时降至 25，2 年时降至 12。VAS 疼痛评估从术前的 82 例下降到 2 年随访的 20 例。有 8 例患者发生了需要手术治疗的不良事件（3 例伤口感染，5 例取出内固定）[19]。

6.11.2 开放手术的Ⅱ级证据

除了比较 360° 融合和椎间盘置换的研究外，还可以从比较 360° 融合和单纯后路融合的研究中提取数据。在一项前瞻性队列研究中，对后路与 360° 融合治疗腰痛和Ⅰ至Ⅱ度峡部裂性腰椎滑脱的患者进行比较，47 例患者接受了 360° 融合手术。平均手术时间 244 分钟（195~330 分钟），EBL 355 mL（200~1 100 mL），平均住院 4.6 天

（3~7 天）。基线时 ODI 为 53 ± 16，6 个月时改善为 22.4 ± 9.3，12 个月时改善为 16.7 ± 7.2，24 个月时改善为 14.6 ± 9.6。术前 VAS 为 6.7，术后 6 个月平均 VAS 为 2.9 ± 1.7，术后 12 个月 VAS 为 2.6 ± 1.7，术后 24 个月 VAS 为 2.2 ± 1.6。有 9 例出现严重并发症（深静脉血栓形成、髂静脉裂伤需要输血、短暂性逆行射精、术后新发临床抑郁症、短暂性 L5 轻瘫、尿路感染合并菌血症、骨不连、内固定取出和椎板切除 / 螺钉探查各 1 例）[20]。

多中心前瞻性随机 ProDisc-L 试验有随访 5 年的数据，使用 360° 融合作为对照组，之前在" I 级证据"部分描述过。5 年随访率较低，为 74.7%，因而作为 II 级证据。尽管如此，360° 融合组 5 年融合率为 95.8%，ODI 为 36.2 ± 25.7，低于基线时的 62.7 ± 10.3。

6.11.3 切开手术的 III 级和 IV 级证据

在一项对成人低级别峡部裂性腰椎滑脱的手术入路和手术结果的系统回顾中，360° 融合的融合率和临床结果分别为 98.2% 和 86.4%[21]。这些研究的数据总结在表 6.1 中。

6.12 开放手术的并发症

腰椎前路手术有损伤大血管和腹下丛的风险。L5-S1 椎间盘位于大血管分叉处，腹下丛覆盖椎间盘。通常由 1 名血管外科医生或普外科医生协助暴露；然而，并非所有的外科医生都有相同程度的舒适度或经验。在某些系列中，血管损伤的发生率高达 15%[22, 23]；然而，在两项随机前瞻性研究总共 101 例患者中，ALIF 作为 360° 融合的一部分没有出现血管损伤[17, 19]。另一名外科医生对 686 例患者的小切口前方入路进行了回顾，结果有 6 例动脉损伤（0.8%）和 6 例静脉损伤（0.8%）[24]。该入路有一个陡峭的学习曲线，外科医生对于该入路的经验对于手术结果非常重要，包括失血和手术时间。

在前路手术中，对腹下丛的潜在损伤也受到关注，可能导致逆行射精。这种并发症的发生率为 0.42%~5.9%[25, 26]。采用腹膜后入路而不是经腹膜入路可降低这种风险[2]。在 ProDisc-L 的前瞻性随机试验中，360° 融合组没有患者出现逆行射精[17]。在 1 名外科医生的大范围回顾中，这个比率是 0.1%[24]。腰大肌过度牵拉对交感神经链的损伤

可以导致患者感觉右腿相对寒冷，但这通常可以缓解（表 6.2）。

6.13 开放手术的结论

开放 ALIF 结合后路融合经多个 I 级研究证实，融合率高，并发症少，经长期随访检验。开放前方入路可完全切除椎间盘，融合面积大。有经验的外科医生进行显露可以减少与前路手术相关的并发症。这些数据提供了 I A 级的建议，即 ALIF 结合后路融合是一种安全有效的手术。只有一个 III 级研究对于开放 ALIF 和后路融合与 AxiaLIF 进行直接比较，这提供了一个 2C 级推荐，这两个过程在临床结果、融合率以及并发症的发生率相当。

6.14 编者述评

6.14.1 微创手术

从一开始，AxiaLIF 成功稳定腰骶交界部并实现高融合率的可能性很小。这一教训至少在 10 年前从一种叫作"经骶骨 L5-S1 融合和固定"的微创手术中得到。在这一手术中，通过双侧经臀和经髂翼的管状入路显露 L5-S1 椎间盘。这种方法相对于 AxiaLIF 的显著优点是，它可以双向倾斜通过椎间隙，从而通过瞬时旋转轴获得稳定。然而，这项技术与 AxiaLIF 手术一样，不能充分地切除椎间盘。尽管这项技术生物力学特性优越，但在没有后路器械补充的情况下，融合率仅为 60%~65%。AxiaLIF 的稳定螺钉直接与瞬时旋转轴（instantaneous axis of rotation，IAR）对齐，融合成功率一样较低。

另外，L5-S1 的 ALIF 具有良好的融合特性，并发症发生率相对较低。可以在直接可视化下可靠地完全切除椎间盘并确认。可以植入一个大的植骨块 / 融合器来覆盖大部分的终板表面，并且可以在前方对椎体进行固定 / 稳定，因此在许多情况下不需要后路器械。

有人认为，AxiaLIF 的"微创"对患者具有显著优势。然而，这一优势必须与手术本身的成功率相权衡。到目前为止，AxiaLIF 还没有被证明优于 ALIF。

6.14.2 开放手术

AxiaLIF 仅有有限的生物力学轴向支撑，使得

表 6.1 结合后外侧融合的 ALIF 与 AxiaLIF 比较的文献

作者（年）	等级	研究	类型	病例数	手术时间（分钟）	EBL（mL）	LOS（天）	融合率	基线 ODI	2 年 ODI	5 年 ODI
Zigler 等 (2007)	I	前瞻性，随机，多中心	ProDisc-L vs. AP 融合	75 (50 例 L5-S1)	229 (75.9)	465 (440.0)	4.4 (1.54)	97%	62.7 (10.3)	39.8 (24.3)	NA
Sasso 等 (2008)	I	前瞻性，随机，多中心	Flexicore 人工椎间盘 vs. AP 融合	23 (17 例 L5-S1)	179	179	3	NA	58	12	NA
Zigler 和 Delamarter (2012)	II	前瞻性，随机，多中心	ProDisc-L vs. AP 融合	56 (原有 75)	a	a	a	95.8%	a	a	36.2 (25.7)
Swan 等 (2006)	II	前瞻队列	后路融合 vs. AP 融合	47	244 (295~330)	355 (200~1 100)	4.6 (3~7)	97.9%	53	14.6 (9.6)	NA
Kwon 等 (2005)	III	系统性回顾	低级别脊柱滑脱的入路	170, 125	NA	NA	NA	98.2%	NA	NA	NA
Whang 等 (2013)	III	回顾性多中心队列	AxiaLIF vs. ALIF	96	NA	NA	NA	79% (ALIF) vs. 85% (AxiaLIF)	NA	NA	NA
Gerszten 等 (2011)	III	回顾性队列	AxiaLIF ± rhBMP-2	45 (BMP) vs. 54 (无 BMP)	60	87 (BMP) vs. <50 (无 BMP)	NA	96% (BMP) vs. 93% (无 BMP)	54.4 (仅 BMP 组)	23.7 (仅 BMP 组)	NA
Gerszten 等 (2012)	IV	回顾性队列	AxiaLIF+PSF 治疗脊柱滑脱	26	70 (AxiaLIF) +75 (PSF)	20~150 mL	1 (<1~2)	100%	NA	NA	NA
Issack 和 Boachie-Adjei (2012)	IV	回顾性病例系列	AxiaLIF 治疗脊柱畸形	9	94 (60~120 分钟)	NA	NA	78%	43	NA	NA
Tobler 等 (2011)	IV	回顾性多中心病例系列	AxiaLIF (L5-S1)	156	NA	NA	NA	94%	36.6	19.0	NA

注：ALIF，前路腰椎椎间融合；AP，前后路；BMP，骨形态发生蛋白；EBL，估计失血量；LOS，住院时间；NA，无法获取；ODI，Oswestry 功能评分；PSF，后外侧脊柱融合。
一些 ALIF 数据从评估其他技术的研究中提取。
[a] 数据未自 Zigler 等 (2007) 研究中相同的病例组。

表 6.2　ALIF 结合后外侧融合与 AxiaLIF 的并发症比较

作者（年）	等级	研究	病例数	类型	严重并发症	评论
Zigler 等（2007）	I	前瞻性，随机，多中心	75（50 例 L5-S1）	ProDisc-L vs. AP 融合	0	—
Sasso 等（2008）	I	前瞻性，随机，多中心	23（17 例 L5-S1）	Flexicore 人工椎间盘 vs. AP 融合	8 名患者需要再次手术干预（AP 融合组）	—
Swan 等（2006）	II	前瞻性队列	47	后路融合 vs. AP 融合	4（8%）	3 例髂静脉撕裂，1 例逆行射精（消失）
Whang 等（2013）	III	回顾性多中心队列	96	AxiaLIF vs. ALIF	16（ALIF）vs. 10（AxiaLIF）	髂动脉损伤和腹膜撕裂伤（ALIF）；没有血管或肠损伤（AxiaLIF）
Gerszten 等（2011）	III	回顾性队列	45（BMP）vs. 54（无 BMP）	AxiaLIF ± rhBMP-2	无	—
Gerszten 等（2012）	IV	回顾性队列	26	AxiaLIF+PSF 治疗脊柱滑脱	无	—
Issack 和 Boachie-Adjei（2012）	IV	回顾性病例系列	9	AxiaLIF 治疗脊柱畸形	无	2 例假关节形成
Tobler 等（2011）	IV	回顾性多中心病例系列	156	AxiaLIF（L5-S1）	无	—

注：ALIF，前路腰椎椎间融合；AP，前后路；BMP，骨形态发生蛋白；PSF，后外侧脊柱融合。
一些 ALIF 数据从评估其他技术的研究中提取。

它不可能替代 ALIF。ALIF 在彻底切除椎间盘后建立了两个坚固的结构支撑平台，而 AxiaLIF 椎间盘切除并不可靠。在用刮匙和铰刀移除任何可以盲目挖除的椎间盘后，将融合器放置在穿过椎骨的路径上，这一过程会失去融合器的大部分结构支撑。通过这种技术放置的融合器对于抵抗轴向压缩是不太可靠的，而更多地作为椎间隙上的剪切力的屏障。

前路融合在压力侧植骨，植骨面积大，生物力学特性更好，为融合提供最佳的机会。但 AxiaLIF 切除椎间盘较少，植骨的表面积小，很大程度上丧失了这些优点。

创新的方法往往会带来更好的手术技术，并有望改善患者的预后。有鉴别力的外科医生必须收集新技术相对成功的证据，并对该技术是否值得采用以改善患者的结果做出判断。ALIF 有着悠久的历史，并发症发生率有充分记录，其融合的生物力学环境和成功治愈的可能性被公认优于 AxiaLIF。手术技术、并发症、对于入路的熟悉程度和临床优势的可能性等这些因素，决定了当需要前方椎体间支持时，不太可能采用 AxiaLIF，而是继续使用 ALIF。

（吴文坚　译）

参·考·文·献

[1] Lane JD, Jr, Moore ES, Jr. Transperitoneal approach to the intervertebral disc in the lumbar area. Ann Surg. 1948; 127(3): 537–551

[2] Sasso RC, Kenneth Burkus J, LeHuec JC. Retrograde ejaculation after anterior lumbar interbody fusion: transperitoneal versus retroperitoneal exposure. Spine. 2003; 28(10):1023–1026

[3] Kostuik JP, Maurais GR, Richardson WJ, Okajima Y. Combined single stage anterior and posterior osteotomy for correction of iatrogenic lumbar kyphosis. Spine. 1988; 13(3):257–266

[4] Lagrone MO, Bradford DS, Moe JH, Lonstein JE, Winter RB, Ogilvie JW. Treatment of symptomatic flatback after spinal fusion. J Bone Joint Surg Am. 1988; 70(4):569–580

[5] Bradford DS. Treatment of severe spondylolisthesis. A combined approach for reduction and stabilization. Spine. 1979; 4(5):423–429

[6] McPhee IB, O'Brien JP. Reduction of severe spondylolisthesis. A preliminary report. Spine. 1979; 4(5):430–434

[7] Freemont AJ, Peacock TE, Goupille P, Hoyland JA, O'Brien J, Jayson MI. Nerve ingrowth into diseased intervertebral disc in chronic back pain. Lancet. 1997; 350(9072):178–181

[8] Whang PG, Sasso RC, Patel VV, Ali RM, Fischgrund JS. Comparison of axial and anterior interbody fusions of the L5-S1 segment: a retrospective cohort analysis. J Spinal Disord Tech. 2013; 26(8):437–443

[9] Gerszten PC, Tobler W, Raley TJ, Miller LE, Block JE, Nasca RJ. Axial presacral lumbar interbody fusion and percutaneous posterior fixation for stabilization of lumbosacral isthmic spondylolisthesis. J Spinal Disord Tech. 2012; 25(2): E36–E40

[10] Gerszten PC, Tobler WD, Nasca RJ. Retrospective analysis of L5-S1 axial lumbar interbody fusion (AxiaLIF): a comparison with and without the use of recombinant human bone morphogenetic protein-2. Spine J. 2011; 11(11): 1027–1032

[11] Issack PS, Boachie-Adjei O. Axial lumbosacral interbody fusion appears safe as a method to obtain lumbosacral arthrodesis distal to long fusion constructs. HSS J. 2012; 8(2):116–121

[12] Botolin S, Agudelo J, Dwyer A, Patel V, Burger E. High rectal injury during trans-1 axial lumbar interbody fusion L5-S1 fixation: a case report. Spine. 2010; 35(4):E144–E148

[13] Siegel G, Patel N, Ramakrishnan R. Rectocutaneous fistula and nonunion after TranS1 axial lumbar interbody fusion L5-S1 fixation: case report. J Neurosurg Spine. 2013; 19(2):197–200

[14] Mazur MD, Duhon BS, Schmidt MH, Dailey AT. Rectal perforation after AxiaLIF instrumentation: case report and review of the literature. Spine J. 2013; 13(11):e29–e34

[15] Lindley EM, McCullough MA, Burger EL, Brown CW, Patel VV. Complications of axial lumbar interbody fusion. J Neurosurg Spine. 2011; 15(3):273–279

[16] Tobler WD, Gerszten PC, Bradley WD, Raley TJ, Nasca RJ, Block JE. Minimally invasive axial presacral L5-S1 interbody fusion: two-year clinical and radiographic outcomes. Spine. 2011; 36(20): E1296–E1301

[17] Zigler J, Delamarter R, Spivak JM, et al. Results of the prospective, randomized, multicenter Food and Drug Administration investigational device exemption study of the ProDisc-L total disc replacement versus circumferential fusion for the treatment of 1-level degenerative disc disease. Spine. 2007; 32(11):1155–1162, discussion 1163

[18] Zigler JE, Delamarter RB. Five-year results of the prospective, randomized, multicenter, Food and Drug Administration investigational device exemption study of the ProDisc-L total disc replacement versus circumferential arthrodesis for the treatment of single-level degenerative disc disease. J Neurosurg Spine. 2012; 17(6):493–501

[19] Sasso RC, Foulk DM, Hahn M. Prospective, randomized trial of metal-on-metal artificial lumbar disc replacement: initial results for treatment of discogenic pain. Spine. 2008; 33(2):123–131

[20] Swan J, Hurwitz E, Malek F, et al. Surgical treatment for unstable low-grade isthmic spondylolisthesis in adults: a prospective controlled study of posterior instrumented fusion compared with combined anterior-posterior fusion. Spine J. 2006; 6(6):606–614

[21] Kwon BK, Hilibrand AS, Malloy K, et al. A critical analysis of the literature regarding surgical approach and outcome for adult low-grade isthmic spondylolisthesis. J Spinal Disord Tech. 2005; 18 Suppl:S30–S40

[22] Rajaraman V, Vingan R, Roth P, Heary RF, Conklin L, Jacobs GB. Visceral and vascular complications resulting from anterior lumbar interbody fusion. J Neurosurg. 1999; 91(1) Suppl:60–64

[23] Baker JK, Reardon PR, Reardon MJ, Heggeness MH. Vascular injury in anterior lumbar surgery. Spine. 1993; 18(15):2227–2230

[24] Brau SA. Mini-open approach to the spine for anterior lumbar interbody fusion: description of the procedure, results and complications. Spine J. 2002; 2(3):216–223

[25] Flynn JC, Price CT. Sexual complications of anterior fusion of the lumbar spine. Spine. 1984; 9(5):489–492

[26] Tiusanen H, Seitsalo S, Osterman K, Soini J. Retrograde ejaculation after anterior interbody lumbar fusion. Eur Spine J. 1995; 4(6): 339–342

7

多节段椎间融合术：开放和微创手术进行两节段融合的疗效比较结果如何

微创：Christopher Clayton Hills, Robert E. Isaacs

开放：P. Justin Tortolani

7.1 引言

无论是 1952 年由 Cloward[1] 最先报道的后路腰椎椎间融合（posterior lumbar interbody fusion，PLIF），还是 Harms[2] 报道的经椎间孔腰椎椎间融合（transforaminal lumbar interbody fusion，TLIF），腰椎椎间融合术都是需要很长学习曲线、技术要求很高的手术技术。硬膜外出血可能会比较严重，并且需要多次进入椎间隙以便充分地处理终板。此外，无论采用何种技术（PLIF 或 TLIF，开放或微创手术），都需要一定程度的神经根牵拉。与后外侧横突间融合术（posterolateral intertransverse fusion，PLF）相比[3-5]，PLIF 和 TLIF 技术虽然可以提高融合率，但发生神经根损伤、硬膜撕裂和所谓的神经根搔扰综合征①（battered root syndrome）的风险更高[6]。此外，Rampersaud 等[7] 研究表明，传统 PLF 治疗退变性腰椎滑脱（Ⅰ度）伴局限性椎管狭窄的终生增量成本效用比（incremental cost-utility ratio，ICUR）为每质量调整生命年（quality-adjusted life year，QALY）7 153 美元[8]，而全髋关节置换术的 ICUR 为每 QALY 5 321 美元，全膝关节置换术的 ICUR 为每 QALY 11 275 美元[7, 9]。传统的经济有效治疗的基准是每 QALY 50 000 美元，因而，腰椎减压和无椎间融合的 PLF 是治疗腰椎滑脱合并椎管狭窄的合理选择。以上数据以及由于椎间植入物产生的额外费用强烈表明，对于Ⅰ度退变性腰椎滑脱椎间融合（无论是单节段，还是多节段）并不具有成本效益[10]，应该将其用于更为复杂的临床病例，而对于这些患者，目前的 PLF 手术可能无法达到预期的手术效果。本章的重点是比较开放与微创两节段腰椎椎间融合术应用于适用病例的临床有效性。

7.2 两节段椎间融合的适应证

关于单节段或多节段椎间融合术与标准 PLF 的临床应用指征，目前的循证指南尚未得出明确结论。通常，对于伴有明显节段不稳（即伸屈位 X 线片平移大于 3 mm 的Ⅰ度滑脱或Ⅱ度及以上滑脱）或脊柱侧凸的腰椎管狭窄症患者，建议在椎管减压后进行腰椎融合术。如果减压过程中需要切除超过 50% 关节突关节复合体，有较高的医源性不稳风险，也有融合指征[4]。关节突关节炎和（或）椎间盘退变性疾病引起的严重机械性背痛是另一种潜在的后路融合适应证。非退变性病变，如化脓性脊椎骨髓炎或浸润性肿瘤引起的病理性骨折（即将发生）也是脊柱后路融合的适应证[11, 12]。

采用结构性植骨或人工装置的椎体间融合术可以通过撑开椎间隙而增加椎间孔容积，有利于矢状位和冠状位畸形的矫正。开放 PLIF/TLIF 可以到达椎间隙的软骨下骨区域，通过增加植骨融合面积、植骨块的压缩负荷，以及植骨块暴露于更多数量的骨祖细胞，从而获得更高的融合率[13]。因此，两节段椎体间融合术适用于连续两个节段需要重建椎间孔高度的一些退变性病例[14]。这些病例往往合并滑脱、严重椎间盘退变或突出、平背畸形（常发生于

---

① 神经根搔扰综合征：有文献解释为由于手术操作过多导致的神经根肿胀。——译者注

退变性侧弯、椎间盘退变性疾病、椎板切除后凸畸形或滑脱）和侧弯。对于需要进行后柱截骨的僵硬性矢状位畸形，两节段或更多节段的椎间支撑也是重建腰椎前凸的有效方法。

7.3 微创手术的优势

McAfee 等将脊柱微创手术总结定义为："借助一定的手术设备和技术手段，实现比传统手术更少的附加组织损伤、更快的功能恢复，而不改变最初的手术目标[15]。"传统开放腰椎融合术需要广泛的肌肉剥离与牵拉，会显著影响近期和远期疗效[16-23]。基于需要减少开放 TLIF 操作入路相关并发症的认识，Foley 及其同事提出 MIS-TLIF 手术，即采用肌肉拨开的方法，显著降低了软组织的损伤程度[24, 25]。此后，越来越多的证据显示其优势至少有术中出血更少、术后疼痛更少、术后镇痛药物使用更少、早期下床活动和的住院时间更短[24-31]。

与开放手术相比，MIS-TLIF 通过单侧入路进行减压的复杂性等导致的陡峭学习曲线是其缺点。毫无疑问，开放手术从中线开始进行毫无限制的显露，使外科医生能够利用熟悉的技术和器械进行减压操作。但是这种对外科医生的操作优势，对患者而言却是不利的。骨膜下剥离和牵拉引起医源性软组织损伤，将导致后续的失神经支配和背部肌肉萎缩，这已被客观地证实对临床结果具有明显的不利影响[16, 18-20, 22, 23, 28]。通过实践教学课程掌握、融会贯通开放椎体间融合、经皮椎弓根螺钉固定和显微椎间盘切除等操作技术，显著缩短 MIS-TLIF 的学习曲线，从而避免患者处于没有经验的外科医生开展新技术的学习曲线中。通过这种方法获得的操作经验，也可以潜在地解决手术时间长、放射线暴露多等其他备受争议的问题和不足。此外，通过结合导航技术也可以减少外科医生和手术室工作人员的额外辐射风险。

先前报道微创螺钉较传统开放螺钉价格大约高 20%，因而微创多节段融合的内植物费用较高。虽然这是新技术的一个小缺点，但内植物成本差异很容易被 MIS-TLIF 患者住院时间减少而节省的成本所抵消。事实上，Singh 等进行了一项经济学分析研究比较单节段开放和 MIS-TLIF 手术，结果发现微创组围手术期 60 天的总住院直接成本少于开放组（19 512 美元 *vs.* 23 550 美元）[32]。另外，

McGirt 及其同事的研究显示，开放两节段椎间融合组手术部位感染发生率较高，因而直接成本高于微创椎体间融合患者（表 7.1）。

7.4 开放手术的优势

根据 Ockham 剃刀原理或"简约原则"，对任何问题最简单的解决方案即为最佳方案[33]。从最基本层面而言，两节段开放椎间融合术最主要的优势在于技术比微创手术简单，辐射暴露要少得多，解剖结构显露和可视化更好，通用性更好，学习曲线更短。根据单节段的相关数据推测，两节段开放椎间融合术的辐射暴露时间小于 20 秒，而微创椎间融合术则为 3~4 分钟[34]。这种 10 倍的暴露增加是否会造成微创手术患者或手术人员的较大风险目前尚不明确。

开放手术中外科医生能够用类似的操作和器械完成椎管双侧减压。而微创术中通常仅进行单侧显露，外科医生先咬除同侧的骨性结构完成同侧减压，然后采用远离自我操作从而完成对侧减压。这需要更长的学习时间，而且增加了手术的复杂性。此外，开放术中进行减压和器械操作时，外科医生的视线基本上没有阻挡，而微创术中因使用通道系统导致视线存在一定受限。虽然这可能并不会直接增加微创手术并发症，但它增加了学习时间和操作复杂性。开放手术具有更大的灵活性，特别是对病情比较复杂的临床病例。例如，对于翻修病例，硬膜外间隙通常充满瘢痕组织，导致进入椎间隙困难重重，甚至难以完成。对于这种情况，外科医生在进行单侧微创椎间融合时一般会放弃单边操作，而进行对侧显露。尤其是对两节段病例而言，这将增加额外的手术时间和辐射暴露。对于难以预测的椎间孔合根和广泛的硬膜外静脉丛等解剖变异的患者，也存在相同的问题。开放手术时，外科医生可以轻松地移到对侧以经椎间孔进入椎间隙而并不增加操作复杂性（额外的切口、辐射暴露、手术时间）。对于某些病例，如果术中发现后方纤维环骨化、僵硬性椎间盘退变、巨大硬膜囊撕裂等情况，外科医生可能会选择放弃椎间植骨融合。开放术中，可以较为容易地进行双侧横突间区域显露，从而补救许多手术目标；而微创术中通常优先显露同侧的横突间区域，需要额外的切口和辐射暴露以完成对侧显露。对于畸形患者，开放手术另具优势，

表 7.1 两节段开放 TLIF vs. 两节段 MIS-TLIF 和单纯开放 TLIF

	等级	研究	类型	病例数	手术时间（分钟）	出血量（mL）	输血量（mL）	X 线暴露（秒）	住院时间（天）	融合率	结果评分	并发症
Gu 等[14]	II	前瞻性	MI vs. O	44 MI vs. 38 O	MI: 195±28; O: 186.6±23.4	MI: 248.4±94.3; O: 576.3±176.2	MI: 0; O: 94.7±165.9	MI: 45.3±11.7; O: 28.9±8.2	MI: 9.3±3.7; O: 12.1±3.6	MI: 41/44; O: 35/38	VAS-BP: MI, 术前 7.3±1.2, 术后 3 天 2.2±0.6, 术后至少 16 个月 1.9±0.7; O, 术前 7.4±1.0, 术后 3 天 2.5±0.6, 术后至少 16 个月 1.8±0.6 ／ VAS-LP: MI, 术前 7.6±0.9, 术后 3 天 2.0±0.5, 术后至少 16 个月 1.7±0.6; O, 术前 7.7±0.9, 术后 3 天 2.3±0.7, 术后至少 16 个月 1.8±0.7	MI, 6 例: 硬膜囊撕裂 2 例, 浅表感染 2 例, 长 2 例; O, 4 例: 硬膜囊撕裂 1 例, 浅表感染 3 例, 无螺钉过长, 螺钉过长
Hackenberg 等[42]	III	前瞻性	单节段 vs. 多节段开放 TLIF	39 单节段, 11 两节段, 2 三节段	单节段: 173; 多节段: 238	单节段: 485; 多节段: 560	—	—	—	总体 89%	VAS: 单节段术前 7.8, 术后 6 个月 3.9, 术后 24 个月 4.3, 术后 3 年 5.3; 多节段术前 8.2, 术后 6 个月 4, 术后 24 个月 4.8, 术后 3 年 5.5	4 例并发症: 1 例深部感染, 1 例 L5 神经根病, 1 例椎间盘突出, 1 例假关节形成
Hee 等[43]	IV	前瞻性	开放 TLIF vs. 开放 TLIF+AGF	开放 TLIF: 111 (50 单节段, 61 两节段) vs. 开放 TLIF+AGF: 23 (13 单节段, 10 两节段)	单纯开放 TLIF: 172±46.6; 开放 TLIF+AGF: 155±21.5	单纯开放 TLIF: 808±686.6; 开放 TLIF+AGF: 609±406.2	—	—	—	单节段 100%, 两节段 90%	—	—
Hioki 等[44]	IV	回顾性	两节段 PLIF	19	301±101.5	1 277.6±411.5 g	—	—	—	—	JOA 评分: 术前 12.9±3.5, 术后 6 个月 18.5±5.3, 术后 2 年 21.3±4.9	5 例并发症: 2 例硬膜囊撕裂, 1 例 L3 神经根病, 1 例 PE, 1 例融合器移位
McGirt 等[38]	IV	回顾性	单节段/多节段开放 vs. MI PLIF/TLIF	总数 5 170; 单节段 (848 MI PLIF/TLIF vs. 1 595 开放 PLIF/TLIF); 两节段 (588 MI PLIF/TLIF vs. 2 139 开放 PLIF/TLIF)	—	—	—	—	—	—	—	手术部位感染/手术干预: 单节段手术干预[38] MIPLIF/ (4.5%)/16 (42.1%) MIPLIF/TLIF vs. 77 (4.8%)/31 (40.3%) 开放 PLIF/TLIF; 两节段[27] MIPLIF/ (4.6%)/10 (37.0%) MIPLIF/TLIF vs. 150 (7%)/61 (40.7%) 开放 PLIF/TLIF

研究	等级	研究	类型	病例数	手术时间（分钟）	出血量（mL）	输血量（mL）	X线暴露（秒）	住院时间（天）	融合率	结果评分	并发症
Potter 等[45]	IV	回顾性	单节段 vs. 多节段	100例：64单节段，33两节段，2三节段，1四节段	—	—	—	—	—	94%	71%病例随访显示无须服用镇痛药物，81%腰痛症状缓解，29%完全无痛状态	22例并发症：5例伤口感染，4例胃肠道并发症，7例一过性神经根病，6例硬膜囊撕裂
Salehi 等[46]	IV	回顾性	单节段 vs. 两节段	24例：13单节段，11两节段	—	—	—	—	—	—	—	—
Taneichi 等[47]	IV	回顾性	TLIF+双侧前柱固定	38单节段，40两节段，8三节段	单节段202；两节段279；三节段337	单节段545；两节段802；三节段1168	—	—	—	—	总体JOA：术前10.6，术后24.9	假关节形成10例，内固定失败2例，手术部位深部感染1例，硬膜囊损伤伴有一过性脑膜炎1例，血肿1例，内固定深部感染2例(2.3)，硬膜囊损伤伴有一过性脑膜炎1例(1.2)，硬膜囊损伤1例(1.2)，血肿1例(1.2)，肺炎1例(1.2)
Takahashi 等[48]	III	回顾性	开放单节段或两节段 TLIF 年老组 vs. 年轻组	年龄大于65岁35例；年龄小于65岁43例	年老组237±67；年轻组230±63	年老组173±92；年轻组1983±105	—	—	年老组25.6±19；年轻组23.6±14	年老组34/36(94%)，年轻组44/45(98%)	—	年老组：3例伤口并发症，1例CVA，2例MI，1例CSM，3例腰椎压缩性骨折，1例膝关节功能障碍，骶髂关节疼痛，内固定移位行再次手术2例，再次减压2例。年轻组：1例腰椎滑脱，神经根损伤，2例伤口并发症，1例硬膜囊撕裂，1例腰椎压缩性骨折，骶髂关节功能障碍，1例神经根损伤，内固定移位行再次手术2例，再次减压1例
Villavicencio 等[39]	III	前瞻性	MI vs. O（附加BMP）	MI：29单节段，14两节段；O：18单节段，10两节段，3三节段及以上	MI：单节段192.5±51.0，两节段297.7±43.4；O：单节段219.2±74.0，两节段360.6±101.4，三节段及以上429.0±166.9	MI：单节段143.5±90.5，两节段353.6±366.6；O：单节段379.2±172.0，两节段800.0±248.6，三节段及以上600.0±424.3	—	—	MI：单节段2.8±1.8，两节段3.8±2.2；O：单节段4.4±2.1，两节段6.2±2.9，三节段及以上3.0±2.0	—	—	MI：单节段：1例CSF漏，1例血肿，5例神经根损伤；两节段：2例螺钉位置不良，1例感染，1例神经根损伤；O：单节段：2例CSF漏，3例螺钉位置不良，1例骨共位置不良，1例血肿，1例神经根损伤；两节段：三节段：6例螺钉位置不良，三节段及以上：1例螺钉位置不良，1例感染

注：AGF，自体生长因子；BMP，骨形态发生蛋白；CSF，脑脊液；CSM，脊髓型颈椎病；CVA，脑血管意外；EBL，估计出血量；JOA，日本骨科协会；LOS，住院时间；MI，微创；O，开放；PE，肺栓塞；PLIF，后路腰椎椎间融合术；TLIF，经椎间孔腰椎椎间融合术；VAS-BP，腰痛视觉模拟评分；VAS-LP，腰痛视觉模拟评分。

常规显露过程中即可完成软组织松解、关节突关节截骨，从而改善矢状面和冠状面的矫正。

开放手术与微创椎间融合术相比的另一大优势是内植物的成本。同一器械公司，微创螺钉的价格比开放螺钉平均高出 20%（个人通讯）。虽然目前暂无针对两节段开放与微创椎间融合术的成本效益研究，但随着融合节段数量的增加，微创手术患者器械直接费用通常会显著增加。

最后，对于翻修手术，开放手术采用正中切口可以毫无限制地处理各种并发症。例如，对手术部位感染患者进行彻底的冲洗和清创，而微创手术可能无法充分完成。

7.5 病例介绍

男性，66 岁，进行性神经性跛行病史 1 年，左侧股四头肌、左侧胫前肌和左足伸肌长肌无力，包括物理治疗和硬膜外注射等多种非手术治疗无效。10 年前，他因严重的坐骨神经痛接受了一次 L5-S1 微创椎间盘切除术，手术成功。目前，行走距离 50 yd（46 m）或站立 5 分钟后，他需要坐下来以缓解他的腿部症状。他的腿痛与腰痛的比例为 80:20。在充分讨论继续保守治疗与手术治疗的利弊、签署知情同意书后，该患者接受进行 L3~L5 椎管减压椎体间融合内固定术。正侧位 X 线片显示腰椎多节段椎间盘退变性改变伴轻度退变性侧弯，L3-L4 存在侧向滑移，L4-L5 右侧椎间隙塌陷（图 7.1）。正中矢状位（图 7.2a）和左侧椎间孔（图 7.2b）T2 加权矢状位图像显示 L3/L4 中央管和侧隐窝存在严重狭窄，L4/L5 椎管中度狭窄，左侧 L3 和 L4 椎间孔严重狭窄。L3/L4 T2 加权轴位图像（图 7.3a）显示重度狭窄。L4/L5 T2 加权轴位图像（图 7.3b）显示中度狭窄。

7.6 微创手术技术

微创手术体位与开放相同。在消毒、铺巾之前，需要进行透视获得 Ferguson 角并标记于透视机上，以便术中后续使用。我们还将每一节段上终板的投影进行体表标记，并进一步获得 15° 偏角的倾斜图像，沿椎弓根中线在体表画垂线。这些线可以帮助确定手术切口的正确位置，以及椎弓根螺钉的准确轨迹和 TLIF 操作入路。完成这些工作后，我们进行消毒、铺巾。

最初，我们通过连续倾斜偏角透视以获得每个 Ferguson 角，以便于观察双侧椎弓根。我们通过最初获得的图像，确定椎弓根的位置，并在椎弓根中心放置 Jamshidi 针。在这些图像的基础上，采用猫头鹰眼（owl's eye）技术，将 Jamshidi 针与 X 射线束对齐，然后将克氏针穿过 Jamshidi 针约 1.5 cm。一旦确认了该克氏针的位置，我们将再次进行偏角透视以获得下一个 Ferguson 角度并重复上述操作，在进行侧位透视之前需要获取所有导针的透视图像并置入克氏针。

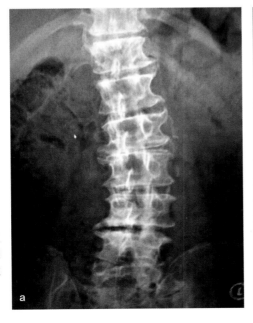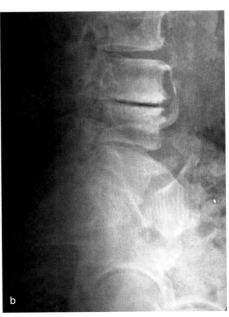

图 7.1 a、b. 正位（a）和侧位（b）X 线片显示腰椎多节段椎间盘退变性改变伴轻度退变性侧弯，L3-L4 存在侧向滑移，L4-L5 椎间隙右侧塌陷

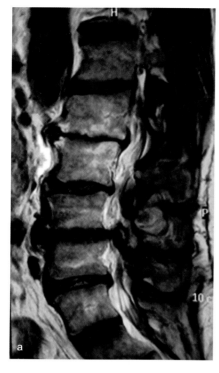
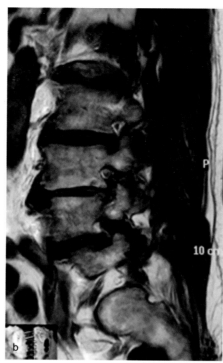

图 7.2　a. 正中矢状面 T2 加权图像。
b. 左侧椎间孔层面 T2 加权矢状位
图像

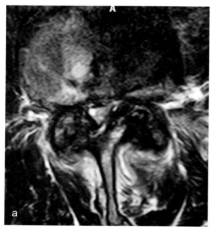
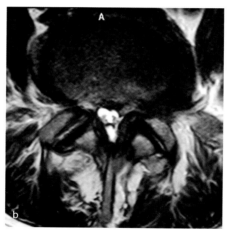

图 7.3　a. L3-L4 椎间盘层面 T2 加权
轴向图像。b. L4-L5 椎间盘层面 T2 加
权轴向图像

　　在正位和偏角倾斜图像上进行全部确认后，我们在侧位透视下将克氏针推进到椎体内。然后，我们对每个螺钉进行如下技术操作。连续扩张、放置工作通道，然后用空心丝攻攻过椎弓根。该过程中一定确保克氏针不向前滑动。按照这种操作方式，准备好每一个螺钉钉道，以便手术结束时迅速置入螺钉。随后将克氏针固定在手术巾上。

　　此后，将进行逐一节段减压，通常从病变最为严重的一侧开始。具体而言，将最初的扩张通道沿切口置入到关节突复合体。一般我们会连续扩张至 21 mm，然后置入配有光源的 21 mm 工作通道。后续操作均通过该通道完成。

　　清除所有软组织后行单侧椎板切除，将椎板咬

除至峡部，尽可能地保留咬除骨结构，以便后续进行植骨。以黄韧带作为操作参考，一旦完全到达外侧，切开关节囊，整体切除下关节突。黄韧带一直作为操作的标志。我们向上下椎弓根方向进行适当咬除，并用骨凿清理椎弓根边缘。采取这种方式，我们对出口神经根背侧进行充分减压。直到此时，我们才切除黄韧带，直视行走和出口神经根。注意在该环节以及其他操作过程中，不要对出口神经根施加任何不适当的压力。

　　最终，对两个节段进行同样的操作。如果需要，我们将进一步向内减压解除椎管狭窄。必要时，可调整工作通道，朝向对侧倾斜以完成对侧减压。以黄韧带为标志，磨除棘突基底部和对侧椎

板。进一步磨除对侧侧隐窝的部分骨质，然后沿切除椎板的边缘向四周游离去除黄韧带。探查对侧侧隐窝，并进一步向外探查至椎间孔，确保对侧减压良好。此后，回到同侧，以完成椎体间融合。

此时，切开纤维环，开始处理椎间隙。具体来说，切开纤维环后，使用髓核钳、Kerrison 咬骨钳、Sypert 冲击器和刮匙去除绝大部分的椎间盘组织。另外，我们还要对椎间融合所需要的终板进行处理。去除软骨终板，尽可能地保护好皮质终板。在保护好行走和出口神经根后，依次撑开椎间隙，直至获得合适的尺寸。反过来，也可以使用可膨胀式椎间融合器。如有可能，可以将对侧的螺钉进行适当纵向撑开，以便于椎间融合操作。当然，两个节段需要完成上述相同的操作。

到这一步，我们开始用植骨材料填充椎间隙，然后在保护好行走和出口神经根后将一枚融合器置入椎间隙。此时需要透视和直接探查确认融合器位置。确认良好后，锁紧对侧螺钉并移除延长部，随后锁紧同侧螺钉。闭合伤口。

7.7 开放手术技术

签署知情同意书以后，患者被送到手术室。气管插管全身麻醉，留置导尿管，将患者俯卧位置于可透射线的 Axis Jackson 手术床上（Mizuho OSI，Union City，CA）。调整手术床屈曲患者髋关节，从而减少腰椎前凸以便于通过椎板间隙进行减压。保留合适的空间以便于 C 臂进入，以及在手术区域进行操作。采取标准的预防措施以避免压疮性溃疡、腔静脉受压导致的静脉充血，以及上肢和下肢的神经麻痹。

通过体表解剖标志定位手术节段，并做后正中切口。沿皮肤切口切开腰背筋膜切开，自棘突（棘上韧带）分离腱性附着点，然后将椎旁肌肉从后方结构上进行骨膜下剥离。注意避免肌肉撕裂或切断，显露不要超过关节突的外缘。然后用固定在脊柱上的不透射线标记物进行侧位透视或侧位 X 线片确认合适的脊柱节段。放置自动拉钩或 Gelpi 拉钩以获得三节段的直视（例如，对于 L3/L4 和 L4/L5 两节段手术的患者，需要显露 L3、L4 和 L5 的椎板和关节突区域）。对存在双侧神经根症状的患者，需要进行完整的双侧椎板和关节突切除；而对于单侧症状的患者，可以仅在症状侧行单侧关节突

切除和半椎板切除术。在椎间盘水平建立一个矩形工作区域，内侧为行走神经根的外侧缘，头端为出口神经根尾侧。确认尾端椎弓根的骨性结构，确保椎弓根内上缘的最大可视化，这对于保护行走神经根和更好地处理椎间隙非常重要。硬膜外出血可以用双极电凝和（或）凝血酶浸泡的明胶海绵进行控制。

将明胶海绵放置于椎间孔区域，借助解剖标志将双侧椎弓根螺钉置入上下椎体。确认止血后取出明胶海绵；用神经根拉钩保护好行走神经根和硬膜囊。用 15 号刀片方形切开纤维环，根据拟植入物的宽度来确定纤维环开口的大小。联合使用椎间隙刮刀、直和带成角度的刮匙、髓核钳去除椎间盘和软骨终板。可以使用 3 mm 或 4 mm Kerrison 咬骨钳进一步扩大纤维环切开窗。注意不要损伤骨性终板、前方纤维环或前纵韧带。深度标记刻度有助于确保椎间器械（刮匙、刮刀、髓核钳）保持在椎间隙内。通过椎弓根螺钉或椎板扩张器撑开椎间隙，将有利于椎间隙处理以及后续的融合器置入。

椎间隙处理完成后，置入融合器试模以确定融合器的高度和深度，这有助于实现融合器与终板之间获得最大接触面积。确定融合器尺寸和骨移植材料后，在融合器内紧密填充颗粒状骨移植物，并小心地置入到位。可以在椎间融合器周围放置颗粒状骨移植物。移除撑开装置（如果使用）后评估融合器在椎间隙的松紧状态。在第二个节段重复上述操作。将手术床稍微伸展，将神经探子置于椎间孔仔细确认减压充分。然后安装纵向连接棒并轻度压缩椎弓根螺钉。只要进入椎间隙的通路上没有过多瘢痕组织、大量硬膜外静脉或连体神经根（神经根变异）的阻碍，我们倾向于在患者症状严重侧进行 TLIF。通过正侧位透视或 X 线片确认内植物（融合器和椎弓根螺钉）位置满意。通常，整个过程需要进行 3 次透视。仔细止血、大量冲洗后，进行标准的分层缝合。

7.8 微创手术的讨论

努力将开放 TLIF 入路相关损伤最小化是开发 MIS-TLIF 的催化剂。McAfee 及其同事认为判断一个手术属于"微创"的标准包括：①减少了手术引起的组织损伤；②可量化的临床益处，如更少的失血量，更少的手术并发症，更少的术后镇痛药物

需要，更短的住院时间和早期恢复活动；③临床疗效；④良好的社会经济效应[15]。虽然目前尚没有Ⅰ级证据证实比 MIS-TLIF 比开放多节段 TLIF 优越，但现有的文献资料表明 MIS-TLIF 具有以下潜在优势，包括术中失血量、更少的术中输血、更短的住院时间、更轻的术后疼痛以及更少的镇痛药物使用；而且与开放 TLIF 具有相当的临床结果（表7.1）。鉴于这些发现，发展 MIS-TLIF 手术不仅是合理的，它还是脊柱外科医生"武器库"中实现腰椎 360° 融合的一项引人注目的技术。

7.9 微创手术的并发症

微创手术与开放手术具有相同的并发症。已知椎体间融合术的风险包括内固定移位、感染、内科并发症等。值得庆幸的是，与开放手术相比，微创手术几乎降低了所有并发症的发生率[28]。Karikari在比较微创与开放 TLIF 并发症的文献综述中明确表明，无论是内科并发症，还是手术相关并发症（如手术部位感染），MIS-TLIF 都显著低于开放手术[28]。然而，正如 Villavicencio 和 Silva 的报道中所言，MIS-TLIF 需要经过一段时间的学习曲线才能很好地完成[39, 40]。

7.10 微创手术的结论

尽管目前尚无很好的前瞻性对照研究去反驳有关质疑，但在微创手术与开放手术的数据比较中，一般是更加支持微创手术。当然我们同意，任何新技术都有相关的学习曲线，并且在学习曲线内并发症的发生风险会有所增加；但一旦掌握微创手术，特别是 MIS-TLIF，将会降低围手术期并发症发生的总体风险。这可以降低手术相关的整体"成本"，包括医院直接成本、社会经济效益和患者直接受益。鉴于此，学习这种技术所付出的时间和精力是合乎情理的。话虽如此，MIS-TLIF 是一项具有长期成功记录的可行技术。在完成对照研究之前，激烈的争论将继续进行。对于两节段 MIS-TLIF 可以给出 2C 级的推荐建议。

7.11 开放手术的讨论

以最小的成本、最低的正常和健康组织损伤、最安全的方式获得最佳的结果，应该是所有外科手术的目标。如前一章所述，单节段 MIS-TLIF 尚未显示出比开放 TLIF 更具优势的远期效果，而亟需的比较单节段开放与 MIS-TLIF 的前瞻性随机对照研究尚未开展[35-37]。现有的证据表明，经验丰富的外科医生完成的单节段 MIS-TLIF 可以缩短住院时间，加快恢复工作，但代价是较长的学习曲线，以及患者和医务人员的射线暴露量增加。关于两节段开放与 MIS-TLIF 的比较数据更为有限，见表 7.1。

7.11.1 开放手术的Ⅰ级证据

没有Ⅰ级的研究。

7.11.2 开放手术的Ⅱ级证据

Gu 等发表了唯一一项证据等级Ⅱ级的多节段开放与 MIS-TLIF 的对比研究[14]。他们对 82 例患者进行了一项前瞻性队列研究，比较了开放与 MIS-TLIF 治疗双节段腰椎退变性疾病的临床和影像学结果[14]。根据偶数与奇数日期将患者随机分为开放或微创手术组。平均随访 20 个月，他们发现两组患者的腿痛、腰痛或 Oswestry 功能评分（ODI）均无统计学差异。然而，与开放组（n=38）相比，微创组（n=44）患者的术中出血量和住院时间在统计学上有显著降低。两组的融合率（93.2% 和 92.1%）和并发症（11% 和 10.5%）相当；但是，微创病例的透视时间更长（平均值：微创组为 45.3 秒，开放组为 28.9 秒）。作者没有记录外科手术人员和患者的辐射剂量相对差异或其影响。

7.11.3 开放手术的Ⅲ和Ⅳ级证据

在两项较大的对比研究中，部分内容对两节段开放 TLIF 与 MIS-TLIF 患者进行了比较[38, 39]。在一项回顾性研究中，纳入 74 例连续病例，旨在评估骨形态发生蛋白 2（bone morphogenetic protein 2，BMP-2）在开放与 MIS-TLIF 手术中的安全性，Villavicencio 等发现 10 例开放与 14 例微创两节段病例的临床或影像学结果均无差异。重要的是，在该研究中将既往存在手术史或伴双下肢症状和（或）腰椎滑脱患者优先纳入开放组。尽管如此，两节段微创组有 2/14 的神经损伤，而两节段开放组为 0/10[39]。最近一次随访的术后调查分析显示，两节段 MIS-TLIF 组患者满意度优于开放组[39]。截至目前，这是唯一一篇公开发表的研究显示开放手术具有更少的并发症。

在一项回顾性研究中分析了 5 170 例接受开放或微创椎间融合术的患者住院费用和出院数据，McGirt 等发现两节段开放手术组手术部位感染（surgical site infection，SSI）150/2 139（7%）明显高于微创组 27/588（4.6%）[38]。虽然两节段开放与微创组的 Charleston 合并症指数（Charleston comorbidity，CCI）在统计学上没有显著差异，但统计分析发现两节段开放组患者年龄更大，合并糖尿病比率更高 [38]。重要的是，在单节段病例中开放组和微创组之间患者年龄、糖尿病合并率或 CCI 均没有差异，也许并不意外，SSI 的发生率也没有差异 [38]。由于两节段开放组患者 SSI 发生率的增加，导致与两节段微创组（756 美元 / 例）相比，开放组的直接成本更高（1 140 美元 / 例）[38]。作者未对内植物直接成本或间接成本进行比较。

7.12 开放手术的并发症

开放椎间融合术最常见的并发症包括融合器下沉、骨质溶解、术后神经根炎或神经根病、异位骨化、硬膜囊撕裂、植入物移位和术中神经损伤。总体并发症发生率从 8% 到 80% 不等，平均为 36%[10]。也许，在所有并发症中对功能影响最大的是所谓的神经根搔扰综合征和严重术后神经根病，发生率为 7%[10]。这些并发症并非开放手术所独有，在微创手术中可能会更常见，特别是在学习曲线期间。Habib 等的一篇比较开放与 MIS-TLIF 的综述报道，单节段微创病例的神经损伤和内植物位置不良的发生率与开放病例比较并无统计学差异 [35]。然而，在 Villavicencio 等报道的一项回顾性研究中发现，与单节段开放 TLIF 病例相比，统计分析显示微创组神经损伤的风险显著增加 [39]。在最近 Silva 等的一项连续 150 例单节段 MIS-TLIF 的病例研究中发现，学习曲线早期的并发症发生率为 33%，其中硬膜囊撕裂最常见 [40]。如果把手术时间作为一名外科医生的主要观测指标，该作者估计克服学习曲线大约需要 40 例病例。Lee 等在另一项连续单节段 MIS-TLIF 的病例研究中发现克服学习曲线需要 30 例病例，并且与克服学习曲线的病例相比，在学习曲线内的病例手术时间、失血量和下床活动时间在统计学上具有显著差异 [41]。虽然这些指标并非并发症，但它们可能会使患者面临额外的并发症风险。

与微创手术相比，开放椎间融合术需要更多的软组织剥离和牵拉，人们可以预期开放手术 SSI 发生率比微创手术更高。众多文献中显示，与单节段 MIS-TLIF 相比，开放手术发生感染的风险仅有一定的增加趋势 [35-37]。而对于两节段 TLIF，开放手术感染风险明显高于微创手术 [38]。

7.13 开放手术的结论

无论是开放，还是微创技术，椎体间融合术是否比标准后外侧融合术具有更佳的临床结果，目前仍存在争议。另外，比较单节段或两节段微创与开放椎体间融合，以及椎间融合与后外侧融合的前瞻性随机试验虽然十分需要，但目前尚无相关研究。考虑到微创植入物导致直接成本增加、较长的学习曲线、辐射暴露的增加以及临床结果并无显著提高，使得决定开展两节段微创椎间融合术仍然是一个伦理学问题。然而，两节段开放椎间融合术更耗时间，术中失血更多，似乎需要更长的住院时间。因此，应在椎间融合受益足以抵消风险增加的特定情况下进行两节段开放椎间融合术。虽然两节段开放和微创椎间融合术临床适应证大致相同，但每种手术的最佳适应证目前尚未阐明。随着更多数据的获得，病例选择标准可能也会出现明显变化。对于两节段开放 TLIF 可以给出 2B 级的推荐建议。

7.14 编者述评

7.14.1 微创手术

采用 MIS-TLIF 进行两节段融合具有以下优点。首先，特别是在 L5/S1，两节段融合的手术切口大小可以与单节段融合一样。两节段开放融合手术需要进行大范围软组织剥离，微创手术能够减少软组织损伤，两节段手术比单节段更具优势。与此同时，微创手术公认的优点（例如，更少的失血，更少的疼痛，更少的镇痛药需求，更短的住院时间）甚至更为显著。

第二个优点体现在手术时间上。对于多节段微创融合手术的批评之一是两节段手术时间比开放手术长得多。如果是由单个外科医生完成该手术的所有操作，这往往是正确的。然而，如果手术助手在微创技术方面有一定经验，那么每名手术医生都可以独立地在患者两侧同时进行操作。这种情况下，两节段微创融合的手术时间可以与单节段手术基本一样。

最后，微创手术的另一个主要优点对两节段手术尤为重要。与开放手术不同，微创手术不会破坏相邻节段的血供和神经支配。这会显著降低邻近节段退变的发生率，以及后续延伸融合的必然性。这三个因素使 MIS-TLIF 成为两节段融合更具吸引力的选择。

7.14.2 开放手术

与后外侧融合相比，椎间融合术对外科医生提出了更大的技术挑战，这反映在手术时间和学习曲线上。这种差异在多节段手术会变大，如果采用微创技术甚至会进一步增大。由于两节段后路椎体间融合的临床适应证相对较窄，而且微创外科医生由于担心融合失败而不愿意采用单纯后外侧融合，因此微创手术更多依赖于椎间融合术。对于许多接受两节段微创椎体间融合手术的患者，其最合适的对照组应该是接受开放后外侧融合的患者，而这是一种并发症发生率较低的手术。然而，即使对于这种有点人为的比较，这里仍有几个理由提示开放手术优于微创手术。

如上所述，现有最佳的证据表明，对于有足够经验的外科医生进行开放和微创手术的临床结果或并发症并没有差异。但这些研究低估了椎间融合和多节段手术复杂性的增加对学习曲线的影响。两种技术最终结果相等，这提示外科医生对于微创技术整个经验的平均结果会更低，尽管无法预测这是否会有统计学差异。

如果有硬膜外瘢痕、连体神经根、椎间隙钙化或硬膜囊损伤等解剖变异或特殊情况，从技术角度而言微创手术比开放手术更具挑战性。这有可能导致术中临时放弃放置椎间融合或另外做手术切口进行计划外的对侧显露或固定，这些不确定性因素可以会打乱手术时间安排和手术室效率，使得很多微创手术优点不复存在，同时也会对患者及家属产生不良影响。

（王洪立　译）

-------- 参·考·文·献 --------

[1] Cloward RB. The treatment of ruptured lumbar intervertebral discs by vertebral body fusion. I. Indications, operative technique, after care. J Neurosurg. 1953; 10(2):154–168

[2] Harms J, Rolinger H. A one-stager procedure in operative treatment of spondylolistheses: dorsal traction-reposition and anterior fusion [author's transl; in German]. Orthop Ihre Grenzgeb. 1982; 120:343–347

[3] Audat Z, Moutasem O, Yousef K, Mohammad B. Comparison of clinical and radiological results of posterolateral fusion, posterior lumbar interbody fusion and transforaminal lumbar interbody fusion techniques in the treatment of degenerative lumbar spine. Singapore Med J. 2012; 53(3):183– 187

[4] Herkowitz HN, Sidhu KS. Lumbar spine fusion in the treatment of degenerative conditions: current indications and recommendations. J Am Acad Orthop Surg. 1995; 3(3):123–135

[5] Kim KT, Lee SH, Lee YH, Bae SC, Suk KS. Clinical outcomes of 3 fusion methods through the posterior approach in the lumbar spine. Spine. 2006; 31 (12):1351–1357, discussion 1358

[6] Chrastil J, Patel AA. Complications associated with posterior and transforaminal lumbar interbody fusion. J Am Acad Orthop Surg. 2012; 20(5): 283–291

[7] Rampersaud YR, Tso P, Walker K, et al. Comparative outcomes and cost-utility following surgical treatment of focal lumbar spinal stenosis compared with osteoarthritis of the hip or knee: part 2– estimated lifetime incremental cost-utility ratios. Spine J. 2014; 14(2):244–254

[8] La Puma J, Lawlor EF. Quality-adjusted life-years. Ethical implications for physicians and policymakers. JAMA. 1990; 263(21):2917–2921

[9] Tso P, Walker K, Mahomed N, Coyte PC, Rampersaud YR. Comparison of lifetime incremental cost:utility ratios of surgery relative to failed medical management for the treatment of hip, knee and spine osteoarthritis modelled using 2-year postsurgical values. Can J Surg. 2012; 55(3):181–190

[10] Moatz B, Tortolani PJ. Transforaminal lumbar interbody fusion and posterior lumbar interbody fusion utilizing BMP-2 in treatment of degenerative spondylolisthesis: neither safe nor cost effective. Surg Neurol Int. 2013; 4 Suppl 2:S67–S73

[11] Chen WH, Jiang LS, Dai LY. Surgical treatment of pyogenic vertebral osteomyelitis with spinal instrumentation. Eur Spine J. 2007; 16(9):1307– 1316

[12] Kostuik JP, Errico TJ, Gleason TF, Errico CC. Spinal stabilization of vertebral column tumors. Spine. 1988; 13(3):250–256

[13] Cole CD, McCall TD, Schmidt MH, Dailey AT. Comparison of low back fusion techniques: transforaminal lumbar interbody fusion (TLIF) or posterior lumbar interbody fusion (PLIF) approaches. Curr Rev Musculoskelet Med. 2009; 2(2):118–126

[14] Gu G, Zhang H, Fan G, et al. Comparison of minimally invasive versus open transforaminal lumbar interbody fusion in two-level degenerative lumbar disease. Int Orthop. 2014; 38(4):817–824

[15] McAfee PC, Phillips FM, Andersson G, et al. Minimally invasive spine surgery. Spine. 2010; 35(26) Suppl:S271–S273

[16] Gejo R, Matsui H, Kawaguchi Y, Ishihara H, Tsuji H. Serial changes in trunk muscle performance after posterior lumbar surgery. Spine. 1999; 24(10): 1023–1028

[17] Holly LT, Schwender JD, Rouben DP, Foley KT. Minimally invasive transforaminal lumbar interbody fusion: indications, technique, and complications. Neurosurg Focus. 2006; 20(3):E6

[18] Kawaguchi Y, Matsui H, Tsuji H. Back muscle injury after posterior lumbar spine surgery. A histologic and enzymatic

analysis. Spine. 1996; 21(8):941– 944

[19] Kawaguchi Y, Matsui H, Tsuji H. Back muscle injury after posterior lumbar spine surgery. Part 2: Histologic and histochemical analyses in humans. Spine. 1994; 19(22):2598–2602

[20] Mayer TG, Vanharanta H, Gatchel RJ, et al. Comparison of CT scan muscle measurements and isokinetic trunk strength in postoperative patients. Spine. 1989; 14(1):33–36

[21] Rantanen J, Hurme M, Falck B, et al. The lumbar multifidus muscle five years after surgery for a lumbar intervertebral disc herniation. Spine. 1993; 18(5): 568–574

[22] Sihvonen T, Herno A, Paljärvi L, Airaksinen O, Partanen J, Tapaninaho A. Local denervation atrophy of paraspinal muscles in postoperative failed back syndrome. Spine. 1993; 18(5):575–581

[23] Styf JR, Willén J. The effects of external compression by three different retractors on pressure in the erector spine muscles during and after posterior lumbar spine surgery in humans. Spine. 1998; 23(3):354–358

[24] Foley KT, Lefkowitz MA. Advances in minimally invasive spine surgery. Clin Neurosurg. 2002; 49:499–517

[25] Foley KT, Holly LT, Schwender JD. Minimally invasive lumbar fusion. Spine. 2003; 28(15) Suppl:S26–S35

[26] German JW, Foley KT. Minimal access surgical techniques in the management of the painful lumbar motion segment. Spine. 2005; 30(16) Suppl:S52–S59

[27] Isaacs RE, Podichetty VK, Santiago P, et al. Minimally invasive microendoscopy-assisted transforaminal lumbar interbody fusion with instrumentation. J Neurosurg Spine. 2005; 3(2):98–105

[28] Karikari IO, Isaacs RE. Minimally invasive transforaminal lumbar interbody fusion: a review of techniques and outcomes. Spine. 2010; 35(26) Suppl: S294–S301

[29] Khoo LT, Palmer S, Laich DT, Fessler RG. Minimally invasive percutaneous posterior lumbar interbody fusion. Neurosurgery. 2002; 51(5) Suppl:S166– S181

[30] Kim KT, Lee SH, Suk KS, Bae SC. The quantitative analysis of tissue injury markers after mini-open lumbar fusion. Spine. 2006; 31(6):712–716

[31] Schwender JD, Holly LT, Rouben DP, Foley KT. Minimally invasive transforaminal lumbar interbody fusion (TLIF): technical feasibility and initial results. J Spinal Disord Tech. 2005; 18 Suppl: S1–S6

[32] Singh K, Nandyala SV, Marquez-Lara A, et al. A perioperative cost analysis comparing single-level minimally invasive and open transforaminal lumbar interbody fusion. Spine J. 2013; 14:S1529–S9430

[33] Carey TV. Parsimony, in as few words as possible. Philos Now. 2010; 81:6–8

[34] Bindal RK, Glaze S, Ognoskie M, Tunner V, Malone R, Ghosh S. Surgeon and patient radiation exposure in minimally invasive transforaminal lumbar interbody fusion. J Neurosurg Spine. 2008; 9(6):570–573

[35] Habib A, Smith ZA, Lawton CD, Fessler RG. Minimally invasive transforaminal lumbar interbody fusion: a perspective on current evidence and clinical knowledge. Minim Invasive Surg. 2012; 2012:657342

[36] Peng CW, Yue WM, Poh SY, Yeo W, Tan SB. Clinical and radiological outcomes of minimally invasive versus open transforaminal lumbar interbody fusion. Spine. 2009; 34(13):1385–1389

[37] Wu RH, Fraser JF, Härtl R. Minimal access versus open transforaminal lumbar interbody fusion: meta-analysis of fusion rates. Spine. 2010; 35(26):2273– 2281

[38] McGirt MJ, Parker SL, Lerner J, Engelhart L, Knight T, Wang MY. Comparative analysis of perioperative surgical site infection after minimally invasive versus open posterior/transforaminal lumbar interbody fusion: analysis of hospital billing and discharge data from 5170 patients. J Neurosurg Spine. 2011; 14(6):771–778

[39] Villavicencio AT, Burneikiene S, Nelson EL, Bulsara KR, Favors M, Thramann J. Safety of transforaminal lumbar interbody fusion and intervertebral recombinant human bone morphogenetic protein-2. J Neurosurg Spine. 2005; 3(6):436–443

[40] Silva PS, Pereira P, Monteiro P, Silva PA, Vaz R. Learning curve and complications of minimally invasive transforaminal lumbar interbody fusion. Neurosurg Focus. 2013; 35(2):E7

[41] Lee JC, Jang HD, Shin BJ. Learning curve and clinical outcomes of minimally invasive transforaminal lumbar interbody fusion: our experience in 86 consecutive cases. Spine. 2012; 37(18):1548–1557

[42] Hackenberg L, Halm H, Bullmann V, Vieth V, Schneider M, Liljenqvist U. Transforaminal lumbar interbody fusion: a safe technique with satisfactory three to five year results. Eur Spine J. 2005; 14(6):551–558

[43] Hee HT, Majd ME, Holt RT, Myers L. Do autologous growth factors enhance transforaminal lumbar interbody fusion? Eur Spine J. 2003; 12(4):400–407

[44] Hioki A, Miyamoto K, Kodama H, et al. Two-level posterior lumbar interbody fusion for degenerative disc disease: improved clinical outcome with restoration of lumbar lordosis. Spine J. 2005; 5(6):600–607

[45] Potter BK, Freedman BA, Verwiebe EG, Hall JM, Polly DW, Jr, Kuklo TR. Transforaminal lumbar interbody fusion: clinical and radiographic results and complications in 100 consecutive patients. J Spinal Disord Tech. 2005; 18 (4):337–346

[46] Salehi SA, Tawk R, Ganju A, LaMarca F, Liu JC, Ondra SL. Transforaminal lumbar interbody fusion: surgical technique and results in 24 patients. Neurosurgery. 2004; 54(2):368–374, discussion 374

[47] Taneichi H, Suda K, Kajino T, Matsumura A, Moridaira H, Kaneda K. Unilateral transforaminal lumbar interbody fusion and bilateral anterior-column fixation with two Brantigan I/F cages per level: clinical outcomes during a minimum 2-year follow-up period. J Neurosurg Spine. 2006; 4(3):198–205

[48] Takahashi T, Hanakita J, Minami M, et al. Clinical outcomes and adverse events following transforaminal interbody fusion for lumbar degenerative spondylolisthesis in elderly patients. Neurol Med Chir (Tokyo). 2011; 51(12): 829–835

8

腰椎邻近节段退变的最佳治疗方法是微创手术还是开放融合手术

微创：Luiz Pimenta, Luis Marchi, Leonardo Oliveira
开放：Christopher M. Bono

8.1 引言

腰椎融合术可以安全而有效地治疗各种退行性疾病（如腰椎滑脱、动力不稳、椎间盘源性腰痛和脊柱侧凸）[1]。然而，融合术有其短期和长期并发症。近年来有一个长期并发症越来越受到重视，即邻近节段性退变[2]。尽管有大量关于这一主题的文献，但对其危险因素、预防和治疗仍未完全了解[3]。

导致对于邻近节段退变的了解不够清晰的原因是对于邻近节段退变的定义和特征不同，其中包括：椎间隙高度丢失超过 2 mm，前凸减少或后凸增加超过 5°，椎间盘突出，获得性脊椎病，节段性不稳定，椎管狭窄，椎间盘脱水，动力移位超过 2 mm，腰椎滑脱，反向滑脱，相邻终板硬化，小关节退变[4-6]。这些表现可以结合 X 线片、CT 和 MRI 等检查明确。邻近节段退变（adjacent level degeneration，ASDeg）与邻近节段病（adjacent level disease，ASDis）之间有一个重要的区别，前者是放射影像学表现，而后者是临床症状性退行性变[7-10]。同样，ASDis 的临床标准在文献中也有不同的定义。围绕 ASDeg/ASDis 最有争议的问题是它的病因，有数据表明它们只是自然退行性变进展的结果，而其他研究则提出了强有力的论据，认为腰椎融合术后邻近节段退变明显加速（如果不是由腰椎融合引起的话）。

幸运的是，上述争议超出了本章的范围。当然，这并不是让读者失望，因为将要呈现的是一场关于什么是 ASDis 的"最佳"治疗方法的讨论——微创或开放手术（表 8.1）。

8.2 微创侧路椎间融合的适应证

发生 ASDis 后，可以采用不同的手术方法和技术来稳定邻近节段。其中一种手术选择是侧路腰椎椎间融合（lateral lumbar interbody fusion，LLIF），它最初用于治疗 L5 以上节段不伴有严重中央椎管狭窄的腰椎间盘退行性疾病[11]。该技术及相关器械的发展使得适应证得以延伸，它可以通过恢复椎间隙高度而获得神经间接减压[12]，还可以通过韧带整复获得的椎体去旋转和改善冠状面排列[13]。有或没有加用椎弓根螺钉固定的 LLIF 的其他适应证包括假关节形成、椎间盘源性腰痛、创伤、感染、矢状位排列、腰椎滑脱，尤其是邻近节段病[14]。

微创手术可以从不同途径到达手术部位避免了瘢痕组织和粘连的操作，使手术更安全、更有效[15]。微创脊柱手术在获得良好的临床和放射学结果同时减少肌肉和骨损伤，风险和并发症较开放手术明显降低[16]。

8.3 微创手术的优势

侧方入路的优点之一是可以将较大的植入物置入到椎体终板最致密的区域，到达骨骺环的两侧，从而促进融合。经腰大肌入路治疗脊柱侧弯已经被证明非常有效[13]。它具有微创的特点，在置入大融合器的同时保留前纵韧带和后纵韧带尤其是前纵韧带，除了矫正旋转畸形外，还可以矫正冠状面和矢状面畸形，且没有标准开放手术的风险、合并症和并发症。对于腰椎滑脱，完全切除椎间盘本身可复位部分椎体滑脱。保留椎间盘的前部和后部

表 8.1 微创侧路腰椎椎间融合和开放融合治疗邻近节段疾病的临床研究

作者（年）	等级	研究	类型	患者数量	手术时间	EBL	LOS	融合	发现
Rodgers 等（2007）	Ⅲ	前瞻性	微创	100	–	平均 1.34 g ↓	1.13 天	6 个月 Lenke 评分平均 2.0	70% 的患者在 6 个月内 VAS 评分得到改善，无感染
Karikari 等（2011）	Ⅲ	前瞻性	微创	22	–	227 mL	4.8 天	95%	22 例接受治疗的患者中有 5 例 ASD，95% 患者融合，临床结果改善
Le 等（2012）	Ⅳ	回顾性	微创	101	–	–	–	–	101 例 XLIF 患者中有 6 例术后并发症（3 例内固定失败，3 例椎体骨折）
Youssef 等（2010）	Ⅳ	回顾性	微创	84	199 分钟	155 mL	2.6 天	81%	融合率良好，VAS 和功能评分的改善（术后并发症率 6%）
Chen 等（2001）	Ⅳ	回顾性	开放	39				94.9%	在 2 年的随访中，有 77% 的患者临床结果和疼痛改善，39 例患者中有 5 例再次发生 ASD，其中 2 例需要进行第三次融合

注：ASD，邻近节段病；EBL，估计出血量；LLIF，侧路腰椎椎间融合；LOS，住院时间；VAS，视觉模拟评分；XLIF，极外侧腰椎椎间融合。

以及完整的前后纵韧带，韧带整复作用有助于滑脱复位[17]。恢复椎间隙高度可以间接减压神经结构[12]，不需要进行后路椎板切除术或补充椎弓根螺钉固定，最大限度地减少肌肉剥离、失血、住院时间和手术时间，并改善患者的恢复和对手术的满意度[14]。此外，一些临床报道显示，该技术的安全性和有效性较其他传统手术入路更好，而临床和放射学结果相当或更好[1, 13, 14, 18, 19]。

有些老年患者有严重合并症，不能承受较大的破坏性手术，是侧路手术的最大受益者[20]。对于这些患者，最有价值的适应证是邻近节段退变和退变性脊柱侧弯。对于邻近节段病，侧方入路避开了先前手术的入路（无论是背侧还是腹侧），避免进入瘢痕组织。此外，通过侧方置入大型椎体间融合器重建前柱可以避免后路手术对肌肉群损伤[21]以及前路手术对腹部器官和血管造成伤害的风险[22, 23]。

8.4 开放手术的优势

开放手术治疗 ASDis 应该作为解决几乎任何可能遇到的疾病类型的默认技术。这尤其适用于伴有或不伴有某种不稳定性的邻近节段椎管狭窄患者。大多数脊柱外科医生都知道翻修手术减压的原理。

虽然微创手术技术（如 LLIF）的优点是可以避免以前的手术瘢痕，但经过谨慎的考量，后方手术可以在以前的手术区域进行操作。最重要的是认识到硬膜囊和手术瘢痕之间的解剖平面是紧密粘连的。在我们的操作中，为了避免硬膜损伤和脑脊液漏，应该尽可能地保留这一平面完好无损。

如本章所述，通常情况下邻近节段椎管狭窄的病例在狭窄的新（邻近）区域没有进行过减压。因此，任何先前减压的区域（只要减压足够）并不需要广泛的硬膜外剥离。这些区域被"埋藏"在瘢痕化的区域内，而新的狭窄区域则可以被仔细地分离出来。

这一考量突出了对于后路翻修减压术可能有帮助的区别。邻近节段狭窄的病例通常可以通过所谓的假翻修椎板切除术获得很好的治疗。换言之，尽管存在手术瘢痕，但伴有邻近节段狭窄的椎板间隙尚未手术过。因此，椎板暴露后（尽管是通过瘢痕），椎板间隙应该是相对没有处理过的，黄韧带不会与下面的硬膜囊瘢痕粘连。举例说明，我们可以想象在 L4-L5 椎板切除术和融合术多年后 L3-L4 发生相邻节段狭窄的典型病例。如果先前的减压术保持了 L4 上半部，没有进入 L3-L4 间隙，外科医生可以在 L3-L4 水平上进行"假"的翻修手术。

这可以与"真正的"翻修椎板切除术区别。如果上述患者接受了 L4 全椎板切除术（从 L3 底部到 L5 顶部），仅融合 L4-L5，随后在继发于 ASDeg

的 L3-L4 复发性狭窄，在翻修椎板切除术或小关节切除术前，外科医生必须从先前减压的骨边界分开瘢痕粘连的硬膜囊。

后路开放手术的主要优点是通用性和神经的直接减压。如上所述，无论硬膜外瘢痕的范围和位置如何，都可以先确定骨边界并进行翻修减压。此外，减压不依赖于任何类型的脊柱排列。LLIF 增加椎间隙高度，然后被认为是通过拉紧褶皱的黄韧带间接减压椎管，而后路开放翻修椎板切除术（无论是"假"还是"真"）不需要重新排列脊柱。虽然 LLIF 可以通过置入一个高的椎体间融合器来复位低度腰椎滑脱，但应该记住，这也可以通过后路手术来完成 [例如经椎间孔腰椎椎间融合 (transforaminal lumbar interbody fusion，TLIF)]。然而，有争议的是减少这种轻微畸形是否对临床有好处，特别是当脊柱的整体平衡满意时。事实上，除非是全局矢状面平衡测量发现不平衡，我们常规不进行任何实质性的畸形矫正。为了进一步证明开放手术的优越性，我们可以考虑一个常见的病例：在先前减压的区域，孤立的椎间孔狭窄不伴有任何明显的畸形或错位，这可能是由于不融合的关节突关节肥大所致。在这种情况下，很难想象 LLIF 手术可以实现神经减压。无论如何，很容易想象开放性翻修椎间孔切开和扩大融合术是一种有效的手术。

以上论点只考虑了开放减压手术的优点，关于开放手术是否是解决融合问题的更好方法，也有类似的争论。根据 ASDis 的诊断，先前的融合是在新的病理节段附近进行的。在大多数情况下，有椎弓根螺钉稳定融合节段。出于显而易见的担心，经后路置入的固定（即椎弓根螺钉）可以通过开放后方入路进行翻修。虽然可能会有一些有技术天赋和冒险精神的外科医生通过微创的方法延长先前的后路椎弓根螺钉结构，但这绝不是一个被广泛接受的方法。无可厚非，这也不是 Pimenta 医生和他的同事在本章中提出的。看来他们会满意单独的椎间融合器或侧方钢板的稳定效果。只有在很少的病例中，既往没有放置后路器械，一般脊柱外科医生才能在邻近水平置入经皮椎弓根螺钉获得稳定。

8.5 病例介绍

图 8.1 中是一例 61 岁的女性患者，10 年前接受过 L3~L5 腰椎椎板切除和融合。患者目前的主诉是腰痛和双侧腿痛伴跛行，在大多数情况下这两种疼痛评分都达到 8/10 分。她有明显的腰痛，长时间坐位或站位会加重，行走后会出现腿痛。她尝试了很多非手术治疗，包括物理治疗、硬膜外类固醇注射和针灸，但是都失败了。临床检查中，她没有神经损伤的表现，但不能耐受行走和站立。

影像学检查显示，L3~L5 坚强融合，椎弓根螺钉周围无透亮影。重要的是，在 MRI T2 矢状位图像上，L2-L3 椎间隙中央椎管和双侧椎间孔狭窄（图 8.1d，左旁正中图像；图 8.1e，右旁正中图像），这是在前一次融合手术的上方。T2 轴向图像证实了中央和双侧狭窄。CT 矢状面重建显示 L2 相对于 L3 有反向滑脱，而站立位侧位片显示该节段有局部后凸。屈伸位片提示在 L2-L3 没有明显的动态变化。值得注意的是，L3 椎板似乎仍然存在，先前的减压没有进入 L2-L3 椎板间隙（图 8.1h）。MRI 和 CT 图像也有相应的发现。

8.6 微创手术技术

8.6.1 患者体位

在手术室，首先放置肌电图系统的表面电极，该系统监测经过腰大肌时是否损伤腰丛，这对于本手术是强制性的。每侧监测 4 个肌群，代表了 L2~S2 的脊神经分布：股内侧肌、胫前肌、股二头肌和腓肠肌内侧头。另外，参考电极放置在大腿外侧的上方，而返回电极被放置在手术部位的上方，例如在背阔肌上。适当备皮确保导电性良好。患者被转移到一个可透射线的可折弯手术台上，侧卧位（90°）垂直于手术台，大转子直接位于手术台折弯轴上方，腿和膝盖轻微弯曲。连接患者的四条胶带是：躯干、髂骨、腿和膝盖，以及膝盖和脚。这扩大了髂嵴和肋骨之间的空间，与胸腰椎交界处或 L4-L5 节段特别相关。

透视确认体位放置正确，确保在 C 臂 0° 时获得真正的前后（anteroposterior，AP）位图像，在 90° 时获得真正的侧面图像。侧位透视图像显示终板、椎弓根上缘都显示左右重叠，前后位图像显示棘突位于中间位置，椎弓根圆形。

8.6.2 侧方腹膜后入路

在皮肤上标记髂嵴、最后一根肋骨和后腹壁之

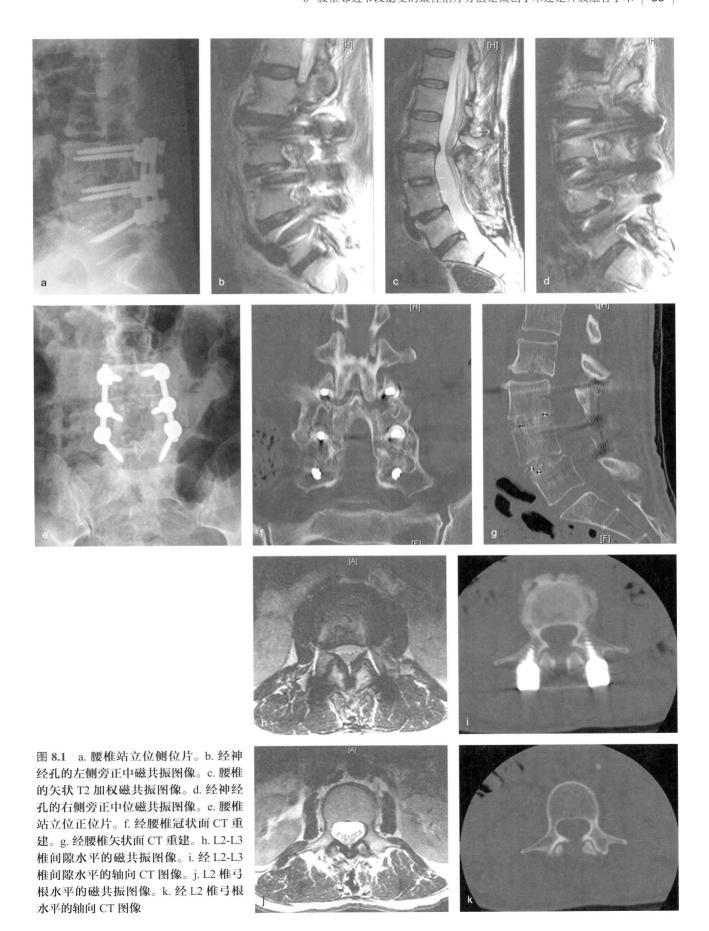

图 8.1 a. 腰椎站立位侧位片。b. 经神经孔的左侧旁正中磁共振图像。c. 腰椎的矢状 T2 加权磁共振图像。d. 经神经孔的右侧旁正中位磁共振图像。e. 腰椎站立位正位片。f. 经腰椎冠状面 CT 重建。g. 经腰椎矢状面 CT 重建。h. L2-L3 椎间隙水平的磁共振图像。i. 经 L2-L3 椎间隙水平的轴向 CT 图像。j. L2 椎弓根水平的磁共振图像。k. 经 L2 椎弓根水平的轴向 CT 图像

间的过渡，以及腰方肌。皮肤消毒后，使用两根克氏针在侧位透视下确定目标椎间盘的中心位置并做标记。然后，在腹壁后外侧肌（腹内斜肌、腹外斜肌和腹横肌）的交叉处，做一个纵向皮肤切口。在筋膜上做第一个切口，将示指引入腹膜后间隙，轻轻地形成一条通路，并推开腹膜的所有附着物，形成一个安全的侧方入路。确定腹膜后间隙后，在第一个皮肤标记下进行做第二个筋膜切口，引入初始扩张器。用示指将所有扩张器安全地引导到腰大肌，保护腹部结构。

8.6.3 横穿腰大肌

第一个扩张器放在 L2-L3 椎间盘的后 1/3 处，经 AP 位和侧位透视证实。然后，使用钝性初级扩张器轻轻地分离肌肉纤维，并配合肌电图监测以评估与腰丛的接近程度。扩张器必须旋转到位，以确认神经接近程度和空间分布。依次放入扩张器，每次均检查肌电图，直到最后放入闭合通道。工作通道与悬挂臂相连，防止不必要的移动。透视确定位置理想，可选择性地将通道叶片调整到所需直径。将分叉的光纤连接到通道上，实现最佳的直视暴露。此外，通道的开口必须尽可能小，肌肉牵拉的持续时间必须尽可能短，因为穿过腰大肌时会导致腰丛的压迫。

8.6.4 椎间隙处理

直视下，使用标准工具切除 L2-L3 椎间盘。保留椎间盘前部和后部以及连接的前后纵韧带，以保持前、后韧带的完整，以利于韧带整复和神经的间接减压[12, 17, 24]。切除对侧椎间盘，用 Cobb 松解对侧纤维环，确保对称撑开和适当的双侧减压，避免冠状面的医源性改变。此外，该操作使得植入物可以覆盖骨骺环的两侧边缘，获得脊柱平台最大限度的支持。完全切除软骨，刮除皮质骨层，提供了促进骨生长的血液前体细胞和骨生长因子。

8.6.5 融合器置入

置入试模确定了达到既定目标所必须使用的合适的融合器高度、长度和角度。整个过程必须在透视引导下完成。理想的融合器置入位置是前后位片穿过椎间隙居中，侧位在椎间隙的前中 1/3 之间。理想的置入位置也能恢复局部前凸，特别是在 L4-L5[25]。建议使用人工骨代替自体骨，避免术后取骨

区的问题。正侧位透视确认融合器的最终位置。置入融合器后，可以置入侧方钢板以促进融合，置入螺钉时注意避开原有的椎弓根螺钉。

8.6.6 关闭切口

冲洗手术部位，闭合通道。缓慢取出通道，观察腰大肌的闭合情况并确认止血。切口以标准方式关闭。不需要放置引流。如有需要，可选择内固定系统补充。

8.7 开放手术技术

8.7.1 患者体位

全麻气管内插管后，小心地将患者俯卧位放在一个可透视的手术台上。腹部悬空，所有压力点很好地垫好和保护。标记之前的手术切口。透视下用十字标记 L2 椎弓根的水平。然后将中线切口标记延长到椎弓根水平以上约 2 cm。

8.7.2 手术暴露

消毒和铺巾后，切开皮肤。按以下步骤暴露先前手术节段。首先，沿着中线剥离到 L2 和 L5 棘突尖端水平。由于 L3 和 L4 没有棘突，必须根据上下完整水平推断解剖深度。然后沿着棘突的两侧，并保持在棘旁肌和深部（硬膜外）瘢痕之间的平面分离。向前外侧扩大剥离范围至 L3、L4 和 L5 椎弓根螺钉。在近端，以类似方式分离、暴露 L1-L2 小关节。因为这个关节不进行融合，切记不要破坏这个关节。

接下来，向外剥离至 L1-L2 小关节和椎弓根螺钉的外侧，分别暴露横突和先前的融合块（如有）。此时可以评估融合骨块的连续性。拆下螺钉的螺母，然后拆下连接杆。对所有螺钉进行评估，以确保它们仍有足够的固定。如果螺钉松动，应更换大直径螺钉，以获得稳定的固定。如果出现这种情况，应强烈怀疑先前融合块的不融合，本例中似乎没有出现这样的情况。

8.7.3 翻修减压

这些步骤完成后，仔细暴露 L2 和 L3 的椎板以及中间的小关节。先暴露 L2 的椎板和峡部，因为它们离先前的减压最远。接下来，沿着 L2-L3 关

节突关节的下方进行剥离，直至显露 L3 椎板。这一步骤是根据影像学检查计划的，术前影像清楚地显示 L3 后弓残余很多。L3 的尾端被埋在硬膜外瘢痕中，这是一个不需要切除骨头的区域，与下方的硬膜囊紧密粘连。

这些骨性标志暴露后，可以类似于初次手术的方式进行"假"的翻修椎板切除术。用一个大的咬骨钳切除 L2 棘突的下半部分并打薄相应的椎板。如果还有 L3 棘突残留（在本例中似乎没有），此时可以切除上面部分，显露椎板间隙。

接下来，从 L2 椎板下侧和 L2 下关节突内侧分离黄韧带。使用 Kerrison 咬骨钳向近端切除椎板，直到可以看到黄韧带的边缘（即止点）。根据手术计划，准备行固定融合术，切除外侧的下关节突。所有切除的骨都留作自体骨移植。

此时，用刮匙从 L3 椎板上面和 L3 上关节突内侧分离黄韧带。如果有先前减压导致的粘连，它们很可能会沿着 L3 椎板出现，因此在骨切除前确保黄韧带 / 硬膜和骨之间有一个自由平面至关重要。用 Kerrison 咬骨钳切除大部分上关节突，切除 L3 椎板的上半部分，直至分离黄韧带的远端边缘。如果需要进行椎间孔减压，此时可以切除整个上关节突。

骨切除完成后，从中线分离黄韧带。使用 Woodson 剥离子深入到中线的黄韧带，用 15 号手术刀垂直切割黄韧带。一边用髓核钳向后外侧牵拉，一边用 Penfield 4 剥离子分离粘连，确认黄韧带和硬膜之间平面。如果骨切除充分，应该很容易整体切除黄韧带，并显示出中央管、侧隐窝和椎间孔减压良好。如果遇到粘连，可以小心地将其分离出来。如果不能分离黄韧带和硬膜之间间隙，可以切除周围的骨头，使黄韧带向后漂浮。

8.7.4　融合的延伸

减压完成后，用磨钻对于 L2 横突和 L3 融合块近端进行去皮质。接下来，在透视引导下置入 L2 椎弓根螺钉。确定植入物的位置后，选择一根杆，连接 L2~L5 的螺钉，最终拧紧。用 3 L 生理盐水冲洗伤口，仔细剔除所有软组织后，将回收的局部骨植入到去皮质的外后侧区域。如果需要更多植骨，可以使用合成的植骨替代物。

8.7.5　关闭切口

通过另外的切口插入筋膜下引流管。逐层缝合伤口。在翻修病例中，我们倾向于使用尼龙缝合线进行皮肤缝合。

8.8　微创手术的讨论

脊柱融合术用于一些节段性脊柱疾病的治疗，但其改变了腰椎的生物力学和运动学，增加了邻近节段的活动 [26]。先前融合邻近节段的退变具有固有的并发症，使手术治疗更困难。脊柱翻修手术的成功率从 60% 到 80% 不等 [25]。从侧方入路，外科医生避免了先前的固定、瘢痕组织和粘连的延伸。这本身就减少了手术时间及其相关的发病率，与侧路手术固有的特点相结合，已被证明对于一些脊柱疾病的治疗是有效的，包括 ASDis[13, 18, 27-29]。然而，在邻近节段退变的治疗中，目前还没有对比研究确认侧方入路手术优于开放手术。

8.8.1　微创手术的Ⅰ级证据

没有Ⅰ级研究。

8.8.2　微创手术的Ⅱ级证据

目前还没有一项针对 ASDis 的微创治疗的前瞻性比较队列研究。

8.8.3　微创手术的Ⅲ级和Ⅳ级证据

Rodgers 等 [30] 进行了唯一一项关于侧方入路手术治疗 ASDis 的研究。他们前瞻性地应用侧方入路治疗了 100 例腰椎融合术后邻近节段退变的患者，其中 79 例接受腰椎后路固定融合术，15 例接受没有固定的后路融合术，6 例接受腰椎前路椎体间融合术。作者记录术中出血很少，平均住院时间只有 1.13 天。腰椎滑脱患者椎间隙高度增加，滑脱复位。Lenke 评分显示融合进展良好，在所有随访时间点临床结果均显著改善。虽然在没有大量Ⅰ级和Ⅱ级研究的情况下，这种经验非常有限，但目前的结果令人鼓舞。Karikari 等 [31] 报道了 22 例前瞻性病例，其中包括 5 例胸椎邻近节段病。没有神经、血管或内脏损伤或死亡。平均随访 16.4 个月，临床改善率和融合率都是 95.5%。Acosta 等 [32] 回顾性分析了 36 例侧路融合术患者的影像，其中 5 例因邻近节段病变行手术。

Le 等 [33] 报道 101 例因腰椎退行性疾病（包括腰椎融合术后的 ASD）接受了 LLIF 加侧方钢板

固定的患者。并发症发生率 5.9%，包括 3 例锁紧螺母和侧翻钢板移位，3 例椎体骨折，均为多节段手术。Youssef 等[34] 的一项对患者的病史队列研究中，包含了 84 例患者和包括 ASD 在内的多个脊柱疾病，但是没有记录每个疾病的患者数量。患者平均随访 15.7 个月，68 例坚强融合，14 例融合中。患者的临床结果评分、放射图像测量和成本效益有显著改善，并发症发生率低，手术时间短，估计失血量少。患者报道的疼痛和功能评分以及包括高融合率在内的放射学参数持续改善，长期结果良好，这使得侧方入路手术成为邻近节段疾病的一种有利的替代治疗方法。2013 年，Pimenta[35] 在巴西脊柱学会会议上介绍了他的研究结果，提出相邻节段疾病必须是外科医生第一次侧路手术的选择。这项建议是基于这样一个事实，即上腰椎的退行性改变通常与先前的邻近节段融合有关，并且由于这种手术固有的困难，从不同的入路处理疾病使外科医生能够避免先前的瘢痕组织，手术易于进行。作者描述的另一个有利的特点是，上腰椎水平的腰丛更靠后，使经腰大肌手术更安全、更容易[36]。

8.9 微创手术的并发症

多数文献回顾显示术后即刻并发症发生率低，包括入路一侧的髋关节屈曲无力或麻木（腰大肌无力），下肢感觉异常较少见，所有这些症状都在 6 个月消失[1, 12, 29]。暂时性神经丛病（运动或感觉）和屈髋无力是侧方入路手术最常见的并发症[37, 38]。感觉缺陷比运动异常更为普遍，而短暂性腰大肌无力比这两者更为普遍。40%~90% 的患者可以在 90 天内缓解，很少有患者的症状持续超过 12 个月[37, 38]。在没有神经病因的情况下，腰大肌的操作是导致髋屈肌无力的一个明显原因。因此，即使没有任何术中神经损伤，术后肌肉收缩也会受到影响。但是，报道并未发现，大腿症状的患病率随着经腰大肌入路手术节段的数量，及多次手术和入路的数目而增加。

前路融合手术另一个并发症是融合器下沉。它通常与单独置入融合器有关，也和节段的不稳定有关，可能是由于前、后纵韧带切除所致。下沉减少了椎间隙高度，影响了神经的间接减压；同时还会导致脊柱不平衡，无法很好地矫正矢状位排列。通过侧方入路置入更宽的椎体间融合器可以获得最大的终板支撑，可以单独使用，融合器严重下陷发生率降低，避免急性疼痛发作并保留手术的获益，例如椎间隙撑开，改善矢状位排列，以及对神经的间接减压[39]。

8.10 微创手术的结论

政府和私人支付者正在加强对脊柱手术的审查，因为他们认为脊柱手术做得太多，而且缺乏支持此类手术的 I 级数据。这很讽刺，基于以下原因：①进行脊柱手术的随机临床试验是非常困难的（谁会同意参加这样的试验？）；②有许多新的技术正在证明已经证实的结果，然而支付者继续试图将它们归类为研究性或实验性治疗。

微创外科医生发现，新的、微创的技术可以减少手术时间和患者住院时间，减少对周围组织的损伤，提高患者满意度。这与脊柱畸形、狭窄、椎间盘突出和融合尤其相关。此外，手术时间和住院时间的缩短可以帮助患者更快地恢复日常生活，减少手术成本。侧方入路进行胸腰椎手术是安全而有效的，虽然该技术也有并发症，但其发生率一直低于其他传统的手术治疗方法，多数情况下是暂时性的且与腰大肌有关。中期随访结果表明，该技术通过微创侧方入路促进脊柱融合术，减少疼痛，改善脊柱在冠状面和矢状面排列，通过恢复椎间隙和椎间孔高度间接减压神经，并以最少的失血和组织瘢痕治疗各种脊柱疾病，但文献中没有 I 级研究。目前还没有 I 级或 II 级的研究证明 LLIF 治疗 ASDis 的安全性和有效性。有许多前瞻性病例系列和队列研究，证明微创侧路融合术治疗 ASDis 优点的 III 级证据。III 级研究表明，使用微创方法时住院时间缩短，影像学融合率高。此外，有 III 级证据支持微创侧路融合的并发症发生率低。根据 Guyatt 等的分级量表，研究数据提供了 2B 级的建议，微创侧路融合术治疗相邻节段病，融合率和手术并发症率与开放融合相当[40]。

展望未来，当务之急是，外科医生及其专业协会必须将一种手术干预与另一种手术干预以及非手术治疗、介入治疗等进行比较，不断评估我们提供的治疗的价值。这是我们所处的新环境，我们必须适应。

8.11 开放手术的讨论

8.11.1 开放手术的 I 级证据

没有 I 级研究比较开放手术和微创手术治疗 ASDis。

8.11.2 开放手术的 II 级证据

没有 II 级研究（即前瞻性比较队列或较低质量随机对照试验）比较开放手术和微创手术治疗 ASDis。

8.11.3 开放手术的 III 级和 IV 级证据

有一些低级别的研究已经证明了开放翻修减压治疗狭窄复发的结果。然而，由于使用了各种不同的方法，这些数据可能难以解释。在一项对接受非融合手术的老年患者进行的队列研究中，尽管 VAS 有显著改善，但 36% 的患者"非常"或"有点"满意[41]。在另一项对 124 例患者进行的平均随访 37 个月的研究中，尽管研究人员没有使用有效的结果测量方法，但 83% 的患者"成功"[42]。

影响 ASDis 腰椎翻修术疗效的因素很多。Adogwa 等发现，对于邻近节段病、假关节形成或复发性狭窄的患者进行翻修手术，术后随访 2 年，如果患者术前 Zung 抑郁评分较高，则 ODI 的改善较少[43]。这与年龄、BMI、症状持续时间、吸烟、合并症和术前症状水平等其他潜在变量无关。

不幸的是，尽管这个"诊断"包含了广泛的症状和临床诊断，但 ASD 手术的结果往往是综合在一起的。因此，对现有数据的解释非常困难。Chen 等[25]研究表明，近 80% 的自体骨移植和椎弓根螺钉固定治疗 ASDis 的患者临床效果优良。不幸的是，这些患者中的一些最终发展出了其他节段的 ASDis，其中几乎一半需要再次手术。

8.12 开放手术的并发症

与所有脊柱手术一样，开放手术可能会发生许多不良事件。根据经验和文献，腰椎翻修手术并发症风险似乎更高。其中最显著的是硬膜撕裂、术后新发神经功能缺损和伤口感染。

硬膜撕裂可发生在任何腰椎减压过程中。关于翻修减压增加硬膜撕裂的数据有矛盾。Tafazal 和 Sell[44] 发现 13% 的翻修椎间盘切除并发硬膜撕裂，而初次手术为 3.5%。相比之下，Wang 等[45] 没有发现翻修术与初次腰椎手术之间的实质性差异。此外，这组病例还发现，可以直接修补的硬膜撕裂的发生对预后没有显著影响[45]。虽然微创手术的支持者报道说，由于切口较小和无效腔较小，硬膜撕裂不需要修复，但开放手术的硬膜撕裂需要更仔细的关注。

尽管罕见，但腰椎翻修术后医源性神经损伤可能致残，是永久性的。通常，它仅限于单一的神经根损伤，导致不同程度的无力或麻木。目前还不完全清楚，在不涉及实质性畸形矫正的翻修减压手术中神经损伤是否更为常见。更常见的报道是与椎弓根螺钉位置不佳有关的神经损伤。在一项研究中，初次和翻修手术中椎弓根螺钉的神经损伤发生率约为 4%，其中一半是永久性损伤[46]。如果解剖标志因瘢痕或骨性标志的扭曲而模糊，则翻修手术椎弓根螺钉可能更困难。使用图像引导，无论是标准透视还是更复杂的导航系统，都有助于减少螺钉位置不佳。

腰椎翻修术后伤口感染的风险增加[47]。这是多个因素的结果。第一，这项工作是在一个先前手术过的区域内进行的，这个区域可能会因为致密的瘢痕和可能的软组织缺损而导致血液供应受损。第二，翻修手术的手术时间通常较长，更易于感染。早期发现术后感染至关重要，深部感染需要彻底的外科清创和适合术中培养的抗生素治疗。

8.13 开放手术的结论

从上述争论来看，读者应该得出结论，开放手术是治疗症状性 ASDis 的理想方法，不仅对于该患者，而且对于几乎所有患有该疾病的患者都是如此。虽然微创技术，如 LLIF，可以用于特殊情况下的 ASDis，开放手术可以用于所有的患者。对于本章所提出的病例，可以合理地预期，LLIF 可以实现 L2-L3 节段的融合，并且至少在短期内，通过高度恢复获得一定程度的椎管和椎间孔间接减压。但是，首先取决于没有任何融合器下沉和固定的丢失。此外，目前尚不清楚如何利用微创技术将后路椎弓根螺钉结构延伸到 L2。

更加明确的是，通过 L2-L3 节段椎板切除术后"假翻修"，脊柱外科医生确信可以进行中央椎管、侧隐窝和椎间孔广泛减压，这可以在几乎完全避免硬膜外瘢痕的情况下进行。读者应该清楚的是，将两个新的椎弓根螺钉插入 L2 是一个简单的操作，同样，将在几乎全新的组织中进行。尽管在本例中我们倾向于进行简单的后外侧（横突间）融合，但如果需要的话，TLIF 也可以很容易地进行。使用所述技术，可以安全、高效地完成这项工作，且失血量最小，症状缓解。

基于上述引用的文献，目前还没有 Ⅰ 级或 Ⅱ 级研究比较 ASD 开放融合与微创技术的临床结果。Ⅲ 级研究并没有将重点放在开放融合治疗邻近节段疾病的有效性上，也没有将重点放在与微创手术的比较。根据 Guyett 等的分级量表，数据提供 2B 级建议，ASD 开放融合后疼痛缓解和功能改善，这些数据还提供了 2C 级建议，开放性融合的临床结果和融合优于微创技术。

8.14 编者述评

8.14.1 微创手术

在考虑通过微创或开放手术治疗邻近节段退化时，必须考虑多种因素，包括患者的年龄、习惯和合并症、先前手术使用的技术、先前的器械是否会干扰特定的手术入路、患者是否曾经接受过腹部手术，以及外科医生对手术所需特定技能的经验。还必须记住，无论前路还是后路手术，都可以通过开放或微创技术来完成。

本章的病例代表了一个有趣的例子，即"近端邻近"节段退变导致腰椎管狭窄，没有不稳定和跛行。一个可以考虑的选择是做一个简单的微创减压手术。对于没有不稳定的疾病和不是紧邻一个不可移动的节段，可以考虑这种方法。从技术上讲，后方的棒不会影响入路，手术本身也不会在这个水平上造成不稳定。这将把一个大型手术转变为门诊或日间手术，如果将来需要另一个手术，也不会造成任何损失。

然而，许多人会争辩说，在前两节融合存在的情况下，必须将融合扩展到这一退化节段。如果一个人接受这个论点，那么就必须解决一系列问题。一个微创手术选项是在 L2/L3 和 L3/L4 上进行单独的 LLIF 手术。如果成功的话，这对于患者将会是一个非常微创的手术。然而，即使有韧带成形技术，充分减压中央椎管的能力是有限的。此外，植骨块下陷的风险并不小，特别是对于老年人或骨质疏松患者。在 LLIF 手术的同时，还可以考虑加用后路固定。如果第一次手术使用经皮穿刺的微创技术置入后路固定，那么同样可以使用微创技术延长固定。但是，如果第一次手术后路固定使用开放手术置入，和（或）如果后路融合的骨头在棒 / 螺钉顶部生长，则不可能使用微创的技术进行翻修。

最后，特别是如果先前的融合和内固定是用微创技术进行的，那么一个结合 TLIF 和延长后路内固定的完全后路手术也是可行的。采用微创技术，可以很容易地取出整个后路器械系统，进行无障碍的减压融合手术，并在直视下更换固定。

8.14.2 开放手术

脊柱融合术后邻近节段病的治疗是一个相对常见的手术，如果目标相邻节段没有做过中央椎管减压，任何技术都可以很容易地对其进行治疗。通常是在先前减压和邻近未减压的骨和软组织成分的交界处，比较容易出现硬膜损伤的风险。邻近节段手术的目标通常是稳定和减压。本章中的病例是典型的伴有狭窄的单节段退行性变。在讨论可以用来处理这个单一节段问题的技术时，外科医生必须首先确定需要改善的问题或保持矢状面平衡。这就提出了是否需要进行椎体间手术的问题。与单纯的后外侧融合术相比，支持椎体间融合术的文献非常少，除非矢状面的排列需要改进；可以肯定的是，本病例中的患者没有使用椎体间融合术的强烈指征。此外，对于中央椎管狭窄的患者，单独的椎体间装置和间接减压并不是一个切实可行的解决方案，对于骨质疏松或骨量减少的患者，由于椎体间融合器下沉的风险增加，这将是一个更糟糕的选择。侧方钢板（很容易通过放置融合器的侧方入路完成）的记录是混杂的，已有报道许多冠状面椎体骨折，对于许多骨质疏松患者附加固定会更好。尽管使用无后路稳定的椎体间融合器很有吸引力，因为它有可能避免技术上较为困难的后路翻修手术，但如果广泛应用，这种治疗策略可能会导致不可接受的高失败率。

（梁　裕　译）

参·考·文·献

[1] Marchi L, Oliveira L, Amaral R, et al. Lateral interbody fusion for treatment of discogenic low back pain: minimally invasive surgical techniques. Adv Orthop. 2012; 2012:282068

[2] Hoogendoorn RJW, Helder MN, Wuisman PIJM, Bank RA, Everts VE, Smit TH. Adjacent segment degeneration: observations in a goat spinal fusion study. Spine. 2008; 33(12):1337–1343

[3] Glassman SD, Carreon LY, Djurasovic M, et al. Lumbar fusion outcomes stratified by specific diagnostic indication. Spine J. 2009; 9(1):13–21

[4] Kim J-H, Kim S-S, Suk S-I. Incidence of proximal adjacent failure in adult lumbar deformity correction based on proximal fusion level. Asian Spine J. 2007; 1(1):19–26

[5] Lee DY, Lee S-H, Maeng DH. Two-level anterior lumbar interbody fusion with percutaneous pedicle screw fixation: a minimum 3-year follow-up study. Neurol Med Chir (Tokyo). 2010; 50(8):645–650

[6] Zencica P, Chaloupka R, Hladíková J, Krbec M. Adjacent segment degeneration after lumbosacral fusion in spondylolisthesis: a retrospective radiological and clinical analysis [in Czech]. Acta Chir Orthop Traumatol Cech. 2010; 77(2): 124–130

[7] Cheh G, Bridwell KH, Lenke LG, et al. Adjacent segment disease following lumbar/thoracolumbar fusion with pedicle screw instrumentation: a minimum 5-year follow-up. Spine. 2007; 32(20): 2253–2257

[8] Kaito T, Hosono N, Mukai Y, Makino T, Fuji T, Yonenobu K. Induction of early degeneration of the adjacent segment after posterior lumbar interbody fusion by excessive distraction of lumbar disc space. J Neurosurg Spine. 2010; 12(6):671–679

[9] Kim KH, Lee S-H, Shim CS, et al. Adjacent segment disease after interbody fusion and pedicle screw fixations for isolated L4-L5 spondylolisthesis: a minimum five-year follow-up. Spine. 2010; 35(6):625–634

[10] Park P, Garton HJ, Gala VC, Hoff JT, McGillicuddy JE. Adjacent segment disease after lumbar or lumbosacral fusion: review of the literature. Spine. 2004; 29 (17):1938–1944

[11] Ozgur BM, Aryan HE, Pimenta L, Taylor WR. Extreme lateral interbody fusion (XLIF): a novel surgical technique for anterior lumbar interbody fusion. Spine J. 2006; 6(4):435–443

[12] Oliveira L, Marchi L, Coutinho E, Pimenta L. A radiographic assessment of the ability of the extreme lateral interbody fusion procedure to indirectly decompress the neural elements. Spine. 2010; 35(26) Suppl:S331–S337

[13] Dakwar E, Cardona RF, Smith DA, Uribe JS. Early outcomes and safety of the minimally invasive, lateral retroperitoneal transpsoas approach for adult degenerative scoliosis. Neurosurg Focus. 2010; 28(3):E8

[14] Rodgers WB, Cox C, Gerber E. Experience and Early Results with a Minimally Invasive Technique for Anterior Column Support Through eXtreme Lateral Interbody Fusion (XLIF®). US Musculoskelet Rev. 2007; 2:28–32

[15] Pimenta L, Díaz RC, Guerrero LG. Charité lumbar artificial disc retrieval: use of a lateral minimally invasive technique. Technical note. J Neurosurg Spine. 2006; 5(6):556–561

[16] McAfee PC, Phillips FM, Andersson G, et al. Minimally invasive spine surgery. Spine. 2010; 35(26) Suppl:S271–S273

[17] Marchi L, Abdala N, Oliveira L, Amaral R, Coutinho E, Pimenta L. Stand-alone lateral interbody fusion for the treatment of low-grade degenerative spondylolisthesis. Sci World J. 2012; 2012:456346

[18] Pimenta L, Marchi L, Oliveira L, Coutinho E, Amaral R. A prospective, randomized, controlled trial comparing radiographic and clinical outcomes between stand-alone lateral interbody lumbar fusion with either silicate calcium phosphate or rh-BMP2. J Neurol Surg A Cent Eur Neurosurg. 2013; 74 (6):343–350

[19] Uribe JS, Smith WD, Pimenta L, et al. Minimally invasive lateral approach for symptomatic thoracic disc herniation: initial multicenter clinical experience. J Neurosurg Spine. 2012; 16(3):264–279

[20] Rodgers WB, Gerber EJ, Rodgers JA. Lumbar fusion in octogenarians: the promise of minimally invasive surgery. Spine. 2010; 35(26) Suppl:S355–S360

[21] Chrastil J, Patel AA. Complications associated with posterior and transforaminal lumbar interbody fusion. J Am Acad Orthop Surg. 2012; 20(5): 283–291

[22] Garg J, Woo K, Hirsch J, Bruffey JD, Dilley RB. Vascular complications of exposure for anterior lumbar interbody fusion. J Vasc Surg. 2010; 51(4):946–950, discussion 950

[23] Rajaraman V, Vingan R, Roth P, Heary RF, Conklin L, Jacobs GB. Visceral and vascular complications resulting from anterior lumbar interbody fusion. J Neurosurg. 1999; 91(1) Suppl:60–64

[24] Deukmedjian AR, Dakwar E, Ahmadian A, Smith DA, Uribe JS. Early outcomes of minimally invasive anterior longitudinal ligament release for correction of sagittal imbalance in patients with adult spinal deformity. Sci World J. 2012; 2012:789698

[25] Chen WJ, Lai PL, Niu CC, Chen LH, Fu TS, Wong CB. Surgical treatment of adjacent instability after lumbar spine fusion. Spine. 2001; 26(22):E519– E524

[26] Akamaru T, Kawahara N, Tim Yoon S, et al. Adjacent segment motion after a simulated lumbar fusion in different sagittal alignments: a biomechanical analysis. Spine. 2003; 28(14):1560–1566

[27] Amaral R, Marchi L, Oliveira L, et al. Minimally invasive lateral alternative for thoracolumbar interbody fusion. Coluna/Columna. 2011; 10(3):239–243

[28] Berjano P, Damilano M, Lamartina C. Sagittal alignment correction and reconstruction of lumbar post-traumatic kyphosis via MIS lateral approach. Eur Spine J. 2012; 21(12):2718–2720

[29] Marchi L, Oliveira L, Amaral R, et al. Anterior elongation as a minimally invasive alternative for sagittal imbalance-a case series. HSS J. 2012; 8(2): 122–127

[30] Rodgers W, Cox C, Gerber E. Minimally invasive treatment (XLIF) of adjacent segment disease after prior lumbar fusions. Internet J Minim Invasive Spinal Technol 2008;3(4). Available at: http://ispub.com/IJMIST/3/4/7005

[31] Karikari IO, Nimjee SM, Hardin CA, et al. Extreme lateral interbody fusion approach for isolated thoracic and thoracolumbar spine diseases: initial clinical experience and early outcomes. J Spinal Disord Tech. 2011; 24(6):368–375

[32] Acosta FL, Liu J, Slimack N, Moller D, Fessler R, Koski T. Changes in coronal and sagittal plane alignment following minimally invasive direct lateral interbody fusion for the treatment of degenerative lumbar disease in adults: a radiographic study. J

Neurosurg Spine. 2011; 15(1):92–96

[33] Le TV, Smith DA, Greenberg MS, Dakwar E, Baaj AA, Uribe JS. Complications of lateral plating in the minimally invasive lateral transpsoas approach. J Neurosurg Spine. 2012; 16(3):302–307

[34] Youssef JA, McAfee PC, Patty CA, et al. Minimally invasive surgery: lateral approach interbody fusion: results and review. Spine. 2010; 35(26) Suppl: S302–S311

[35] Pimenta L. Adjacent Segment Disease. 2013

[36] Uribe JS, Arredondo N, Dakwar E, Vale FL. Defining the safe working zones using the minimally invasive lateral retroperitoneal transpsoas approach: an anatomical study. J Neurosurg Spine. 2010; 13(2):260–266

[37] Cummock MD, Vanni S, Levi AD, Yu Y, Wang MY. An analysis of postoperative thigh symptoms after minimally invasive transpsoas lumbar interbody fusion. J Neurosurg Spine. 2011; 15(1):11–18

[38] Le TV, Burkett CJ, Deukmedjian AR, Uribe JS. Postoperative lumbar plexus injury after lumbar retroperitoneal transpsoas minimally invasive lateral interbody fusion. Spine. 2013; 38(1): E13–E20

[39] Marchi L, Abdala N, Oliveira L, Amaral R, Coutinho E, Pimenta L. Radiographic and clinical evaluation of cage subsidence after stand-alone lateral interbody fusion. J Neurosurg Spine. 2013; 19(1):110–118

[40] Guyatt G, Schünemann H, Cook D, Jaeschke R, Pauker S, Bucher H; American College of Chest Physicians. Grades of recommendation for antithrombotic agents. Chest 2001;119(1, Suppl):3S7S

[41] Shabat S, Arinzon Z, Gepstein R, Folman Y. Long-term follow-up of revision decompressive lumbar spinal surgery in elderly patients. J Spinal Disord Tech. 2011; 24(3):142–145

[42] Wong C-B, Chen W-J, Chen L-H, Niu C-C, Lai P-L. Clinical outcomes of revision lumbar spinal surgery: 124 patients with a minimum of two years of follow-up. Chang Gung Med J. 2002; 25(3):175–182

[43] Adogwa O, Parker SL, Shau DN, et al. Preoperative Zung Depression Scale predicts outcome after revision lumbar surgery for adjacent segment disease, recurrent stenosis, and pseudarthrosis. Spine J. 2012; 12(3): 179–185

[44] Tafazal SI, Sell PJ. Incidental durotomy in lumbar spine surgery: incidence and management. Eur Spine J. 2005; 14(3):287–290

[45] Wang JC, Bohlman HH, Riew KD. Dural tears secondary to operations on the lumbar spine. Management and results after a two-year-minimum follow-up of eighty-eight patients. J Bone Joint Surg Am. 1998; 80(12): 1728–1732

[46] Hadjipavlou A, Enker P, Dupuis P, Katzman S, Silver J. The causes of failure of lumbar transpedicular spinal instrumentation and fusion: a prospective study. Int Orthop. 1996; 20(1):35–42

[47] Smith JS, Shaffrey CI, Sansur CA, et al. Scoliosis Research Society Morbidity and Mortality Committee. Rates of infection after spine surgery based on 108, 419 procedures: a report from the Scoliosis Research Society Morbidity and Mortality Committee. Spine. 2011; 36(7):556–563

9

退变性脊柱侧凸：微创技术治疗退变性脊柱侧凸是否有优势

微创：Chun-Po Yen, Juan S. Uribe
开放：Christopher I. Shaffrey

9.1 引言

成人脊柱侧凸是骨骼发育成熟患者冠状面上Cobb角大于10°的脊柱畸形。根据发病机制，成人脊柱侧凸可分为以下几种：1型，原发性（新发）退变性脊柱侧凸（degenerative scoliosis，DS）；2型，成人进展性特发性脊柱侧凸；3型，特发性脊柱侧凸、骨盆倾斜或代谢性骨病（如骨质疏松症）等引起的继发性退变性脊柱侧凸[1]。退变性脊柱侧凸的起始病因为椎间盘的不对称性退变。随后，关节突关节的稳定性下降，骨质疏松椎体的不对称性压缩骨折导致侧凸畸形逐渐加重。退变性脊柱侧凸常伴随椎体滑脱和平移或旋转脱位，同时可进一步加重畸形。

9.2 成人退变性脊柱侧凸的手术适应证

对于大多数退变性脊柱侧凸患者，保守治疗通常有效。随着社会逐渐走向老龄化和预期寿命的延长，成人退变性脊柱侧凸的患病率有所上升，并且患者对于提高生活质量（quality of life，QOL）的需求不断增加。为此，尽管由于高龄、合并其他疾病和骨量不足等危险因素，成人退变性脊柱侧凸手术风险相对于青少年特发性脊柱侧凸患者更高，但手术治疗却越来越多地被采用。研究表明，与非手术治疗的患者相比，手术治疗患者的腰痛或腿痛和生活质量改善更为明显[2-4]。一般来说，以下情况患者通常建议进行手术治疗：由椎管狭窄、侧隐窝或椎间孔狭窄引起的间歇性跛行或根性刺激症状；保守治疗无效的退变性椎间盘/小关节或肌肉劳损

引起的腰背痛；有神经功能损害；脊柱不稳定以及脊柱侧凸进行性加重。依据患者的症状、不稳的程度、侧凸严重程度和柔韧性以及矢状面平衡情况，手术通常包括减压、固定、融合、重建排列或者包括所有这些内容。

与青少年特发性脊柱侧凸不同，成人退变性脊柱侧凸通常比较僵硬，可能需要进行前后路联合手术，尤其是那些比较严重的患者。Silva 和 Lenke 等提出根据患者的临床症状和影像学表现，对患者进行分级手术治疗的建议[5]。Ⅰ级手术为局限性椎管减压，主要适用于由椎管狭窄引起的间歇性跛行或根性刺激症状的患者。这些患者影像学上表现为，椎体前缘有骨赘形成，侧凸小于30°，半脱位小于 2 mm 且无矢状面失衡，上述表现常提示侧凸有进行性加重的可能。Ⅱ级手术为短节段的后路腰椎固定融合手术，适用于椎管狭窄需要广泛减压但无椎体前缘有骨赘的患者。Ⅲ级手术为包含腰椎侧凸曲线节段的固定融合手术，适用于主要症状为腰痛的患者，影像学上表现为明显的侧凸和半脱位但无矢状面失平衡。Ⅳ级手术为Ⅲ级手术加上前方固定融合术，适用于腰椎前凸消失的患者。Ⅴ级手术为包含胸椎的大范围固定融合手术，适用于矢状面明显失衡但柔韧性较好的患者。Ⅵ级手术包括截骨手术，适用于僵硬的或固定的矢状面失衡患者。

9.3 微创手术的优势

微创手术旨在达到与开放手术相同效果的同时，减少因入路造成的周围组织损伤。通过置入较大的椎间融合器实现间接减压的目的，通常适用于

轻度到中度狭窄的患者。该技术的优点是可以避免先前的手术瘢痕，避免神经根损伤和硬膜撕裂。

退变性脊柱侧凸的微创手术很大程度上依赖于前柱的操作和支撑。与单纯后路相比，直接操作前中柱可实现更大程度的畸形矫正。置入横贯坚硬骨骺环的较大椎间融合器，可以降低下沉以及间接减压效果丢失的风险，对于骨质疏松患者更加有利。通过前路或侧路的小切口可以完成前柱支撑，这一手术入路不需要外科医生协助显露，微创侧路手术也引起了学者们广泛的重视。对于矢状面明显失衡的患者，通过前纵韧带松解和置入大角度的椎间融合器可使前凸得到 15°以上的纠正，并且可以进行多节段操作，不会显著增加术中出血，也不会涉及神经的操作[6]。

为了增加稳定性，防止矫形效果丢失，通常需要辅助后路固定。通过经皮椎弓根螺钉可进行长节段固定，同时显著减少椎旁肌损伤并保留后方张力带结构。

9.4 开放手术的优势

后路开放手术仍然是矫正成人退变性脊柱侧凸的主要方法。所有的手术操作可以在一个体位完成，并且脊柱外科医生对后路解剖更为熟悉。

合并严重椎管狭窄的退变性脊柱侧凸患者通常需要进行广泛减压，直视下开放手术可最大限度地保证减压效果。通常应用经椎间孔腰椎椎间融合（transforaminal lumbar interbody fusion，TLIF）实现椎间融合。相对于腰椎后路椎间融合术，单侧入路可以减少对硬膜囊和神经根的牵拉并能在前方放置更大的带前凸的融合器。置入前方 TLIF 融合器后，后柱截骨和减压，腰椎矢状面前凸可明显增加，从 L1/L2 水平增加 6°到 L5/S1 水平增加 22°[7]。对于僵硬或固定的退变性侧凸患者以及矢状面失衡的患者，后柱截骨术和三柱截骨术例如经椎弓根楔形截骨术（pedicle subtraction osteotomy，PSO）或全脊椎切除术（vertebral column resection，VCR）可有效重建脊柱冠状面和矢状面排列。

直视下置入椎弓根螺钉可减少影像引导，减少医生和患者的射线暴露。开放条件下通过后路连接棒的操作更容易对脊柱三维畸形进行矫正。此外，开放手术广泛显露脊柱后方结构，可获得牢固的后外侧融合。

9.5 病例介绍

48 岁女性患者，主诉腰痛和进行性侧后凸畸形。患者有青少年特发性脊柱侧凸病史，15 岁时行 Harrington 棒置入矫形术。术后 2 年钉棒脱出，随后行内固定取出术。自述一直"较直"，直到 3 年前出现向右侧和前方倾斜。临床表现为轻中度腰痛和大腿前部疼痛，不伴其他的神经损伤表现。

在 36 in（91 cm）长的 X 线片上，冠状面 Cobb 角 59°，腰前凸 31°，骨盆入射角 73°，骨盆倾斜角 31°（图 9.1）。CT 显示 T4~L3 后外侧融合，T12~L3 假关节形成（图 9.2）。MRI 显示侧弯的凹侧多节段水平的椎间孔中度狭窄。

根据病史和影像学表现，患者可能部分地矫正了青少年特发性脊柱侧凸，腰椎出现继发退变性侧凸。根据她的症状，侧后凸畸形进行性加重，建议进行手术治疗。

9.6 微创手术技术

患者进行了分期的手术：第一期行后路开放手术，患者俯卧在 Jackson 手术台上，显露 T11 至髂嵴水平。透视辅助下置入双侧的 T11~S1 椎弓根螺钉和髂骨螺钉，然后行 L1/L2、L2/L3 和 L3/L4 水平后柱截骨术，切除先前的融合骨块，切除 L4/L5 和 L5/S1 内侧关节突。L1~L4 节段双侧放置临时棒固定。3 天后行二期手术，仰卧位下小切口在 L5/S1 节段行前路腰椎椎间融合（anterior lumbar interbody fusion，ALIF），置入 30°高前凸的融合器；侧卧位下从右侧行 L1/L2、L2/L3、L3/L4 及 L4/L5 侧路腰椎椎间融合（lateral lumbar interbody fusion，LLIF），分别置入带 10°前凸角的融合器；再俯卧下后路 T11 至髂骨置入连接棒。6 个月后随访脊柱全长片显示影像学参数明显改善：Cobb 角纠正至 30°，腰前凸改善至 72°，骨盆倾斜角减少至 22°；疼痛明显改善（图 9.1 和图 9.3）。

9.7 开放手术技术

患者取俯卧位放在 Jackson 手术台上，腹部悬空以促进静脉回流，减少术中出血。纵行切开皮肤，骨膜下剥离椎旁肌，完全显露骨性结构。在解剖标志和透视引导下，双侧 T10~S1 置入椎弓

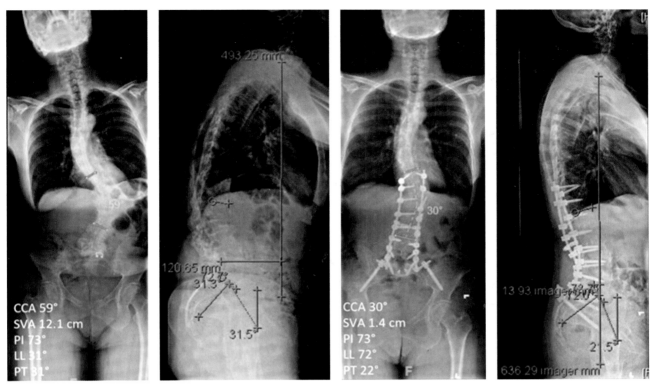

图 9.1 48 岁女性腰椎退变性脊柱侧凸的术前和术后 36 in（91 cm）长片盒的脊柱全长片，行脊柱侧凸和后凸的混合微创矫正手术，冠状面 Cobb 角从 59°改善到 30°，腰椎前凸从 31°增加到 72°，骨盆倾斜角从 31°降低到 22°

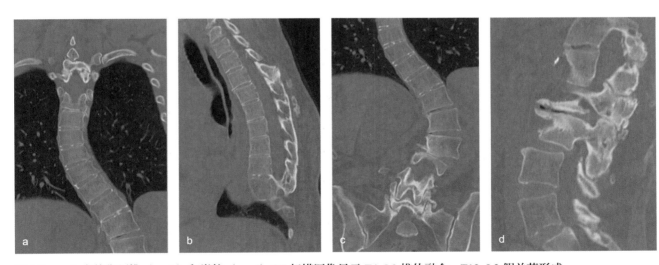

图 9.2 a~d. 术前胸腰椎（a、b）和脊柱（c、d）CT 扫描图像显示 T4~L3 椎体融合，T12~L3 假关节形成

根螺钉以及髂骨螺钉，T12~S1 行多节段的后柱截骨术。于 L4~S1 节段凸侧置入临时棒进行固定。L4/L5、L5/S1 凹侧椎弓根螺钉适当撑开行 TLIF，切除 L4、L5 下关节突及 L5、S1 上关节突显露 Kambin 三角，切除椎间盘，充分处理终板，将含有重组人骨形态发生蛋白 2（recombinant human bone morphogenetic protein 2，rhBMP-2）（Infuse；Medtronic Sofamor Danek，Inc.，Memphis，TN）

和自体骨的高前凸融合器置于 L4/L5 和 L5/S1 椎间隙的腹侧部分。TLIF 手术中使用 rhBMP-2 是超指征使用。将自体骨填充在椎间盘的残余空隙中。然后根据需要对最终的棒进行预弯，并在 TLIF 节段进行压缩。为了纠正侧后凸畸形，可以进一步转棒，局部加压/撑开或原位弯棒。最后在手术节段后方结构去皮质，放置 rhBMP-2、自体骨以及同种异体骨促进融合。

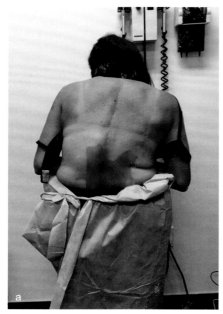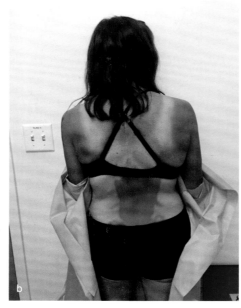

图9.3　a、b. 患者术前（a）和术后（b）大体照片

9.8　微创手术的讨论

微创技术使用特别的器械来最大限度地减少与入路相关的软组织损伤。它减少了出血量，降低了术后疼痛以及加速了患者康复。此外，由于有限的手术暴露降低了切口感染率。成人退变性脊柱侧凸患者大多合并多种内科疾病，减少手术出血及输液量可有效减少患者心肺及肾脏等器官负担；尽早活动可降低静脉血栓风险；减少麻醉类药物使用量，可以降低肠梗阻的发生率。

对于合并轻中度椎管狭窄的退变性脊柱侧凸患者，可通过前路、侧路或后外侧入路放置大的椎间融合器恢复椎间高度获得间接减压。对于严重椎管狭窄的患者，需要通过通道或小切口下完成直接减压。

与青少年脊柱畸形不同，成人脊柱畸形通常较僵硬，往往需要前后路联合手术。前柱手术提供了进入脊柱主要承重部位的通路，并允许施加更大的矫形力。结合椎间融合器的使用，可以获得结构稳定性，减少椎弓根螺钉的应力，提高融合率，改善腰椎前凸，同时减少了固定节段[8]。前路手术可以通过前路的小切口 ALIF 和 LLIF 进行。

ALIF 被认为是椎间融合的金标准，可直视下切除椎间盘，松解前纵韧带恢复腰椎前凸，并能置入大号椎间融合器进行融合。对于退变性脊柱侧凸患者，长节段固定结合腰骶段（L5-S1 节段）椎间融合可有效提高生物力学稳定性，降低腰骶段假关节发生率[9, 10]。该手术可以通过小切口或腹腔镜进行，手术入路相关的并发症很少。

LLIF 手术经腹膜后经腰大肌入路进行椎间融合，该技术不破坏前纵韧带、后纵韧带及后方张力带[11, 12]。双侧纤维环松解，经侧方在冠状位不对称的椎间隙内置入宽大的融合器，可有效矫正冠状面畸形，重建冠状面排列。对于椎体冠状面不对称的患者，可以在椎间隙置入冠状面非对称性融合器进一步矫正冠状面畸形。大号融合器跨越了骨骺环，降低融合器下沉风险，特别是对于骨质疏松的患者。

脊柱外科医生可以使用椎弓根螺钉矫正侧后凸畸形并获得牢固的脊柱固定。经多个小的旁正中切口置入经皮椎弓根螺钉可减轻椎旁肌损伤。保留后方张力带结构可降低近端交界性后凸的发生[13]。退变性脊柱侧凸顶点多位于 L2~L4 水平，因此融合节段如果可能的话尽量止于 L5 水平。然而，对于合并 L5/S1 侧凸、椎体滑脱、椎板切除术后或明显椎间盘退变的患者，为了增加长节段固定的稳定性，需要进一步使用经皮固定至骶骨和骨盆。

以前认为，360° 微创入路可有效矫正冠状面侧凸畸形，但在纠正矢状面失衡方面并无显著优势。最新开发的松解前纵韧带的技术，可以获得更大角度的矢状面排列的改善[6]。此外，一种杂交的微创手术包括前面提到的微创减压和椎间融合，结合后柱截骨术和开放固定等后路开放手术可有效加强前柱的稳定，重建矢状面平衡，恢复脊柱骨盆参数[14]。

9.8.1 微创手术的 I 级证据

尚无 I 级研究。

9.8.2 微创手术的 II 级证据

最近，有两项前瞻性研究（表 9.1）。在一项前瞻性多中心单臂研究中，Phillips 等共纳入 107 例行极外侧椎间融合（extreme lateral interbody fusion，XLIF）的退变性脊柱侧凸患者，这些患者辅助或不辅助后路固定，术后随访 24 个月时所有临床结果指标以及腰椎前凸和冠状面 Cobb 角均显著改善[15]。作者认为 XLIF 技术在改善患者临床症状和影像学参数方面与传统开放手术效果相当，同时还可显著降低并发症发生率。

Scheufler 等进行了一项前瞻性研究，纳入 30 例表现为腰背痛、神经根性疼痛或间歇性跛行的退变性脊柱侧凸患者。患者接受了多节段微创 TLIF 手术，并在透视或 CT 导航下置入椎弓根螺钉[16, 17]，患者的冠状面和矢状面畸形都得到显著的矫正，根据 ODI、VAS 和 SF-12 评价，患者的临床效果也明显改善。作者还特别强调，CT 下导航提高手术精度的同时，可消除外科医生的射线暴露。

9.8.3 微创手术的 III 级和 IV 级证据

近期有关微创手术治疗成人退变性脊柱侧凸疗效和并发症的回顾性研究见表 9.1[18-24]。至今为止，微创系列的病例数往往较少，随访时间相对较短，大多数病例采用了侧方入路（LLIF、XLIF、DLIF）和后路器械相结合的方法来治疗退变性脊柱侧凸。所有患者 ODI 评分和冠状面 Cobb 角均得到明显改善。Tempel 等的研究显示患者腰椎前凸改善没有统计学意义[23]；Dakwar 等认为 1/3 的患者未达到矢状平衡[21]。

总体来讲，并发症发生率普遍较低，大多数报道为 12%~26%（除了两项研究，Scheufle[16, 17] 报道 60% 的轻微并发症发生率；Tempel[23] 等采用混合手术，并发症发生率为 42%）。根据用于评估融合的定义和方式不同，融合率在 80%~100%。

9.9 微创手术的并发症

尽管微创手术致力于减少手术入路相关的并发症，但其自身也有固有的并发症。ALIF 手术会引起血管、内脏损伤及众所周知的逆行射精的风险。多项对比研究显示腹腔镜下 ALIF 手术和开放或小切口下 ALIF 手术在手术时间、手术出血及住院时间等方面无显著差异，然而腹腔镜下 ALIF 手术患者的逆行射精发生率较高[25]。

LLIF 手术采用经腰大肌入路，可能引起腰大肌综合征，导致患者屈髋无力或大腿部位感觉症状，例如疼痛、麻木及感觉异常。一般情况下，腰丛损伤、肠道、血管损伤等致命性并发症发生率较低，但如果退变性脊柱侧凸患者合并明显椎体旋转等解剖异常，上述并发症可明显增高[26-28]。腰大肌综合征发生率为 4%~34%，大多数为一过性的。据报道，股神经或闭孔神经真性损伤发生率约 0%~4%。

微创经皮椎弓根螺钉的置入依赖于透视或其他形式的导航辅助，因此对手术医生和患者的射线辐射仍然令人担忧。此外，因为微创手术显露有限，通常不可能进行后外侧融合。如前所述，通过 360° 微创技术矫正矢状面失衡作用可能有限。

9.10 微创手术的结论

微创技术可实现与开放手术相同的目的，同时降低手术入路相关并发症，因此在治疗成人退变性脊柱侧凸方面应用越来越普遍。近期的文献报道 LLIF 手术的效果令人满意，尽管随访时间相对较短。由于髂嵴的解剖限制，L5-S1 椎间隙使用该技术不容易或不安全。此外，有文献报道在 L4/L5 节段进行 LLIF 手术腰丛损伤的风险更高，术中使用肌电图实时监测有助于避免该风险的发生。由于成人脊柱侧凸患者解剖结构往往存在异常，因此术前在影像学上仔细地评估解剖结构至关重要。如果需要辅助后路固定或者直接减压，则需要单独的后方切口和入路。因为改变患者体位有时较为困难，虽然 ALIF 和经皮椎弓根螺钉固定可以在患者侧卧位下实现，但是可能会导致 ALIF 融合器或经皮椎弓根螺钉置入位置不理想。总体来讲，微创技术的学习曲线往往比较陡峭，需要进一步的训练。

20 年来，微创技术的使用越来越广泛，一些既往需要开放手术治疗的疾病也可以应用微创手术治疗。近年来，大量的研究扩大了我们对于应用微创技术纠正脊柱侧凸和矢状面失平衡的认识。大量回顾性病例对照和有限的前瞻性研究表明前路和后路微创技术矫正脊柱畸形、改善患者临床症状

表 9.1 微创技术治疗成人退变性脊柱侧凸的研究小结

作者（年）	证据级别	研究类型	手术方式	病例数	随访时间（月）	临床结果	冠状面 Cobb 角（°）	腰前凸（°）	并发症发生率（%）	融合率（%）
Castro 等（2014）[20]	IV	回顾性	微创（仅 XLIF）	35	24	ODI、VAS 改善；ODI: 51~29	21~12	33~41	29 例患者发生融合器下沉	84
Tempel 等（2014）[23]	IV	回顾性	微创混合手术（LLIF+PSIF）	26	12	ODI、VAS 改善；ODI: 48~38	41~15	43~49	42	96
Khajavi 和 Shen（2014）[22]	IV	回顾性	微创（XLIF 伴或不伴经皮螺钉）	21	24	ODI、VAS、SF-36 改善；ODI: 48~24	28~17	32~44	5	100
Anand 等（2014）[18]	IV	回顾性	微创（DLIF 伴或不伴经皮螺钉）	54	39	ODI、VAS、SF-36 改善；ODI 改善量：21	20~11	–	23	94
Phillips 等（2013）[15]	II	前瞻性	微创（XLIF 伴或不伴椎弓根螺钉）	107	24	ODI、VAS、SF 改善；ODI 平均改善量：22	21~15	28~34	24	92
Caputo 等（2013）[19]	IV	回顾性	微创（XLIF 联合椎弓根螺钉）	30	14	–	20~6	44~48	26	88
Dakwar 等（2010）[21]	IV	回顾性	微创（XLIF 伴或不伴椎弓根螺钉）	25	11	ODI、VAS 改善；ODI: 54~30	21~6	1/3 患者未获得矢状面平衡	12	80
Scheufler 等（2010）[16,17]	II	前瞻性	微创（TLIF 联合经皮螺钉）	30	20	ODI、VAS、SF-12 改善；ODI: 57~25	45~11	-9~36	主要并发症 23 例；轻微并发症 60 例	93
Wang 和 Mummaneni（2010）[24]	IV	回顾性	微创（DLIF 联合经皮螺钉）	23	13	VAS 改善	31~12	37~46	17	椎间融合：100；后外侧融合：71

注：DLIF，直接侧路腰椎椎间融合；LLIF，侧路腰椎椎间融合；ODI，Oswestry 功能评分；PSIF，后路节段性固定融合术；SF-12，12- 简明健康调查量表；SF-36，36- 简明健康调查量表；VAS，视觉模拟评分；XLIF，极外侧腰椎椎间融合；TLIF，经椎间孔腰椎椎间融合。

（VAS 评分、ODI 评分）和融合率方面与传统开放手术效果相当。基于这些数据，使用 Guyatt 等的分级标准，我们可以获得 1C 级建议，微创手术和开放手术在解决脊柱畸形、改善疼痛和生活质量方面一样有效[29]。

9.11 开放手术的讨论

开放手术可通过前路、后路或前后路联合进行。单纯前路的手术适用于柔韧性相对较好的年轻成人患者，前路椎间支撑结合前路器械固定至中立椎，可以矫正脊柱侧凸并获得融合。前路手术的优点是矫正效果好，融合运动节段少，不融合的发生率低[30]。

后路手术仍然是脊柱侧凸手术的主流方式，患者仅在一个体位下就可实现减压、固定、融合及恢复排列等一系列操作，手术时间更短。对于合并中重度椎管狭窄的退变性脊柱侧凸患者，常需要进行直接减压。可以在直接可视化的情况下去除致压物。

通过后路或经椎间孔入路椎间融合可有效矫正侧后凸畸形，提高融合率。TLIF 手术的优点包括医生对于后部解剖结构较熟悉，可以实现神经结构的直接减压。然而，由于入路空间的约束通常限制了植入物的尺寸，而较小的融合器置入于椎体终板较薄弱的中央部位，更容易发生下沉。最近，可扩张融合器克服了一些局限性，同时有助于改善排列，维持脊柱稳定。对于退变性脊柱侧凸患者，将融合器置入凹侧可矫正冠状面畸形。

有时，下方固定融合节段止于 L5 椎体。但是，如果合并 L5/S1 节段局部侧凸大于 15°、L5/S1 椎间盘明显退变、L5/S1 滑脱或既往减压手术病史，常常需要固定融合至骶骨。此外，长节段固定结合 L5-S1 椎间融合进行前柱支撑可明显提高生物力学稳定性，减少腰骶段假关节形成[10]。ALIF 手术需要牵拉内脏及大血管，LLIF 手术由于髂嵴的限制无法对 L5/S1 节段进行操作，而 TLIF 手术可直接对 L5/S1 节段进行植骨融合操作，恢复矢状面平衡。

退变性脊柱侧凸患者常合并矢状面畸形。矢状面失平衡患者常主诉疼痛更严重，功能和健康相关的生活质量调查问卷中自我形象较差。因此矫正侧凸畸形的同时恢复矢状面平衡至关重要。纠正矢状面不平衡可以通过从后柱截骨术（如 Ponte

或 Smith-Petersen 截骨术）到三柱截骨术（如 PSO 或 VCR）逐级的截骨术进行[31]。不对称的 PSO 和 VCR 截骨术仍然是矫正僵硬的双平面畸形最有效的技术。

9.11.1 开放手术的 I 级证据

尚无 I 级研究。

9.11.2 开放手术的 II 级证据

最近有两项前瞻性研究。Bridwell 等在一项前瞻性队列研究中纳入 160 例进行手术治疗或保守治疗的成人腰椎侧凸患者，随访至少 2 年，手术治疗组患者的生活质量得到明显改善，保守治疗组患者的生活质量没有改善，生活质量评分下降，但无统计学意义[2]。Crandall 和 Revella 等比较了 40 例连续接受了后路固定矫正和融合术的退变性侧凸患者应用 ALIF 或 TLIF 融合的临床和影像学结果，比较两组患者的 VAS 评分、ODI 评分改善情况及畸形矫正情况，结果发现两组在症状改善情况和畸形矫正方面无统计学差异[32]。此外，两组间假关节形成、邻近节段骨折、邻近节段退变及感染发生率方面无统计学差异。

9.11.3 开放手术的 III 级和 IV 级证据

近期有关开放手术治疗成人退变性脊柱侧凸手术效果和并发症的回顾性研究见表 9.2[33-39]。Cho、Faldini 和 Wang 等学者比较了短节段融合和长节段融合，结果发现所有患者的 ODI 均得到改善，其中长节段融合组患者在冠状面和矢状面 Cobb 角改善更为明显。在另一项合并根性症状的成人退变性脊柱侧凸的研究中，Transfeldt 等学者将患者分为三组：单纯减压组、减压＋有限融合组和减压＋全节段融合组，结果发现全节段固定融合组患者的冠状面和矢状面 Cobb 角得到明显矫正，单纯减压组和有限固定融合组无明显改善。单纯减压组和有限融合组患者的 ODI 明显改善，但减压＋全节段融合组没有改善。与此相反，全节段融合组患者满意度最高，而单纯减压组满意度最低。全节段融合组的并发症发生率最高达 56%，有限融合组和单纯减压组的并发症发生率分别为 40% 和 10%[36]。

根据自 2008 年以来发表的主要研究，开放手术的总并发症发生率为 10%~66%，假关节发生率为 0%~20%（表 9.2）。

表 9.2 开放手术治疗成人脊柱侧凸的研究小结

作者（年）	证据级别	研究类型	手术方式	病例数	随访时间	临床结果	冠状面 Cobb 角	腰前凸	并发症发生率	假关节发生率（%）
Wang 等 (2016) [38]	III	回顾性	开放（短节段融合 vs. 长节段融合）	108	34个月	短节段：ODI, 62.5~21.8; SRS-22, 44.8~30.4; 长节段：ODI, 73.4~30.4; SRS-22, 45.4~68.8	短节段 22~17°; 长节段 41~26°	短节段 17~20°; 长节段 5~16°	19%	5
Faldini 等 (2015) [34]	III	回顾性	开放（短节段融合 vs. 长节段融合）	81	4年	RMDQ改善：短节段 15~4; 长节段 15~4	短节段 24~12°; 长节段 45~10°	短节段 45~60°; 长节段 24~55°	19%	5
Hsieh 等 (2015) [35]	III	回顾性	开放（联合入路 vs. 后路）	110	53个月	ODI 和背/下肢 VAS 改善；联合入路 28.8~6.4; 后路 29.1~6.2	联合入路 41~9°；后路 39~21°	联合入路 3~36°；后路 6~16°	11%	0
Zhu 等 (2014) [39]	III	回顾性	开放（PSIF 和 TLIF）	95	7.8年	ODI 32.2~11.1	31.1~8.3°	9.3~30.1°	37%	2
Tsai 等 (2011) [37]	III	回顾性	开放（TLIF）	58	39个月	ODI 28.1~12.2	19.3~7.7°	30~29°	N/A	N/A
Transfeldt 等 (2010) [36]	III	回顾性	开放（单纯减压 vs. 短节段融合 vs. 长节段融合）	85	4.8年	ODI 改善，除了长节段组；单纯减压 39.5~31.6；短节段 33.9~26.3；长节段 39.5~39.1	单纯减压和短节段组无变化，长节段，39~19°	单纯减压、短节段组无变化。长节段，40~50°	单纯减压 10%；短节段 40%；长节段 56%	0; 5; 20
Crandall 和 Revella (2009) [32]	II	前瞻性	开放（PSIF 和 ALIF vs. TLIF）	40	38个月	ODI 和 VAS 改善。ODI: ALIF 52~28.2; TLIF 46.5~27.9	ALIF 31~9°; TLIF 24~8°	ALIF 31~32°; TLIF 45~48°	内科并发症 4 例，神经并发症 2 例，感染 3 例，邻近节段退变 8 例	15
Bridwell 等 (2009) [2]	II	前瞻性	开放（Op vs. Non-op）	85/75	2年	手术组 ODI, SRS, QOL 评分，背和下肢 NRS 改善。ODI: 手术组 34~20; 非手术组 30~32	手术组 56~27°; 非手术组 50~51°	N/A	36%	N/A
Cho 等 (2008) [33]	III	回顾性	开放（短节段融合 vs. 长节段融合）	50	4.3年	ODI: 短节段 65.3~48.6；长节段 71~47.8	短节段 16~10°；长节段 22~6°	短节段 3~32°；长节段 26~22°	66%	2

注：ALIF，前路腰椎椎间融合；LLIF，侧路椎间融合；N/A，无法获取；Non-op，非手术治疗；NRS，数字评分；ODI, Oswestry 功能评分表；Op，手术治疗；PLIF，后路腰椎椎间融合；PSIF，后路节段固定融合术；QOL，生活质量；RMDQ, Roland-Morris 失能量表；SRS-22，脊柱侧凸研究学会问卷 22；TLIF，经椎间孔腰椎椎间融合；VAS，视觉模拟评分。

9.12 开放手术的并发症

即使在专业的医疗中心，传统开放手术的并发症发生率也高达 20%~80%[24, 40-42]。Cho 等报道在接受后路固定融合治疗的退变性脊柱侧凸患者中，总并发症发生率为 68%，其中围手术期并发症发生率为 30%，晚期并发症发生率为 38%[43]。其中，出血量超过 2 L 是增加围手术期早期并发症发生率的主要危险因素之一。

Shaw 等进行了一项回顾性队列研究，纳入接受开放手术的成人退变性脊柱侧凸患者 5 470 例，结果显示总并发症发生率为 13.5%，死亡率为 0.3%，且发生并发症的患者年龄明显大于那些没有并发症的患者[44]。

Charosky 等在一项包含 306 例手术治疗的成人脊柱侧凸患者的多中心回顾性大型研究中，报道了总的并发症发生率为 39%[45]。常见并发症发生率为 13.7%；感染发生率为 5.2%；神经并发症发生率为 7%；内固定失败、假关节形成及畸形加重等力学方面的并发症发生率为 24%。其中，26% 的患者因为内植物或神经方面的并发症再次手术。导致力学或神经方面的危险因素包括固定的椎体数量、融合至骶骨、PSO 截骨术及术前骨盆倾斜角大于 26°。

9.13 开放手术的结论

成人退变性脊柱侧凸是一种复杂的脊柱三维畸形，为了最大限度地改善患者症状，需要对畸形进行全方位矫正。对于严重僵硬性脊柱畸形，开放手术仍是最有效的手术方式。由于需要显露和融合大部分脊柱，开放手术往往耗时且损伤更大。对于有更多的潜在内科疾病的老年患者，开放手术损害更大。尽管风险更大，但是老年患者术后疼痛和功能障碍方面改善比年轻患者更好[46]。一直以来，开放手术仍是脊柱外科医生治疗退变性脊柱侧凸的最有效的手段。然而，如果可行的话，适当地选择或组合微创技术可以在达到同样效果的同时降低并发症风险。大量的回顾性和前瞻性研究提供 1C 级建议，相对于保守治疗，开放手术可以缓解退变性脊柱侧凸患者疼痛症状，改善生活质量，同时显著矫正畸形，使患者获得满意的远期效果。

9.14 编者述评

9.14.1 微创手术

微创技术近期才应用于脊柱畸形的治疗。与"手术越大，微创技术优势越大"的评论一致，微创技术在矫正脊柱畸形方面具有巨大影响。多项研究显示微创技术不仅可以减少手术出血，降低输血率、感染率和并发症发生率，还可以缩短住院时间，加快患者康复，减少住院费用。但是有研究表明开放手术在改善矢状面平衡方面优于微创手术。尽管如此，两者在改善临床症状方面（VAS 和 ODI 评分）效果相当。此外，高前凸的椎间融合器和新型弯棒技术的应用，可以减少微创手术和开放手术在改善矢状面平衡方面的差异。随着微创手术经验的积累，微创技术将越来越多地应用到脊柱畸形的矫正治疗中。

9.14.2 开放手术

由于植骨的重要性，通过置棒和弯棒矫正冠状面僵硬的侧弯，以及经常需要同时进行多节段减压来治疗相关的椎管狭窄等因素，治疗退变性脊柱侧凸本身就需要采用开放手术。上述的微创手术包括两种额外的手术入路（前方腹膜后入路置入 L5-S1 椎间融合器，侧路置入腰椎椎间融合器）以及类似于开放手术的后方入路。与开放经椎间孔入路置入融合器相比，采用如上所述的微创手术似乎损伤更多，而不是更少。麻醉时间延长对患者和对于成本效益的控制来看都是不利的，多入路手术的优点并不确定。目前很少有证据表明外侧置入融合器在改善矢状面平衡方面优于 TLIF 技术，就矢状面矫正而言，应鼓励外科医生通过腹膜后入路行多节段的 ALIF 手术或截骨术。

多项研究表明，相对于后路开放手术，在 L4-L5 节段的侧方入路手术腰丛损伤发生率明显增高，这种神经损伤的风险是不必要的，而且采用 TLIF 手术可避免该风险。考虑到骨密度的情况，通过 TLIF 手术置入两枚融合器，可获得与侧方入路置入融合器相似的支撑效果，有效防止融合器下沉，同时不增加手术时间和风险。总体来讲，传统的开放手术仍然是治疗退变性脊柱侧凸的最佳选择。

（镐英杰　译）

参 · 考 · 文 · 献

[1] Aebi M. The adult scoliosis. Eur Spine J. 2005; 14(10):925–948

[2] Bridwell KH, Glassman S, Horton W, et al. Does treatment (nonoperative and operative) improve the two-year quality of life in patients with adult symptomatic lumbar scoliosis: a prospective multicenter evidence-based medicine study. Spine. 2009; 34(20): 2171–2178

[3] Smith JS, Shaffrey CI, Berven S, et al. Spinal Deformity Study Group. Improvement of back pain with operative and nonoperative treatment in adults with scoliosis. Neurosurgery. 2009; 65(1): 86–93, discussion 93–94

[4] Smith JS, Shaffrey CI, Berven S, et al. Spinal Deformity Study Group. Operative versus nonoperative treatment of leg pain in adults with scoliosis: a retrospective review of a prospective multicenter database with two-year follow-up. Spine. 2009; 34(16): 1693–1698

[5] Silva FE, Lenke LG. Adult degenerative scoliosis: evaluation and management. Neurosurg Focus. 2010; 28(3):E1

[6] Deukmedjian AR, Dakwar E, Ahmadian A, Smith DA, Uribe JS. Early outcomes of minimally invasive anterior longitudinal ligament release for correction of sagittal imbalance in patients with adult spinal deformity. Sci World J. 2012; 2012:789698

[7] Jagannathan J, Sansur CA, Oskouian RJ, Jr, Fu KM, Shaffrey CI. Radiographic restoration of lumbar alignment after transforaminal lumbar interbody fusion. Neurosurgery. 2009; 64(5):955–963, discussion 963–964

[8] Shamji MF, Isaacs RE. Anterior-only approaches to scoliosis. Neurosurgery. 2008; 63(3) Suppl:139–148

[9] Polly DW, Jr, Klemme WR, Cunningham BW, Burnette JB, Haggerty CJ, Oda I. The biomechanical significance of anterior column support in a simulated single-level spinal fusion. J Spinal Disord. 2000; 13(1):58–62

[10] Kuklo TR, Bridwell KH, Lewis SJ, et al. Minimum 2-year analysis of sacropelvic fixation and L5-S1 fusion using S1 and iliac screws. Spine. 2001; 26(18): 1976–1983

[11] Ozgur BM, Aryan HE, Pimenta L, Taylor WR. Extreme lateral interbody fusion (XLIF): a novel surgical technique for anterior lumbar interbody fusion. Spine J. 2006; 6(4):435–443

[12] Uribe JS, Arredondo N, Dakwar E, Vale FL. Defining the safe working zones using the minimally invasive lateral retroperitoneal transpsoas approach: an anatomical study. J Neurosurg Spine. 2010; 13(2):260–266

[13] Mummaneni PV, Park P, Fu K-M, et al. International Spine Study Group. Does minimally invasive percutaneous posterior instrumentation reduce risk of proximal junctional kyphosis in adult spinal deformity surgery? A propensity-matched cohort analysis. Neurosurgery. 2016; 78 (1):101–108

[14] Kanter AS, Tempel ZJ, Ozpinar A, Okonkwo DO. A review of minimally invasive procedures for the treatment of adult spinal deformity. Spine. 2016; 41 Suppl 8:S59–S65

[15] Phillips FM, Isaacs RE, Rodgers WB, et al. Adult degenerative scoliosis treated with XLIF: clinical and radiographical results of a prospective multicenter study with 24-month follow-up. Spine. 2013; 38(21):1853–1861

[16] Scheufler KM, Cyron D, Dohmen H, Eckardt A. Less invasive surgical correction of adult degenerative scoliosis, part I: technique and radiographic results. Neurosurgery. 2010; 67(3):696–710

[17] Scheufler KM, Cyron D, Dohmen H, Eckardt A. Less invasive surgical correction of adult degenerative scoliosis. Part II: complications and clinical outcome. Neurosurgery. 2010; 67(6): 1609–1621, discussion 1621

[18] Anand N, Baron EM, Khandehroo B. Is circumferential minimally invasive surgery effective in the treatment of moderate adult idiopathic scoliosis? Clin Orthop Relat Res. 2014; 472(6): 1762–1768

[19] Caputo AM, Michael KW, Chapman TM, et al. Extreme lateral interbody fusion for the treatment of adult degenerative scoliosis. J Clin Neurosci. 2013; 20(11):1558–1563

[20] Castro C, Oliveira L, Amaral R, Marchi L, Pimenta L. Is the lateral transpsoas approach feasible for the treatment of adult degenerative scoliosis? Clin Orthop Relat Res. 2014; 472(6):1776–1783

[21] Dakwar E, Cardona RF, Smith DA, Uribe JS. Early outcomes and safety of the minimally invasive, lateral retroperitoneal transpsoas approach for adult degenerative scoliosis. Neurosurg Focus. 2010; 28(3):E8

[22] Khajavi K, Shen AY. Two-year radiographic and clinical outcomes of a minimally invasive, lateral, transpsoas approach for anterior lumbar interbody fusion in the treatment of adult degenerative scoliosis. Eur Spine J. 2014; 23(6):1215–1223

[23] Tempel ZJ, Gandhoke GS, Bonfield CM, Okonkwo DO, Kanter AS. Radiographic and clinical outcomes following combined lateral lumbar interbody fusion and posterior segmental stabilization in patients with adult degenerative scoliosis. Neurosurg Focus. 2014; 36(5):E11

[24] Wang MY, Mummaneni PV. Minimally invasive surgery for thoracolumbar spinal deformity: initial clinical experience with clinical and radiographic outcomes. Neurosurg Focus. 2010; 28(3): E9

[25] Inamasu J, Guiot BH. Laparoscopic anterior lumbar interbody fusion: a review of outcome studies. Minim Invasive Neurosurg. 2005; 48(6):340–347

[26] Assina R, Majmundar NJ, Herschman Y, Heary RF. First report of major vascular injury due to lateral transpsoas approach leading to fatality. J Neurosurg Spine. 2014; 21(5):794–798

[27] Tormenti MJ, Maserati MB, Bonfield CM, Okonkwo DO, Kanter AS. Complications and radiographic correction in adult scoliosis following combined transpsoas extreme lateral interbody fusion and posterior pedicle screw instrumentation. Neurosurg Focus. 2010; 28(3):E7

[28] Regev GJ, Kim CW. Safety and the anatomy of the retroperitoneal lateral corridor with respect to the minimally invasive lateral lumbar intervertebral fusion approach. Neurosurg Clin N Am. 2014; 25(2):211–218

[29] Guyatt G, Schünemann H, Cook D, Jaeschke R, Pauker S, Bucher H; American College of Chest Physicians. Grades of recommendation for antithrombotic agents. Chest 2001;119(1, Suppl):3S7S

[30] Bradford DS, Tay BK, Hu SS. Adult scoliosis: surgical indications, operative management, complications, and outcomes. Spine. 1999; 24(24):2617–2629

[31] Schwab F, Blondel B, Chay E, et al. The comprehensive anatomical spinal osteotomy classification. Neurosurgery. 2014; 74 1:112–120

[32] Crandall DG, Revella J. Transforaminal lumbar interbody fusion versus anterior lumbar interbody fusion as an adjunct to posterior instrumented correction of degenerative lumbar scoliosis: three year clinical and radiographic outcomes. Spine. 2009; 34(20): 2126–2133

[33] Cho KJ, Suk SI, Park SR, et al. Short fusion versus long fusion for degenerative lumbar scoliosis. Eur Spine J. 2008; 17(5):650–656

[34] Faldini C, Di Martino A, Borghi R, Perna F, Toscano A, Traina F. Long vs. Short fusions for adult lumbar degenerative scoliosis: does balance matters? Eur Spine J. 2015; 24 Suppl 7:887–892

[35] Hsieh MK, Chen LH, Niu CC, Fu TS, Lai PL, Chen WJ. Combined anterior lumbar interbody fusion and instrumented posterolateral fusion for degenerative lumbar scoliosis: indication and surgical outcomes. BMC Surg. 2015; 15:26

[36] Transfeldt EE, Topp R, Mehbod AA, Winter RB. Surgical outcomes of decompression, decompression with limited fusion, and decompression with full curve fusion for degenerative scoliosis with radiculopathy. Spine. 2010; 35(20):1872–1875

[37] Tsai TH, Huang TY, Lieu AS, et al. Functional outcome analysis: instrumented posterior lumbar interbody fusion for degenerative lumbar scoliosis. Acta Neurochir (Wien). 2011; 153(3):547–555

[38] Wang G, Cui X, Jiang Z, Li T, Liu X, Sun J. Evaluation and surgical management of adult degenerative scoliosis associated with lumbar stenosis. Medicine (Baltimore). 2016; 95(15):e3394

[39] Zhu Y, Wang B, Wang H, Jin Z, Zhu Z, Liu H. Long-term clinical outcomes of selective segmental transforaminal lumbar interbody fusion combined with posterior spinal fusion for degenerative lumbar scoliosis. ANZ J Surg. 2014; 84(10):781–785

[40] Carreon LY, Puno RM, Dimar JR, II, Glassman SD, Johnson JR. Perioperative complications of posterior lumbar decompression and arthrodesis in older adults. J Bone Joint Surg Am. 2003; 85-A(11):2089–2092

[41] Zurbriggen C, Markwalder TM, Wyss S. Long-term results in patients treated with posterior instrumentation and fusion for degenerative scoliosis of the lumbar spine. Acta Neurochir (Wien). 1999; 141(1):21–26

[42] Marchesi DG, Aebi M. Pedicle fixation devices in the treatment of adult lumbar scoliosis. Spine. 1992; 17(8) Suppl:S304–S309

[43] Cho KJ, Suk SI, Park SR, et al. Complications in posterior fusion and instrumentation for degenerative lumbar scoliosis. Spine. 2007; 32(20): 2232–2237

[44] Shaw R, Skovrlj B, Cho SK. Association between age and complications in adult scoliosis surgery: an analysis of the scoliosis research society morbidity and mortality database. Spine. 2016; 41(6):508–514

[45] Charosky S, Guigui P, Blamoutier A, Roussouly P, Chopin D, Study Group on Scoliosis. Complications and risk factors of primary adult scoliosis surgery: a multicenter study of 306 patients. Spine. 2012; 37(8):693–700

[46] Smith JS, Shaffrey CI, Glassman SD, et al. Spinal Deformity Study Group. Riskbenefit assessment of surgery for adult scoliosis: an analysis based on patient age. Spine. 2011; 36(10):817–824

10

平背综合征：腰椎平背综合征能否通过微创技术得到充分治疗

微创：Navid R. Arandi, Gregory M. Mundis Jr.
开放：Randa El Mallah, Ahmad Nassr

10.1 引言

1973 年，Doherty[1] 首次概述了成人脊柱畸形（adult spinal deformity，ASD）伴胸腰段脊柱侧凸患者的矢状面畸形。他注意到脊柱后路融合和 Harrington 内固定术后患者的姿势异常的并发症和腰椎前凸（lumbar lordosis，LL）的丢失。随后在 1977 年，Moe 和 Denis[2] 推广了 "平背综合征" 这一术语，并报道了 16 例患者进行闭合楔形截骨术的短期效果令人满意。平背的特点是 LL 的减少，导致固定的矢状面畸形，没有膝关节屈曲和髋关节过伸的话患者不能直立，躯干前倾姿势，常常伴有疼痛。患者常试图通过过伸髋和屈膝来保持他们的视线水平。保持矢状面平衡所需的恒定张力会导致脊柱、大腿和臀部的疼痛和疲劳。

在过去 10 年，平背综合征得到了广泛的研究，并发展为一种临床诊断，称为矢状面失平衡。作为一个独特的临床实体，矢状面失平衡与脊柱骨盆放射学参数有很强的相关性。因此，在制订治疗和手术计划时，应该充分考虑到骨盆参数。Glassman 等证明，正向矢状位垂直排列 [sagittal vertical alignment（SVA）>5 cm] 的成人畸形患者的健康相关生活质量（health-related quality of life，HRQOL）评分较低，且功能评分与矢状面失平衡程度呈线性关系 [3, 4]。骨盆倾斜角（pelvic tilt，PT）、骨盆入射角（pelvic incidence，PI）和骶骨倾斜角（sacral slope，SS）也是术前必须要考虑的参数。PI 是一个形态学参数，骨骼发育成熟后保持不变。它是理解个体理想的 LL 的基础。当 PI−LL>10° 时，HRQOL 明显恶化。PT 是矢状面平衡恶化时骨盆保

持视线水平的主要代偿机制。PT>20° 是 HRQOL 的独立预测因子，甚至可能是外科手术的主要指征 [5, 6]。Schwab 等 [5] 最近验证了一个全面的、基于临床的 ASD 分类系统（图 10.1）。根据放射学和 HRQOL 结果提出的 ASD 的脊柱侧凸研究学会（Scoliosis Research Society，SRS）-Schwab 分类描述了四种不同的曲线类型，以及三种矢状面和骨盆调整因素。对于所有畸形病例均应参考这个分类系统进行术前计划，以实现最佳的畸形矫正。

10.2 适应证

一个完整的术前病史用以评估畸形持续和进展的时间、先前的治疗，以及腿部和腰部疼痛的程度，

冠状面曲线类型	矢状面改良因子		
	PI−LL		
	0	<10°	
	+	中度10°~20°	
T: 仅有胸椎曲线 腰椎曲线<30°	++	明显>20°	
	总体排列		
L: 仅有TL/腰椎曲线 胸椎曲线<30°	0	SVA<4 cm	
	+	SVA 4~9.5 cm	
D: 双曲线 T和TL/L曲线>30°	++	SVA>9.5 cm	
	骨盆倾斜角		
N: 没有主要的冠状面畸形 所有冠状面曲线<30°	0	PT<20°	
	+	PT 20°~30°	
	++	PT>30°	

图 10.1 成人脊柱畸形的 SRS-Schwab 分型。LL，腰椎前凸角；PI，骨盆入射角；PT，骨盆倾斜角；SVA，矢状面垂直轴；TL，胸腰椎。经允许引自 Akbarnia B, Mundis G, Moazzaz P, et al. Anterior Column Realignment (ACR) for Focal Kyphotic Spinal Deformity Using a Lateral Transpsoas Approach and ALL Release. J Spinal Disord Tech. 2014 Feb;27(1):29-39

是十分必要的。体格检查应评估畸形的柔软度和脊柱伸肌的完整性。应确认是否有髋关节和膝关节屈曲挛缩，因为如果不加处理可能影响手术结果。在决定治疗方案时，还必须考虑患者的一般健康状况及其临床表现和承受大的重建手术的能力。尽管有争议，但非手术治疗包括缓解症状性疼痛的药物治疗、加强核心肌肉组织的物理治疗和支具治疗等对矢状位不平衡患者收效甚微。长时间的支具固定可导致椎旁肌萎缩，在矢状位不平衡的最终治疗中不起重要作用。

手术是治疗平背唯一确定的方法。手术目的不仅是减轻疼痛、改善功能、实现融合，还要恢复矢状面平衡，即 PI-LL<10°、PT<20°、SVA<5 cm[5, 6]。治疗平背综合征的传统方法是开放性手术截骨术，包括 Smith-Petersen 截骨术（Smith-Petersen osteotomy，SPO）、椎弓根缩短截骨术（pedicle subtraction osteotomy，PSO）和椎体切除术（vertebral column resection，VCR）。尽管这些技术有良好的记录，但相关的合并症常是患者接受重建手术的一个障碍。

最近的技术进步以及降低围手术期合并症、住院成本和恢复时间的努力，使得人们越来越关注微创技术，使其成为可行的治疗方法。

10.3 微创手术的优势

尽管传统的开放式技术在矫正矢状位畸形方面是可靠的，但它们有很高的并发症发生率，可以导致围手术期的严重合并症，并且需要超生理的要求来恢复[7-9]。三柱截骨术后的恢复可以持续 1 年或更长的时间，需要长期熟练的围手术期护理。康复过程不仅对整个医疗界，而且对患者的家庭和护理人员都有要求。微创技术可以降低手术本身的合并症，而不会影响开放手术所能达到的长期效果。微创手术通过减少术中失血，降低输血率，减少对周围组织的损伤，从而减少并发症，降低成本。通过减少对 ICU 治疗的需求并缩短术后恢复期以及对长期熟练的护理和康复的需求，进一步降低了成本[10-20]。

10 年前，侧方腹膜后入路被重新引入脊柱，应用小切口入路和微创拉钩进入脊柱前方并进行微创侧方腰椎椎间融合（lateral lumbar interbody fusion，LLIF），这项技术最初用于单节段退变性疾病。与传统的前路开放技术相比，它可以降低围手术期的合并症和加快恢复时间，很快体现出其

在脊柱畸形手术中应用的价值[10, 12, 14, 17-19]。最近，Akbarnia 等介绍了前柱重新排列（anterior column realignment，ACR）作为 LLIF 的升级技术，在传统的 LLIF 手术中同时完全松解前纵韧带来治疗局部后凸畸形[10]。早期的结果令人鼓舞，但是需要更大的队列、更长的随访时间，并和开放技术直接比较，以衡量其真正的潜力。

10.4 开放手术的优势

开放手术一直是治疗平背综合征和固定矢状面畸形的主要手段。尽管在技术上具有挑战性，但对于有严重矢状面畸形的患者来说，开放手术有较好的疗效[21-25]。开放手术可以直接暴露神经结构，并可以使用强大的复位技术来矫正畸形。开放手术同时显露整个后方结构，提供了很大的融合面积。虽然在这个患者群体中并发症的发生率很高，但是许多研究已经证明了这些技术的效果持久[23, 25-28]。

微创技术应用于平背畸形的治疗是一个相对较新的概念。虽然这些技术可以提供短期的好处，如减少术中失血和加快术后恢复，但有许多因素使它们无法被广泛采用。这些技术通常依赖于椎体间植骨来实现复位和融合。目前用于实现复位的手术工具由于其压缩和撑开操作的能力有限，在治疗畸形方面仍不理想[12, 14]。与这些技术相关的学习曲线和昂贵的植入物也是阻碍其广泛采用的障碍。

10.5 病例介绍

66 岁男性患者，主诉进行性腰痛伴向大腿上部放射性疼痛。患者整体功能显著下降，多次进行非手术治疗，都不能缓解症状或恢复功能。体格检查发现，他有明显的正矢状位和冠状位不平衡，没有髋关节屈曲挛缩（图 10.2a、b）。脊柱侧弯 X 线片显示 LL 为 +2°，胸腰段脊柱后凸 66°（T10~L3），T1 矢状面骨盆倾斜角（T1 sagittal pelvic inclination，T1SPI）4°，SVA 为 +18 cm、PT 和 PI 分别为 48° 和 60°（图 10.2c、d）。PI-LL 不匹配为 62°。患者同意进行多节段重建手术。

10.6 微创手术技术

根据畸形的严重程度、区域和涉及的节段数

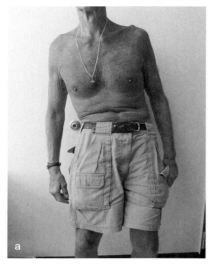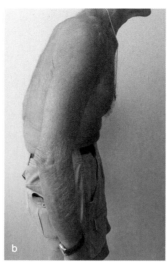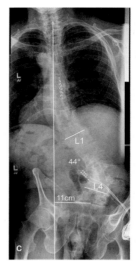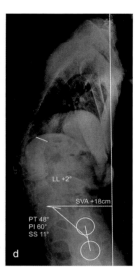

图 10.2 a. 术前临床图像显示向右冠状不平衡。b. 侧面图像显示矢状不平衡且向前弯曲。c、d. 前后位（c）和侧位（d）X 线片进一步阐明了矢状和冠状不平衡的严重程度。经允许引自 Akbarnia B, Mundis G, Moazzaz P, et al. Anterior Column Realignment (ACR) for Focal Kyphotic Spinal Deformity Using a Lateral Transpsoas Approach and ALL Release. J Spinal Disord Tech. 2014 Feb;27(1):29-39

量，既往手术史和畸形的柔韧性选择合适的患者至关重要。侧方腹膜后经腰大肌入路，做或不做前纵韧带（anterior longitudinal ligament，ALL）松解，最适用于治疗 T12~L5 节段性和整体性脊柱后凸畸形。对于更严重的区域性畸形，多节段 ACR 可辅以后路截骨（即 PSO），以达到理想的矫正效果。

ACR 是微创 LLIF 手术的一种改良，采用侧方腹膜后入路、置入高前凸椎间融合器和完全前路松解（包括 ALL 松解）治疗矢状面畸形。自 2006 年 Ozgur 等[19] 和最近 Akbarnia 等[10] 发表 ACR 技术以来，该技术已经有了相当大的进步。

患者矢状面畸形的检查需要拍摄包括股骨头和颈椎的 36 in（91 cm）X 线片。仰卧位过伸侧位 X 线片用于评估顶椎椎间盘即需要进行 ACR 部位的弹性。术前使用 MRI 和（或）椎管造影 CT 定位腰大肌和腰丛，辨认血管解剖，评估后方骨性结构、小关节退变和融合的情况，以及强直和带有大骨赘的前方椎间隙。MRI 有助于确定患者是否需要在 ACR 手术以外，进行直接后路减压术。所有患者均进行双能 X 线吸收仪（dual-energy X-ray absorptiometry，DEXA）扫描，如果 T 值低于 −2.5，则患者应该在脊柱重建手术前接受骨质疏松治疗。所有患者应考虑补充维生素 D 和钙。

麻醉后，患者侧卧位放在手术台上，手术台上有一个可活动的关节。垫好患者所有的压力点。前后和侧位透视定位椎间隙。手术台不要过度折弯，

以免腰大肌和腰椎丛神经过度紧张。做侧方腹膜后入路，同时进行定向肌电图（eletromyographic，EMG）神经监测，确保安全通过腰大肌。第一个扩张器和导丝的目标位点是椎间隙的后 1/3，确保前方完全松解，并便于放置融合器。现在有许多经腰大肌显露和监测系统，外科医生必须熟悉每个系统的特点。ACR 技术是与 Nuvasive XLIF-ACR [eXtreme lateral interbody fusion（XLIF）; Nuvasive Inc., San Diego, CA] 联合开发的，因为这个手术需要专门设计的专用器械。

在连续扩张后，置入通道通过支架固定到手术台上。使用垫片（固定销）保持通道的位置并防止其前移。调整拉钩至椎间隙的边缘，刚好可以进行椎间盘切除。椎间盘切除完成后松解对侧纤维环，处理椎间隙，置入适当大小的融合器。理想情况下，切除 24 mm 的椎间盘可以容纳 22 mm 宽用于 ACR 的椎间融合器。在 ALL 和前方血管之间放置前方拉钩。轻柔地分离 ALL 前方的间隙对于牵开血管结构至关重要。透视确认拉钩到达对侧椎弓根。放置一个足够宽的前方拉钩，以确保 ALL 松解以后前拉钩不会落入椎间隙。取出 ALL 和前方纤维环后方的椎间盘，以隔离 ALL 保证其安全松解。然后用一把定制的刀松解 ALL。用一个桨式撑开器确认 ALL 松解满意。ALL 松解不完全或对侧纤维环部分残留可能导致牵开时持续张力。在继续放置试模之前，必须重新评估并确保这些结构完全松解。

依次置入标准的 22 mm 试模，前方高度最大为 12 mm。然后插入 20° 和 30° 的 ACR 试模，所需的前凸大小应根据术前计划预先确定。准备合适大小的融合器，放入植骨替代物。然后，靠着拉钩后方叶片置入融合器，以确保植入物放置在椎间隙内所需的位置。双平面透视确认椎间融合器的位置。在头端翼状缘穿入螺钉至头端椎体终板。这有助于防止植入物移位脱落，并不会阻碍椎弓根螺钉置入。

分层缝合伤口，在腰大肌上放置一个小的引流管以防止血肿形成。患者第二天开始起床行走，引流管可以拔除。

10.7　开放手术技术

平背综合征的开放手术包括前方入路和后方入路，以及前后联合入路。手术入路取决于畸形的僵硬程度和外科医生的偏好。后方入路通常为后柱缩短，以便重建前凸；前方入路增加前柱高度以减少畸形。这些方法可以组合使用，也可以单独使用。前后联合入路的适应证包括严重冠状畸形和不平衡、腰椎假关节形成、骨质疏松，以及包括腰骶交界的融合 [28]。固定畸形矫正的后路选择包括 SPO、PSO 和 VCR。

10.7.1　Smith-Petersen 截骨术

SPO 是一种后方闭合楔形截骨术，可延长前柱。它切除小关节和黄韧带，然后利用后方的压缩闭合，以实现畸形矫正。以前常用这项技术治疗前柱受力破坏的融合脊柱。由于这些患者在前方牵开的情况下可能出现血管和内脏的损伤，因此这在很大程度上已经被放弃。如果椎间隙有弹性，椎间高度保留，后方每切除 1 mm 骨可以实现 1° 的畸形矫正。为了达到所需的畸形矫正程度，常常进行多个截骨。截骨越靠远端，可以获得越大程度的畸形矫正。如果前方间隙过大，应该进行前方脊柱融合术，以防止假关节形成和不稳定 [26, 29]。一个节段 SPO 可以获得约 10° 的脊柱前凸 [26]。

10.7.2　椎弓根缩短截骨术

从后方入路楔形切除部分椎体和两个椎弓根，后柱缩短，前柱不延长。楔形切除的顶端是椎体的前缘，基底部为棘突。这项技术最初由

Thomasen[30] 描述，因前柱延长导致的血管损伤的可能性比 SPO 更小。腰椎中的一个 PSO 通常可以获得约 30° 的前凸矫正 [26]。

手术首先切除椎弓根上方和下方的后方结构，然后切断横突把横突与椎体分离。保留椎弓根的桩以保护神经根和硬膜，用大刮匙通过椎弓根楔形掏空椎体，保留前方皮质和 ALL 作为截骨的轴。切除椎弓根至与椎体后方齐平。然后分离椎体外侧。根据计划的截骨角度切除椎体外侧壁，椎体后壁向腹侧打入椎体完成截骨。持续神经生理监测，必要时进行术中唤醒试验，以确保神经结构没有受压 [22, 30]。

10.7.3　脊柱切除术

对于严重僵硬的畸形，VCR 比其他类型截骨术矫正效果更好。切除一个或多个椎体（包括后部结构、椎弓根、整个椎体和上下椎间盘），在前方放置一个融合器作为矫正畸形的支点。这可以通过前后联合入路来完成；但是，由于后路在截骨后能够直接控制脊柱，因而后路技术得到了普及 [23, 31]。应用此技术可以获得 80° 的矫正 [24]。

10.8　微创手术的讨论

矢状位不平衡是 ASD 患者疼痛和功能障碍的一个主要来源 [3, 4, 17, 32]。尽管其并发症发生率较高，但过去常采用开放的后路和（或）前路手术进行脊柱重建 [7, 9]。如果准备进行开放手术，必须对患者的年龄、合并症、出血的可能性和并发症的风险进行全面考量。

过去关于微创手术治疗 ASD 的文献主要集中在冠状面矫正上 [18, 33]，真正评估矢状面矫正的资料不全 [12, 34]，现有文献中与传统开放手术的直接比较也缺乏。尽管微创手术在成人畸形矫正中具有潜在的优势，但仍需要大的前瞻性队列研究以及更长的临床和影像学随访，以确定微创手术在矢状面畸形治疗中的真正潜力。

在进行 ACR 时，一个令人困惑的问题是在 ACR 水平经常需要同时进行开放后路松解和（或）开放性椎弓根螺钉固定，以获得最佳的矢状面矫正。此外，将患者随机分到微创组或开放组中是不符合伦理的，很难获得机构批准。因此，对单纯微创 ACR 与开放重建手术治疗矢状面畸形进行高质量的对比研究是非常棘手的工作 [35]。

10.8.1 微创手术的Ⅰ级和Ⅱ级证据

目前没有Ⅰ级或Ⅱ级研究。

10.8.2 微创手术的Ⅲ级和Ⅳ级证据

Akbarnia 等[10] 首次报道了他们用 ACR 治疗局部后凸畸形的中期经验。我们队列中的 17 例患者均接受 ACR 手术，随后进行开放后路椎弓根螺钉固定。其中女性 12 例，男性 5 例，平均年龄 63 岁，平均随访 24 个月。17 例患者中，82%（14）有脊柱手术史，其中 71%（12）为脊柱融合。手术分期进行，术中 ACR 平均失血量为 111 mL，后路手术平均失血量为 1 484 mL。手术指征包括退行性脊柱侧凸、进行性局部矢状面畸形、局部畸形水平不稳定、生活质量下降和疼痛。运动节段成角（从上端椎体上终板到下端椎体下终板测量）术前平均 9°，ACR 术后提高到平均 −19°（改变 28°），后路术后 −26°（改变 35°），这与开放手术获得的节段矫正相当（图 10.3）。术前 LL 平均 −16°，ACR 和后路固定术后分别改善为 −38° 和 −45°，末次随访时为 −51°（P<0.05）。术前 PT 从 34° 提高到 ACR 术后 24°，末次随访时维持在 25°。应用 T1SPI（如 Legaye 等[36] 所描述的）作为矢状面垂直轴的替代指标，以避免校准误差。根据术前 T1SPI 基线值分为两组。术前 T1SPI 阴性的患者平均为 −6°，ACR 加后路固定后矫正为 −0.6°，末次随访为 −2°。T1SPI 阳性或为零者，平均 +5°，ACR 加后路固定后矫正为 −0.5°，末次随访时校正为 −3°。平均 SRS-22 评分从术前 2.42 分提高到末次随访时 3.14 分（P<0.05）。平均 VAS 评分从基线检查到末次随访有显著改善（6.8~4.1，P<0.05）。

Deukmedjian 等[13] 最近报道了他们在 7 例矢状位不平衡患者队列中开展 ACR 的早期经验。7 例患者行 LLIF 手术同时进行 ALL 松解，然后进行后路经皮椎弓根螺钉固定，1 例后路开放椎弓根螺钉固定。整体 LL 平均改善 24°，作者报道每松解一个节段 LL 平均改善 17°。SVA 从术前 9 cm 改善到最后随访时 4.1 cm，PT 总体减少 7°。术后 9 个月 SRS-22 和 ODI 的平均改善率分别为 26.2% 和 18.3%。作者认为该技术是一种实用的矢状位畸形矫正方法。

Marchi 等[14] 使用 LLIF 和高前凸融合器而没有进行 ALL 松解治疗 8 例矢状面畸形患者。平均总

体和节段前凸由术前的 17.7° 和 2.3° 分别提高到 39° 和 27.1°。术前 SVA 平均为 11.8 cm，末次随访时为 6.2 cm。在最后一次就诊时，PT 平均改善 11.4°。

Le 等[34] 分析了使用 10° 前凸椎体间融合器行单独 LLIF 而没有松解 ALL 的 35 例患者的整体和节段性 LL。尽管节段性前凸平均改善 11°~13°，但作者并未发现整体 LL 有显著改善。他们得出的结论是，使用高前凸融合器同时松解 ALL 可以实现更大的整体 LL。

在一个尸体研究中，Uribe 等[32] 也评估了整体和节段 LL 的变化。在他们的研究中，腰椎接受了几种治疗方法中的一种，包括放置前凸逐渐增大（10°、20° 或 30°）的融合器，有或无进行 ALL 全松解，没有进行后路固定。作者发现，使用 30° 的融合器同时进行 ALL 松解，可以获得最大的节段 LL 矫正（平均增加 11.6°），与 SPO 的节段矫正效果相当[37]。随后在 L1~L5 放置前凸融合器同时进行 ALL 松解，使用 10° 融合器时，平均整体 LL 增加 3.2°；使用 20° 融合器平均增加 12°，使用 30° 融合器平均增加 20.3°。

在 107 例退行性脊柱侧凸患者的前瞻性回顾中，Phillips 等[15] 发现患者手术治疗临床和放射治疗结果良好。所有患者均采用 LLIF（XLIF）治疗，无 ALL 松解，有或无后路固定。在术前前凸较低的一组患者（n=36）中，2 年随访时，整体 LL 从 27.7° 显著改善到 33.6°。他们还报道在 2 年的随访中，HRQOL 结果改善有统计学意义。

10.9 微创手术的并发症

据报道，ASD 手术的死亡率为 2.4%[38]。传统开放手术治疗 ASD 的并发症发生率为 35%~86%[7, 9, 39, 40]。无论病因如何，矢状面畸形的治疗的并发症发生率都较高。此外，必须区分与微创手术入路相关的短暂并发症。如果手术入路经常出现短暂的神经症状（即下肢感觉异常或无力），那么这些事件更有可能是入路的预期副作用，而不是并发症。无论如何，目前文献对于微创手术并发症的报道仍然缺乏一致性。

侧方经腰大肌入路术后出现入路相关的大腿感觉异常和乏力很常见，据报道发生率为 0.6%~75%[15, 17, 18, 33, 41, 42]。这一巨大差异可能与手术经验、手术时间、手术节段和样本较小有关[15, 42]。Pumberger 等[42] 一项关于 235 例 LLIF 患者的神经

单节段前凸矫正度

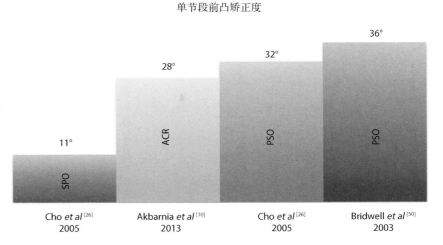

图 10.3　文献中单节段 ACR 与单节段 PSO 和 SPO 的比较。单节段 ACR 术后节段性脊柱前凸平均矫正度可与 SPO 和 PSO 等传统开放手术相媲美。ACR，前柱重排；PSO，椎弓根缩短截骨术；SPO，Smith-Petersen 截骨术。经允许引自 Behrooz, A, Mundis, G, Moazzaz, P: Anterior Column Realignment (ACR) For Focal Kyphotic Spinal Deformity Using a Lateral Traspsoas Approach and ALL Release J Spinal Disord Tech. 2014 Feb;27(1):29-39 Wolters Kluwer Health

事件的报道显示，术后 6 周感觉、机械和腰丛相关运动障碍的患病率分别为 28.7%、13.1% 和 4.9%，在 1 年的随访中，这些数字分别下降到 1.6%、1.6% 和 2.9%。Rodgers 和同事[20] 进行了最大规模的关于 LIF 围手术期和术后并发症的研究，他们对在一个中心接受 XLIF 手术的 600 例成人患者进行了评估，他们报道并发症发生率为 6.2%（术中至术后 6 周），短暂性神经并发症发生率为 0.7%。有趣的是，作者没有发现年龄、合并症和并发症率增加有显著相关性，但是先前的脊柱融合术和 L4-L5 节段手术是并发症发生的重要共同因素。此外，作者报道没有伤口感染或血管损伤，只有 1.8% 的不良事件需要再次手术。

在我们进行 ACR 治疗的 17 例患者中，8 例（47%）出现神经系统并发症，4 例（24%）发生在 ACR 后，6 例（35%）发生在后路手术以后[10]。根据症状持续时间定义严重和轻微并发症。术后 1 个月以上 3 个月以下持续存在的髂腹股沟神经、髂腹下神经、生殖股神经、股外侧皮神经或前皮神经的短暂感觉障碍或感觉异常为轻微并发症；术后持续 1 个月以上的持续性感觉障碍、感觉异常或神经根病、需要翻修手术、特定神经根的无力或术后第一次访视后持续性髂腰肌无力为严重并发症。值得注意的是，与 ACR 相关的四种并发症中有三种是暂时性的，并在术后消失。根据 ACR 节段对并发症的进一步分类显示，L4/L5 的并发症发生率为 38%（3/8），其余节段（L1~L4）的并发症发生率为 11%（1/9）。

Anand 等[11] 回顾了 71 例接受微创矫正手术的 ASD 患者，报道了 19.7%（14/71）的并发症（内科和外科）需要进行翻修手术。在接受侧方腹膜后入路的患者中，最常见的暂时性术后并发症是大腿麻木。Phillips 等[15] 进行了一项类似的分析，107 例接受 XLIF 治疗的患者队列中总的并发症发生率为 24.3%（95% 置信区间：17.2%~33.2%）。12% 的患者在两年的随访中需要进行翻修手术。有 34%（36/107）的患者术后即刻出现短暂性下肢运动无力，这是由于通道通过腰大肌损伤所致。在 1 年的随访中，只有 5% 的患者表现出持续的下肢无力。有趣的是，研究者发现运动无力患者的平均手术时间显著延长（P=0.03）。

10.10　微创手术的结论

"微创手术利用手术技术和手段减少周围组织损伤，减少合并症，促进术后更快的恢复，但不会改变预期的手术目标[35]。"研究证明，开放手术治疗 ASD 平背可以改善患者预后。开放手术并发症、术后合并症和再手术率都相当高。鉴于老年人口的不断增长和医疗成本的不断增加，微创手术作为一种可行的治疗方案不容忽视。我们需要长期的临床、生物力学和经济学研究，以评估微创手术在治疗矢状位不平衡和 ASD 方面的真正潜力。

目前尚无 I 级或 II 级证据证实 ACR 在成人畸形矫正中的应用。迄今为止所报道的 ACR 文献均为 III 级或 IV 级，样本量小，随访时间早至中期。许多证据必须从 LLIF 的研究中推断出来，这不仅是因为他们的证据力量，也因为 ACR 和 LLIF 入路相同。ACR 是一种新的微创技术，尚处于发展初期。它有望作为非僵硬脊柱的三柱截骨术的替代手术方法，目前仅为 2C 级推荐。

10.11 开放手术的讨论

1945 年，Smith Petersen 首次使用后路截骨术矫正固定的矢状面畸形。这个手术首先在类风湿性关节炎患者身上进行[29]。尽管这些延长截骨术使得前方张开，可能导致内脏和血管损伤，但是也用于矫正强直性脊柱炎。Smith-Petersen 截骨术最常在椎间盘有活动度时采用，在可活动椎间盘处闭合后方截骨，可以矫正部分的畸形。

La Chapellel[43] 对这一技术进行了改良，在延长截骨术同时进行前方松解。这将进一步增强延长截骨术造成的过伸，在椎间隙填充胫骨以保持前方开口。

另一种治疗矢状面畸形的方法是多节段截骨术，Wilson 和 Turkell[44] 将此技术用于矫正矢状面平衡。多节段截骨术不切断 ALL，通过切除多个节段的小关节和压缩后方结构来造成腰椎过伸（前凸），获得矫正。与延长截骨术不同，多节段性截骨术不会造成前柱的延长，从而避免神经血管结构受到威胁。

此后，闭合楔形截骨术在不延长脊柱前柱的前提下矫正固定的矢状面畸形。Scudese 和 Calabro[45] 首先描述了腰椎单节段椎体内闭合楔形截骨术。这项技术被用于从强直性脊柱炎、外伤到平背的固定矢状面畸形。

PSO 是闭合楔形截骨术的一种，越来越多地应用于矫正矢状面和冠状面畸形，它可以通过单个后方入路获得更好的矫正，而不受脊柱柔韧性的影响[22]。

VCR 用于治疗严重的僵硬的脊柱畸形。对于非常严重的畸形，SPO 和 PSO 等截骨术可能无法获得足够的矫形程度。VCR 更具挑战性，但为那些柔韧性较差的严重畸形提供了选择，可进行脊柱的平移和旋转矫正，通过前后入路进行前后柱的操作[46]。Suk 等首先讨论了单后路行 VCR 手术，以缩短手术时间和减少并发症[31]。

因为每个手术矫正的程度不同，矢状面畸形所需的矫正量决定了所进行的手术。

10.11.1 开放手术的 I 级证据

目前还没有关于平背综合征手术治疗的 I 级证据。

10.11.2 开放手术的 II 级证据

关于平背综合征的治疗的 II 级证据非常有限。

目前还没有公开的证据比较微创手术和开放手术在平背综合征中的应用。

Cho 等[26] 进行的一项前瞻性研究比较了不同开放技术在治疗平背综合征中的应用。SPO 与 PSO 进行了比较。三个或三个以上节段的 Smith-Petersen 截骨术和一个节段的 PSO 对于腰椎后凸的矫正几乎相同（33° vs. 31.7°）。每个节段 SPO 约矫正 10°，三个 SPO 相当于一个 PSO。PSO 组的矢状面矫正（11.2 cm）明显优于 SPO 组（5.49 cm）。两组的 ODI 评分均有改善，但无统计学差异（$P=0.35$）。在 PSO 组中，失血量显著增加（约增加 1 L）。比较明显的出血发生在椎弓根切除和椎体截骨，以及在每个椎弓根切除之前脆弱的硬膜外静脉破裂。我们可以得出这样的结论：单节段 PSO 可以提供更大程度的矫正，但会导致更多的失血。

Bridwell 等对症状性腰椎侧凸患者进行了前瞻性观察研究，以确定非手术和手术治疗对生活质量的影响。85 例接受手术治疗的患者的 SRS-QOL 评分有显著改善。在非手术治疗（物理治疗、药物治疗或观察）的 75 例患者中，生活质量没有改善，两组间有统计学差异[47]。

Schwab 等[48] 对 947 例胸椎、胸腰椎和腰椎畸形患者进行了多中心前瞻性研究。在这项研究中，他们确定了前凸和椎间半脱位对临床结果（ODI/SRS）的影响。对于胸腰段和腰椎患者，前凸消失导致 ODI 评分较高和 SRS 疼痛 / 功能评分较低。这也见于椎体间半脱位较严重的患者。对于以胸椎畸形为主的患者，LL 对结果的评分无显著影响。

10.11.3 开放手术的 III 级和 IV 级证据

一些报道为 PSO 在平背畸形矫正中的应用提供了证据。Hyun 和 Rhim[49] 回顾分析了 13 例接受 PSO 手术的腰、胸椎矢状位不平衡患者。患者表现为腰痛，非手术治疗无效。在 T12、L1、L3 和 L4 进行 PSO。LL 平均增加 34.4°（$P<0.0001$），C7 垂线平均值由 11.5 cm 提高到 3.2 cm（$P<0.0001$）。10 例患者完成了 ODI 问卷，术后评分整体显著改善。这是 III 级证据。

Bridwell 等[22] 研究了 27 例进行腰椎 PSO 手术的矢状位不平衡患者。前凸平均增加 34.5°，矢状垂线平均改善 13.5 cm。有 1 例患者脊柱融合远端后凸增加导致矢状位矫形部分丢失，其他患者未发现明显的矫形丢失。20 例患者的总体 ODI 评分有所改善（平均 15 分）。16 例患者的 9 分疼痛评分提高了 2 分或更多。并发症包括 1 例腰椎和 6 例胸椎假关节形成。

Buchowski 等[27] 评估了 10 年内接受腰椎 PSO 的 108 例患者。有 12 例患者出现神经功能缺损（包括术中和术后），其中 3 例出现永久性缺损。均为单侧，多数与截骨节段不符。术中神经监测包括体感诱发电位（SSEP）、运动诱发电位（NMEP）和肌电图未发现神经损伤。这些神经损伤可能由硬膜褶皱、半脱位和残留背侧压迫共同造成，表现包括胫前肌、股四头肌和踇长伸肌的运动无力。4 例患者出现多个肌群无力。12 例患者中有 9 例进行了再次手术，包括中央椎管扩大和进一步减压。与其他脊柱畸形比较，退变性矢状位不平衡患者术后神经功能损伤最为常见，但两者之间的相关性无统计学意义（$P < 0.503$）。然而，所有出现永久性神经功能损伤的患者都有退变性矢状面不平衡，这表明这种疾病有出现神经功能受损的风险。

Bridwell 等[50] 回顾了 33 例因固定矢状面不平衡接受 PSO 手术的患者，分析临床及影像学检查结果。PSO 平均矫正 34.5°，2~5 年随访平均矫正丢失 1.6°。术后即刻 C7 铅垂线平均改善 14.9 cm，随访时改善 12.7 cm。平均失血量 2 386 mL，平均手术时间 12.2 小时。没有患者出现永久性的神经功能损伤。平均 ODI 和疼痛评分显著改善。根据 SRS 问卷，24 例患者感觉他们的疼痛在 PSO 后有所改善。4 例患者感觉疼痛没有改变，另有 4 例患者感觉疼痛加剧。总的来说，这组患者长期随访的健康结果指标有所改善。

VCR 应用与更严重的畸形，特别是更偏锐角和角度更大的后凸畸形以及非常大的脊柱侧凸畸形。文献中对于 VCR 特别是通过单个后方入路的讨论非常少。Suk 等[31] 是较早推广通过后方入路进行 VCR 的人之一。他们回顾性分析了 70 例患者，包括成人脊柱侧凸（7 例）、先天性脊柱侧凸（38 例）和感染后脊柱侧凸（25 例）。应用 C7 垂线到 S1 后上角的距离评估矢状位脊柱不平衡的程度，如果在矢状位或冠状面上躯干倾斜大于 2 cm 则认为不平衡。在畸形的顶点进行 VCR，指征为较为僵硬的冠状位或矢状面不平衡，需要进行柱的平移才能获得畸形的矫正和恢复躯干的平衡。在成人脊柱侧凸患者中，切除 1~3 个椎体，末次随访时平均矫正 54°。对于脊柱侧后凸患者，切除 1~2 个

椎体，末次随访时平均矫正 40°。感染后脊柱后凸患者，切除 1~7 个椎体，末次随访时平均矫正 53°。在随访中，有 5 例出现内固定失败，其中 2 例需翻修手术，3 例需长期局部石膏固定 6 个月。

Lenke 等[23] 对 43 例后路 VCR 治疗僵硬脊柱畸形的患者进行了回顾性分析。患者分为严重脊柱侧凸、全脊柱后凸、成角脊柱后凸和复合脊柱侧后凸。37 例患者接受了一期手术，其余患者手术分两部分进行。如果在手术 5~6 小时后还没有开始进行 VCR，则分为两步操作。所有患者的曲度都得到了矫正。脊柱侧后凸患者的平均矫正度为 109°，其中侧凸平均矫正 57°，整体后凸平均矫正 45°，成角后凸平均矫正 49°。患者平均出血量为 1 103 mL，术中运动诱发电位监测未发现脊髓功能永久性恶化。没有患者因固定或融合术并发症而需要再手术。

Wang 等[51] 报道了多节段改良 VCR，从后路进行 VCR 的同时进行经椎弓根蛋壳截骨术。他们应用该技术治疗先天性脊柱侧后凸 13 例，并进行了回顾性研究。随访 2 年，冠状面畸形矫正 33.7°，矢状面畸形矫正 32°。疼痛、功能和活动水平显著改善（$P < 0.05$）。

Wang 等[24] 采用同样的经后路多节段改良 VCR 技术治疗 9 例重度 Pott 后凸。这些患者有下胸椎或上腰椎的后凸，Konstam 角大于 90°。主诉包括疲劳、腰痛和外观问题。术后后凸平均矫正畸形 80°（$P < 0.001$），术中平均失血 2 933 mL，1 例出现神经并发症，术后 T9 水平以下截瘫，经过 8 个月康复后恢复。

Hamzaoglu 等回顾性分析了 102 例接受后路 VCR 治疗的严重畸形患者，包括腰椎低前凸畸形。这个 IV 级的证据显示胸椎后凸平均改善了 47°。在低前凸畸形患者中，平均前凸矫正 17°。矢状位不平衡较术前改善 71%。并发症包括术后感染、血肿、神经根麻痹和运动诱发电位改变[46]。

研究还表明，矢状位不平衡 / 平背综合征患者手术后疼痛减轻。Booth 等的一项研究表明，79% 的患者认为疼痛减轻是截骨手术的直接结果。50% 的患者报道功能改善，57% 的人报道自我形象增强；86% 的人对手术结果极为满意或略为满意[25]。

Glassman 等[4] 研究了 ASD 中矢状位正平衡对健康状况、疼痛和功能的影响。有 352 例患者，C7 铅垂线偏差 1~271 mm。应用 ODI、SRS-29、SF-12

机体健康成分评分来评估健康状况。随着矢状面正平衡程度的增加，功能下降，疼痛加重，健康状况评分较差。与 SF-12 心理健康综合评分无显著关系。最大脊柱后凸区域越靠远端，ODI 的残疾评分更高。随着矢状面不平衡加重，症状也更加严重。

Glassman 等进行了一项类似的研究，评估放射学表现与健康结果得分之间的相关性。研究共纳入了 298 例患者，其中 172 例患者既往没有接受过手术，126 例患者接受过脊柱融合。在未接受过手术的患者中，冠状面位移大于 4 cm 时，SRS-22、SF-12 和 ODI 健康结果测量结果较差。在接受过脊柱融合术的患者中，矢状位正平衡者的健康结果如疼痛、功能和自我形象较差[3]。

Rose 等[52] 分析了 40 例患者，明确 PSO 术后恢复矢状面平衡的理想的脊柱骨盆参数。在确定每例患者的最佳 LL 时，同时考虑胸椎后凸和 PI 是最敏感的。应用公式 LL<45°−TK−PI 预估 LL 来预测 PSO 成功率有 91% 的敏感性。

10.12 开放手术的并发症

根据使用的技术不同，与开放平背综合征矫正手术相关的并发症各不相同。全身并发症包括深部伤口感染、假关节形成、深静脉血栓形成、冠状动脉不平衡和矢状位矫正不充分[25]。

因为 SPO 延长前柱，有可能损伤椎体前方的神经血管结构，有严重的合并症和死亡率风险。术中过度牵伸可能导致主动脉或下腔静脉破裂。强直性脊柱炎患者常伴血管钙化，这种风险更高。这种延长还可能拉伸或损伤胃肠结构而引起呕吐和误吸。PSO 不延长前柱，这些并发症较少见[53]。

截骨术常伴随大量失血，文献中关于失血量的报道各不相同。根据前述的 Cho 等的研究，SPO 术后平均失血量为 1 400 mL[26]。Yang 等研究了他们的 PSO 患者，术后 PSO 平均失血量 5 300 mL，住 ICU 平均时间为术后 9.5 天。15% 的腰椎 PSO 患者在术后 90 天内影像学出现了固定失败[21]。

Hyun 和 Rhim 评估了 13 例接受 PSO 手术的固定矢状面不平衡患者。术中并发症包括 1 例硬膜撕裂和 5 000 mL 以上的出血。围手术期并发症包括短暂性截瘫和脑脊液漏。4 例（30%）出现迟发性后凸加重，6 例固定失败[49]。

Bridwell 等对 33 例接受 PSO 的患者进行了回顾性研究，有 2 例患者在随访时出现固定节段近端断裂和后凸。1 例术后 6 周出现 T10 压缩性骨折，采用支具治疗。另一例术后 4 个月出现 T11 爆裂性骨折，需要再次手术来延长融合和固定至上胸椎。6 例患者发生了截骨近端假关节形成[50]。

VCR 发生严重并发症如神经损伤的风险很高，骨切除过程中可能直接损伤神经，矫正后残余骨和软组织可能压迫神经，硬膜褶皱和脊柱半脱位也有可能引起神经损伤。经后方单一入路的 VCR 可减少手术时间和失血量[46]。根据 Lenke 等对单纯后路 VCR 的研究，2 例患者术后出现短暂性神经根麻痹，两人均在 6 个月内完全康复[23]。在 Suk 等的研究中，31 例严重并发症包括固定失败、完全性脊髓损伤、神经根损伤和与马尾综合征相关的血肿形成。

10.13 开放手术的结论

基于现有的 II 级证据，每个 PSO 可以获得约 30° 矫正，每个 SPO 可以获得约 10° 的矫正。III 级和 IV 级证据表明，每个节段 VCR 对胸椎后凸畸形提供了最大限度的矫正。椎弓根缩短截骨术被证明更能矫正低前凸畸形。

长期以来，开放性技术一直是平背综合征手术治疗的主流，而微创技术对于矢状面畸形矫正相对较新。从有限的文献来看，微创手术对于前凸和矢状面平衡方面的改善似乎没有得到广泛的证明[12, 14]。因此，鉴于直接比较微创和开放技术的文献很少，大多数关注的是个人开放手术的成果，很难进行充分的比较。在这个时候，关于使用开放手术的信息明显更多。

10.14 编者述评

10.14.1 微创手术

对于新的、不断发展的技术说"不"，必须始终保持谨慎。历史上很多名人的名言，随着时间的推移变成了荒谬。例如，法国军事战略家、第一次世界大战司令官 Marshall Ferdinand Foch 就曾强调"飞机是有趣的玩具，但没有军事价值"。

在过去的几年中，发生了三个变化，使矢状面畸形（其中"平背"综合征是一种表现）不能用微创技术充分矫正的说法失效。首先，前路或者侧路置入高前凸融合器使得每个节段可以获得 20°~25° 矫正；其次，松解 ALL 可以获得更大的矫正；最后，其他的弯棒技术，如使用"推挤"（push through）技术体内弯棒，结合后路截骨术，使矢状面畸形的矫正与开放技术相当。而且，它仍然保持了目前众所周知的微创手术的优点，如失血少、疼痛少、恢复快、感染率低和总的并发症发生率较低。因此，我们要吸取的教训是，在考虑新发展的技术时，着眼于未来，而不是过去。

10.14.2 开放手术

平背畸形的矫正是脊柱外科领域最具挑战性的手术之一。椎弓根缩短截骨术的优点是可以在一个节段上通过一个单一的入路获得很大程度的矢状面矫正，从而避免在较大范围内进行多个后柱截骨。关于微创手术的讨论表明，在前路微创手术后，仍然需要后路矫正手术来获得有效的矫正。正确的

PSO 可以避免从前路进行节段矫正。与传统椎间融合器相比，利用高前凸融合器进行前路腰椎椎间融合可以改善矢状面定位，但由于需要在视野受影响的情况下牵开血管，增加前方的大血管和节段损伤的风险。这种手术的内脏和血管损伤风险与开放手术相似，但观察和保护这些结构通道很有限。如果出现肠或大血管的损伤，可能需要立即（可能是紧急）转为开放手术。脊柱外科医生如果没有接受广泛的普外科培训，那么在这些手术中更危险的部分有一名普外科医生在一旁会更加安全。

如果微创手术需要额外的后路入路来完成矢状面矫正，则与可以通过单一后路入路进行的具有类似矫正效果的手术（PSO）相比，其微创的优势在某种程度上被削弱了。

综上所述，如果需要进行重大矫形操作以改变矢状面排列，微创干预措施比标准的后路开放截骨矫正术风险更大，且效率更低。

（马学晓　译）

------- 参·考·文·献 -------

[1] Doherty J. Complications of fusion in lumbar scoliosis. Proceedings of the Scoliosis Research Society. J Bone Joint Surg Am. 1973; 55:438

[2] Moe JH, Denis F. The iatrogenic loss of lumbar lordosis. Orthop Trans. 1977; 1 (2):131

[3] Glassman SD, Berven S, Bridwell K, Horton W, Dimar JR. Correlation of radiographic parameters and clinical symptoms in adult scoliosis. Spine. 2005; 30(6):682–688

[4] Glassman SD, Bridwell K, Dimar JR, Horton W, Berven S, Schwab F. The impact of positive sagittal balance in adult spinal deformity. Spine. 2005; 30 (18):2024–2029

[5] Lafage V, Bharucha NJ, Schwab F, et al. Multicenter validation of a formula predicting postoperative spinopelvic alignment. J Neurosurg Spine. 2012; 16 (1):15–21

[6] Schwab F, Lafage V, Patel A, Farcy JP. Sagittal plane considerations and the pelvis in the adult patient. Spine. 2009; 34(17):1828–1833

[7] Auerbach JD, Lenke LG, Bridwell KH, et al. Major complications and comparison between 3-column osteotomy techniques in 105 consecutive spinal deformity procedures. Spine. 2012; 37(14):1198–1210

[8] Kim YB, Lenke LG, Kim YJ, et al. The morbidity of an anterior thoracolumbar approach: adult spinal deformity patients with greater than five-year follow-up. Spine. 2009; 34(8):822–826

[9] Cho SK, Bridwell KH, Lenke LG, et al. Comparative analysis of clinical outcome and complications in primary versus revision adult scoliosis surgery. Spine. 2012; 37(5):393–401

[10] Akbarnia BA, Mundis GM, Jr, Moazzaz P, et al. Anterior column realignment (ACR) for focal kyphotic spinal deformity using a lateral transpsoas approach and ALL release. J Spinal Disord Tech. 2014; 27(1):29–3

[11] Anand N, Baron EM, Khandehroo B, Kahwaty S. Long-term 2- to 5-year clinical and functional outcomes of minimally invasive

surgery for adult scoliosis. Spine. 2013; 38(18):1566–1575

[12] Dakwar E, Cardona RF, Smith DA, Uribe JS. Early outcomes and safety of the minimally invasive, lateral retroperitoneal transpsoas approach for adult degenerative scoliosis. Neurosurg Focus. 2010; 28(3):E8

[13] Deukmedjian AR, Dakwar E, Ahmadian A, Smith DA, Uribe JS. Early outcomes of minimally invasive anterior longitudinal ligament release for correction of sagittal imbalance in patients with adult spinal deformity. Sci World J. 2012; 2012:789698

[14] Marchi L, Oliveira L, Amaral R, et al. Anterior elongation as a minimally invasive alternative for sagittal imbalance-a case series. HSS J. 2012; 8(2):122–127

[15] Phillips FM, Isaacs RE, Rodgers WB, et al. Adult degenerative scoliosis treated with XLIF: clinical and radiographical results of a prospective multicenter study with 24-month follow-up. Spine. 2013; 38(21):1853–1861

[16] Rodgers WB, Gerber EJ, Rodgers JA. Lumbar fusion in octogenarians: the promise of minimally invasive surgery. Spine. 2010; 35(26) Suppl:S355–S360

[17] Mundis GM, Akbarnia BA, Phillips FM. Adult deformity correction through minimally invasive lateral approach techniques. Spine. 2010; 35(26) Suppl: S312–S321

[18] Youssef JA, McAfee PC, Patty CA, et al. Minimally invasive surgery: lateral approach interbody fusion: results and review. Spine. 2010; 35(26) Suppl: S302–S311

[19] Ozgur BM, Aryan HE, Pimenta L, Taylor WR. Extreme Lateral Interbody Fusion (XLIF): a novel surgical technique for anterior lumbar interbody fusion. Spine J. 2006; 6(4):435–443

[20] Rodgers WB, Gerber EJ, Patterson J. Intraoperative and early postoperative complications in extreme lateral interbody fusion: an analysis of 600 cases. Spine. 2011; 36(1):26–32

[21] Yang BP, Ondra SL, Chen LA, Jung HS, Koski TR, Salehi SA.

Clinical and radiographic outcomes of thoracic and lumbar pedicle subtraction osteotomy for fixed sagittal imbalance. J Neurosurg Spine. 2006; 5(1):9–17

[22] Bridwell KH, Lewis SJ, Rinella A, Lenke LG, Baldus C, Blanke K. Pedicle subtraction osteotomy for the treatment of fixed sagittal imbalance. Surgical technique. J Bone Joint Surg Am. 2004; 86-A Suppl 1:44–50

[23] Lenke LG, Sides BA, Koester LA, Hensley M, Blanke KM. Vertebral column resection for the treatment of severe spinal deformity. Clin Orthop Relat Res. 2010; 468(3):687–699

[24] Wang Y, Zhang Y, Zhang X, et al. Posterior-only multilevel modified vertebral column resection for extremely severe Pott's kyphotic deformity. Eur Spine J. 2009; 18(10):1436–1441

[25] Booth KC, Bridwell KH, Lenke LG, Baldus CR, Blanke KM. Complications and predictive factors for the successful treatment of flatback deformity (fixed sagittal imbalance). Spine. 1999; 24(16): 1712–1720

[26] Cho KJ, Bridwell KH, Lenke LG, Berra A, Baldus C. Comparison of Smith-Petersen versus pedicle subtraction osteotomy for the correction of fixed sagittal imbalance. Spine. 2005; 30(18):2030–2037, discussion 2038

[27] Buchowski JM, Bridwell KH, Lenke LG, et al. Neurologic complications of lumbar pedicle subtraction osteotomy: a 10-year assessment. Spine. 2007; 32 (20):2245–2252

[28] Berven SH, Deviren V, Smith JA, Hu SH, Bradford DS. Management of fixed sagittal plane deformity: outcome of combined anterior and posterior surgery. Spine. 2003; 28(15):1710–1715, discussion 1716

[29] Smith-Petersen MN, Larson CB, Aufranc OE. Osteotomy of the spine for correction of flexion deformity in rheumatoid arthritis. Clin Orthop Relat Res. 1969; 66(66):6–9

[30] Thomasen E. Vertebral osteotomy for correction of kyphosis in ankylosing spondylitis. Clin Orthop Relat Res. 1985(194):142–152

[31] Suk SI, Kim JH, Kim WJ, Lee SM, Chung ER, Nah KH. Posterior vertebral column resection for severe spinal deformities. Spine. 2002; 27(21):2374–2382

[32] Uribe JS, Smith DA, Dakwar E, et al. Lordosis restoration after anterior longitudinal ligament release and placement of lateral hyperlordotic interbody cages during the minimally invasive lateral transpsoas approach: a radiographic study in cadavers. J Neurosurg Spine. 2012; 17(5):476–485

[33] Isaacs RE, Hyde J, Goodrich JA, Rodgers WB, Phillips FM. A prospective, nonrandomized, multicenter evaluation of extreme lateral interbody fusion for the treatment of adult degenerative scoliosis: perioperative outcomes and complications. Spine. 2010; 35(26) Suppl:S322–S330

[34] Le TV, Vivas AC, Dakwar E, Baaj AA, Uribe JS. The effect of the retroperitoneal transpsoas minimally invasive lateral interbody fusion on segmental and regional lumbar lordosis. Sci World J. 2012; 2012:516706

[35] McAfee PC, Phillips FM, Andersson G, et al. Minimally invasive spine surgery. Spine. 2010; 35(26) Suppl:S271–S273

[36] Legaye J, Hecquet J, Marty C, Duval-beaupere G. Equilibre Sagittal du Rachis: relations entre bassin et courbures rachidiennes sagittales en position debout. Rachis. 1993; 5:215–226

[37] Bridwell KH. Decision making regarding Smith-Petersen vs. pedicle subtraction osteotomy vs. vertebral column resection for

spinal deformity. Spine. 2006; 31(19) Suppl:S171–S178

[38] Pateder DB, Gonzales RA, Kebaish KM, Cohen DB, Chang JY, Kostuik JP. Short-term mortality and its association with independent risk factors in adult spinal deformity surgery. Spine. 2008; 33(11): 1224–1228

[39] Lapp MA, Bridwell KH, Lenke LG, et al. Long-term complications in adult spinal deformity patients having combined surgery a comparison of primary to revision patients. Spine. 2001; 26(8): 973–983

[40] Cho SK, Bridwell KH, Lenke LG, et al. Major complications in revision adult deformity surgery: risk factors and clinical outcomes with 2- to 7-year follow-up. Spine. 2012; 37(6):489–500

[41] Anand N, Rosemann R, Khalsa B, Baron EM. Mid-term to long-term clinical and functional outcomes of minimally invasive correction and fusion for adults with scoliosis. Neurosurg Focus. 2010; 28(3):E6

[42] Pumberger M, Hughes AP, Huang RR, Sama AA, Cammisa FP, Girardi FP. Neurologic deficit following lateral lumbar interbody fusion. Eur Spine J. 2012; 21(6):1192–1199

[43] La Chapelle EH. Osteotomy of the lumbar spine for correction of kyphosis in a case of ankylosing spondylarthritis. J Bone Joint Surg Am. 1946; 28(4):851–858

[44] Wilson MJ, Turkell JH. Multiple spinal wedge osteotomy; its use in a case of Marie-Strumpell spondylitis. Am J Surg. 1949; 77(6): 777–782

[45] Scudese VA, Calabro JJ. Vertebral wedge osteotomy. Correction of rheumatoid (ankylosing) spondylitis. JAMA. 1963; 186:627–631

[46] Hamzaoglu A, Alanay A, Ozturk C, Sarier M, Karadereler S, Ganiyusufoglu K. Posterior vertebral column resection in severe spinal deformities: a total of 102 cases. Spine. 2011; 36(5):E340–E344

[47] Bridwell KH, Glassman S, Horton W, et al. Does treatment (nonoperative and operative) improve the two-year quality of life in patients with adult symptomatic lumbar scoliosis: a prospective multicenter evidence-based medicine study. Spine. 2009; 34(20): 2171–2178

[48] Schwab F, Farcy JP, Bridwell K, et al. A clinical impact classification of scoliosis in the adult. Spine. 2006; 31(18):2109–2114

[49] Hyun SJ, Rhim SC. Clinical outcomes and complications after pedicle subtraction osteotomy for fixed sagittal imbalance patients: a long-term follow-up data. J Korean Neurosurg Soc. 2010; 47(2): 95–101

[50] Bridwell KH, Lewis SJ, Edwards C, et al. Complications and outcomes of pedicle subtraction osteotomies for fixed sagittal imbalance. Spine. 2003; 28 (18):2093–2101

[51] Wang Y, Zhang Y, Zhang X, et al. A single posterior approach for multilevel modified vertebral column resection in adults with severe rigid congenital kyphoscoliosis: a retrospective study of 13 cases. Eur Spine J. 2008; 17(3): 361–372

[52] Rose PS, Bridwell KH, Lenke LG, et al. Role of pelvic incidence, thoracic kyphosis, and patient factors on sagittal plane correction following pedicle subtraction osteotomy. Spine. 2009; 34(8): 785–791

[53] McMaster MJ, Coventry MB. Spinal osteotomy in akylosing spondylitis. Technique, complications, and long-term results. Mayo Clin Proc. 1973; 48 (7):476–486

11
微创技术能有效治疗胸椎间盘突出症吗

微创：Paul W. Millhouse, Troy I. Mounts, Kristen E. Radcliff
开放：Alexander A. Theologis, Vedat Deviren

11.1 引言

一直以来，胸椎间盘突出症（thoracic disc herniation，TDH）的诊断和治疗具有很大的挑战性[1]。无症状的 TDH 相当常见[1,2]，而症状性 TDH 发生率较低，仅占所有需要手术治疗的椎间盘突出症的 0.1%~4%[2-4]。TDH 发病无性别差异；根据突出物位置可分为中央型、外侧型，或者是旁中央型；TDH 症状各异，可表现为轴性痛、根性痛和（或）脊髓压迫症状。其临床表现的多样性也造成了诊断延迟[4]。

胸椎毗邻胸腔脏器，通过肋椎关节与胸廓相连。胸段脊髓比较特殊，这是由于这一区域处于血供的转折处，胸椎管容积小，胸椎后凸排列[5]。基于上述特点，TDH 的治疗对手术医生的技术提出了更高要求，所以，只有症状重、保守治疗无效的 TDH 才考虑进行手术治疗[5]。对于表现为局部疼痛或者轴性疼痛的 TDH 患者是否进行手术治疗还存在争议，因为椎间盘突出可能只是意外发现[6]。而对于症状性的 TDH，包括神经功能受损或持续疼痛且保守治疗难以奏效的，建议手术治疗，以免出现脊髓压迫的后果[7]。

基于解剖学结构、疾病的不同以及患者自身的考虑，目前有多种手术入路和技术用于治疗 TDH[1,5]。各种前方入路和后外侧入路的术式沿用至今。传统的前方入路开胸可以直视下显露胸椎间盘结构，但有损伤胸腔内组织结构的风险。后外侧入路能够更好地显露后方结构，能够进行脊髓环周减压，并通过内固定以实现手术节段的稳定性，纠正畸形。后外侧入路的缺点是处理脊髓腹侧和椎间隙的能力有限，过度的肌肉剥离和骨结构破坏还增加了医源性不稳定的风险。微创手术可以量身打造用于胸椎手术，据报道可以减少软组织损伤，降低术中出血量，缩短住院时间，加速康复[5]。然而，胸腔镜技术学习曲线较为陡峭，而且术中视野有限，处理术中潜在并发症的能力有限。目前，对肌肉有保护作用的腰椎拉钩已被应用于胸椎，但仍有一些技术上的困难。在本章中，作者将讨论 TDH 手术方案的选择，对比胸椎开放手术和微创手术的优缺点，提出今后治疗这一相对少见的疾病的建议和改进。

11.2 手术适应证

TDH 的手术适应证包括脊髓病损（myelopathy）、根性症状和严重的顽固性轴性疼痛[8]，其中最明确的手术指征是脊髓病损，其手术目的是防止出现进一步压迫和不可逆的脊髓损伤[9]。对于有脊髓病损的 TDH 患者而言，出现急性脊髓病损是手术治疗的最强适应证，也是神经功能改善的最佳预测因素[8]。另外一个主要的手术指征是病程较长，影响患者功能而保守治疗效果不佳的难治性根性疼痛[9]。表现为轴性症状或是区域皮节放射性疼痛的根性痛，非手术治疗通常有效，是手术的相对适应证[8]。大多数单纯轴性疼痛可以采取非手术治疗[8]。对表现为轴性背痛的 TDH 患者实施手术存在争议，因为 MRI 上的胸椎间盘突出可能是偶然发现的，必须再结合其他检查，比如造影 CT，才能确定影像学的阳性表现与疼痛是否有关。

11.3 微创手术的优势

一旦决定对 TDH 患者实施手术干预之后，下一步需要解决的关键问题就是如何减压。用于治疗 TDH 的手术方法及入路有很多，包括前 / 前外侧入路（如经胸膜、经胸膜外），后外侧入路 [如经肋骨横突（costotransversectomy，CTV）/ 侧方胸膜腔外入路、经椎弓根入路、经关节突 / 保留椎弓根入路]，以及后路（椎板切除术）。没有一种技术是完美无缺的，因为每种技术都各有其优缺点。

11.3.1 微创的前方 / 前外侧入路

传统的前路开胸技术适用于第 4 胸椎以下所有类型的胸椎间盘突出，可直视硬膜 - 椎间盘间隙，椎管减压时最大限度地避免干扰神经组织。但是这项技术也会带来显著的围手术期不适、呼吸困难、肩胛带功能障碍、伤口愈合问题，以及肺部并发症（如肺栓塞、肺破裂、肺炎等）[10-14]。为减少患者术后肺部并发症的发生、改善预后，前方 / 前外侧的微创技术应运而生。治疗 TDH 最常用的两种微创技术是胸腔镜手术和小切口前方入路及其改良术式，包括小切口侧方入路。胸椎间盘切除术是胸腔镜脊柱手术的常见适应证之一 [12, 15-18]，通过 3 或 4 个通道可以实现胸椎间盘切除。由于通道从肋间进入，因此无须牵开或者切除肋骨，与开放手术相比，这减少了肋间神经痛（intercostal neuralgia，ICN）的发生 [18]。胸腔镜技术的优势还包括能给术者及其手术团队提供更好的视觉条件，直接显示脊柱腹侧而不需要切开膈肌，减少术中出血 [9, 19-22]。微创技术的优势不仅体现在术中，也体现在术后，如术后切口美观、肩胛带功能较少受损、术后疼痛较轻及麻醉药物使用减少，对呼吸功能的影响小，留置胸腔引流管时间较短、缩短住院时间（length of stay，LOS）和加快康复 [9, 12, 15, 19-22]。以前认为有开胸手术史以及胸膜有粘连是胸腔镜技术的禁忌证 [12]，但目前胸腔镜手术可以安全、成功地应用于有胸膜粘连、正常解剖结构破坏的胸椎间盘突出患者的再手术 [23]。尽管胸腔镜技术有这些优势，但目前尚未有前瞻性研究对比胸腔镜技术和开胸手术治疗 TDH 导致脊髓病损的疗效。

Mayer 首先描述了微型开胸入路（mini-thoracotomy approach，mini-TTA），这代表了开放手术与胸腔镜技术之间的一个中间地带 [24]。mini-TTA 包括肋骨切除、单肺通气及使用手术显微镜。这样的手术方式具有手术野的直视和放大的独特优势。相比之下，胸腔镜技术只能给出三维病变的二维视野，而显微镜可以提供三维立体视野。mini-TTA 手术显露胸椎前方路径最短、最直接，且术后疼痛和肺部并发症明显少于开放入路 [25-27]。mini-TTA 的应用取得了巨大成功，能有效治疗椎间盘突出超过椎管矢状径 40% 的巨大胸椎间盘突出症患者（giant thoracic disc herniation，GTDH），而且很少有严重并发症的发生 [24, 25]。

最近发展起来的胸椎微创入路是小切口侧方入路（mini-open lateral approach），它可以被视为 mini-TTA 的一种改良。该技术的优点是能够实施标准的前方椎间盘切除、内固定与融合，同时还避免入路相关的并发症。小切口侧方入路可经由胸膜腔后方进入，相对于标准的开胸手术，该入路不牺牲肋间神经就能暴露椎管，避免椎间孔内根髓动脉潜在阻塞的风险，还能够避开主动脉和腔静脉对脊柱的遮挡，更好地显露脊柱 [25]。此外，使用胸膜后拉钩无须进行术侧肺塌陷，理论上可降低术后肺不张和肺部并发症的发生风险，将围手术期的并发症发病率降至最低。小切口侧方入路不需要显微镜，不需要行肋骨切除，能在直视下进行手术，既能有效减压又可以最大限度保留必要的解剖结构。由于小开放侧方入路可以采用传统手术技巧进行直视下操作，理论上，学习曲线也比胸腔镜技术平缓，对操作人员的要求不高，当然这种观点还未在临床研究中得到证实。

11.3.2 微创后外侧入路

传统的胸椎后外侧入路很受脊柱外科医生的欢迎，因为他们可以在没有"入路外科"医生的协助下独立完成操作。然而，为了实现由后外侧入路到达手术区域，手术医生需要做广泛的肌肉切开和韧带的分离，充分显露病灶，并完成各项操作所需要的区域远大于病灶的实际范围 [26, 28, 29]。传统后外侧入路的另一个缺点是它们仅限于处理外侧、软性的胸椎间盘突出，无法直视下进行脊髓腹侧的减压。为了尽可能减少周围组织的破坏，避免前路相关并发症的发生，缩短切口长度，更好地显露病变，胸椎后外侧微创入路（posterolateral MIS approach）技术应运而生。

胸椎后外侧微创入路的创立要归功于 Jho 和

Fessler[28]，此后，使用通道结合内镜或者显微镜可视化手术野[28, 30-35]，通过经椎弓根入路[28, 30, 31]、经关节突/保留椎弓根入路[32, 33]、经肋骨横突侧方入路CTVS[34, 35]等进行微创手术。通道的直径一般是18~20 mm，切口需要2~4 cm[28, 30-32, 35]，远小于传统术式的7~10 cm切口。小切口带来的好处不容忽视，意味着更少的肌肉和韧带的剥离与损伤，能减轻术后疼痛，降低住院天数，缩短恢复时间[28, 30-32, 35]。例如，微创经肋骨横突侧方技术（MIS-CTVS）避免了肋骨切除及胸膜牵拉，避免干扰肋间神经血管束和胸膜腔。与传统的开放CTVS相比，MIS-CTVS可以减少术中出血量，缩短手术时间，避免使用胸腔引流管，减少术后输血，缩短住院时间和降低围手术期相关并发症的发生率[35]。

内镜的使用也是胸椎后外侧微创手术的重要优势之一。内镜能对脊髓周围进行安全的显露和减压，传统意义上认为通过开放后外侧入路进行显露是非常危险的。例如，Jho介绍了采用经椎弓根入路使用70°内镜和特制弧形手术器械，直接可视化并安全地减压腹侧脊髓[30, 31]。显微镜在胸椎间盘减压方面具有独特的优势，可以在3D视野下，用传统椎间盘切除工具进行胸椎椎间盘减压[28]。在这种立体视野下，磨钻操作比内镜下更安全、更可控[30]。不过，如果使用3D内镜结合高分辨率显示器可以增强内镜的视野[30]。这些胸椎后外侧微创入路技术带来的优势，可以使很多的TDH手术患者获得良好的预后，同时又有效降低了手术风险。

11.4 开放手术的优势

前路开胸手术是治疗TDH的金标准。胸腔内手术，无论开放还是微创入路，最大风险都是术中大血管、心脏、肺或食管等重要脏器的损伤。其中，最常见的灾难性并发症是大动脉或节段血管损伤导致的出血，甚至死亡。前路开放显露有微创技术不可比拟的优势：暴露充分，能够有效地辨别组织结构，有效保护毗邻血管，预防致命出血。如果实施微创技术的过程中出现血管损伤，术区常常被出血淹没，使得止血变得非常困难，同时有加重术区组织损伤的风险。由于血管损伤和（或）大出血而在术中由微创紧急转为开胸，是微创手术的不良事件之一[36]。

开胸手术行胸椎间盘切除术的另外一个优点是能获得对胸椎及椎管解剖结构更好的视野，通过开胸手术，术者能在手术中对椎体、终板和椎间盘有很好的显露及观察。微创手术没有立体视野，不能有效辨识重要解剖标志，操作医生可能会"迷失方向"。比如患者侧卧位，结构旋转，可能更容易迷失方向。开放手术中置入内固定也可以更加仔细。胸椎间盘突出物的病理性质往往有别于腰椎间盘突出，腰椎突出的组织往往是软性的髓核，可以相对容易地通过比较小的入路摘除。TDH通常不是软性突出，有可能是脱出、游离或者钙化的，而且TDH常合并后纵韧带骨化。为充分减压，需要小心切除骨赘，有时还要去除椎体终板。开放入路也能为术者提供实施部分椎体切除的最佳条件，可以确保安全地去除所有的骨赘。

后外侧入路被越来越多地应用于复杂的胸椎疾病当中，包括胸椎转移瘤和硬膜外脓肿。无论是哪种后外侧入路，术者都可以做到稳定脊柱，放置内固定器械，行椎体部分或全切除，植入人工椎体进行重建，矫正畸形。与腰椎间盘切除术不同，在胸椎通过牵拉硬膜囊以暴露腹侧病灶是不可能的，需要经椎弓根或经椎弓根外到达硬膜外间隙前方进行操作，以避免对脊髓的干扰。经椎弓根入路可有效避免神经根血管损伤的风险[4]，但是需要切除椎弓根和椎体侧壁[4]。经小关节入路可以不切除椎弓根，维持椎弓根的结构完整，有效减轻术后背痛，改善脊柱稳定性[2]，但不适用于中央型胸椎间盘突出[37]。开放后外侧入路比微创经侧隐窝开孔椎间盘切除更安全，因为后者需要牵拉硬膜囊，有损伤脊髓的风险。由于肋椎结合部的复杂解剖结构，内镜下经椎间孔和Kambin三角行胸椎间盘切除术是不可能实现的。因为椎弓根骨松质出血造成显露不清，通道下经椎弓根微创减压手术可能难度很大。同时，经皮置入内固定对于技术要求更高。

综上所述，开放胸椎前方入路和后外侧入路比微创手术更安全，更容易显露、处理胸椎病变，控制潜在的血管损伤，放置脊柱内固定也更方便。

11.5 病例介绍

患者为59岁女性，有长期慢性背痛病史，既往有颈椎、胸椎和腰椎手术史，表现为持续性背痛、上腹部麻木以及根性痛。相关的体格检查结果：双下肢麻木、无力（近端肌群肌力4级）。通过细致的临床检查，影像学阅片发现，严重的慢性胸脊髓病损是 T9-T10 的中央型椎间盘突出并骨化压迫脊髓造成的（图 11.1）。鉴于患者已经采取多种保守治疗方法且无效，建议手术治疗，手术目的是阻止脊髓病损继续加重，改善胸腰段的根性疼痛。

11.6 微创手术技术

　　患者送入手术室，全麻下手术，使用常规气管插管而非双腔插管。放置电生理监护包括体感诱发电位（somatosensory evoked potential，SSEP）、运动诱发电位（motor evoked potential，MEP）和肌电图（electromyogram，EMG）。将患者置于侧卧位，左侧在上。用 4 in（10 cm）宽的胶带固定体位；手术床适当折叠以增大术区肋骨之间的间隙，便于操作。

　　手术区域大范围消毒，以备术中因操作需要而扩大切口转换为常规开胸手术。透视下标记目标椎间隙的中后 1/3 处。以标记点为中心做 4 cm 长的切口，用电刀切开皮下组织和肋间肌。轻柔地骨膜下剥离肋骨。从对应目标椎间隙的肋骨上缘进入胸廓，避开椎间隙上方的肋间神经血管束。切除约 2 in（5 cm）长的肋骨，钝性分离肋骨上的胸膜。从胸腔内壁小心分离胸膜壁层。透视定位节段，然后将扩张器放置在目标椎间隙上，把胸膜后拉钩小心放入胸廓内，显露椎间盘。再次确认节段后，在椎体表面结扎节段血管。游离牵开血管，显露脊柱的前缘至椎间盘的后缘与肋骨头，切除遮挡椎间隙的肋骨头。然后用髓核钳、刮匙、Kerrison 咬骨钳、铰刀去除椎间盘组织，纤维环的前部和后部保留完整。椎间盘去除完毕后，操作重点转移到脊髓减压上。可以楔形切除部分椎体，处理好椎间隙后，置入填充局部自体骨的融合器。贴椎体跨越减压间隙，行单棒固定。冲洗，胸膜外放置小型号胸腔引流管，伤口分层缝合。

11.7 开放手术技术

　　前方开胸入路通常要在"入路医生"的协助下进行。全麻后插入双腔气管导管，患者摆放于侧卧位。在病变节段水平，左侧开胸显露，从腋中线处

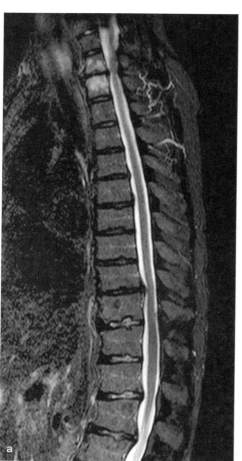
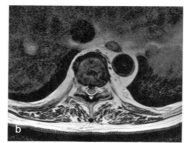
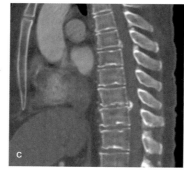
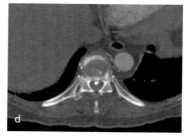

图 11.1　a. 术前矢状面 MRI。b. 术前病变节段的横断面 MRI。c. 术前矢状面 CT。d. 术前病变节段的横断面 CT

向前可以延伸至脐，再向后、向上延长切口。切开皮肤和皮下组织至背阔肌和前锯肌，显露胸廓和肋间肌。用电刀和骨膜剥离器将肋骨从周围组织中剥离出来，通过肋间隙或切除肋骨进入胸腔。用 Finochietto 拉钩牵开肋间隙，同侧肺塌陷并向前方牵开，如果是下胸椎手术，不需要如此操作。切开胸椎前面的胸膜，并向主动脉方向分离，主动脉向内向前牵开。透视确保定位无误，并将贴在椎间盘上的肋间血管切断、结扎。

对于巨大胸椎间盘突出至椎体后方，并且压迫脊髓腹侧的患者，需要切除部分椎体。患者取侧卧位，前方开胸入路。切除大部分椎间盘和软骨终板。把椎体后部的骨皮质、椎间盘突出物和后纵韧带从硬膜上小心切下[37]。骨切除的范围取决于突出椎间盘的大小和位置[37]。植入结构性植骨块或填充了自体骨粒的钛笼。贴椎体跨越病变节段，行单棒固定。

11.8 微创手术的讨论

胸椎间盘突出症是一种极具挑战的疾病，可以通过多种手术方式进行治疗。由于传统的前方开放入路和后外侧开放入路存在难以接受的巨大风险，因而开发了微创手术方法，并在过去的 20 年间不断地完善。目前，微创胸椎前方和后外侧入路为脊柱外科医生提供了独特而又安全有效的治疗 TDH 的方案，但是比较开放与微创手术治疗 TDH 的疗效的数据有限。以下罗列的文献，代表胸椎前方和后外侧微创手术治疗 TDH 的证据。关于感染、肿瘤等其他胸椎病变的相关研究不在此讨论范围内。

11.8.1 微创手术的 I 级证据

尚无 I 级的研究。

11.8.2 微创手术的 II 级证据

尚无 II 级的研究。

11.8.3 微创手术的 III 级证据

胸腔镜技术最初被心胸外科医生用于治疗肿瘤、自主神经紊乱和胸部感染[12]。1993 年，Mack 等首次报道了应用胸腔镜治疗胸椎疾病的一组病例，从胸椎间盘突出症到脊柱畸形[12, 38]，此后有数个同质化的关于胸腔镜技术治疗 TDH 有效性的临床队列研究发表。1998 年，Regan 等发表了一个里程碑式的回顾性的病例分析，包含了 29 个 TDH 病例，T5~L1 之间，共 32 个突出椎间盘，与 10 例之前应用传统前路开胸手术的胸椎间盘突出患者进行比较[12]。随访时间最短为 1 年（12~24 个月）[12]。作者发现，胸腔镜手术患者手术时间、术中出血量、ICU 住院时间和住院时间等均较开放手术明显减少[12]。根据 ODI 评分，胸腔镜手术患者根性和脊髓压迫症状导致的功能影响也显著改善[12]。胸腔镜手术患者术后镇痛药物的使用明显减少甚至不用，75.8% 的患者对治疗结果满意[12]。这个研究是阐释胸腔镜手术在治疗 TDH 方面比开放手术有优势的早期研究之一。

第二个重要研究是 Rosenthal 和 Dickman 在 1998 年发表的有关胸腔镜技术与开胸手术及 CTVS 手术比较的研究[9]。作者研究了 55 例采取胸腔镜技术治疗的 TDH 患者，突出节段位于 T3~T12；有 36 例患者表现为脊髓压迫症，19 例患者表现为根性症状[9]；其中 13 例在胸腔镜手术前曾接受减压失败，包括经椎弓根入路、经小关节 / 保留椎弓根入路、CTVS 及开胸手术[9]。对照组为 18 例行开胸手术的患者和 15 例行 CTVS 治疗的患者，所有纳入研究的患者特征相近[9]。作者发现，与开胸手术相比，胸腔镜手术时间至少缩短 1 小时，术中出血量减少了 350 mL，镇痛药的使用减少了 18 mg/ 天，留置胸腔引流管的时间缩短了 2 天，住院时间缩短了 10 天[9]；与 CTVS 组相比，胸腔镜手术时间减少了 75 分钟，术中出血量、胸腔引流管留置时间、镇痛药物使用和住院天数相当[9]。重要的是，61% 的脊髓压迫症和 79% 根性症状患者经胸腔镜治疗后神经功能完全恢复[9]。这些结果表明，与开放入路相比，复发的 TDH 患者行胸腔镜治疗疗效更好，术中及住院期间合并症也明显减少。

新近的一项回顾性队列研究由 Oppenlander 等完成，他们对胸腔镜、开胸手术和后外侧入路手术治疗 TDH 的治疗效果进行了比较[39]。研究包括 56 例患者，共实施了 62 次手术，处理了 130 个病变的胸椎间盘[39]。其中开胸手术 23 例、胸腔镜 26 例、后外侧入路 13 例[39]。手术方式的选择基于椎间盘突出的特点，如多节段、突出间盘钙化、中央型、巨大或疝入硬膜囊的患者选择开胸手术[39]。症状持续平均时间 28 个月（0.1~180 个月），包括脊髓压迫症状（82%）、根性症状（64%）和混合症状（43%）[39]。与开胸手术相比，胸腔镜手术患者的术中出血量更少，住院时间更短，融合得更少，而输血需求基本一致[39]。虽然 Oppenlander 等的研究显示胸腔镜在治疗 TDH 方面存在一些优势，但是要谨慎对待这些优势，因为他们对于比较困难的病例选择开胸手术。

第一次比较胸腔镜和其他微创入路的研究是 Bartels 和 Peul 在 2007 年完成的，这是一项回顾性研究[40]。在这个研究中，作者比较了胸腔镜（*n*=7）和 mini-TTA（*n*=21）治疗 30 个 T5~T12 椎间盘突出的术中数据和合并症的情况[40]。所有患者都表现为脊髓病损，部分或者完全的椎间盘钙化[40]。据统计，两组患者在患者特征、手术时间、胸腔引流管放置时间、术中出血量、ICU 住院时间、住院时间以及神经功能恢复等方面均无明显差异[40]。

在胸椎后外侧入路的各种手术中，经椎弓根入路侵袭性最小。Patterson 和 Arbit 在 1978 年首次介绍应用这种技术治疗 TDH[41]。1995 年，Stillerman 等首次对经椎弓根入路技术进行改良，改为经关节突入路，切口长约 4 cm[42]。Jho 在 1997 年对这两种技术提出了新的改良，通过一个 2 cm 长的横切口插入一个 70° 的内镜[31]。他首先应用这种改良术式治疗 2 例患者，一例是 31 岁女性患者，T9-T10 椎间盘突出表现为脊髓压迫症；另一例是 52 岁女性患者，T10-T11 椎间盘突出表现为根性症状[31]。2 例患者均没有出现术后并发症，神经功能完全恢复[31]。此后，Jho 发表了一个更大的病例系列，其中包括 25 例 T1~T12 的 TDH 患者，采用相同的内镜经椎弓根技术治疗[30]。其中脊髓压迫症 7 例，脊髓、神经根压迫症都有的 6 例，根性症状 10 例，轴性疼痛 2 例[30]。Jho 报道 13 例髓性症状患者中有 12 例术后疗效优，且无患者出现术后并发症[30]。

Chi 等在 2008 年发表了一项回顾性队列分析，其中 7 例 TDH 患者行显微镜下小切口经椎弓根入路胸椎间盘切除术，切口长 3~4 cm；4 例 TDH 患者采用传统的经椎弓根开放入路手术[28]。显微镜下小切口技术治疗的 7 例患者中有 6 例表现为脊髓压迫症，2 例椎间盘钙化。采用传统开放手术的 4 例患者中有 3 例表现为脊髓压迫症，2 例有椎间盘钙化[28]。两组患者住院时间无显著差异（小切口 3.5 天，开放 4.1 天）[28]。Chi 发现和开放手术相比，显微镜辅助小切口手术的术中出血量和术后合并症的发生率都较低（基于改良 Prolog 评分，一个总分 20 分，基于疼痛、生活功能、工作能力和止痛

药使用量的评分量表）[28]。

Hulme 在 1960 年首次介绍 CTVS 治疗 TDH[35,43]。CTVS 最初是为了比经椎弓根、经关节突入路显露更充分而设计，具体操作包括一个大的后外侧切口，肋骨的大段切除，分离、牵开胸膜，结扎肋间神经血管束，留置胸腔引流管。这个技术创伤较大。一种胸腔外微创入路仅需 1 cm 长的切口、插入 15° 的内镜，它减少了上述软组织和骨组织的牵开，保留了对于病灶的清晰显露。Khoo 等发表了比较微创侧方胸腔外入路（minimally invasive lateral extracavitary approach，MI-LECA）与开胸手术治疗非钙化 TDH（Ⅲ级）的研究[35]。MI-LECA 技术需要行单侧或双侧半椎板切开，在显微镜下通过一个 20 mm 的管状通道和一个 2 cm 的旁中央切口置入椎体间融合器。13 例行 MI-LECA 治疗的患者共有 15 个 T5~T12 胸椎间盘旁中央型突出[35]。和开放手术相比，MI-LECA 手术时间更短（93.8 分钟 *vs.* 175 分钟），术中出血更少（33 mL *vs.* 295 mL），减少胸腔引流管的放置（0/13 *vs.* 11/11），减少重症监护室滞留时间，减少输血（0/13 *vs.* 6/11），术后并发症出现更少（开放是 MI-LECA 的 4.2 倍）[35]。两组在神经功能恢复方面无差异[35]。

目前还没有关于小切口侧方入路和经关节突/保留椎弓根入路治疗 TDH 疗效的Ⅲ级研究。

11.9 微创手术的并发症

手术技术的不足，决定了其术中和术后并发症的发生。和通过广泛暴露解剖结构以最大限度可视化病灶的开放手术相比，微创技术本身就依赖于较小的操作区域。而且，微创操作是相对较新的技术，需要时间和实践来熟练使用手术设备，熟悉相关应用解剖结构。因此，微创技术的主要争议点和不足集中在对解剖结构的显露有限，对病变的处理能力以及对术中并发症预防与处理能力不足的潜在风险。对于缺少微创操作和相关设备使用经验的外科医生来说，尤其需要重视这方面的不足。而对于那些已经熟练掌握微创技术、经验丰富的外科医生而言，微创入路、有限暴露可以使得术中出血更少，术中和术后并发症更少。

11.9.1 前方入路

由于胸椎前方入路必然要穿过胸壁，处理胸腔

内器官，因而伴随有独特而重要的并发症。前路胸腔镜相关术中并发症包括大出血，术中穿透膈肌需要即时的修补，还有心包损伤、螺钉位置不佳和硬膜撕裂[12, 19, 36, 44]；术后并发症包括突出椎间盘残留、神经症状加重、假关节形成、脊柱不稳、肺不张、需要胸腔穿刺引流的局限性胸腔积液、胸痛、气胸、血胸、肺炎、胸腔积液、乳糜胸、需要肋间神经阻滞的肋间神经痛[9, 12, 15, 19, 40, 45]。有一些胸腔镜手术的并发症可能与手术操作技术有关。比如，胸腔镜孔道的位置对于手术成功至关重要，如果孔道位置不合适，套筒、器械的操作难度加大，容易对重要的解剖结构，如大血管，造成误伤。在有限视野和操作空间下处理血管损伤并不容易，常常需要转变为开放手术[46]。微创手术暂时性神经功能障碍的发生率比开放手术高，原因是微创手术要做到对神经根轻柔操作术中的稳定更难[1]。

胸腔镜手术的很多并发症，如肺部相关并发症及肋间神经痛也可见于开胸手术，只不过腔镜手术的发生率较低。Rosenthal 和 Dickman 报道胸腔镜技术、开胸手术及 CTVS 三种技术相关并发症比较[9]。结果显示，和开胸手术相比，胸腔镜更少出现肺不张（7% *vs.* 33%）胸腔积液（4% *vs.* 6%）、乳糜胸（0% *vs.* 6%）、血胸（4% *vs.* 6%）、感染（0% *vs.* 6%）、肋间神经痛（16% *vs.* 50%）[9]。Johnson 等[22]报道了一组病例，包括胸椎间盘突出症、后纵韧带骨化症和胸椎间盘炎这三类患者，开胸手术的累计并发症发生率超过 100%，而胸腔镜手术的累计并发症发生率只有 31%。与开胸手术相比，胸腔镜手术患者肺炎（6% *vs.* 25%）、肋间神经痛（14% *vs.* 75%）、乳糜胸（3% *vs.* 13%）、神经症状加重（3% *vs.* 13%）等并发症发生率明显较低[22]。

小切口前路开胸手术，包括 mini-TTA 和小开放侧方入路技术的并发症与胸腔镜和传统前路手术的并发症相似，mini-TTA 也可能造成硬膜撕裂、脑脊液漏和肋间神经痛[24, 40]。除了这些传统开胸手术的潜在并发症外，mini-TTA 还可能损伤半奇静脉、节段血管、主动脉和肋间血管[46]。小切口侧方入路可合并肋间神经痛、胸膜撕裂、肺炎、肺不张、胸腔积液、伤口感染、硬膜撕裂和血栓栓塞形成等并发症[6, 10, 47]。由于小切口前方/前外侧入路治疗 TDH 的报道较少，也尚无小切口侧方入路和其他胸椎前路微创技术的比较研究，因此对于小切口前路/前外侧入路并发症的真实情况，尚没有完全了解和认识。

11.9.2 后外侧入路

虽然相比于传统的胸椎前路开放技术，胸腔镜的并发症较少，但胸腔镜并不算是一种良好的技术。事实上，胸腔镜手术的并发症发生率高达 45%[1, 36, 48]，而后外侧微创入路的并发症发生率明显较低。

应用经椎弓根或经小关节/保留椎弓根的微创技术治疗 TDH 还没有关于发生并发症的报道[30-33]。虽然还没有使用 70° 内镜出现术中神经损伤的案例报道，Jho 还是提醒大家经椎弓根入路内镜手术存在脊髓损伤的风险[30]。虽然使用神经电生理监测并不能避免神经损伤这种灾难性事件的发生，但还是建议在经椎弓根入路使用内镜时，进行电生理监测。缺乏操作经验的外科医生采用经椎弓根入路的 70° 内镜时脊髓损伤的风险更高，Jho 建议此类医生应该首先练习经胸膜外侧方入路治疗 TDH，以熟悉这种角度的内镜[30]。使用 70° 内镜对于经椎弓根微创入路很重要，因为传统的 0° 内镜容易损伤神经根[30]。为了优化术野、将神经损伤的风险降到最低，可考虑使用显微镜。

Chi 等首次将显微镜用于经椎弓根入路手术[28]。应用显微镜下行改良小切口经椎弓根入路治疗的 7 例 TDH 患者，术中和术后都没有出现并发症[28]。Khoo 等介绍了他们显微镜下经胸腔外侧方微创入路治疗 TDH 的经验[35]，有 5 例并发症，2 例单侧神经根麻木和切口缝线脓肿，2 例腹壁感觉过敏和单侧腹壁弛缓性麻痹，1 个术中硬脊膜损伤，术中用 4-0 尼龙线缝合、Tisseel-Duragen 补片修补[35]。因为切口小，微创入路下难以修复脑脊液渗漏[28]，尤其是那些胸椎间盘钙化的病例，因为钙化的间盘很可能与硬膜有粘连[2]。为避免脑脊液漏，这类患者的椎间盘不必完全切除[49]。即便微创入路下发生了硬膜撕裂，因为微创手术组织创伤小，也不会形成假性脊膜膨出[28]。

11.10 微创手术结论

胸椎手术有着曲折的历史和充满希望的未来。在椎板切除术治疗 TDH 失败后，脊柱外科医生一直在寻找理想的胸椎手术方法。前路开胸手术是标准手术方法，但是确实有不少围手术期合并症。为了提高胸椎疾病患者的生活质量，脊柱外科医生提出多种多样的胸椎手术方法。胸椎微创技术是该领域的新技术，是一种新的探索。微创技术应用到 TDH 治疗的时间不到 20 年，为数不多的报道显示微创技术治疗 TDH 有效。尽管如此，比较开放和微创技术的研究显示，微创技术治疗 TDH 具有显著优势。

前路微创手术包括胸腔镜技术和改良的小切口经胸手术，包括小切口侧方入路手术。尽管学习曲线陡峭，设备相对昂贵，但是和开胸手术相比，胸腔镜还是一种有效且相对安全的技术。它具有切口美观，术后肩带功能损伤程度低，术后并发症发生率低，住院时间和恢复时间短等优点。小切口侧方入路是最近发展起来的前路微创手术，是我们治疗 TDH 的首选。该技术使用常见的 XLIF 通道进行胸膜后显露和双肺通气，可以用与解决各种胸椎疾病。

应用微创技术的后外侧入路手术可以替代传统开胸手术。在内镜及显微镜的辅助下，经椎弓根、经小关节突 / 保留椎弓根或者是胸膜外侧方微创入路，可以在不到 4 cm 的切口下，完成手术。应用 70° 的内镜可以做到椎管腹侧减压，应用显微镜可以使术者在 3D 视野下进行手术减压，这是其他手术方式所不能达到的。这些技术治疗 TDH 的手术并发症较少。随着外科医生经验的积累，大型的多中心研究的开展，我们对于微创技术的风险会有更准确的认识。我们提出 2C 级推荐，微创技术可以避免开胸手术和传统后路手术相关并发症的发生。

过去的 10 年里，我们见证了一场应用微创技术治疗 TDH 的非凡革命，预计未来 10 年里接受微创手术患者的住院时间会更短，术后疗效会更好。为了将手术风险降到最低，将微创技术治疗 TDH 的优势发挥到最大，采取微创手术治疗 TDH 的外科医生对于内镜和显微镜的操作需要有足够的培训和不间断的临床实际操作经验。这些是我们当前不断发展的医疗体系中应特别考虑的重要因素。

11.11 开放手术的讨论

11.11.1 开放手术的 Ⅰ 级证据

尚无 Ⅰ 级研究。

11.11.2 开放手术的 Ⅱ 级证据

尚无 Ⅱ 级研究。

11.11.3 开放手术的 Ⅲ 级证据

应用开放手术成功治疗症状性 TDH 有很长的历史。应用前路开胸手术治疗 TDH 开始于 20 世纪 60 年代，开胸手术可以很好地显露胸椎，同时把神经根或脊髓损伤的风险降到最低 [4, 10, 50]。各种前方入路、侧方入路、后外侧入路手术被用于治疗不同的胸椎病变，这段悠久的历史表明手术方法对于理想的手术疗效的重要性 [50]。随着手术技术的进步，这些手术方式也在不断改进，但传统的开放手术仍是治疗 TDH 的最常用的办法。

治疗 TDH 的手术方式统计见表 11.1，该表强调手术技术的演变过程。由于减压不彻底和脊髓损伤的风险，椎板切除术已经很少用于 TDH 的治疗 [27]。椎板切除时，如果要进行椎间盘的操作，需要牵拉脊髓 [27]。自 1964 年首次报道以来，前路开胸手术就是治疗 TDH 的主要方式，实践证明它在处理宽基底中央型或旁中央型、钙化或多节段 TDH 时最为可靠、最有效。对于外侧型 TDH 有多种后外侧技术可供选择，如 CTVS、经关节突、经椎弓根和保留肌肉的改良技术，具体选择哪一种手术方式要根据病灶的类型及医生的习惯。目前广泛应用的开放手术主要有两种：经胸和后外侧入路 [39]。传统的开胸手术经受住时间的考验，还会被广泛地应用于不同的疾病和患者的手术治疗。

哪种技术是治疗有症状 TDH 的最佳选择？令人遗憾的是，目前还没有关于开放手术和微创技术治疗 TDH 效果对比的前瞻性随机对照研究（Ⅰ 级或 Ⅱ 级证据），只有文献综述和 Ⅲ 级、Ⅳ 级证据的研究可供参考。多数文献表明，微创手术并发症发生率、中长期疗效与开放手术相当。许多针对手术入路的研究，其纳入的病例诊断各异，包括胸椎转移瘤、骨髓炎、创伤和椎间盘退行性病变等 [51]。尽管这种异质性可能混淆了对于每种方法治疗 TDH 的再手术、合并症和死亡率的评价，但文献为每种方法的局限性和并发症提供了重要的信息。所有的研究都没有随机化，也没有对于各种技术进行相互比较。尽管如此，这些研究提供了有关常用于治疗 TDH 手术方法的并发症发生率和结果的最佳数据。

Lubelski 等发表了一篇系统综述，对于 CTVS、胸膜外侧方入路和开胸手术进行了对比 [51]。他们筛查了 4 677 篇文章，分析了 31 项研究 [51]，该综述中纳入的绝大多数研究是 Ⅲ 级证据。这篇综述是目前唯一一篇关于胸椎手术入路选择的系统回顾[51]，不仅比较了这三种技术治疗 TDH，还包括了治疗其他疾病如胸椎转移瘤的报道。作者承认，数据的异质性和不同医生的经验差异也影响了分析结果。虽然如此，他们报道 CTVS 的平均并发症发生率为 15%，胸膜外侧方入路并发症发生率为 17%，开胸手术并发症发生率为 39%[51]。开胸手术的平均再手术率最高，为 3.5%；死亡率也最高，为 1.5%[51]。开胸手术的总并发症发生率较高受到两项研究的影响，一项是 Johnson 等的研究[22]，另一项是 Khoo 等的研究[35]，两项研究的并发症发生率都超过 100%，也就是说每例患者都至少出现一种并发症。如果将以上两项研究作为异常值排除后，开胸手术的总体并发症发生率是 16%~33%，神经并发症发生率为 4%~14%[51]。作者认为要谨慎解释开胸手术总体并发症发生率过高的现象，因为除了研究者之间各不相同之外，还有超过 25% 的开胸手术是用来治疗胸椎转移性肿瘤的[51]。由于肿瘤负荷对术后恢复的抑制作用，肿瘤患者与创伤或者退变性椎间盘疾病患者术后恢复上存在很大差异[51]。总的来说，CTVS、LECA 和开胸手术对于神经功能的改善无明显差异[51]。开胸入路平均手术时间 244 分钟，术中出血量 630 mL，平均住院天数 7.8 天[51]。CTVS 的平均死亡率 1.2%，再手术率为 4.3%，平均手术时间 405 分钟，平均术中出血 2.0 L，住院天数为 6.7 天[51]。Lubelski 等的系统综述得出结论，CTVS、LECA 以及开胸手术与椎板切除手术相比，手术是安全的，且很少有神经症状的加重[51]。这些研究结果可作为证实这些入路的安全性和有效性的 III 级证据[51]。

Uribe 等近期发表了另一项荟萃分析，比较了胸椎开放和微创手术的疗效[10]。开放手术的结果如下：平均手术时间为 229.3 分钟，平均术中出血量 562.9 mL，平均住院时间为 8.6 天，再手术率为 4.3%，总并发症发生率为 36.7%[10]。微创手术的结果如下：平均手术时间为 199.8 分钟，平均术中出血量 307.1 mL，平均住院天数 3.8 天，再手术率 5.9%，总并发症发生率 28.4%[10]。这些结果是通过多种手术方式的综合临床数据分析所得，这些手术方式包括椎板切除术、CTVS、LECA、经关节突、经椎间孔和经胸入路[10]。虽然 Johnstone 等[22]和 Khoo 等[35]的研究结果可能大大增加了开放手术的并发症发生率，但也包含在开放手术的数据分析

中[10]。值得注意的是，开放手术可以处理 1~5 个节段，而微创技术只能处理 1~2 个节段[10]。这项分析提供了微创和开放手术治疗 TDH 数据的 III 级证据[10]。

胸椎前方入路和后外侧入路的手术操作是不一样的，根据患者突出间盘的位置、大小和性质在不同，有各自的适应证。对于大的、中央型、钙化的和（或）多节段的 TDH，更适合选择前路开放技术；而对于小的、中央型、一个节段或两个节段的胸椎间盘突出，常采用前路微创技术；对于小的、质软的、外侧的 TDH，后外侧入路可能是最佳选择。因为这些病例在间盘突出方面存在异质性，理想情况下应该基于不同的手术入路，并结合患者的具体病情，来分别比较每种手术方式的并发症发生率和治疗结果。然而，多数关于胸椎手术的研究数据都是回顾性的，涉及 TDH 治疗效果的多个相关变量是不可控的，如突出间盘的大小、性质以及患者症状在不同的患者队列中并不相同。例如，Rosenthal 和 Dickman 的研究比较开胸手术与胸腔镜技术、CTVS，发现实施 CTVS 的病例多是小的、局限、偏心的 TDH[9]。相比之下，开胸手术多用于处理大的、宽基底的中央型钙化间盘，多用于有严重脊髓压迫症的患者[9]。此外，由于医疗和手术本身的原因，也有一些原本计划接受胸腔镜手术的患者临时转为行开胸手术。在 Johnson 等的一项报道中，虽然两组患者年龄和性别等一般特征很相近，但是两组患者症状、病灶大小存在很大差异[22]。行开胸手术的患者均有脊髓压迫症和椎间盘钙化，其中一半合并 OPLL，平均处理 4.5 个节段[22]。而接受胸腔镜手术的患者都没有脊髓压迫症状，突出物为小的软性间盘，平均处理 1.2 个节段。作者认为，选择手术方式的标准要基于受累节段数目，致压物的性质，是否合并 OPLL，以及以往有没有经胸的椎间盘手术史[22]。其他研究也同样是选择的应用微创技术。Openhander 等报道了 220 例手术治疗的 TDH 患者，手术入路由椎间盘突出的大小、性质和突出位置决定[39]。根据以往的资料及 82 例 TDH 患者的治疗经验，Stillerman 等认为没有一种方法适用于所有患者，也没有明确的标准帮助医生选择手术方式[42]。因此，他们设计了一个"手术选择指南"，纳入了多种因素，包括临床表现、病史、突出间盘的大小和位置、钙化的程度、脊髓受压的程度和硬膜受累的情况[42]。

表 11.1　按照发表时间排序的手术方式统计信息

作者	发表时间（年）	证据等级	入路	显露方式
Love 和 Kiefer[59]	1950	IV	Lami	开放
Epstein[60]	1954	IV	Lami	开放
Perot 和 Munro[61]	1969	IV	TTA	开放
Albrand 和 Corkill[62]	1979	IV	TTA，CTVS	开放
Maiman 等[63]	1984	IV	LECA	开放
Otani 等[29]	1988	IV	TT-IBF	开放
el-Kalliny 等[64]	1991	III	TFacet，TPed，TTA	开放
Singounas 等[65]	1992	IV	CTVS	小切口
Simpson 等[66]	1993	IV	Mod-CTVS	开放
Le Roux 等[67]	1993	IV	TForam	开放
Dietze 和 Fessler[68]	1993	IV	LECA	开放
Currier 等[7]	1994	IV	TTA-IBF	开放
Stillerman 等[42]	1995	IV	TFacet	小切口
Regan 等[12]	1998	IV	VATS，TTA	两者都有
Stillerman 等[69]	1998	IV	TTA，LECA，CTVS	开放
Rosenthal 和 Dickman[9]	1998	III	TScope，CTVS，TTA	两者都有
Jho[70]	1999	IV	TForam	内镜
Dickman 等[23]	1999	III	VATS，TTA	内镜
Bilsky[2]	2000	IV	TForam	开放
Kim 等[71]	2000	IV	IG-CTVS	开放
Johnson 等[22]	2000	III	TTA，TScope	两者都有
McCormick 等[27]	2000	III	Review	开放
Dinh 等[72]	2001	IV	TCostVert	开放
Han 等[73]	2002	III	TScope	内镜
Anand 和 Regan[15]	2002	III	VATS	内镜
Perez-Cruet 等[32]	2004	IV	TFacet	小切口
Oskouian 和 Johnson[74]	2005	III	TScope	内镜
Hott 等[52]	2005	IV	TTA，CTVS	开放
Bartels 和 Peul[40]	2007	III	TScope，mini-TTA	内镜和小切口
Chi 等[28]	2008	III	TForam，CTVS	小切口
D'Aliberti 等[75]	2008	IV	TTA	开放
Bransford 等[3]	2010	III	TFacet，TTA	开放
Machino 等[76]	2010	IV	TForam，TTA	开放
Ayhan 等[1]	2010	III	TTA	开放
Bransford 等[77]	2010	IV	TFacet	开放
Khoo 等[35]	2011	III	MI-LECA，TTA	两者都有
Uribe 等[10]	2012	III	MI lat（micro）	小切口
Moran 等[25]	2012	IV	mini-TTA	小切口
Quint 等[45]	2012	III	TScope	内镜
Russo 等[24]	2012	IV	TForam（micro）	小切口
Oppenlander 等[39]	2013	III	TTA，TScope，TFacet，CTVS	两者都有
Lubelski 等[51]	2013	III	LECA，CTVS，TTA	开放
Zhao 等[58]	2013	IV	TTA	开放
Smith 等[33]	2013	IV	TFacet（micro）	小切口

注：CTVS，肋骨横突切除术；IG，图像引导；Lami，椎板切除术；LECA，侧方胸腔外入路；TCostVert，经肋椎关节；MI，微创；TFacet，经关节突关节；TForam，经椎间孔；TPed，经椎弓根；TSscope，胸腔镜技术；TTA，经胸腔入路；TT-IBF，经胸腔侧方入路椎间融合术；VATS，视频辅助胸腔镜手术。

巨大的胸椎间盘突出多数合并钙化或侵入硬膜内，手术方式的选择尤为重要[25, 52]。Hot 等分析了 20 例手术治疗的巨大 TDH 患者，术后平均随访 2.6 年[52]；95% 的患者表现为脊髓压迫症[52]；8 例患者行胸腔镜，8 例行开胸手术，4 例行后外侧入路手术[52]。与开胸手术相比，接受胸腔镜治疗的患者短期和长期疗效都差，平均术中出血量更高（850 mL *vs.* 700 mL）[52]。对于小的、中央型胸椎间盘突出症患者，胸腔镜手术与开胸手术疗效无显著差异[52]。作者认为使用胸腔镜技术将钙化组织从硬膜上分块游离下来是极为困难且不切实际的，所以，巨大 TDH 首选前路开放椎体切除加融合术[52]。Barbara 等随后报道了 7 例钙化的巨大 TDH 患者，其中 95% 的患者可能由于症状延迟出现而表现为脊髓压迫症[53]。作者同意 Hott 等的结论[52]，并补充意见：对于钙化的椎间盘，必须采用前路显微镜直视下显露[53]。Hott 等及 Barbara 等的研究提供了 IV 级证据支持，开放手术治疗巨大胸椎间盘突出症比微创手术更加安全[52, 53]。

大家公认的微创技术（比如胸腔镜）的缺点是掌握手术所需技能的时间、精力和成本较大。一些医院甚至借用胸腔镜设备，但这并不是理想的、可靠的、可持续的模式。由于胸腔镜的专用器械比较长、操作难度大，手术入口可能会妨碍操作[22]，需要大量的时间和精力，以适应在没有常规触觉反馈和（或）没有熟悉直视下解剖结构的情况下进行经胸的手术[54]，处于学习阶段的医生做这种手术往往需要比传统开放手术更长的手术时间，可出现更高的并发症发生率和更多的合并伤害[54]。由于有症状 TDH 的发病率本身就低，外科医生难以在日常工作中获得足够的微创操作经验，并把这些经验应用到日常手术中[40]。如果外科医生已经掌握了微创技术，他又必须以足够的频度使用这种技术以保持熟练程度[22]。

学习曲线陡峭、技术难度大以及与胸腔镜器械设备昂贵，加大了人们对使用胸腔镜治疗 TDH 的成本效益的关注。Newton 等通过与开胸手术治疗的 14 例儿童畸形患者比较，评估胸腔镜治疗 TDH 的成本效益[55]。作者发现，胸腔镜患者的住院总费用平均比开胸手术患者高 4 585 美元[55]。值得注意的是，大部分额外费用与手术室设施，包括内镜设备有关[55]。他们还发现，随着操作医生的经验不断积累，胸腔镜的平均手术时间显著减少，前 7 例胸腔镜手术时间平均为 220 分钟，后 7 例胸腔镜手术时间为 162 分钟[55]。尽管两组患者的处理间盘数、术中出血量等术中参数相似，但胸腔镜手术总体平均时间明显长于开胸手术[55]。两组患者的并发症发生率及住院时间无明显差异[55]。Newton 等的研究提供了胸腔镜治疗 TDH 的 III 级证据，胸椎镜手术的学习曲线陡峭，而且显著增加了医院的财政负担[55]。

11.12 开放手术的并发症

文献报道治疗 TDH 的相关并发症有很多，如脊髓损伤、神经痛、硬膜撕裂、轻瘫或瘫痪、肺部并发症、感染、节段定位错误或误诊、术后不稳定或脊柱后凸等[56]。前方入路和侧方入路最常见的手术并发症是肋间神经痛（也被称为麻木性疼痛）以及开胸术后疼痛综合征。术前局部应用 1% 的布比卡因和肾上腺素合剂进行神经阻滞，可最大限度地减少肋间神经痛的发生。术后肋间神经痛可以通过肋间神经阻滞或通过射频毁损来处理。由于前路显露需要开胸和使用单肺通气，胸腔积液和乳糜胸也是前路手术的常见并发症，术后因胸痛行外固定也可导致肺不张和肺炎。各种开放手术的并发症发生率无明显差别。

前文提及的 Lubelski 的系统评价中讨论了各种胸椎入路的独特并发症[51]。开胸手术最常见的两种并发症是肺炎（4.2%）和肋间神经痛（5.1%）[51]；CTVS 最常见的两种并发症是伤口感染（3.7%）和血栓栓塞事件（3.7%）[51]。由于前述研究包含了多种胸椎疾病，因此单纯治疗 TDH 时的手术并发症发病率可能低于现有的结果。Fessler 和 Sturgill 回顾了 60 岁以上胸椎间盘疾患者的手术并发症，共包含 18 篇符合要求的文献[57]。研究显示，在椎板切除术治疗 TDH 被放弃后，其他手术方法没有死亡，神经症状加重或者是瘫痪[57]。术后切口感染占经椎弓根入路所有并发症的 9%，占 CTVS 入路的 12%[57]。LECA 的术后总并发症发生率为 12%，包括肺炎或肺不张（4%）、刀口感染（3%）、术中胸膜撕裂（4%）和术后肋间神经痛（3%）[57]。LECA 唯一可能造成胸膜破裂的手术入路[57]，但是医源性胸膜是传统开胸手术可预期的并发症。在 88 例经胸入路的患者中，有 11% 的患者出现并发症[57]。2% 的患者出现肺炎或肺不张，3% 的患者出现切口感染，1% 的患者出现肺栓塞，1% 的患者出现隐匿性压缩骨折，1% 出现了术后谵妄[57]。作者认为，传统开胸手术和后外侧入路并发症的发生率和死亡率实际上是相同的，手术入路的选择取决于椎间盘突出的位置、患者的健康状况和外科医生的手术经验[57]。

McCormick 等在 2000 年发表了一篇关于开放手术治疗 TDH 并发症的论文，他们还探讨了避免并发症的方法[27]。虽然作者纳入椎板切除术治疗 TDH 的数据，但在讨论部分省去了相关内容。结果显示，经小关节/保留椎弓根入路术后不稳的发生率为 4.6%，开胸入路术后不稳的发生率为 2.1%[27]。作者认为术后不稳通常是由于存在潜在不稳定的疾病，或是既有手术史导致的；另外，除非减压范围过大，否则前路手术没有必要行椎间融合术[27]。经胸入路肺栓塞发生率为 2.1%；CTVS 手术患者有 1.8% 发生胸腔积液，而经胸入路治疗的患者，其发生率为 0.7%[27]。肋间神经痛是 LECA（2.8%）和经胸入路（7.1%）两种术式最常见的并发症[27]。不同手术方式术后感染的发生率没有差异[27]。总的来说，在并发症发生率和死亡率方面，前路开胸与其他经胸入路没有区别[27]。分析结果发现，没有哪种并发症与特定入路存在绝对相关性[27]。作者认为，有些手术并发症相对较低的原因，可能是由于手术医生基于椎间盘突出位置选择合理手术入路，而且病例的病情较一致[27]。McCormick 等[27] 的研究提供了不同开放手术治疗 TDH 并发症发生率的Ⅲ级证据。

虽然上述研究是比较治疗胸椎疾病各种手术方法的文献综述，但也有单独使用某种入路治疗胸椎疾病的病例分析[58]。最近 Zhao 等介绍了一组 15 例巨大钙化 TDH 患者，他们都接受了开放经胸入路减压和椎间融合手术[58]。平均手术时间 179 分钟，平均术中出血量 840 mL，无一例硬膜撕裂或脑脊液漏，均无术后神经症状加重。共有 4 例并发症（26.7%）[58]，其中 2 例是术后切口处疼痛，经保守治疗和肋间神经阻滞后疼痛症状缓解[58]；有 1 例患者出现"心脏问题"[58]；还有 1 例术后出现肺炎。本研究提供了开胸手术治疗巨大钙化 TDH 的手术数据及相关并发症的Ⅳ级证据[58]。

Oppenlander 等最近介绍了一系列连续 220 例 TDH 患者，这些患者接受了胸腔切开术、胸腔镜检查或后外侧开放手术治疗[39]。所有手术的总并发症发生率为 23%[39]。胸腔镜手术总的并发症发生率 15%，其中 50% 是胸腔积液[39]；开胸手术的总并发症发生率为 39%，包括胸腔积液（13%）、乳糜胸（9%）、椎间盘残余需要再次手术的（9%）、偶发硬膜损伤（4%）、其他各种轻微并发症（4%）[39]。开胸入路并发症发生率较高可能是由于这项技术主要用于椎间盘突出大且有钙化的患者，39% 的开胸手术是处理三个或三个以上节段的病变[39]。后外侧入路总的并发症发生率为 8%，为 1 例偶发的硬膜撕裂[39]。作者认为，多节段减压更需要进行开胸和器械固定融合，因而失血较多，并发症发生率高于单节段手术[39]。根据手术节段的多少（单节段对多节段）和症状改善或缓解情况比例对于患者术后的数据进行二元变量分析[39]，对于巨大且复杂的 TDH，无论哪种入路其远期神经功能改善都良好。该研究提供了Ⅲ级证据，对于大而且复杂的有症状的 TDH 患者，用上述三种手术方式进行治疗并发症的发生率及远期随访的结果。

综上所述，胸椎开放手术的总体并发症发生率平均为 9%～39%。这些数据必须在对应的研究背景下考量，还受到患者的因素及突出椎间盘大小、复杂程度的影响。开胸手术常见的并发症是术后切口疼痛、肋间神经痛，平均发生率为 5.1%～13.3%。其他值得注意的并发症包括肺炎或肺不张（2.3%～13.3%）、胸腔积液（0.7%～13%）、乳糜胸（13%）、血栓栓塞事件（1.1%～2.1%）和节段不稳（1.1%～2.1%）。开放后外侧入路的手术并发症包括肋间神经痛（2.6%～2.8%）、肺炎或肺不张（3.9%）、胸腔积液（1.8%）、伤口感染（3.7%～9.1%）、血栓栓塞事件（3.7%）和术后不稳定（4.6%）。这与微创手术并发症发生率水平相当。比较传统开胸手术和采用套筒或通道的前路手术并发症的数据还是很有限的。

11.13 开放手术的结论

目前绝大多数胸椎病变都是采取前路和后外侧入路治疗的；小的中央型 TDH 可以通过前路微创技术得到有效治疗；外侧 TDH 可以采用后外侧入路；而宽基底的、中央型、钙化的多节段 TDH，前路开胸手术是最好的选择，因为开胸手术可以根据需要而很容易进行扩大显露。

有关 TDH 手术入路的文献研究都是Ⅲ级或Ⅳ级证据，研究涵盖的手术方式有多种，患者病变的异质性也很明显，所以，这些研究方法存在偏倚，得出的结果难以解释，因此没有高级别证据表明，与开放手术相比，微创技术治疗 TDH 存在优势。尽管在将来可能获得这些数据，但目前尚无令人信服的证据来推翻微创手术存在技术难度大、成本高、有潜在性的灾难性血管并发症的问题。如果基于患者资料的结果相当，则应考虑实践因素和外科医生的喜好，确定采用这些技术对这种发病率低的疾病是否有利。由于这些方法各有特点，各有其适应证和并发症，所以，每一种方法都应该单独比较。我们提出 2B 级建议，采用开胸手术治疗症状性胸椎间盘突出。进一步探讨这些不同手术方式的优缺点还需要更多前瞻性随机对照研究或者是更高级别的研究来支撑。

11.14 编者述评

11.14.1 微创手术

在我的职业生涯中，我学习和开发了许多胸椎间盘切除技术，也因此对这个有趣而又有挑战的问题有全面的认识。我经历了椎板切除术、开胸术、CTVS 和经椎弓根胸椎间盘切除术等技术的演变。我参与并开发了侧方胸膜外开放入路和经胸内镜入路，后来又开发了微创通道下侧方胸膜外入路，以及最终的通道下经椎弓根入路。我个人应用过每一种技术，在我个人看来，治疗侧方椎间盘突出症的最佳方法毫无疑问是通道下经椎弓根入路，而对于比较偏中央型的椎间盘突出的最佳方法是通道下胸

膜外入路。对于每例患者，以前需要接受一个住院天数长、恢复时间长的大手术，而今可以作为门诊手术。对患者的好处几乎是难以想象的，在开放与微创技术的任何比较中，这是差别最明显的。

11.14.2 开放手术

在经历适当的学习曲线，掌握了微创技术之后，脊柱医生可以采用微创技术安全并有效地治疗有症状的软性椎间盘突出或小的后外侧 / 椎间孔椎间盘骨质增生。采用这些微创技术是有较高风险的，尤其是在不能熟练地使用器械和设备的时候，技术难度也很大。视频辅助胸腔镜手术（video-assisted thoracoscopic surgery，VATS）并不普及，只有少数外科医生愿意付出大量时间掌握实施所需的技能。但是 VATS 永远不会被广泛应用，这很大程度上是因为医生对于手术技术并不熟悉，而且设备昂贵，这成为摆在外科医生面前的巨大的学习障碍。在脊柱外科医生的工作中很少需要上述微创技术，因此很少有人愿意去投入足够的时间去学习这种技术挑战大又有风险的手术方式。如果这些手术是普遍开展的，大家会有动力去掌握这种成熟的技术，以微创的方式去治疗这种疾病，然而，事实并非如此。

就像前面描述的那样，通过最小化切口，如小切口开胸手术，可以作为传统开放手术的合理改良。这比采用虽然贴上微创标签，但是治疗效果不可靠的手术更加合理，尤其是当肋骨必须切除的时候。仅仅是表面上应用拉钩系统，虽然冠以微创手术的名字，也不能改变增加了潜在创伤的事实。

（丰荣杰 译）

参·考·文·献

[1] Ayhan S, Nelson C, Gok B, et al. Transthoracic surgical treatment for centrally located thoracic disc herniations presenting with myelopathy: a 5-year institutional experience. J Spinal Disord Tech. 2010; 23(2):79–88

[2] Bilsky MH. Transpedicular approach for thoracic disc herniations. Neurosurg Focus. 2000; 9(4):e3

[3] Bransford RJ, Zhang F, Bellabarba C, Lee MJ. Treating thoracic-disc herniations: Do we always have to go anteriorly? Evid Based Spine Care J. 2010; 1(1):21–28

[4] Burke TG, Caputy AJ. Treatment of thoracic disc herniation: evolution toward the minimally invasive thoracoscopic technique. Neurosurg Focus. 2000; 9 (4):e9

[5] Sheikh H, Samartzis D, Perez-Cruet MJ. Techniques for the operative management of thoracic disc herniation: minimally invasive thoracic microdiscectomy. Orthop Clin North Am. 2007; 38(3):351–361, abstract vi

[6] Deviren V, Kuelling FA, Poulter G, Pekmezci M. Minimal invasive anterolateral transthoracic transpleural approach: a novel technique for thoracic disc herniation. A review of the literature, description of a new surgical technique and experience with first 12 consecutive patients. J Spinal Disord Tech. 2011; 24(5):E40–E48

[7] Currier BL, Eismont FJ, Green BA. Transthoracic disc excision and fusion for herniated thoracic discs. Spine. 1994; 19(3):323–328

[8] Shah R, Grauer J. Thoracoscopic excision of thoracic herniated disc. In: Vac-caro A, Bono C, eds. Minimally Invasive Spine Surgery. New York, NY: Informa Healthcare; 2007:73–80

[9] Rosenthal D, Dickman CA. Thoracoscopic microsurgical excision of herniated thoracic discs. J Neurosurg. 1998; 89(2):224–235

[10] Uribe JS, Smith WD, Pimenta L, et al. Minimally invasive lateral approach for symptomatic thoracic disc herniation: initial multicenter clinical experience. J Neurosurg Spine. 2012;

16(3):264–279

[11] Faciszewski T, Winter RB, Lonstein JE, Denis F, Johnson L. The surgical and medical perioperative complications of anterior spinal fusion surgery in the thoracic and lumbar spine in adults. A review of 1223 procedures. Spine. 1995; 20(14):1592–1599

[12] Regan JJ, Ben-Yishay A, Mack MJ. Video-assisted thoracoscopic excision of herniated thoracic disc: description of technique and preliminary experience in the first 29 cases. J Spinal Disord. 1998; 11(3):183–191

[13] Naunheim KS, Barnett MG, Crandall DG, Vaca KJ, Burkus JK. Anterior exposure of the thoracic spine. Ann Thorac Surg. 1994; 57(6):1436–1439

[14] Sundaresan N, Shah J, Foley KM, Rosen G. An anterior surgical approach to the upper thoracic vertebrae. J Neurosurg. 1984; 61(4):686–690

[15] Anand N, Regan JJ. Video-assisted thoracoscopic surgery for thoracic disc disease: classification and outcome study of 100 consecutive cases with a 2-year minimum follow-up period. Spine. 2002; 27(8):871–879

[16] Horowitz MB, Moossy JJ, Julian T, Ferson PF, Huneke K. Thoracic discectomy using video assisted thoracoscopy. Spine. 1994; 19(9):1082–1086

[17] Mack MJ, Regan JJ, McAfee PC, Picetti G, Ben-Yishay A, Acuff TE. Video-assisted thoracic surgery for the anterior approach to the thoracic spine. Ann Thorac Surg. 1995; 59(5):1100–1106

[18] McAfee PC, Regan JR, Zdeblick T, et al. The incidence of complications in endoscopic anterior thoracolumbar spinal reconstructive surgery. A prospective multicenter study comprising the first 100 consecutive cases. Spine. 1995; 20(14):1624–1632

[19] Dickman CA, Karahalios DG. Thoracoscopic spinal surgery. Clin Neurosurg. 1996; 43:392–422

[20] Dickman CA, Rosenthal D, Karahalios DG, et al. Thoracic vertebrectomy and reconstruction using a microsurgical thoracoscopic approach. Neurosurgery. 1996; 38(2):279–293

[21] Landreneau RJ, Hazelrigg SR, Mack MJ, et al. Postoperative pain-related morbidity: video-assisted thoracic surgery versus thoracotomy. Ann Thorac Surg. 1993; 56(6):1285–1289

[22] Johnson JP, Filler AG, Mc Bride DQ. Endoscopic thoracic discectomy. Neurosurg Focus. 2000; 9(4):e11

[23] Dickman CA, Rosenthal D, Regan JJ. Reoperation for herniated thoracic discs. J Neurosurg. 1999; 91(2) Suppl:157–162

[24] Russo A, Balamurali G, Nowicki R, Boszczyk BM. Anterior thoracic foraminotomy through mini-thoracotomy for the treatment of giant thoracic disc herniations. Eur Spine J. 2012; 21 Suppl 2: S212–S220

[25] Moran C, Ali Z, McEvoy L, Bolger C. Mini-open retropleural transthoracic approach for the treatment of giant thoracic disc herniation. Spine. 2012; 37 (17):E1079–E1084

[26] McCormick PC. Retropleural approach to the thoracic and thoracolumbar spine. Neurosurgery. 1995; 37(5):908–914

[27] McCormick WE, Will SF, Benzel EC. Surgery for thoracic disc disease. Complication avoidance: overview and management. Neurosurg Focus. 2000; 9(4):e13

[28] Chi JH, Dhall SS, Kanter AS, Mummaneni PV. The mini-open transpedicular thoracic discectomy: surgical technique and assessment. Neurosurg Focus. 2008; 25(2):E5

[29] Otani K, Yoshida M, Fujii E, Nakai S, Shibasaki K. Thoracic disc herniation. Surgical treatment in 23 patients. Spine. 1988; 13(11): 1262–1267

[30] Jho HD. Endoscopic transpedicular thoracic discectomy. Neurosurg Focus. 2000; 9(4):e4

[31] Jho HD. Endoscopic microscopic transpedicular thoracic discectomy.

Technical note. J Neurosurg. 1997; 87(1):125–129

[32] Perez-Cruet MJ, Kim BS, Sandhu F, Samartzis D, Fessler RG. Thoracic microendoscopic discectomy. J Neurosurg Spine. 2004; 1(1):58–63

[33] Smith JS, Eichholz KM, Shafizadeh S, Ogden AT, O'Toole JE, Fessler RG. Minimally invasive thoracic microendoscopic diskectomy: surgical technique and case series. World Neurosurg. 2013; 80(3–4):421–427

[34] Lidar Z, Lifshutz J, Bhattacharjee S, Kurpad SN, Maiman DJ. Minimally invasive, extracavitary approach for thoracic disc herniation: technical report and preliminary results. Spine J. 2006; 6(2):157–163

[35] Khoo LT, Smith ZA, Asgarzadie F, et al. Minimally invasive extracavitary approach for thoracic discectomy and interbody fusion: 1-year clinical and radiographic outcomes in 13 patients compared with a cohort of traditional anterior transthoracic approaches. J Neurosurg Spine. 2011; 14(2):250–260

[36] Barbagallo GM, Piccini M, Gasbarrini A, Milone P, Albanese V. Subphrenic hematoma after thoracoscopic discectomy: description of a very rare adverse event and review of the literature on complications: case report. J Neurosurg Spine. 2013; 19(4): 436–444

[37] Debnath UK, McConnell JR, Sengupta DK, Mehdian SM, Webb JK. Results of hemivertebrectomy and fusion for symptomatic thoracic disc herniation. Eur Spine J. 2003; 12(3):292–299

[38] Mack MJ, Regan JJ, Bobechko WP, Acuff TE. Application of thoracoscopy for diseases of the spine. Ann Thorac Surg. 1993; 56(3):736–738

[39] Oppenlander ME, Clark JC, Kalyvas J, Dickman CA. Surgical management and clinical outcomes of multiple-level symptomatic herniated thoracic discs. J Neurosurg Spine. 2013; 19(6):774–783

[40] Bartels RH, Peul WC. Mini-thoracotomy or thoracoscopic treatment for medially located thoracic herniated disc? Spine. 2007; 32(20):E581–E584

[41] Patterson RH, Jr, Arbit E. A surgical approach through the pedicle to protruded thoracic discs. J Neurosurg. 1978; 48(5):768–772

[42] Stillerman CB, Chen TC, Day JD, Couldwell WT, Weiss MH. The transfacet pedicle-sparing approach for thoracic disc removal: cadaveric morphometric analysis and preliminary clinical experience. J Neurosurg. 1995; 83(6):971–976

[43] Hulme A. The surgical approach to thoracic intervertebral disc protrusions. J Neurol Neurosurg Psychiatry. 1960; 23:133–137

[44] Huang TJ, Hsu RW, Sum CW, Liu HP. Complications in thoracoscopic spinal surgery: a study of 90 consecutive patients. Surg Endosc. 1999; 13(4):346– 350

[45] Quint U, Bordon G, Preissl I, Sanner C, Rosenthal D. Thoracoscopic treatment for single level symptomatic thoracic disc herniation: a prospective followed cohort study in a group of 167 consecutive cases. Eur Spine J. 2012; 21(4): 637–645

[46] Mayer H. The microsurgical anterior approach to T5–T10 (mini-TTA). In: Min-imally Invasive Spine Surgery. Berlin: Springer; 2000:59–66

[47] Nacar OA, Ulu MO, Pekmezci M, Deviren V. Surgical treatment of thoracic disc disease via minimally invasive lateral transthoracic trans/retropleural approach: analysis of 33 patients. Neurosurg Rev. 2013; 36(3):455–465

[48] Watanabe K, Yabuki S, Konno S, Kikuchi S. Complications of endoscopic spinal surgery: a retrospective study of thoracoscopy and retroperitoneoscopy. J Orthop Sci. 2007; 12(1):42–48

[49] Gille O, Soderlund C, Razafimahandri HJ, Mangione P, Vital JM. Analysis of hard thoracic herniated discs: review of 18 cases operated by thoracoscopy. Eur Spine J. 2006; 15(5):537–542

[50] Angevine PD, McCormick PC. Thoracic disc. J Neurosurg Spine. 2012; 16(3): 261–262, discussion 262–263

[51] Lubelski D, Abdullah KG, Steinmetz MP, et al. Lateral extracavitary, costotransversectomy, and transthoracic thoracotomy approaches to the thoracic spine: review of techniques and complications. J Spinal Disord Tech. 2013; 26(4):222–232

[52] Hott JS, Feiz-Erfan I, Kenny K, Dickman CA. Surgical management of giant herniated thoracic discs: analysis of 20 cases. J Neurosurg Spine. 2005; 3(3): 191–197

[53] Barbanera A, Serchi E, Fiorenza V, Nina P, Andreoli A. Giant calcified thoracic herniated disc: considerations aiming a proper surgical strategy. J Neurosurg Sci. 2009; 53(1):19–25, discussion 25–26

[54] Mitsunaga L, Kim C. Thoracoscopic corpectomy. In: Vaccaro A, Bono C, eds. Minimally Invasive Spine Surgery. New York, NY: Informa Healthcare; 2007:81–90

[55] Newton PO, Wenger DR, Mubarak SJ, Meyer RS. Anterior release and fusion in pediatric spinal deformity. A comparison of early outcome and cost of thoracoscopic and open thoracotomy approaches. Spine. 1997; 22(12):1398–1406

[56] Shirzadi A, Drazin D, Jeswani S, Lovely L, Liu J. Atypical presentation of thoracic disc herniation: case series and review of the literature. Case Rep Orthop. 2013; 2013:621476

[57] Fessler RG, Sturgill M. Review: complications of surgery for thoracic disc disease. Surg Neurol. 1998; 49(6):609–618

[58] Zhao Y, Wang Y, Xiao S, Zhang Y, Liu Z, Liu B. Transthoracic approach for the treatment of calcified giant herniated thoracic discs. Eur Spine J. 2013; 22 (11):2466–2473

[59] Love JG, Kiefer EJ. Root pain and paraplegia due to protrusions of thoracic intervertebral disks. J Neurosurg. 1950; 7(1):62–69, illust

[60] Epstein JA. The syndrome of herniation of the lower thoracic intervertebral discs with nerve root and spinal cord compression. A presentation of four cases with a review of literature, methods of diagnosis and treatment. J Neurosurg. 1954; 11(6):525–538

[61] Perot PL, Jr, Munro DD. Transthoracic removal of midline thoracic disc protrusions causing spinal cord compression. J Neurosurg. 1969; 31(4):452–458

[62] Albrand OW, Corkill G. Thoracic disc herniation. Treatment and prognosis. Spine. 1979; 4(1):41–46

[63] Maiman DJ, Larson SJ, Luck E, El-Ghatit A. Lateral extracavitary approach to the spine for thoracic disc herniation: report of 23 cases. Neurosurgery. 1984; 14(2):178–182

[64] el-Kalliny M, Tew JM, Jr, van Loveren H, Dunsker S. Surgical approaches to thoracic disc herniations. Acta Neurochir (Wien). 1991; 111(1–2):22–32

[65] Singounas EG, Kypriades EM, Kellerman AJ, Garvan N. Thoracic disc herniation. Analysis of 14 cases and review of the literature. Acta Neurochir (Wien). 1992; 116(1):49–52

[66] Simpson JM, Silveri CP, Simeone FA, Balderston RA, An HS. Thoracic disc herniation. Re-evaluation of the posterior approach using a modified costotransversectomy. Spine. 1993; 18(13):1872–1877

[67] Le Roux PD, Haglund MM, Harris AB. Thoracic disc disease: experience with the transpedicular approach in twenty consecutive patients. Neurosurgery. 1993; 33(1):58–66

[68] Dietze DD, Jr, Fessler RG. Thoracic disc herniations. Neurosurg Clin N Am. 1993; 4(1):75–90

[69] Stillerman CB, Chen TC, Couldwell WT, Zhang W, Weiss MH. Experience in the surgical management of 82 symptomatic herniated thoracic discs and review of the literature. J Neurosurg. 1998; 88(4):623–633

[70] Jho HD. Endoscopic transpedicular thoracic discectomy. J Neurosurg. 1999; 91(2) Suppl:151–156

[71] Kim KD, Babbitz JD, Mimbs J. Imaging-guided costotransversectomy for thoracic disc herniation. Neurosurg Focus. 2000; 9(4):e7

[72] Dinh DH, Tompkins J, Clark SB. Transcostovertebral approach for thoracic disc herniations. J Neurosurg. 2001; 94(1) Suppl:38–44

[73] Han PP, Kenny K, Dickman CA. Thoracoscopic approaches to the thoracic spine: experience with 241 surgical procedures. Neurosurgery. 2002; 51(5) Suppl:S88–S95

[74] Oskouian RJ, Johnson JP. Endoscopic thoracic microdiscectomy. J Neurosurg Spine. 2005; 3(6):459–464

[75] D'Aliberti G, Talamonti G, Villa F, et al. Anterior approach to thoracic and lumbar spine lesions: results in 145 consecutive cases. J Neurosurg Spine. 2008; 9(5):466–482

[76] Machino M, Yukawa Y, Ito K, Nakashima H, Kato F. A new thoracic reconstruction technique "transforaminal thoracic interbody fusion": a preliminary report of clinical outcomes. Spine. 2010; 35(19):E1000–E1005

[77] Bransford R, Zhang F, Bellabarba C, Konodi M, Chapman JR. Early experience treating thoracic disc herniations using a modified transfacet pedicle-sparing decompression and fusion. J Neurosurg Spine. 2010; 12(2):221–231

12

颈椎后路椎间孔切开术

微创：Tim Eugene Adamson
开放：Andrew C. Hecht, Steven Joseph McAnany

12.1 引言

有很多种手术技术可用于治疗神经根型颈椎病。外科医生必须根据病变的性质和对于特定手术入路的舒适度来选择前路还是后路手术。颈椎前路手术由 Smith 和 Robinson 首创[1]，以后 Cloward 对该技术进行了改良[2]。多年来前路手术经过多次改良，包括同种异体骨移植、椎体间融合器、固定和动态钢板，许多人认为它是治疗颈椎间盘疾病的金标准。

后路手术治疗神经根型颈椎病起源于 65 年前。Mixter 首先报道应用后路手术治疗颈椎间盘突出症[3]。颈椎后路椎间孔切开术（posterior cervical foraminotomy，PCF）由 Scoville 等和 Frykholm 首创[4, 5]。20 世纪 80 年代，Fager、Casotto 和 Epstein 等推广了所谓的"钥匙孔"椎间孔切开术，成功率接近 90%[6-8]。最近，Jagannathan 等[9] 发现该手术治疗神经根型颈椎病的成功率为 95%。尽管前路颈椎间盘切除融合术（anterior cervical discectomy and fusion，ACDF）有良好的并发症记录，但它仍然是一种较为流行的手术。Ruetten 等[10] 发现，如果以视觉模拟评分、Hilibrand 标准和 NASS 标准进行评价，PCF 和 ACDF 单独用于治疗神经根病的临床结果相当。同样，Wirth 等[11] 也得到了相似的结果，两种手术方法的并发症发生率或术后症状缓解没有显著差异。

后方入路的优点包括更好地显露后外侧椎间盘突出，无假关节形成或植骨块下沉的风险，以及减少医源性后凸的可能[9, 12]。据报道，手术的并发症包括神经根损伤、硬膜撕裂、有或无克氏针误置导致的脊髓损伤、同节段及相邻节段综合征和脊柱不稳[13-15]。

后路椎间孔切开术最初采用正中入路，骨膜下剥离椎板以减少出血。开放手术可以很好地显露颈椎病继发的外侧型椎间盘突出和骨性椎间孔狭窄。反对开放 PCF 的人认为术后颈部疼痛和痉挛是该手术的一个缺点。手术显微镜的发展使得手术技术进一步完善，但传统的正中入路骨膜下剥离仍保持不变。1997 年，Foley 和 Smith 介绍了腰椎显微内镜椎间盘切除术（microendoscopic discectomy，MED）和劈开肌肉的通道系统[16]。内镜和微创技术被用于标准开放入路的备选方法。微创手术技术可以缩短住院时间、当天手术、更快恢复和减少失血[13, 17, 18]。微创椎间孔切开术越来越多地用于椎间孔减压，但它是否优于开放手术仍是一个备受争论的问题。

12.2 颈椎后路椎间孔切开术的适应证

神经根型颈椎病的治疗仍然是脊柱手术中的一个有争议的话题。PCF 通常适用于因椎间孔狭窄而导致的神经根型颈椎病患者，至少 6 周的保守治疗无效。

对于椎间孔病变或后外侧软椎间盘突出在脊髓外侧压迫神经根，后路椎间孔切开术是最佳的治疗方法，PCF 的主要禁忌证包括节段后凸或手术节段的不稳定。PCF 的相对禁忌证是临床或影像学脊髓压迫或脊髓软化症。有关开放和微创 PCF 的文献摘要见表 12.1。

12.3 微创手术的优势

所有的微创脊柱手术技术，特别是那些涉及颈椎的手术，肌肉损伤和破坏都比传统的开放手术

表 12.1　微创和开放颈椎椎间孔切开术的文献总结

研究	证据等级	患者数量	结果总结
Kim 和 Kim[19]	I	19 例开放 22 例微创	• 微创组的住院时间，止痛药使用时间和皮肤切口长度均显著降低 • 微创组在 1 天、5 天和 4 周时颈部疼痛的 VAS 显著降低 • 3 个月及以后颈部疼痛的 VAS 无差异
Winder 等[20]	III	65 例开放 42 例微创	• 微创组的失血量，止痛药用量和住院时间明显减少 • 微创组的并发症发生率为 7.1%，开放组为 10.8%
Fessler 和 Khoo[18]	III	25 例微创	• 注意到在初始学习曲线期间失血，手术时间和并发症增加
Wang 等[25]	III	178 例开放	• 在平均随访 31.7 个月后，5% 患者原手术节段以 ACDF 再次手术
Adamson[13]	III	100 例微创	• 优良率 97/100 • 2 例硬膜撕裂
Hilton[22]	IV	222 例微创	• 没有硬膜撕裂

注：ACDF，颈前路椎间盘切除和融合术；VAS，视觉模拟评分。

小。微创手术采用了分离肌肉的扩张技术，避免了骨膜下剥离，从而减少了脊柱后方肌肉止点的剥离和继发失神经改变，减少肌肉急性损伤及其造成的后果，减少肌肉慢性失神经改变、肌肉萎缩，以及对颈椎生物力学的长期影响。

多项研究表明，腰椎开放和微创手术术后早期肌肉损伤指标存在显著差异，主要集中在直接反映肌肉损伤程度的血清肌酸磷酸激酶（creatine phosphokinase，CPK）水平上。在颈椎，研究也证明微创手术后疼痛、麻醉药物使用、住院时间和伤口感染率较少。正如预期的那样，虽然通过不同的肌肉入路（微创和开放），同样的切开椎间孔对神经根病的缓解结果相似。

术后 1 年以上的影像学检查显示，两种入路的长期肌肉变化程度明显不同。由于暴露椎板外侧和内侧小关节而导致的直接破坏，微创手术后单侧多裂肌的萎缩并不少见，但较浅的肌肉组织似乎没有受损。在开放骨膜下剥离术后，不仅直接影响到多裂肌，而且半棘肌和浅表肌也会出现长期萎缩。这种长期不对称性的影响及其对于功能的可能改变还没有得到详细的研究。

12.4　开放手术的优势

开放 PCF 的优点已经在上面详细说明了。颈椎后方入路为大多数脊柱外科医生所熟知，这使得开放手术比微创技术更有好处，医生不必经历微创手术陡峭的学习曲线。此外，微创入路特有的并发症包括经皮克氏针或斯氏钉位置不佳、通道向内侧移位可能损伤脊髓或神经根，通道向外侧移位可能损伤出口神经根或椎动脉。

12.5　病例介绍

一名 55 岁男性，左臂疼痛、无力和感觉异常 1 年，包括物理治疗、非甾体抗炎药（nonsteroidal anti-inflammatory drugs，NSAIDs）和注射等保守治疗均无效。MRI 显示 C7-T1 后外侧椎间盘突出，椎间孔明显狭窄，左侧 C8 神经根受压（图 12.1）。建议进行手术减压受损的神经根。

12.6　微创手术技术

麻醉诱导后，手术侧远离麻醉设备。利用 Mayfield-Kees 头架将患者置于坐位或半卧位。仔细监测患者的血压，背部抬高，小腿弯曲，获得一个"躺椅"（lounge chair）的体位。头部处于旋转和屈曲中立位。颈后部垂直放置，用头架牢固锁定。C 臂从床脚进入，放好，获得真正的侧面影像。消毒颈后部并用一次性颅骨切口铺巾覆盖，便于引流。C 臂铺无菌单，以便在手术过程中随时可以进行透视。

将脊柱穿刺针放在颈部外侧并进行透视，初步定位目标节段。将穿刺针从症状侧中线旁开一指的皮肤重新插入，透视引导下把针头插至目标椎间隙头端椎板的中央。理想的轨迹是从皮肤到椎板向头端轻度倾斜。针头碰到骨头后再次透视，取出针头，做一个 16~18 mm 的切口。切口最好略倾斜以

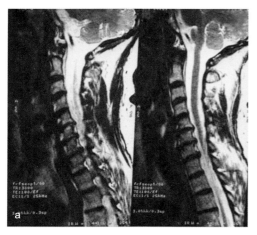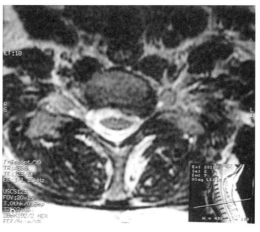

图 12.1　a、b. 矢状面（a）和轴向（b）T2 加权磁共振图像，显示在 C7-T1 的左侧椎间盘骨赘复合体，导致严重的椎间孔狭窄并压迫 C8 神经根

利用皮肤 Langer 线的解剖。将一根克氏针通过皮肤切口插入，在透视引导下沿着定位穿刺针头轨迹放置。克氏针头放在头侧椎板的中间可以避开有潜在危险的椎板间隙，比较安全。确认克氏针固定到椎板上，通过克氏针插入第一个软组织扩张器，拔出克氏针。用第一个扩张器进行骨膜下剥离，圆柱状软组织扩张器就位后，开始进行软组织处理就容易得多。在放入下一个扩张器之前，用剪刀或止血钳在第一个扩张器的外面分开浅层和深层筋膜。将扩张器插入到椎板后方，在透视下将通道向尾端放置，对着椎间隙的中央，然后将其连接到固定到手术台的臂上。

用髓核钳去除骨表面残余的肌肉，从头端放入显微内镜，可以看到小关节内侧和椎板外侧。切除或烧灼阻碍视线的残留软组织。用高速磨钻去除椎板的外层骨皮质、骨松质以及小关节的内侧。在椎管外侧骨皮质深层磨开一个小的开口后，用 2 mm 的 Kerrison 咬骨钳完成椎间孔切开。确定椎弓根的内侧和头端边缘有助于确定内 / 外侧的方向。向外打开椎间孔至椎弓根外侧缘转弯处，这样只切除了小关节内侧 1/3~1/2，稳定性应该不受影响。尾端椎板的椎间孔切开有助于显示硬膜囊的外侧缘。这是最安全的区域，在硬膜囊下放入一个神经探钩，然后在神经根的起点下方向内侧和头侧旋转。即使在下颈椎水平常见神经根分叉，也可以安全地牵开。旋转神经探钩可将椎间盘碎片推到腋窝中，用小的髓核钳取出。对于包含型的椎间盘碎片，可能需要使用向下倾斜的刮匙拨到腋窝。如果有骨赘，在神经根下不需要进行过多的操作，只需要扩大椎间孔切开，以确保神经根完全减压。

用电刀或止血海绵止血，仔细冲洗伤口，在椎间孔切开处放置一块浸透甲泼尼龙的明胶海绵。取下手术通道，用 2-0 Vicryl 缝线在皮下筋膜内以倒置间断的方式单层缝合伤口。切口周围用 20 mL 0.25% 马卡因浸润，皮肤用 Dermabond 密封。在麻醉苏醒室（postanesthesia care unit，PACU）短暂停留后，患者在手术结束 2~3 小时后出院回家。

12.7　开放手术技术

患者送到手术室，进行全麻气管插管。然后将患者置于俯卧位，头部用 Mayfield 头架固定。患者的颈部前屈以减少颈椎前凸，并更好地暴露远端椎体上关节突。抬高床头，以减少出血。对于下颈椎，可以用胶带固定肩部，以便于透视。拍摄颈椎侧位片以确认脊柱节段。

以最头端节段的棘突为中心做正中皮肤切口，对于单节段椎间孔切开术，皮肤切口长约 2 cm。纵向分离项韧带，显露棘突。侧位透视以确认手术节段正确。从棘突一侧椎板骨膜下剥离椎旁肌至小关节，注意保留小关节的关节囊，放入自动拉钩充分暴露。

使用高速磨钻磨除头端椎板外下缘。小关节的内侧边缘也可切除，以便暴露。可以用小的 Kerrison 咬骨钳（1~2 mm）来扩大切开的空间。

用 Kerrison 咬骨钳咬开黄韧带，确认神经根，除神经根头尾端外，还可以切除椎间孔背侧部分骨组织。

使用手术显微镜可以更好地分辨神经周围的结构。向上轻轻地牵拉神经根，露出突出的椎间盘碎片或扩张的后纵韧带。如果显露范围不够，应该多切除部分骨头，而不应该过度牵拉神经根。可用双极电凝或凝血酶浸泡明胶海绵控制静脉出血。

在突出的椎间盘上切开后纵韧带，切除椎间盘。切除了所有可见的椎间盘碎片后，评估椎间隙是否有其他碎片。可以通过冲洗椎间隙、使用反向刮匙和髓核钳等方法充分清除残留椎间盘碎片。

取出椎间盘碎块后，检查神经根以确定减压是否充分。如果椎间孔仍然很紧，可以从小关节面切除更多的骨头。

止血后，进行标准的分层缝合。

12.8　微创手术的讨论

神经根型颈椎病是一种非常常见的疾病，如果物理治疗、脊椎正骨和硬膜外类固醇注射等保守治疗措施无法得到缓解，需要进行手术治疗。其中许多患者可以应用颈后路椎间孔切除术进行治疗，这个手术保留节段活动而不需要任何昂贵的植入物，并且通常能获得良好的疗效，合并症较少。从开放的正中切口骨膜下入路过渡到肌肉保留/劈开的微创入路，患者短期内疼痛减轻，住院时间缩短，感染风险降低。从长期来看，肌肉损伤和萎缩较少，颈部长期功能会更好，潜在的长期风险较低（表12.1）。

12.8.1　微创手术的Ⅰ级证据

2009年，Kim等报道了一项包含41例颈椎间盘突出症患者的随机对照研究[19]，比较开放和微创颈椎椎间孔切开术。所有的手术均由一名医生完成，平均34.2个月的随访后，他们发现19例开放手术患者和22例微创手术患者的神经根病缓解率和并发症发生率相似，但微创组住院时间，止痛药使用，皮肤切口长度，1天、5天和4周时的颈痛VAS明显优于开放组。术后3个月时，两组患者颈部疼痛没有显著差异。有趣的是，术后CT测量提示两组患者椎间孔切开的大小没有差异。

12.8.2　微创手术的Ⅱ级证据

没有Ⅱ级研究。

12.8.3　微创手术的Ⅲ级证据

Winder和Thomas进行了一项单中心回顾性分析[20]，包含107例颈椎后路椎间孔切开患者（65例开放，42例微创），微创组手术失血量、镇痛药

使用和住院时间明显占优。两组患者手术时间相近。微创组并发症发生率低于开放组，但无统计学意义。

最近，有多个利用内镜和显微镜进行微创颈椎椎间孔切开术的病例系列报道发表，这些报道的结果和并发症发生率与过去几十年出版的大型开放手术系列相似。超过90%关于这两项技术的报道中显示患者神经根压迫症状缓解良好，并发症发生率低。Lawton[21]、Hilton[22]和Adamson[13]等的系列报道提示，大多数患者进行门诊手术。术后镇痛药使用的差异似乎可以解释Kim等[19]以及Winder等[20]之前所指出的住院时间的差异。

Gerard等最近发表了一份大型报道，对一个中心2 299例腰椎间盘切除、椎板开窗术或经椎间孔腰椎间融合术后手术感染进行了研究，发现开放手术感染的风险是微创手术的5.77倍[23]。虽然这是一项腰椎研究，但其规模很大，结论适用于所有脊柱手术，包括颈椎手术。

12.9　微创手术的并发症

开放和微创颈椎椎间孔切开术可能影响脊髓或神经，这一潜在并发症最令人担忧。根据我们的经验，脊髓损伤或反射性交感神经营养不良（reflex sympathetic dystrophy，RSD）的发生率低于1/1 200。感染或血肿形成的风险小于1%，与前面讨论的系列相当。许多作者报道了偶发性硬膜撕裂，但它是自限性的，不需要治疗。

在讨论的所有系列中，微创手术的并发症发生率都没有高于开放手术。

12.10　微创手术的结论

颈椎后路椎间孔切开术治疗颈神经根病的作用在几十年前已经明确。近年来，开放骨膜下入路已发展为劈开肌肉和保留肌肉的微创入路。现有的Ⅰ级和Ⅲ级数据似乎表明，开放与微创手术对于术前神经根症状缓解的结果相似，围手术期并发症发生率也相似。Ⅰ级和Ⅲ级数据表明，微创手术术后疼痛明显较少，表现为镇痛药使用的使用和住院时间。Ⅰ级数据还表明，微创手术术后4周颈痛VAS评分明显低于开放手术。通过观察术后CT图像和比较颈部肌肉组织的变化，最能够证明两种技术的

长期差异。这些变化对于长期功能的影响，还需要进一步研究。

根据 Guyatt 等的分级量表，有充分的 I 级证据支持 I C 级建议，微创颈椎椎间孔切开术短期临床结果比开放手术更好，包括住院时间更短、失血量更少、麻醉镇痛药使用更少和术后即刻疼痛改善。我们提出 II A 级建议，开放和微创颈椎椎间孔切开术长期效果相似，并发症发生率低。

12.11 开放手术的讨论

神经根型颈椎病是脊柱外科常见的疾病之一。对于保守治疗失败的患者有一些手术选择。手术入路和方法取决于患者和外科医生。开放 PCF 仍然是一种可行的手术选择，其疗效等同于或优于微创椎间孔切开术。微创手术的优点包括缩短住院时间、减少失血量和更快地恢复功能。然而，微创手术有一个显著的学习曲线，在这期间，并发症发生率和手术时间增加[18]。

12.11.1 开放手术的 I 级证据

只有一项 I 级研究直接比较开放和微创椎间孔切开术。Kim 和 Kim[19] 最近发表了一项随机对照试验的结果，其中 19 例患者接受了开放椎间孔切开术，22 例患者接受了微创椎间孔切开术。微创组患者切口长度、住院时间、术后麻醉用量均占优。然而，在任何时间点，两组患者神经根疼痛均无显著性差异，最终结果也无差异。

12.11.2 开放手术的 II 级证据

没有 II 级研究。

12.11.3 开放手术的 III 级证据

比较开放和微创 PCF 结果的 III 级研究数量有限。在一项比较开放和微创 PCF 的研究中，Winder 等[20] 发现，微创组患者术中失血、术后镇痛药使用和住院时间均明显少于开放手术（$P<0.001$），但手术时间和并发症无明显差异。然而，作者注意到，研究结果没有考虑外科医生的学习曲线，而学习曲线可能会影响并发症的发生。

我们不能低估掌握微创手术的学习曲线。Fessler 和 Khoo[18] 注意到在学习曲线开始阶段，失血量、手术时间和并发症率增加。此外，作者注意

到最初的硬膜破裂发生率为 9%，随着手术经验的增加下降到 1%。

随着外科医生对这项技术的经验增加，其他参数也进一步改善。这些发现与微创经椎间孔腰椎间融合技术（minimally invasive transforaminal lumbar interbody fusion technique，MIS-TLIF）一致。Lee 等[24] 发现，外科医生在进行了 30 次或更多的手术后，就可以达到他们学习曲线的终点。

在最近一项评估开放颈椎后路椎间孔切开术后再手术率的研究中，Wang 等[25] 报道，平均随访 31.7 个月，原手术节段再手术率为 5%。作者的结论是 PCF 再手术率低，类似于 ACDF。

12.12 开放手术的并发症

进行微创手术的一个常见理由是肌肉剥离更少。开放椎间孔切开术采用正中切口，需要进行广泛的骨膜下肌肉剥离，可能造成术后颈部疼痛和痉挛。Hosono 等[26] 对 98 例椎板成形术的患者进行了回顾，发现术后的轴性颈痛发生率大于 60%。与此类似，Ratliff 和 Cooper[27] 在一项包含 41 项关于颈椎椎板成形术回顾性研究的荟萃分析中发现，术后颈痛的发生率在 6%~60%。然而，Fessler 和 Khoo[18] 发现开放组和微创组患者术后颈部疼痛没有显著差异。

开放颈椎椎间孔切开术常见的并发症包括硬膜撕裂和脑脊液漏[9, 28-31]。据报道发生率在 0%~9%，开放手术硬膜撕裂和脑脊液漏的发生率与微创手术没有明显差异。事实上，在 Kim 等的前瞻性研究中，两组都没有并发症[19]。

12.13 开放手术的结论

根据上述文献的回顾，比较开放和微创颈椎椎间孔切开术的研究非常有限。有一项 I 级研究，发现两个手术的结果没有显著差异。文献中没有 II 级研究，有一项 III 级研究。I 级和 III 级证据表明，微创技术可以减少住院时间、手术时间和失血量。此外，有 III 级证据表明，在微创手术的学习曲线中，并发症发生率较高。有 I 级和 III 级的证据表明，开放和微创手术的神经损伤、脑脊液漏和硬膜撕裂的发生率没有显著差异。根据 Guyatt 等的分级标准，我们提出 2B 级推荐，认为开放和微创颈椎椎间孔

切开术在临床结果和再手术率方面是相同的。

12.14 编者述评

12.14.1 微创手术

颈椎椎间孔切开术是较早由开放转为微创的手术之一，至今已经开展了近20年。许多同行评议的出版物已经证明了它的安全性和有效性；文献中报道的患者已有数千例。它把一个非常痛苦的颈椎手术变成了门诊手术。在坐位下进行手术，失血可忽略不计。使用内镜使这个体位对外科医生来说非常舒适。因为通道压住了血管，消除了空气栓塞的恐惧。在俯卧位，使用显微镜，头部稍微抬高，失血仍然可以很少。

12.14.2 开放手术

与微创颈椎椎间孔切开术相比，开放手术并无明显缺陷，且相关学习曲线较短。上述微创和开放的手术技术描述了两个手术切口长度差别在2~4 mm，这个切口长度的差异对于患者康复的重要指标（包括术后疼痛、麻醉药品使用和重返工作岗位）而言，可能并不重要。开放颈椎椎间孔切开术侵袭性并不大，改进的潜在空间大大减少，因此对于引入微创技术并不具吸引力。除了影像学结果之外，没有证据表明微创颈椎后路椎间孔切开术具有优势。影像学的肌肉解剖结构的持续改变并不意味着临床结果不好。在比较这些密切匹配的手术时，手术成功率、并发症率和恢复时间更可能取决于外科医生的经验和技术技能，而不是选择哪种方法。无论采用何种方法，颈椎椎间孔切开术的住院时间通常都是以小时为单位来衡量的，关于避免住院治疗而节省成本的争论几乎没有意义。在颈椎后路椎间孔切除术中使用微创技术，并不比原本就侵袭性不大、成功的手术技术更加成功。

（吴文坚　译）

参·考·文·献

[1] Smith GW, Robinson RA. The treatment of certain cervical-spine disorders by anterior removal of the intervertebral disc and interbody fusion. J Bone Joint Surg Am. 1958; 40-A(3):607–624

[2] Cloward RB. The anterior approach for removal of ruptured cervical disks. J Neurosurg. 1958; 15(6):602–617

[3] Mixter WJ. Rupture of the intervertebral disk; a short history of this evolution as a syndrome of importance to the surgeon. J Am Med Assoc. 1949; 140(3):278–282

[4] Frykholm R. Lower cervical vertebrae and intervertebral discs; surgical anatomy and pathology. Acta Chir Scand. 1951; 101(5):345–359

[5] Scoville WB, Whitcomb BB, McLaurin R. The cervical ruptured disc; report of 115 operative cases. Trans Am Neurol Assoc. 1951; 56:222–224

[6] Casotto A, Buoncristiani P. Posterior approach in cervical spondylotic myeloradiculopathy. Acta Neurochir (Wien). 1981; 57(3–4):275–285

[7] Epstein JA, Janin Y, Carras R, Lavine LS. A comparative study of the treatment of cervical spondylotic myeloradiculopathy. Experience with 50 cases treated by means of extensive laminectomy, foraminotomy, and excision of osteophytes during the past 10 years. Acta Neurochir (Wien). 1982; 61(1–3): 89–104

[8] Fager CA. Posterolateral approach to ruptured median and paramedian cervical disk. Surg Neurol. 1983; 20(6):443–452

[9] Jagannathan J, Shaffrey CI, Oskouian RJ, et al. Radiographic and clinical outcomes following single-level anterior cervical discectomy and allograft fusion without plate placement or cervical collar. J Neurosurg Spine. 2008; 8(5):420–428

[10] Ruetten S, Komp M, Merk H, Godolias G. Full-endoscopic interlaminar and transforaminal lumbar discectomy versus conventional microsurgical technique: a prospective, randomized, controlled study. Spine. 2008; 33(9): 931–939

[11] Wirth FP, Dowd GC, Sanders HF, Wirth C. Cervical discectomy. A prospective analysis of three operative techniques. Surg Neurol. 2000; 53(4):340–346, discussion 346–348

[12] Samartzis D, Shen FH, Lyon C, Phillips M, Goldberg EJ, An HS. Does rigid instrumentation increase the fusion rate in one-level anterior cervical discectomy and fusion? Spine J. 2004; 4(6): 636–643

[13] Adamson TE. Microendoscopic posterior cervical laminoforaminotomy for unilateral radiculopathy: results of a new technique in 100 cases. J Neurosurg. 2001; 95(1) Suppl:51–57

[14] Kumar GR, Maurice-Williams RS, Bradford R. Cervical foraminotomy: an effective treatment for cervical spondylotic radiculopathy. Br J Neurosurg. 1998; 12(6):563–568

[15] Zdeblick TA, Zou D, Warden KE, McCabe R, Kunz D, Vanderby R. Cervical stability after foraminotomy. A biomechanical in vitro analysis. J Bone Joint Surg Am. 1992; 74(1):22–27

[16] Foley KT, Smith MM. Microendoscopic discectomy. Tech Neurosurg. 1997; 3: 301–307

[17] Coric D, Adamson T. Minimally invasive cervical microendoscopic laminoforaminotomy. Neurosurg Focus. 2008; 25(2):E2

[18] Fessler RG, Khoo LT. Minimally invasive cervical microendoscopic foraminotomy: an initial clinical experience. Neurosurgery. 2002; 51(5) Suppl:S37–S45

[19] Kim KT, Kim YB. Comparison between open procedure and tubular retractor assisted procedure for cervical radiculopathy: results of a randomized controlled study. J Korean Med Sci. 2009; 24(4):649–653

[20] Winder MJ, Thomas KC. Minimally invasive versus open approach for cervical laminoforaminotomy. Can J Neurol Sci. 2011; 38(2):262–267

[21] Lawton CD, Smith ZA, Lam SK, Habib A, Wong RH, Fessler RG. Clinical outcomes of microendoscopic foraminaotomy and decompression in the cervical spine. World Neurosurg 2014 Feb;81(2):422-7. doi: 10.1016/j. wneu.2012.12.008. Epub 2012 Dec 12.

[22] Hilton DL, Jr. Minimally invasive tubular access for posterior cervical foraminotomy with three-dimensional microscopic visualization and localization with anterior/posterior imaging. Spine J. 2007; 7(2):154–158

[23] Ee WWG, Lau WLJ, Yeo W, Bing YV, Yue WM. Does minimally invasive surgery have a lower risk of surgical site infections compared with open spinal surgery? Clin Orthop Relat Res 2014 Jun;472(6):17181724. Published online 2013 Jul 12. doi: 10.1007/s11999-013-3158-5

[24] Lee KH, Yue WM, Yeo W, Soeharno H, Tan SB. Clinical and radiological outcomes of open versus minimally invasive transforaminal lumbar interbody fusion. Eur Spine J. 2012; 21(11):2265–2270

[25] Wang TY, Lubelski D, Abdullah KG, Steinmetz MP, Benzel EC, Mroz TE. Rates of anterior cervical discectomy and fusion after initial posterior cervical foraminotomy. Spine J. 2015; 15(5):971–976

[26] Hosono N, Yonenobu K, Ono K. Neck and shoulder pain after laminoplasty. A noticeable complication. Spine. 1996; 21(17): 1969–1973

[27] Ratliff JK, Cooper PR. Cervical laminoplasty: a critical review. J Neurosurg. 2003; 98(3) Suppl:230–238

[28] Aldrich F. Posterolateral microdisectomy for cervical monoradiculopathy caused by posterolateral soft cervical disc sequestration. J Neurosurg. 1990; 72(3):370–377

[29] Jödicke A, Daentzer D, Kästner S, Asamoto S, Böker DK. Risk factors for outcome and complications of dorsal foraminotomy in cervical disc herniation. Surg Neurol. 2003; 60(2):124–129, discussion 129–130

[30] Murphey F, Simmons JC, Brunson B. Surgical treatment of laterally ruptured cervical disc. Review of 648 cases, 1939 to 1972. J Neurosurg. 1973; 38(6): 679–683

[31] Parker WD. Cervical laminoforaminotomy. J Neurosurg. 2002; 96(2) Suppl: 254–, author reply 254–255

13

内固定并发症：微创内固定并发症发生率是否高于开放技术

微创：Russell G. Strom, Anthony K. Frempong-Boadu

开放：Saad B. Chaudhary, Michael J. Vives

13.1 引言

开放手术暴露脊柱后方结构，便于识别解剖标志和螺钉置入的轨迹，是置入后路固定的金标准。然而，开放技术需要大量剥离椎旁肌肉，导致术后疼痛、延迟活动和肌肉萎缩。微创手术利用系列扩张器、通道和图像引导，可以在整个脊柱置入后路固定。微创手术可减少术后即刻疼痛，加快康复，但是否会影响螺钉置入的准确性、结构强度、融合率和长期疗效，仍存在争议。

13.2 后路固定的适应证

后路脊柱内固定应用于退行性、外伤性、肿瘤性、风湿性或结构性疾病的手术中，固定脊柱并促进融合。寰枢椎稳定技术包括 C1-C2 经关节螺钉 (transarticular screw，TAS) 和钉 - 棒结构 (C1 侧块螺钉，C2 椎弓根，峡部或椎板螺钉) 等多种技术可用于 C1-C2 不稳定。下颈椎后方固定最常使用侧块螺钉。下颈椎也可以使用椎弓根螺钉固定，抗拔出强度更大，但对于置入技术要求较高，椎动脉或神经根损伤的风险较高。下颈椎也可以使用经皮经关节螺钉固定。当今，胸椎和腰椎的稳定通常是通过椎弓根螺钉 - 棒结构实现的，对于椎弓根解剖不良的患者或作为补救手术可以考虑椎弓根钩或椎板钩和钢丝技术。椎弓根螺钉可采用传统的开放方法或经皮前后 - 侧位透视或计算机辅助导航下置入。腰椎经椎板关节突螺钉和经关节突 - 椎弓根螺钉也可经皮置入，通常作为前路椎间融合的补充。

13.3 微创手术的优势

开放置入后路固定需要较大的椎旁肌剥离，常常导致术后疼痛、延迟活动、失血和肌肉萎缩。使用系列扩张器和通道置入固定时，软组织损伤较少。因而，微创手术术后疼痛更少，住院时间更短，恢复日常生活更快。经皮螺钉置入术还保留了中线筋膜和韧带，保留后方张力带可能减少邻近节段病的风险。正确放置经皮椎弓根螺钉，可以减少关节突关节的剥离和暴露，降低邻近节段病的风险。

13.4 开放手术的优势

开放手术的优势主要在于医生对于技术很熟悉，且通用性强。所有现代脊柱外科医生都非常熟悉脊柱后路手术的解剖和脊柱后路内固定技术。利用解剖标志可以置入内固定，特别是在有限的透视下。解剖标志和有限透视的结合也平衡了患者的安全和手术团队的辐射暴露。这些技术中大多数已经在长达 20 年的时间里广泛使用，医生可以很好地理解和记录这些技术的细微差别和问题，从而可以自信地告诉患者与这些手术相关的风险和结果。

除了医生对于开放手术的熟悉之外，开放手术通用性更强。标准中线入路可以暴露双侧侧块和椎弓根进钉点。如果由于螺钉切割或置入不当而破坏原计划的螺钉固定部位，则可以轻松延长固定节段。其他中线固定技术，如 C1-C2 椎板下线缆或 C2/C7 经椎板螺钉，也可用于应急时或加强内固定时使用。如果不需要切除椎板，骨表面的融合面积要大得多。由于许多接受后路固定融合术的患者同时需要减压，因此通常选择开放正中入路。在大多数外科医生的职业生涯中，更多采用开放正中入路。手术量增加使得医生进一步熟悉手术技术，突显上述优势。

13.5 病例介绍

一例 35 岁的女性患者，出现慢性进行性颈痛、左手无力和感觉异常 6 个月。患者左手内在肌肌力轻度减退，左侧 Hoffman 征阳性。CT 显示一个光滑的齿状突与枢椎椎体分离，符合齿状突小骨（图 13.1a）。中立位颈椎 MRI 未发现脊髓压迫，但 T2 加权 C2 处有信号异常（图 13.1b）。前屈侧位 X 线片上，寰齿间隙增加，后伸位无增加（图 13.1c、d）。

13.6 微创手术技术

患者俯卧位，用 Mayfield 支架固定，颈部后伸，恢复寰枢椎排列。C2 棘突水平正中旁开 2 cm 做一个 2.5 cm 切口。切开筋膜，在透视引导下，把一系列扩张器固定到 C2 椎板上。将可扩张通道通过最大的扩张器放入，并固定在手术床上（图

13.2a）。然后扩张通道，头端叶片暴露 C1 侧块，尾端叶片暴露 C3 侧块。用单极电刀烧灼显露 C2 和 C3 侧块（图 13.2b）。用双极电凝凝固 C2 神经根，切断后显露 C1-C2 小关节和 C1 侧块。在透视引导下通过标准进钉点和径路置入 C1 侧块和 C2 椎弓根螺钉（图 13.2c、d）。C1-C2 关节去皮质，填充异体骨碎屑和脱钙骨基质。将螺钉固定在连接棒上。在对侧重复该过程（图 13.2e）。

13.7 开放手术技术

患者的体位放置与前述类似。如有必要，肩膀可以用胶布固定于手术台，以避免暴露区域的皮肤褶皱冗余。从枕骨大孔上方到 C2 棘突尖端下方做正中切口。在切开颈项筋膜之前，可以通过手指触诊来确认中线，以减少出血。沿着 C2 棘突顶部向双侧椎板暴露，向远端暴露至 C2-C3 小关节，向头侧暴露 C2 椎弓根的内侧。因为开始时不容易摸到寰椎结节，暴露枕骨正中底部有助于确定腹侧深度。到达寰椎结节后，向外侧骨膜下剥离 1.5 cm，没有损伤椎动脉的风险。用明胶海绵和

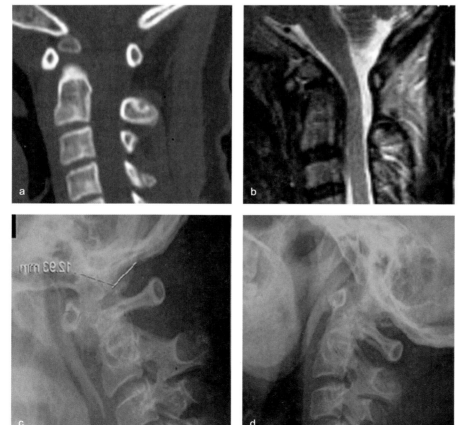

图 13.1 a、b. 矢状位 CT（a）和 T2 加权 MRI（b）证实齿状突小骨，T2 加权颈髓信号异常。c、d. 颈椎侧位 X 线片显示前屈位（c）寰齿间隙增加，而后伸位（d）无增加

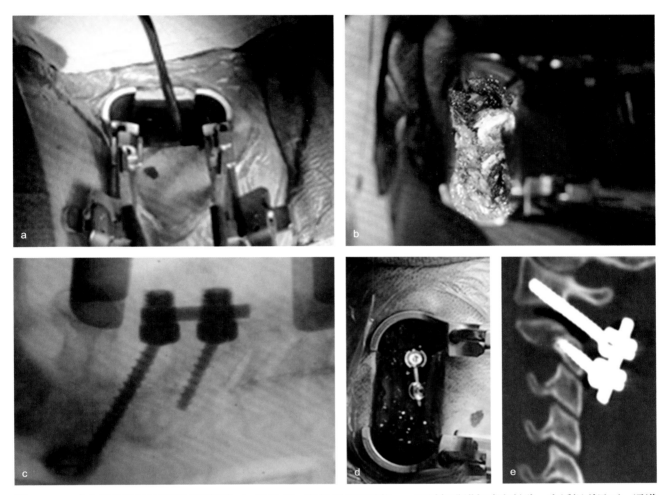

图 13.2　a. 术中照片显示放置可扩张通道。b. 暴露 C1~C3 脊柱后方结构。c. 通过标准进钉点和径路，在透视引导下，通道下置入 C1 侧块螺钉和 C2 椎弓根螺钉。d. 螺钉固定在连接杆上。e. 术后影像学确认内固定置入位置良好

双极电凝控制 C1-C2 硬膜外静脉丛出血，暴露 C1 侧块和 C1-C2 小关节。用 Penfield 向尾端牵开 C2 神经根或切断，协助暴露。在透视和直视下（即用 Penfield 或钝器神经钩确认 C2 椎弓根上内侧缘）以标准进钉点和径路置入 C1 侧块螺钉和 C2 椎弓根螺钉。如有必要，可以在寰椎椎板下穿入钢丝协助复位向前移位的齿状突骨片。如果一个最初选择的固定点在术中受损，也可以使用各种 C1-C2 钢丝线缆结构或 C2 经椎板螺钉固定。C1-C2 关节面进行去皮质，必要时 C1 和 C2 椎板的后弓也去皮质，提供足够的融合面积。充分冲洗伤口，间隔取出牵开器，在创面上使用万古霉素粉剂和细致的缝合都有助于减少手术部位感染的风险。

13.8　微创手术的讨论

采用经皮或通道技术可于脊柱各部位置入后路

节段固定。通道下置入 C1 侧块和 C2 椎弓根 / 峡部螺钉可获得寰枢椎固定。下颈椎固定可应用通道下置入侧块螺钉或经皮置入经关节螺钉。颈椎椎弓根螺钉也可经皮置入。对于胸腰椎后路固定，经皮椎弓根螺钉可采用标准的正侧透视或计算机引导立体定向导航引导置入。腰椎经椎板关节突螺钉和经关节突 - 椎弓根螺钉可经皮或小切口下置入。有许多单一队列研究报道了这些技术的可行性和安全性。有一些回顾性研究比较了微创与开放手术的并发症和结果。很少有前瞻性研究比较微创和开放手术（表 13.1~表 13.3）。

13.8.1　微创寰枢椎固定的 I 级证据

没有 I 级研究。

13.8.2　微创寰枢椎固定的 II 级证据

没有 II 级研究。

表 13.1　微创颈椎后路固定的数据汇总

研究	等级	治疗组	结　果
Joseffer 等[1]	IV	1 例于通道下进行 C1-C2 固定	• 没有围手术期并发症 • 3 个月 C1-C2 关节早期融合
Taghva 等[2]	IV	2 例于通道下进行 C1-C2 固定	• 无围手术期并发症，CT 无螺钉穿破 • 2 年后融合，疼痛改善
Holly 等[3]	IV	6 例于通道下进行 C1-C2 固定	• 4 例接受 CT 检查的患者中无内固定位置不佳 • 所有患者均坚强融合，无并发症
Wei 等[4]	III	22 例接受开放 C1-C2 融合，22 例进行微创 C1-C2 融合	• 螺丝准确度无差异 • 所有患者均实现骨融合，无内固定松动 • 最后随访时 JOA 评分相似
Ahmad 等[5]	IV	3 例患者前路融合后接受经皮经关节突螺钉固定	• 证明技术可行性 • 没有对照组或长期随访
Miyanji 等[6]	IV	生物力学研究比较经关节突固定与侧块固定，每组 8 个	• 两组在屈曲 / 伸展，侧向弯曲和轴向扭转稳定性相当
Lee 等[7]	IV	生物力学研究比较多节段椎体切除术后经关节突固定与侧块固定，共 16 个标本	• 经关节突螺钉固定活动性更大，增加了植骨块的负荷
Mikhael 等[8]	IV	描述通道下侧块固定的技术报道	• 没有关于并发症、融合率或结果的报道
Fong 和 Duplessis[9]	IV	2 例外伤患者通道下进行侧块固定	• 没有并发症，但是随访有限
Wang 和 Levi[10]	IV	18 例患者行通道下侧块固定	• 术后 CT 上没有骨质穿破 • 所有患者都成功融合
Schaefer 等[11]	IV	15 例患者置入 72 枚经皮颈椎椎弓根螺钉	• 76% 置入时没有穿破椎弓根，无须再次手术 • 没有长期的结果或比较组

注：CT，计算机断层扫描；JOA，日本骨科学会。

表 13.2　经皮胸腰椎椎弓根螺钉的数据汇总

研究	等级	治疗组	结果
Jiang 等[12]	I	31 例经皮 vs. 30 例开放椎弓根螺钉治疗爆裂性骨折	• 经皮组失血少，住院时间短 • 螺丝准确度或并发症无差异 • 3 个月时经皮组疼痛控制和功能更好，但长期结果无差异
Li 等[13]	II	33 例患者分为经皮和开放椎弓根螺钉组	• EMG/CT 提示经皮组对脊柱旁肌肉的损伤较少，主要是在短期时间内
King[14]	II	11 例开放 vs. 8 例经皮椎弓根螺钉患者	• 经皮组失血量和术后疼痛较少 • 开放组术后多裂肌横截面积减少，而经皮组没有
Grossbach 等[15]	II	27 例开放 vs. 11 例经皮椎弓根螺钉治疗屈曲 - 牵张损伤	• 经皮患者的手术时间更短，失血量更低 • 并发症发生率无差异 • 随访时间有限
Huang 等[16]	II	30 例开放 vs. 30 例经皮椎弓根螺钉治疗爆裂性骨折	• 经皮组失血量少，住院时间短 • 经皮组 3 个月疼痛较轻 • 末次随访（平均 2 年）的疼痛，残疾，排列无差异
Yang 等[17]	II	计算机导航下（42 例）vs. 常规透视下（34 例）经皮椎弓根螺钉固定术	• 导航组手术更快，椎弓根破坏更少（3.0% vs. 7.2%）
Lee 等[18]	III	27 例开放 vs. 32 例经皮椎弓根螺钉治疗爆裂性骨折	• 经皮组失血量少，手术时间短 • 3 和 6 个月时经皮组疼痛较少 • 末次随访时，排列或临床结果无差异
Kotani 等[19]	III	37 例开放 vs. 43 例经皮椎弓根螺钉行单节段融合术治疗退行性疾病	• 经皮组失血量少，术后疼痛少 • 术后 24 个月，经皮组的残疾评分较好 • 螺丝置入无并发症，融合率相当

（续表）

研究	等级	治疗组	结果
Mobbs 和 Raley[20]	Ⅳ	评估在置入 525 个经皮螺钉的过程中克氏针穿破前方	· 7 例克氏针穿破前方 · 2 例腹膜后血肿合并肠梗阻 · 无须输血或手术干预
Jones-Quaidoo 等[21]	Ⅲ	66 例开放 vs. 66 例经皮椎弓根螺钉患者	· 经皮螺钉侵犯了近端小关节发生率更高（6% vs. 13.6%）
Babu 等[22]	Ⅲ	126 例开放 vs. 153 例经皮腰椎退变病例	· 经皮组更多出现近端小关节破坏
Yson 等[23]	Ⅲ	245 颗开放螺钉 vs. 125 颗经皮螺钉 O 形臂下置入	· 开放组中较常见近端小关节破坏（26.5% vs. 4%）
Oh 等[24]	Ⅲ	126 例开放 vs. 111 例经皮患者	· 两组的椎弓根穿破发生率和严重程度相似
Lau 等[25]	Ⅲ	140 例开放 vs. 142 例经皮 TLIF	· 近端小关节破坏发生率无差别
Houten 等[26]	Ⅲ	141 颗透视下置入经皮螺钉 vs. 205 颗 O 形臂下置入螺钉	· 导航组的椎弓根穿孔率较低（12.8% vs. 3%）
Fraser 等[27]	Ⅲ	13 例标准透视下置入经皮螺钉患者 vs. 29 例导航下置入	· 导航组的椎弓根穿孔率较低
Nakashima 等[28]	Ⅲ	150 个标准透视下置入经皮螺钉 vs. 150 个 Iso-C 下置入	· 导航组的椎弓根穿孔率更低（15.3% vs. 7.3%）

注：CT，计算机断层扫描；EMG，肌电图；TLIF，经椎间孔腰椎椎间融合。

表 13.3　腰椎经椎板关节突螺钉和经关节突螺钉的数据汇总

研究	等级	治疗组	结果
Tuli 等[29]	Ⅱ	40 个经椎板小关节 vs. 37 个开放椎弓根螺钉治疗退变患者	· 经椎板关节突螺钉组住院时间短，围手术期并发症少 · 经椎板关节突螺钉组因不融合而需要再手术更多（7/40 vs. 1/37）
Hou 等[30]	Ⅳ	12 个尸体标本，两节段 ALIF 加椎弓根或经椎板关节突螺钉	· 在所有测试的运动类型中，生物力学强度均相似
Burton 等[31]	Ⅳ	10 个尸体标本，椎间融合器加椎弓根或经椎板关节突螺钉	· 在所有测试的运动类型中，生物力学强度均相似
Wang 等[32]	Ⅳ	尸体标本，两节段 ALIF 和椎弓根螺钉、经椎板关节突螺钉或经关节突螺钉固定	· 椎弓根螺钉固定比经椎板小关节固定更坚强，后者比经关节突固定更坚强
Agarwala 等[33]	Ⅳ	2 组 7 具尸体标本，应用椎弓根或经关节突螺钉固定	· 经关节突螺钉与椎弓根螺钉屈伸强度类似，但侧向折弯和旋转强度较弱 · 如果加用前方固定，则差异最小
Amoretti 等[34]	Ⅳ	接受 ALIF 的患者中置入 182 个经关节突螺钉和 56 个经椎板关节突螺钉	· 螺丝置入无并发症 · 1 个经椎板关节突螺钉失败，但所有患者在 1 年时均影像学融合
Shim 等[35]	Ⅳ	20 例 ALIF 患者结合经椎板小关节固定	· 1 例钻入克氏针时出现近端小关节骨折 · 所有患者均发生融合
Aepli 等[36]	Ⅳ	476 例患者行经椎板小关节固定术	· 在平均 10 年的随访中，<1% 的螺钉断裂或松动
Best 和 Sasso[37]	Ⅲ	43 例经椎板小关节固定 vs. 24 例椎弓根螺钉固定患者行 360° 融合	· 经椎板小关节组的失血量和手术时间减少 · 术后 2 年两组的结果相似 · 椎弓根螺钉组再手术较常见
Jang 和 Lee[38]	Ⅲ	44 例关节突螺钉固定 vs. 40 例椎弓根螺钉固定的 ALIF 患者	· 残疾指数或融合率无明显差异（平均 2 年随访）

注：ALIF，前路腰椎椎间融合。

13.8.3 微创寰枢椎固定的Ⅲ级和Ⅳ级证据

Joseffer 等[1]的研究表明，通道下寰枢椎固定技术上是可行的。有 1 例患者术中置入 C1 侧块和 C2 椎弓根螺钉，无并发症，3 个月后早期融合明显。Taghva 等[2]报道了 2 例患者在可扩张通道下置入 C1 侧块和 C2 椎弓根螺钉，2 例患者均无并发症，术后 CT 均未发现螺钉穿破。两组患者的疼痛评分均有明显改善，2 年随访时融合良好。相对于开放寰枢椎固定，这种手术方法的优点是保留后方张力带，减少失血，减少术后疼痛。

Holly 等[3]报道了 6 例通道下进行 C1-C2 融合的患者（5 例Ⅱ型齿状突骨折，1 例齿状突小骨），所有患者均无并发症，坚强融合（平均随访时间：32 个月）。6 例患者中有 4 例进行术后 CT 检查未发现内固定位置不佳。作者指出，开放手术和通道下置入内固定的技术（入口点、径路）和获得融合的方法并没有实质性的差别。因此，尽管该研究没有开放手术患者的对照组，但预计两者的长期结果是相似的。

Wei 等[4]对微创与开放 C1-C2 融合进行对比研究，22 例寰枢椎不稳患者行微创内镜手术，22 例接受开放手术。两组的基线特征相似，但微创组的出血量少、手术时间短、切口小。两组螺钉侵及横突孔发生率无差异。术后平均随访 25 个月，所有病例均无螺钉松动或断裂，均获得骨性融合。末次随访时，两组的 JOA 评分没有显著差异。作者认为，微创寰枢融合术与开放手术一样有效，没有增加并发症的风险，减少了软组织损伤。

13.8.4 微创下颈椎固定的Ⅰ级证据

无Ⅰ级研究。

13.8.5 微创下颈椎固定的Ⅱ级证据

无Ⅱ级研究。

13.8.6 微创下颈椎固定的Ⅲ级证据

经皮螺钉可以通过颈椎小关节置入获得稳定而无须置棒。Ahmad 等[5]报道了 3 例患者多节段颈前路融合术后进行经皮颈椎经关节突螺钉固定，无并发症。本研究没有设立对照组，也没有进行长期随访。作者指出，在经皮融合技术尚未开展的条件下，该技术仅限于前路融合的辅助支持。Miyanji

等[6]开展了一项人体颈椎的生物力学研究，比较颈椎经关节突螺钉与侧块固定（每组 8 例）在屈伸、侧弯和轴向扭转等方向上的稳定性，结果发现经关节突固定（带或不带连接棒）与侧块固定生物力学稳定性相似。另外，有些生物力学数据表明，椎体切除导致脊柱失稳时，经关节突螺钉提供的稳定性较差。Lee 等[7]评估了多节段椎体切除术后经关节突螺钉固定与侧块螺钉固定的强度。16 具切除颈椎椎体尸体标本随机分为侧块和经关节突螺钉两组。经关节突螺钉稳定性较差，增加了植骨块的负荷。

下颈椎侧块螺钉也可应用微创技术置入。Mikhael 等[8]撰写了一篇技术文章，描述了如何在通道下置入侧块螺钉。没有关于并发症、融合率或临床结果的报道。Fong 和 Duplessis[9]描述了对于 2 例创伤患者在通道下进行侧块固定的可行性，无并发症的报道。然而，螺钉是用来补充前路融合的，并没有长期的随访报道。Wang 和 Levi[10]回顾了 18 例通道下进行侧块固定的患者。术后 CT 显示螺钉穿破两层皮质，没有穿破其他骨。所有病例均融合。

下颈椎椎弓根螺钉可通过开放或经皮置入。Schaefer 等[11]证实了颈椎椎弓根螺钉可经皮置入，但其准确性有限。共有 72 枚颈椎椎弓根螺钉经皮置入，术后影像学检查仅 76% 无穿破骨质。尽管如此，也没有后路固定的并发症，或需要翻修的螺钉。没有与开放椎弓根螺钉置入比较。

13.8.7 微创胸腰椎椎弓根螺钉固定的Ⅰ级证据

Jiang 等[12]开展了一项随机对照研究，比较了经皮椎弓根螺钉固定（n=31）和开放劈开椎旁肌入路（n=30）治疗无神经损伤的胸腰段爆裂性骨折的疗效。经皮组术后出血量、手术时间、住院时间明显减少，术后 3 个月疼痛控制及功能恢复更好。两组均无螺钉需翻修，两组并发症无差异。另外，开放手术后凸畸形矫正和椎体高度恢复更好。长期临床结果没有显著差异。

13.8.8 微创胸腰椎椎弓根螺钉固定的Ⅱ级证据

椎旁肌解剖和功能的研究表明，经皮置入螺钉的肌肉损伤比开放手术小。Li 等[13]通过 EMG 和 CT 评估椎旁肌损伤，33 例患者分为经皮和开放椎弓根螺钉组。这两种手术均对椎旁肌造成损伤，但经皮组的损伤较小，主要是短期损伤。King[14] 前瞻性随访 19 例椎弓根螺钉患者（11 例开放，8 例经皮），平均 21 个月，评估躯干伸肌力量和轴位像上多裂肌横截面积。经皮组失血量少，术后疼痛轻，躯干伸肌力量高（尽管后者没有统计学差异）。开放组术后与术前相比，多裂肌横截面积明显减少（P=0.003），而经皮组无明显减少（P>0.05）。

Grossbach 等[15] 前瞻性随访接受手术治疗的 38 例屈曲 - 牵伸损伤患者，其中 27 例采用开放椎弓根螺钉，11 例采用经皮螺钉。两组患者美国脊髓损伤协会（American Spinal Injury Association，ASIA）评分或排列没有显著差异。微创组手术时间短，出血少，两组围手术期并发症无差异。虽然随访时间很短，但没有病例发生结构失败。在一份类似的报道中，Huang 等[16] 比较经皮与传统开放椎弓根螺钉内固定治疗神经功能完整的胸腰段爆裂性骨折患者（每组 30 例）。经皮组的失血量、住院时间和术后即刻疼痛（术后 3 个月内）明显较低。末次随访时（平均 2 年），两组患者脊柱后凸角度、椎体高度、疼痛 VAS 和 ODI 没有显著差异。

传统上，经皮椎弓根螺钉采用正侧透视下置入，但计算机辅助导航技术也被开发出来。Yang 等[17] 做了一项多中心前瞻性研究，比较 42 例导航下和 34 例常规透视经皮椎弓根螺钉置入患者。导航组透视时间、放置导丝时间、椎弓根穿破比率（3.0% vs. 7.2%）均优于透视组。没有与开放螺钉置入比较。

13.8.9 微创胸腰椎椎弓根螺钉固定的Ⅲ和Ⅳ级证据

有几项回顾性研究表明，经皮与开放螺钉固定远期疗效相似，但出血量较少、术后疼痛轻、并发症少。Lee 等[18] 比较了 32 例经皮螺钉固定和 27 例开放固定治疗胸腰椎爆裂性骨折的疗效。经皮组失血量和手术时间明显减少，术后 3 个月和 6 个月的 VAS 评分明显较低，腰痛结果评分（low back outcome score，LBOS）评分明显较高。末次随访时，两组后凸畸形矫正和临床结果没有显著差异。Kotani 等[19] 对 80 例行单节段后外侧融合术的退行性腰椎滑脱患者进行了回顾性分析。与开放手术患者相比，经皮组术后出血量和术后疼痛明显减少。经皮组术后 3、6、12、24 个月的 ODI 和 Roland-

Morris 问卷评分较低，两组融合率相似（98% vs. 100%）。螺钉置入无严重并发症。

有些报道认为经皮椎弓根螺钉置入可能导致某些并发症。Mobbs 和 Raley[20] 回顾评估了 525 枚经皮螺钉置入过程中克氏针穿破前方皮质的情况。有 7 个克氏针穿破前方皮质；其中 2 例患者出现腹膜后血肿伴肠梗阻，但不需要输血或手术治疗。作者的结论是，克氏针穿破前方皮质较罕见，一般不会有长期的后遗症，但外科医生必须注意避免这种情况，因为可能造成灾难性的血管或肠管损伤。

另外一个与经皮椎弓根螺钉固定相关的并发症是近端螺钉损伤了邻近的未融合小关节。Jones-Quaidoo 等[21] 比较了 66 例经皮固定与 66 例开放固定患者近端小关节损伤的发生率。经皮组比开放组年轻，但在其他方面匹配良好。经皮组螺钉进入小关节的比率明显高于开放组（分别为 13.6% 和 6%）。Babu 等[22] 还比较了 126 例开放与 153 例经皮腰椎椎弓根螺钉治疗退行性疾病时近端小关节损伤的发生率。术后 CT 显示，经皮螺钉损伤近端小关节发生率较高。

其他报道对经皮椎弓根螺钉准确性低于开放式螺钉持不同观点。Yson 等[23] 比较了 245 枚开放椎弓根螺钉与 125 枚三维 CT 引导（O 形臂）置入的经皮椎弓根螺钉的近端小关节破坏发生率。开放组头端螺钉的小关节破坏发生率明显高于经皮组（26.5% vs. 4%）。Oh 等[24] 还开展了一项回顾性队列研究，评估经皮与开放椎弓根螺钉固定在腰骶部融合术中的准确性（126 例开放患者，111 例经皮患者）。术后复查 CT 评估穿破骨质的发生率和严重程度，两组无显著差异。Lau 等[25] 比较了 TLIF 术中经皮椎弓根螺钉置入（142 例）与开放椎弓根螺钉置入（140 例）近端小关节破坏的发生率，结果两组相似。

有证据表明，用计算机导航代替传统的透视技术可以提高经皮椎弓根螺钉的准确性。Houten 等[26] 回顾比较了 141 个使用标准透视技术置入的经皮螺钉和 205 个使用 O 形臂计算机导航置入的螺钉，透视组椎弓根穿破率为 12.8%，O 形臂组为 3%（P<0.001）；O 形臂组螺钉置入速度也更快。Fraser 等[27] 比较了 29 例使用三维导航进行经皮螺钉置入的患者和 13 例使用标准透视进行螺钉置入的患者，导航组椎弓根穿破率显著降低（P=0.04）。Nakashima 等[28] 回顾性评估了传统透视（n=150）

与基于三维透视的导航（Iso-C）（$n=150$）下经皮穿刺螺钉的准确性。术后 CT 检查显示，7.3% 的 Iso-C 螺钉位于椎弓根外，而单纯透视引导为 15.3%（$P<0.05$）。

13.8.10 微创腰椎经椎板关节突螺钉／经关节突螺钉固定的Ⅰ级证据

无Ⅰ级研究。

13.8.11 微创腰椎经椎板关节突螺钉／经关节突螺钉固定的Ⅱ级证据

Tuli 等[29]进行了一项前瞻性队列研究，比较了应用经椎板关节突螺钉固定（$n=40$）与开放椎弓根螺钉固定（$n=37$）治疗腰椎退行性疾病的长期疗效。经椎板关节突螺钉组住院时间短，出血少，围手术期并发症少。然而，经关节突螺钉固定患者因不融合而再手术的可能性更大（7/40 vs. 1/37）。

13.8.12 微创腰椎经椎板关节突螺钉／经关节突螺钉固定的Ⅲ级和Ⅳ级证据

生物力学研究表明，椎间融合加用经椎板关节突固定与椎弓根螺钉固定强度相当。Hou 等[30]比较了在两节段 ALIF 后经椎板关节突螺钉固定与椎弓根螺钉固定的强度。对 12 个新鲜的人腰椎标本进行两节段 ALIF，然后置入椎弓根螺钉或经椎板关节突螺钉。两者在屈曲、伸展、侧向弯曲或旋转时强度均无显著性差异。Burton 等[31]还利用 10 具尸体标本，比较有椎体间融合条件下椎弓根螺钉和经椎板关节突固定，结果表明经椎板关节突螺钉固定与双侧椎弓根螺钉置入的压缩载荷、屈伸、侧向弯曲和轴向扭矩相当。

经关节突螺钉固定可以提供了一定程度的稳定性，但并不像椎弓根螺钉结构那样坚固。Wang 等[32]在新鲜冰冻小牛脊柱进行两个节段 ALIF，然后测试加用椎弓根螺钉、经椎板关节突螺钉或经关节突螺钉固定的柔韧性。侧屈时，椎弓根螺钉和经椎板关节突螺钉结构强度相似，优于经关节突螺钉。过伸时，椎弓根螺钉的结构比其他两种更坚固。这些结果表明椎弓根螺钉比经椎板关节突螺钉强度更高，后者又比经关节突螺钉更强。与此类似，Agarwala 等[33]研究了两组 7 具人体脊柱标本，使用椎弓根螺钉或经关节突螺钉固定，检测了主要

的和 360° 固定的强度。经关节突螺钉屈伸强度与椎弓根螺钉相似，但侧屈和旋转强度较低。如果同时进行前路固定，这些差异明显减少。

虽然经椎板关节突螺钉和经关节突螺钉不像椎弓根螺钉一样可以获得三柱固定，但一些研究表明，这两个技术都可以提供 ALIF 的有效固定。Amoretti 等[34]回顾评估 182 个经皮经关节突螺钉和 56 个经椎板关节突螺钉，所有患者均先进行 ALIF 手术然后在透视引导下置入螺钉，尽管有一个经椎板关节突螺钉失败，所有患者在 1 年内均影像学融合。Shim 等[35]回顾了 20 例患者，共置入 65 枚经皮经椎板关节突螺钉，平均随访时间为 19.5 个月，术后影像发现 11% 的螺钉穿破椎板壁，但无神经症状。有 1 例置入克氏针时出现上关节突骨折，但是所有节段都实现了小关节固定且均融合。Aepli 等[36]证实，经椎板关节突螺钉是一种耐用的植入物，476 例患者平均随访 10 年，螺钉断裂或松动率 <1%。

回顾性对比研究表明，经椎板关节突螺钉与经关节突螺钉均比椎弓根螺钉固定更适合用于支持 ALIF。Best 和 Sasso[37]回顾比较了 24 例椎弓根螺钉固定和 43 例经椎板关节突固定支持椎间融合治疗椎间盘源性腰痛的疗效。经椎板关节突螺钉组术中出血量和手术时间明显减少；术后 2 年，两组的 VAS 结果相似，椎弓根螺钉组再手术率更高（37.5% vs. 4.7%，$P=0.001$），尽管研究可能受到混淆变量的影响。同样，Jang 和 Lee[38]回顾分析了 44 例经皮关节突螺钉固定术和 40 例经椎弓根螺钉固定术，所有患者先进行了 ALIF 手术。随访 2 年后，2 组 ODI 无明显差异，融合率相似（95.8% vs. 97.5%）。

13.9 微创手术的并发症

术后疼痛和延迟活动是脊柱手术中常见的并发症，但与开放胸腰椎椎弓根螺钉置入术相比，微创手术的这些问题似乎没有那么严重（Ⅰ级证据）。Ⅱ级和Ⅲ级研究表明，其他类型微创后路固定情况相同。解剖和功能研究表明，与开放螺钉置入相比，微创对椎旁肌的损伤较小（Ⅱ级证据）。微创后路固定与开放螺钉置入准确率相当，手术并发症不高，融合率高（寰枢椎固定Ⅲ级证据，下颈椎侧块固定Ⅳ级证据，胸腰段椎弓根螺钉固定Ⅰ级和Ⅱ级证据，经椎板小关节和经关节突固定Ⅲ级证据）。

然而，还需要更多的前瞻性对照研究来评估所有类型的微创后路固定与开放手术这一金标准比较的准确性和有效性。

关于经皮颈椎经关节突螺钉的有效性或经皮颈椎椎弓根螺钉的安全性，支持的数据有限。生物力学数据表明，多节段椎体切除后附加颈椎经关节突螺钉的固定效果比侧块螺钉差。尽管如此，他们还是在一些患者身上应用成功。需要更多的长期随访和对照临床研究来评估颈椎经关节突螺钉固定在保持颈椎排列和融合率方面的效果。同样，支持常规经皮下置入颈椎椎弓根螺钉的数据有限。据报道，即使对于熟练的医生，这项技术准确率也仅为76%[11]。在该研究中虽然没有螺钉需要翻修，但椎动脉或神经根损伤的风险并不小。微创下颈椎椎弓根螺钉的优点并不明确，因为有更安全的开放手术和其他的微创固定选择，可以将后路技术与前路固定和融合相结合。经皮颈椎椎弓根螺钉固定术只能由在该技术方面有丰富经验的外科医生在特定患者人群中进行。

关于经皮胸腰椎椎弓根螺钉的准确性的报道并不一致。一些研究显示近端小关节破坏增加，邻近节段疾病的风险增加；其他报道反驳了这一结果，提示经皮螺钉准确度相当甚至更高，特别是使用立体定向导航的情况下。近端小关节破坏的发生率可能与技术/外科医生有关。在横突–上关节突交界处（外侧进钉点）而不是小关节（内侧进钉点）置入椎弓根螺钉可降低小关节破坏的风险。需要更多的前瞻性多中心研究来评估经皮椎弓根螺钉与开放椎弓根螺钉近端小关节破坏率及其对邻近节段疾病的影响。

经皮椎弓根螺钉置入术的一个并发症是克氏针穿破椎体前方皮质，有损伤血管或肠管的风险。少数病例报道克氏针穿皮前方皮质导致腹膜后血肿和肠梗阻。在置入的全过程中，手术医生应该时刻注意克氏针的位置，将这种风险降到最低。

经皮螺钉置入术的另外一个潜在并发症是假关节形成，因为不暴露后方结构，不能进行去皮质和植骨。但是，这些螺钉通常是用来支持前路融合或促进椎体骨折的愈合。一些Ⅱ级和Ⅲ级研究显示，经皮和开放椎弓根螺钉置入后前方融合率、维持脊柱排列、内固定完整性、长期功能和疼痛结果相似。尽管腰椎经关节突螺钉和经椎板关节突螺钉固定没有椎弓根螺钉那么坚强，但一些Ⅲ级研究表

明，这种固定足以支持前路椎体间融合，其融合率和结果与椎弓根螺钉相似。尽管如此，有一项Ⅱ级研究显示，当使用经椎板关节突螺钉代替椎弓根螺钉进行360°融合时，再手术的比率增加。要比较微创与开放后路固定的融合率和临床效果，需要更多的长期前瞻性研究。

13.10　微创手术的结论

有些报道表明，微创后路固定可以准确、安全地置入，融合率与开放手术相似。然而，有关这些问题的研究数量有限，并且数据质量混杂（胸腰椎椎弓根螺钉Ⅰ级和Ⅱ级证据，经椎板小关节和经关节突螺钉Ⅲ级证据，寰枢椎固定Ⅲ级证据，下颈椎侧块螺钉Ⅳ级证据）。一些Ⅲ级研究表明，经皮腰椎椎弓根螺钉增加了近端小关节破坏的发生率。然而，其他的研究显示小关节的破坏率相似，或者经皮螺钉的破坏更少。与传统的透视技术相比，使用计算机辅助导航可以提高微创螺钉的准确度。掌握正确的技术和操作时保持警惕有助于预防微创螺钉置入的相关并发症（例如，克氏针穿入到腹膜后、近端小关节破坏）。与椎弓根螺钉相比，腰椎经椎板关节突螺钉和经关节突螺钉稳定性较差，但Ⅲ级研究表明，这种刚性足以促进前路融合。很少有证据支持经皮颈椎椎弓根螺钉的安全性或颈椎经关节突螺钉的有效性。

总之，与开放手术相比，使用微创技术置入后路固定可降低失血量，减少椎旁肌损伤，减少术后即刻疼痛和缩短住院时间（胸腰椎椎弓根螺钉Ⅰ级证据，经椎板关节突螺钉Ⅱ级证据，颈椎螺钉Ⅲ级证据）。采用微创技术胸腰段椎弓根螺钉置入为1A级建议，而微创经椎板关节突螺钉和颈椎螺钉均为2C级建议。需要更多的前瞻性研究来评估所有类型的微创后路固定相对于开放手术金标准的近期（螺钉准确性、围手术期并发症）和远期（保持排列、支持融合和避免邻近节段疾病）安全性。

13.11　开放手术的讨论

上面讨论的微创技术实际上是对传统开放手术的最新改良，用于置入广泛使用的坚强的节段固定器械。尽管这些开放手术已经长期广泛应用，但并没有前瞻性随机对照试验把大多数开放技术与先前

的不太坚固的脊柱固定结构进行比较。外科学界引入并接受这些开放手术的时间框架缺少高质量研究。坚固的颈椎固定，如 C1 侧块 - C2 椎弓根 / 峡部和下颈椎侧块或椎弓根螺钉固定，比上一代的钢丝固定具有明显的优势。这些技术使得大多数病例术后不需要使用 halo 固定。因此，尽管大多数有关开放颈椎固定技术的文献都是 Ⅲ 级和 Ⅳ 级证据，但开展随机对照试验比较这些手术方法与之前颈椎固定方法进行比较似乎并无必要。相反，由于微创技术最近才得到改进，直接将微创与开放式技术进行比较的文献也很少。然而，大量的低水平研究详细阐述了开放脊柱后路固定技术的结果和并发症，为临床医生提供了有价值的信息。下面是具有代表性的概况。

13.11.1 开放寰枢椎固定术的 Ⅰ 级证据

无 Ⅰ 级研究。

13.11.2 开放寰枢椎固定术的 Ⅱ 级证据

无 Ⅱ 级研究。

13.11.3 开放寰枢椎固定术的 Ⅲ 级和 Ⅳ 级证据

有很多 Ⅲ 级和 Ⅳ 级研究报道了开放寰枢椎固定的结果，表 13.4 是一些代表性的例子 [4, 39-54]。Wei 等进行了唯一的直接比较微创和开放 C1-C2 固定技术的研究。如前所述，微创组出血量、手术时间、切口长度均较对照组低。从现有资料来看，尚不清楚这些差异是否具有临床意义。2 组患者螺钉置入欠佳率、JOA 评分、融合率或晚期内植物问题等没有显著差异。这一信息令人放心，微创 C1-C2 固定术的成功率和并发症发生率似乎与开放治疗相当，但每组 22 例患者的样本量使这种假设存在 Ⅱ 型错误的可能性。

在进一步了解 C1 侧块的解剖结构，从而可以从后路直视下置入螺钉之前，C1-C2 TAS 固定是最广泛使用的技术，可获得该运动节段的坚强固定。Lee 和他的同事回顾比较了采用 C1-C2 TAS 固定和切开 C1 侧块 - C2 椎弓根螺钉内固定的患者 [39]。其中 C1-C2 TAS 组 28 例（第 1 组），C1 侧块 - C2 椎弓根螺钉组 27 例（第 2 组），随访 24 个月。第 2 组融合率为 96%，而第 1 组为 82%。一例接受开放 C1 侧块 - C2 椎弓根螺钉治疗的患者出现内固定失

败和假关节形成。这组中有一例患者在剥离过程中出现椎动脉损伤（vertebral artery injury，VAI）。该组 96% 的患者在末次随访时没有颈部疼痛。所有这些参数都比开放 C1-C2 经关节螺钉固定有优势。

开放 C1-C2 固定的主要文献包括规模各异的无对照的病例报道，其中一些还包括比 C1-C2 更长的固定节段，相关事件并没有根据固定节段进行分层。因此，将这些病例系列与微创寰枢椎融合病例系列进行比较具有重要的局限性，在这里不作讨论。1994 年，Goel 和 Laheri 发表了第一篇关于 C1 侧块螺钉技术的报道 [55]，他们切断 C2 神经根，以便将螺钉放置在 C1 侧块的中央（靠近 C1-C2 关节），通过一个坚强的钢板连接 C2 椎弓根螺钉。2002 年，Goel 等发表了一个更大的系列，利用这项技术治疗 160 例患者 [40]。他们没有报道血管并发症或感染；尽管在 18 个月内有一例患者出现螺钉断裂，但他们根据屈伸位 X 线片确认 100% 融合。因为金属伪影，他们没有常规地进行术后 CT 扫描。18 例患者报道 C2 神经根分布区感觉缺失。

2001 年，Harms 和 Melcher 提出了对这一技术的改良 [41]。他们不切断 C2 神经根而是向尾端牵开，C1 和 C2 置入多轴螺钉并通过顶部加载杆连接。他们报道了 37 例接受该手术的患者，其中 3 例未达到 6 个月的随访，其余患者随访 6 个月 ~2 年以上。他们报道没有出现硬膜撕裂或 VAI，有一例患者出现深部伤口感染。尽管他们没有要求进行术后 CT 检查，但他们认为所有患者中螺钉置入都是满意的。根据 X 线标准，所有患者末次随访时均融合。他们报道没有患者出现枕神经痛，他们认为在 C1 使用上半部分无螺纹的螺钉有助于避免刺激邻近的 C2 神经根。为了达到这个目的，其他医生报道了把 C1 进钉点改为部分或全部通过 C1 后弓 [56, 57]。此后，有文献对这些改良的优缺点进行了讨论。

C1-C2 的微创固定通常是在可扩张通道下完成，因此常规切断 C2 神经根，选用后弓下的进钉点在技术上可能具有优势。在更多的关于开放 C1-C2 固定的文献中研究这些改良，可能有助于预测在微创方法中使用的类似技术在其他应用中的效果。本章作者之一（A. K. F.-B.）最近进行了一项广泛的荟萃分析，评估 C1 侧块螺钉进钉点对于生物力学的影响，以及 C2 神经状态对其放置安全性和准确性的影响 [58, 59]。有 34 项符合纳入标准的研究，作者将 1 247 例采用 Goel-Harms 技术进

表 13.4　关于开放 C1-C2 融合（钉-杆结构）的代表性数据汇总

研究	等级	治疗组	结果
Wei 等[4]	III	22 例行开放 C1-C2 融合，22 例行微创 C1-C2 融合	• 螺丝准确度无差异 • 所有患者均骨性融合，无内固定松动 • 末次随访时 JOA 评分相似
Lee 等[39]	III	27 例患者接受 C1-C2 融合 SRC，28 例患者接受 C1-C2 TAS	• SRC 融合度为 96% • 1 例假关节 / 内固定失败 • 1 例 VAI
Goel 等[40]	IV	160 例开放 C1-C2 钉板固定	• X 线 100% 融合 • 没有 VAI，无感染或螺钉放置不正确
Harms 和 Melcher[41]	IV	37 例开放 C1-C2	• 100% 融合 • 感染率 2.7% • 没有 VAI 或螺丝位置错误
Chen 等[42]	IV	11 例开放 C1-C2	• 100% 融合 • 没有 VAI、螺丝位置错误或感染
El Masry 等[43]	IV	13 例开放 C1-C2	• 100% 融合 • 没有 VAI、螺丝位置错误或感染
Stulik 等[44]	IV	28 例开放 C1-C2	• 100% 融合 • 感染率 3.6% • 没有 VAI 或螺丝位置错误
Li 等[45]	IV	23 例开放 C1-C2	• 100% 融合 • 没有 VAI、螺丝位置错误或感染
De Iure 等[46]	IV	13 例开放 C1-C2	• 92.3% 融合 • 没有 VAI、螺丝位置错误或感染
Payer 等[47]	IV	12 例开放 C1-C2	• 91.7% 融合 • 没有 VAI、螺丝位置错误或感染
Simsek 等[48]	IV	17 例开放 C1-C2	• 100% 融合 • 感染率 5.9% • 没有 VAI 或螺丝位置错误
Pan 等[49]	IV	48 例开放 C1-C2	• 100% 融合 • 没有 VAI、螺丝位置错误或感染
Squires 和 Molinari[50]	IV	23 例开放 C1-C2	• 100% 融合 • 没有 VAI、螺丝位置错误或感染
Thomas 等[51]	IV	26 例开放 C1-C2	• 100% 融合 • 没有 VAI、螺丝位置错误或感染
Wang 等[52]	IV	319 例开放 C1-C2	• 100% 融合 • 感染率 0.6% • 没有 VAI 或螺丝位置错误
Hamilton 等[53]	IV	44 例开放 C1-C2	• 96.7% 融合 • 没有 VAI、螺丝位置错误或感染
Kang 等[54]	IV	20 例开放 C1-C2	• 100% 融合 • 感染率 10% • 没有 VAI 或螺丝位置错误

注：JOA，日本骨科学会；SRC，钉-杆结构；VAI，椎动脉损伤。

行开放 C1-C2 融合的患者的结果汇总起来。进钉点的改变，包括通过 C1 后弓进入，对融合术的成功率没有显著影响。就进钉点和 C2 神经状态对螺钉错位率、VAI 和神经损伤的影响，有 41 项Ⅲ级研究共 1 471 例患者纳入分析。3 例有椎动脉损伤（0.1%），5 例有临床意义的螺钉位置不良（0.2%）。另有 45 枚螺钉（1.6%）在术后影像学上被判定为位置不良，但没有临床症状。根据荟萃分析，切断 C2 神经根可导致术后更大的麻木，但神经痛和螺钉位置不良较少见。后弓进钉和后弓下进钉但保留 C2 神经置入螺钉这两种技术螺钉位置不佳发生率和 VAI 相似，但后者的麻木和疼痛更严重。

最近，有另一项荟萃分析比较了 TAS 和 Goel–Harms 技术进行后路寰枢融合的结果[60]。该研究在在线数据库搜索了 1986—2011 年关于该主题的英文文献。用钢板或多轴螺钉治疗的患者都归为"钉–杆结构"（screw–rod construct，SRC）组。共有 24 项研究包括 1 073 例患者符合 SRC 组的纳入标准，所有纳入的研究均为Ⅲ级证据。SRC 组 VAI 发生率为 2.0%，明显低于 TAS 组（4.1%）。SRC 组螺钉位置不良发生率为 2.4%，明显低于 TAS 组（7.1%）。SRC 组融合率为 97.5%，明显优于 TAS 组（94.6%）。92% 的研究有关于患者术后感染情况的记录，总风险为 1%（范围 0%~10%）。只有 22% 的研究报道了 SRC 患者估计失血量（estimated blood loss，EBL）的数据，平均 EBL 为 364 mL。只有 23% 的患者报道了手术时间，平均手术时间为 128 分钟。作者承认研究有一定的局限性，如缺乏统一的影像学指标来评估螺钉位置或融合等，不同的植骨技术（自体骨移植、异体骨移植、结构植骨/颗粒植骨和 BMP 的使用）可能会影响融合结果。尽管有这些缺点，但这些荟萃有足够大的队列，以便对开放 C1-C2 融合术的安全性和有效性作出合理的估计。

13.11.4 开放下颈椎固定术的Ⅰ级证据

无Ⅰ级研究。

13.11.5 开放下颈椎固定术的Ⅱ级证据

无Ⅱ级研究。

13.11.6 开放下颈椎固定术的Ⅲ级和Ⅳ级证据

有几项研究报道了在下颈椎后路开放固定术

中与内植物相关的并发症，总结见表 13.5[10, 61-73]。1979 年，Roy Camille 等首次描述了颈椎后路侧块螺钉固定术[74]。此后，许多作者提出了不同的进钉点和螺钉径路的微调。早期使用钢板多数被多轴螺钉棒系统取代。多轴钉棒系统可以更好地适应侧块的形态变化，每个节段都可以很好地置入螺钉。Katoni 和同事发表了 1999—2007 年 225 例颈椎后路固定病例的回顾性研究，患者使用钉–板或多轴钉–棒系统固定，共计 1 662 个螺钉[70]。所有患者术后复查 CT 评估螺钉位置，27 枚螺钉（1.6%）置入过程中发生侧块骨折；使用双皮质螺钉，3 例患者（1.3%）术后出现神经根症状而需要取出螺钉；3 例老年患者（1.3%）发生螺钉拔出；融合率为 97.4%。两例患者出现临床意义的伤口血肿，需要清除。未发生 VAI 或伤口感染。

除了伤口相关问题，螺钉位置是导致并发症的主要因素。很多患者中下颈椎进行侧位透视较为困难，许多外科医生利用解剖标记来引导螺钉置入。Inoue 等[72] 最近发表了一项大型回顾性研究，探讨了徒手置入侧块螺钉相关并发症的发生率。94 例患者共 457 枚侧块螺钉在术后进行 CT 检查。作者采用改良的 Magerl 技术，进钉点在侧块中点内侧 1 mm 处，螺钉径路为向外向头端 30°（与小关节平行）。在钻孔过程中，以外上象限作为"假想"目标。缓慢向前钻孔，如果可能置入双皮质螺钉。由于向外倾斜不够，9.6% 螺钉接触或穿破了横突孔。由于向头端倾斜不够，2.8% 的螺钉侵犯了关节突关节，最常见于 C6。位置不良的螺钉均未导致椎动脉或神经根损伤。其他几位作者也发表了一些研究，报道了应用解剖标记开放置入螺钉，其螺钉位置不良率在 0.3%~9%[67, 69, 73]。根据报道，由于螺钉位置不良而导致的有临床意义的神经根损伤或神经根病发生率在 0.6%~1.4%。

最近有一项荟萃分析比较了下颈椎侧块螺钉与椎弓根螺钉相关的并发症[75]。文献检索确定了 28 个合格的关于侧块固定的研究，其中 18 项研究最终由于纳入或排除标准而删去。1 项前瞻性研究和 9 项回顾性研究共包含 766 名患者，从 C3~C7 置入 5 328 个螺钉。每一种并发症的发生率都根据患者和螺钉的数量来计算。围手术期并发症发生率为：神经根损伤，每枚螺钉 0.19%，每例患者 1.36%；SCI，每枚螺钉 0%，每例患者 0%；VAI，每枚螺钉 0%，每例患者 0%；侧块骨折，每枚螺钉 1.62%；

表 13.5 详细描述开放下颈椎侧块固定的并发症的代表性研究总结

研究	等级	治疗组	结果 / 并发症
Heller 等[61]	IV	78 例患者，654 个螺钉，带侧块钢板	• 4 例患者的 4 颗螺钉因神经根损伤而需要再手术 • 4 个因为假关节形成或螺丝 / 板失败而需要晚期翻修
Fehlings 等[62]	IV	44 例患者，210 个螺丝	• 没有神经根损伤或早期翻修 • 3 例因假关节形成而需要晚期翻修
Graham 等[63]	IV	21 例患者，164 个螺钉	• 3 例患者的 4 颗螺钉因神经根损伤而需要再手术 • 没有假关节形成或晚期再手术
Wellman 等[64]	IV	43 例患者，259 个螺钉	• 没有神经根损伤或早期翻修 • 1 例因假关节形成而进行晚期翻修
Sekhon[65]	IV	143 例患者，1 026 个螺钉	• 8 个小关节损伤，无神经根受伤或早期翻修 • 6 个螺钉拔出，4 个螺丝断裂，1 个钢板断裂 • 1 例因邻近节段病而晚期再手术
Pateder 和 Carbone[66]	IV	29 例患者，198 个螺钉	• 1 例患者出现晚期螺钉断裂，复位丢失
Wang 和 Levi[10]	IV	18 例患者，77 个螺钉	• 没有神经根受伤或早期翻修 • 没有晚期植入物并发症或假关节形成
Roche 等[67]	IV	29 例患者，203 个螺钉	• 无神经根损伤 • 3 个螺丝松动，3 个螺丝松开，无后期再手术
Wu 等[68]	IV	115 例患者，673 个螺钉	• 没有神经根受伤或早期翻修 • 1 个晚期螺钉拔出，但无须再手术
Stevens 等[69]	IV	34 例患者，267 个螺钉	• 3 次因伤口感染而再次手术 • 3 次后期再手术，1 例棒松开，2 例持续疼痛
Katonis 等[70]	IV	225 例患者，1 662 个螺钉，均经 CT 检查评估	• 3 例患者的 3 颗螺钉因神经根受伤而需要翻修 • 27 颗螺钉导致侧块骨折 • 9 例因假关节和螺丝钉延迟拔出而需要再手术
Audat 等[71]	IV	50 例患者，405 个螺钉	• 无神经根损伤 • 4 个螺丝破坏了小关节，1 个需要翻修 • 没有因植入物并发症或假关节形成而再次手术
Inoue 等[72]	IV	94 例患者，457 个螺钉，均经 CT 检查评估	• 9.6% 螺钉接触或破坏了横向孔 • 2.8% 的螺丝伤及小关节 • 没有因螺钉错位而导致 VAI 或神经根受伤
Kim 等[73]	IV	39 例患者，178 个螺钉	• 无神经根损伤 • 9% 小关节破坏 • 没有因假关节形成而晚期翻修

注：CT，计算机断层扫描；VAI，椎动脉损伤。

小关节破坏，每枚螺钉 0.62%；因为螺钉位置不良而需要再手术或取出，每枚螺钉 0.38%，每例患者 2.64%。晚期并发症发生率为：螺钉松动，1.17%（每个螺钉）；螺钉拔出，1.1%（每例患者）；钢板 / 棒断裂，0.28%（每例患者）；复位丢失，2.21%（每例患者）；假关节形成，2.67%（每例患者）；需要翻修，2.81%（每例患者）；需要手术的邻近节段退变，0.74%（每例患者）。将这些并发症的发生率与下颈椎椎弓根螺钉进行比较，结果一致。唯一的例外是

颈椎椎弓根螺钉置入术后椎动脉损伤的发生率（每枚螺钉 0.15% 和每例患者 0.61%）明显增高。

术后伤口感染是下颈椎后路切开固定术的并发症，但许多因素都可能增加感染的风险。感染率与手术的大小包括固定节段多少和是否进行了椎板切除术等因素直接相关。这些因素造成失血量更大、术后无效腔更大、术后残余出血更多和血肿形成。与患者相关的因素如肥胖，相关诊断如感染或肿瘤，都可能也会影响感染率。一些研究比较了椎

板成形术与椎板切除融合术治疗脊髓型颈椎病的疗效[76, 77]。理论上，椎板切除融合术暴露和固定的范围比椎板成形术大，感染率增加。有两项研究均报道融合组的感染率略高（分别为 7.6% 和 8.5%），但这些差异并不显著；然而，这两项研究在比较中都可能存在 Ⅱ 型错误。另外两项最新的研究评估了伤口内万古霉素粉对开放颈椎融合术后手术部位感染的影响[78, 79]。两项研究都包括在使用伤口内万古霉素粉之前的开放颈椎融合术患者作为对照组，根据对照组可以估计这个手术的手术部位感染风险。据报道，两项研究的感染率分别为 15% 和 10.9%[78, 79]，两项研究均报道切口内使用万古霉素粉剂可以显著减少手术部位感染，感染率分别为 0% 和 2.5%[78, 79]。除了对脊髓型颈椎病进行多节段下颈椎减压和融合外，后一项研究还包括枕颈 / 颈胸融合，以及肿瘤和感染的手术。

虽然术后疼痛通常不被认为是并发症，但毫无疑问，术后疼痛较低的技术更可取。可惜的是，这一问题一直没有在现有的开放颈椎后路文献中进行常规的研究，与有限的微创颈椎后路手术的数据进行比较。开放文献中最常见的是多节段椎板切除结合后路固定。为了真正理解微创手术在这一领域中的作用，有必要在比较手术结果的研究设计中评估这一问题。

13.11.7 开放胸腰椎椎弓根螺钉内固定的 Ⅰ 级证据

目前没有 Ⅰ 级证据比较经皮椎弓根螺钉内固定与传统正中入路徒手或透视引导下置入螺钉。Jiang 等[12] 在中国北京设计了一项随机对照试验，比较导航引导下经皮椎弓根螺钉置入术与经正中切口旁正中椎弓根螺钉固定术治疗无神经损伤的胸腰段爆裂性骨折的疗效[80]。尽管本文所采用的开放手术技术是非典型的，但本研究证实了一些非常重要的概念。与经皮组相比，开放置入椎弓根螺钉没有增加任何并发症。120 枚开放置入螺钉中有 4 枚螺钉位置不良，124 枚经皮螺钉中有 6 枚螺钉位置不良，没有螺钉需要再手术或导致神经系统并发症。此外，开放手术改善整体矢状面排列和骨折复位优于经皮手术。经皮组手术时间短，术中失血量少，住院时间短。然而，没有报道数据表明开放组需要输血。在最后的随访（至少 3 年）中，两组临床结果没有显著差异。

13.11.8 开放胸腰椎椎弓根螺钉内固定的 Ⅱ 级证据

在英文文献中，有数量不多的 Ⅱ 级研究，比较开放和微创手术治疗脊柱疾病的结果，其中绝大多数为融合和创伤。评估微创和开放手术的融合质量超出了本章的范围，在本书的其他部分有更好的讨论。然而，可以从这些 Ⅱ 级研究中收集有价值的信息，比较开放和微创胸腰椎融合术。Kotani 等[19] 前瞻性地对 80 例退行性腰椎滑脱和狭窄患者进行了常规开放和微创后外侧融合术（minimally invasive posterolateral fusion，MIS-PLF）。MIS-PLF 组采用正中小切口，同时进行直接减压 / 小关节内侧切除、横突内侧和小关节去皮质，取自体髂骨植骨融合。此外，他们利用双侧旁正中切口置入 Sextant 螺钉。利用这种范围较大的手术，作者报道了开放组和 MIS-PLF 组融合率相当。2 年后 MIS-PLF 组的 ODI 和 RMQ 改善优于开放组。微创组仅有术后第 3 天 VAS 在统计学上优于开放组，其他唯一显著差异是微创组术后血红蛋白为（10.8 ± 1.2）g/dL，高于开放组［（10.2 ± 1.4）g/dL］。其他指标包括肌酸激酶（creatine phosphokinase，CPK）和 C 反应蛋白（C-reactive protein，CRP）水平相当。ODI 和 RMQ 的差异可能仅仅是由于患者的偏见和感知，因为患者自己根据与外科医生的讨论选择了手术技术。除了非随机化的限制以外，本研究的方法学定义不明确，可能会降级为 Ⅲ 级证据。

Grossbach 等[15] 报道了 38 例屈曲牵伸损伤患者的短期随访。其中 27 例采用开放椎弓根螺钉内固定和融合术，11 例采用经皮 / 微创固定。开放组平均随访 1.5 年，微创组平均随访 9 个月。两组之间的 ASIA 评分或后凸成角没有差异，手术时间和住院时间也没有统计学差异。经皮组的失血量明显比开放组少。本研究的短期随访结果不能评估与植入物相关的长期失败 / 并发症、是否需要取出内固定和脊柱排列的维持，尤其是对韧带损伤和未融合的患者。英文文献中没有其他支持微创组的 Ⅱ 级研究，大多数都有类似的局限性。

椎弓根螺钉置入的准确性通常取决于影像学辅助手段的获得和使用。术中成像和导航的最新进展，提高了椎弓根螺钉内固定的准确性和安全性。然而，这项技术辐射更高、成本更高、设备更多、操作时间更长，而且通常并不能得到或使用。

Laine 等[81] 报道了他们在 100 例连续患者中随机使用传统徒手技术（50 例）或计算机导航辅助（41 例）进行椎弓根螺钉固定的结果。由于 9 例患者脱落的方法学问题，降级为 II 级研究。徒手组患者椎弓根穿破率为 13.6%，明显高于导航组为 4.6%。徒手组椎弓根穿破 >4 mm 的发生率为 1.4%，导航组没有。这种提高的准确性仅仅是提高 / 增强成像能力的反映，无论是开放还是经皮入路，其对准确性的影响都是一样的，脊柱手术中使用经皮技术并不优于开放手术。

13.11.9 开放胸腰椎椎弓根螺钉内固定的 III 和 IV 级证据

评估椎弓根螺钉固定安全性的现有文献大多来自 III 级和 IV 级数据。Lonstein 等[82] 发表了他们对 875 例患者 4 790 枚椎弓根螺钉的回顾性研究，揭示了开放置入椎弓根螺钉的安全性和并发症。通常结合解剖标志和侧位片进行螺钉置入。根据需要采用椎板切除术或椎板开窗减压术进行减压和（或）确认螺钉置入。患者在术中或出院前常规进行正侧位 X 线检查。在他们的单一机构病例中，95% 的椎弓根螺钉完全位于椎弓根内。穿破率 2.8%（74% 位于骶骨，感觉是有意穿透双层皮质）；有 1% 的侧方穿破、0.6% 的向下穿破、0.4% 的内侧穿破和 0.2% 的向上穿破。1% 出现神经根刺激，主要因内侧穿破引起。11 颗引起神经根刺激的螺钉中有 8 颗被取出，多数患者症状得到缓解。无内脏或血管损伤，其他并发症包括椎弓根骨折 0.1%，螺钉断裂 0.5%。这篇经典的论文发表在早期使用椎弓根螺钉的时候，那时候经皮螺钉固定的概念还没有出现，但是，到目前为止，没有对比研究显示透视辅助经皮螺钉置入相关并发症优于 Lonstein 的开放螺钉置入内固定[83, 84]。

Kim 等[85] 进行了一项关于开放徒手置入胸椎椎弓根螺钉的最新回顾性分析。他们报道了 3 204 枚胸椎椎弓根螺钉，其中绝大多数是为脊柱侧凸 / 畸形患者置入的。随机抽取 577 枚螺钉进行术后 CT 扫描，分析螺钉相关并发症。5 名外科医生置入胸椎螺钉准确率为 93.8%，中度皮质穿破占 6.2%，1.7% 穿破内侧壁。由于没有相关症状，位置不佳的螺钉被接受并留在原位。在长达 10 年的随访中没有神经或血管并发症。

Oh 等[24] 发表了回顾性分析，比较经皮与开

放椎弓根螺钉在腰骶融合术中的应用。研究包括 237 例患者和 1 056 枚螺钉。其中 558 枚螺钉采用开放透视辅助置入，498 枚螺钉采用经皮方法置入。所有后路内固定都结合前路或者经椎间孔椎体间融合。两组椎弓根穿破率无显著差异，开放组为 13.4%，经皮组为 14.3%。经皮组向内、下穿破风险较高，开放组向外穿破的发生率更高。一般来说，穿破内侧更容易损伤神经[86, 87]。

除了较容易穿破椎弓根内侧外，有几名作者报道经皮螺钉小关节破坏的发生率较高，程度较严重。Jones Quaido 等[21] 和 Babu 等[22] 都报道了经皮穿刺方法的近端小关节破坏率明显更高。这将导致融合上方邻近节段的应力增加和退变，并可能导致有症状的邻近节段病。

13.12 开放手术的结论

目前，开放置入脊柱内固定是获得坚强后路固定的金标准。尽管缺乏 I 级研究，但大量关于这些技术的文献可以合理估计实际情况下并发症的发生率。尽管如此，仍然可以提出 1C 级建议使用开放技术放置螺钉。相比之下，确定微创颈椎固定术并发症风险的文献更少。在大型医疗中心，有经验的外科医生可以使用这些技术，其并发症的发生率与开放手术相当。但预测一般医生的并发症发生率更为困难。例如，北美繁忙的脊柱创伤中心之一最近发表了一项研究，详细说明了 C1 固定的准确性和并发症[88]。在 6 年的研究期间，作者每月有 2~3 例患者需要进行 C1 固定。然而，这种手术在一般实践中并不常见。目前尚不清楚，一名很少做这个手术的医生是否会有足够的频率做这样的微创手术，证明有必要使患者暴露于微创手术所固有的学习曲线，特别是当其优点更多是理论上的而不是被证明的话。

相反，下颈椎后路固定术更为常见。然而，这些融合大多是多节段固定或与椎板切除术联合进行，使得微创技术并不适用。微创颈椎固定术的主要优点是手术部位感染率较低，这在历史上是开放手术最容易发生的并发症。然而，开放融合的感染率受固定节段长度和椎板切除术等因素的影响，没有办法与未进行减压的微创单节段融合进行有效的比较。最近提出的辅助治疗，如伤口内应用万古霉素粉，将全面降低感染的风险。

考虑到开放手术所需的剥离，经皮胸腰椎椎弓

根螺钉作为前路椎体间融合术的补充或作为骨折的固定似乎是有根据的。然而，不应低估近端小关节损伤的风险，可能需要更广泛地使用计算机导航来减少这种情况（表 13.6）。

13.13 编者述评

13.13.1 微创手术

并发症发生率不仅仅依赖于"技术"，而是四个因素的直接结果：疾病的复杂性、患者相关的合并症、脊柱的目标节段，以及外科医生的经验水平。当然，无论是开放还是微创，颈椎内固定的置入精度要求都是非常高的。除了非常有经验的医生，人们可能希望避免在这个区域使用微创技术。另外，经皮腰椎内固定术相对容易且安全。在这项技术发展的早期发表的文献表明，使用微创技术比开放技术并发症更高。然而，这似乎既反映了当时可用器械的相对初级阶段，也反映了外科医生的手术经验不足。最近的一些出版物显示，使用微创技术的并发症发生率较低。

与任何外科手术一样，随着经验的增加，结果改善，并发症降低。没有经验或对于技术不习惯的外科医生不应该在患者身上进行任何开放性或微创的手术。然而，把所有的新技术都贬为"不如原来的、久经考验的、真实的技术"会扼杀进步和创新。通过适当的教育和培训，大多数外科医生可以获得必要的技能，完成更新的微创固定技术。

表 13.6 开放胸腰椎椎弓根螺钉的代表性数据汇总

研究	等级	治疗组	结果
Jiang 等[12]	I	31 例经皮 vs.30 例开放椎弓根螺钉治疗爆裂性骨折	• 经皮组失血量、手术时间、住院时间较少 • 螺丝准确度或并发症无差异 • 开放组脊柱排列和骨折复位更好 • 长期结果无差异
Grossbach 等[15]	II	27 例开放 vs.11 例经皮椎弓根螺钉治疗屈曲－牵张损伤患者	• 经皮患者的手术时间或更短，失血量更低 • 并发症发生率无差异 • 随访时间有限
Kotani 等[19]	II / III	37 例行开放椎板切除术和 PLF vs.43 例 MIS-PLF 进行单节段融合治疗退行性腰椎滑脱	• 微创组正中切口＋后外侧沟植入自体髂骨融合与开放组等效 • 微创组 24 个月内 ODI 和 RMQ 评分更好 • 两组无螺钉置入并发症，CPK 和 CRP 水平相近
Jones-Quaidoo 等[21]	III	66 位开放 vs. 66 位经皮椎弓根螺钉患者	• 经皮螺钉损伤近端小关节发生率更高（6% vs.13.6%）
Babu 等[22]	III	126 例开放 vs. 153 例经皮腰椎退变病例	• 经皮患者近端小关节损伤更常见
Oh 等[24]	III	126 例开放 vs. 111 例经皮患者	• 两组的椎弓根穿破发生率和严重程度相似
Laine 等[81]	II	50 例徒手置入椎弓根螺钉 vs.41 例开放导航下置入椎弓根螺钉	• 徒手组的穿破率 13.6% vs. 导航组的穿破率 4.6% • 椎弓根穿破 >4 mm：徒手为 4.6% vs. 导航组为 1.4%
Lonstein 等[82]	IV	回顾性分析 875 例 4 790 个椎弓根螺钉	• 开放式徒手配合侧位透视，椎弓根螺钉准确度 95% • 1% 穿破外侧，0.6% 穿破外侧，0.4% 穿破内侧 • 没有内脏损伤，1% 的神经根刺激
Halm 等[83]	IV	前瞻性临床试验，12 例特发性脊柱侧凸患者应用开放式椎弓根螺钉固定	• 85/104 螺钉在"椎弓根内" • 穿孔：外侧 10 颗螺钉，内侧 4 颗，双边 5 颗 • 无神经系统并发症
Schizas 等[84]	III	CT 分析连续 15 例 s/p LS 融合患者 60 个经皮椎弓根螺钉	• 13% 严重穿透，80% 某种形式的穿孔 • 1/15（6.6%）因穿破出现 S1 根瘫
Kim 等[85]	IV	回顾分析 3204 例胸椎椎弓根螺钉	• CT 分析显示 93.8% 的准确性 • 中等穿孔 6.2%，内侧穿孔 1.7%

注：CPK，肌酸磷酸激酶；CRP，C 反应蛋白；CT，计算机断层扫描；MIS-PLF，微创后外侧融合；ODI，Oswestry 功能评分；RMQ，Roland-Morris 失能量表；s/p LS，LS－腰骶骨。

13.13.2 开放手术

对于最有经验的医生，开放和微创技术置入内固定的并发症发生率是相似的。通过这个陡峭的学习曲线，以便最终达到与成熟的开放技术（具有更宽容的学习曲线）相等的效果，对脊柱外科医生来说通常是一个艰难的过程，特别是患者不希望被用作学习手术的示例。目前尚不清楚，如果患者了解了微创的学习曲线和相关并发症的可能性，他们是否仍然会渴望接受微创手术。由于大多数脊柱培训是以传统的开放手术为基础的，即使是经验丰富的开放外科医生也很可能无法立即获得与开放手术相当的效果。类似的研究记录了外科医生在采用微创技术不同阶段的并发症发生率，这些研究可能会提供更多信息，但对于参与研究的外科医生而言可能并不理想。

许多常见的手术（如大多数颈椎后路融合术，除了本章描述的较不常见的情况外）需要固定多个节段。内固定置入不精确往往是由于没有根据不同节段调节通道而造成的，这些相同的手术，通常是椎弓根和侧块螺钉技术的混合，使得螺钉可能承受较大应力而发生切割。相比之下，开放手术有一个连续的手术通道，不受径路或进钉点的限制。虽然不是本章的重点，但微创融合手术过程中需要移动通道，以实现理想内固定置入，这一局限性限制了补充性手术，例如微创融合手术过程中的去皮质和植骨。

（陈 哲 曹 鹏 译）

-------------------- 参·考·文·献 --------------------

[1] Joseffer SS, Post N, Cooper PR, Frempong-Boadu AK. Minimally invasive atlantoaxial fixation with a polyaxial screw-rod construct: technical case report. Neurosurgery. 2006; 58(4) Suppl 2:E375–, discussion E375

[2] Taghva A, Attenello FJ, Zada G, Khalessi AA, Hsieh PC. Minimally invasive posterior atlantoaxial fusion: a cadaveric and clinical feasibility study. World Neurosurg. 2013; 80(3)(–)(4):414–421

[3] Holly LT, Isaacs RE, Frempong-Boadu AK. Minimally invasive atlantoaxial fusion. Neurosurgery. 2010; 66(3) Suppl:193–197

[4] Wei W, Xiao Z, Lu W, Mai Y, Huang C, Hua S. Spinal pedicle screw internal fixation through endoscope-assisted posterior approach for treatment of traumatic atlantoaxial instability [in Chinese]. Zhongguo Xiu Fu Chong Jian Wai Ke Za Zhi. 2012; 26(11):1324–1329

[5] Ahmad F, Sherman JD, Wang MY. Percutaneous trans-facet screws for supplemental posterior cervical fixation. World Neurosurg. 2012; 78(6):716. e1–716.e4

[6] Miyanji F, Mahar A, Oka R, Newton P. Biomechanical differences between transfacet and lateral mass screw-rod constructs for multilevel posterior cervical spine stabilization. Spine. 2008; 33(23):E865–E869

[7] Lee YP, Robertson C, Mahar A, et al. Biomechanical evaluation of transfacet screw fixation for stabilization of multilevel cervical corpectomies. J Spinal Disord Tech. 2011; 24(4):258–263

[8] Mikhael MM, Celestre PC, Wolf CF, Mroz TE, Wang JC. Minimally invasive cervical spine foraminotomy and lateral mass screw placement. Spine. 2012; 37(5):E318–E322

[9] Fong S, Duplessis S. Minimally invasive lateral mass plating in the treatment of posterior cervical trauma: surgical technique. J Spinal Disord Tech. 2005; 18(3):224–228

[10] Wang MY, Levi AD. Minimally invasive lateral mass screw fixation in the cervical spine: initial clinical experience with long-term follow-up. Neurosurgery. 2006; 58(5):907–912, discussion 907–912

[11] Schaefer C, Begemann P, Fuhrhop I, et al. Percutaneous instrumentation of the cervical and cervico-thoracic spine using pedicle screws: preliminary clinical results and analysis of accuracy. Eur Spine J. 2011; 20(6):977–985

[12] Jiang XZ, Tian W, Liu B, et al. Comparison of a paraspinal approach with a percutaneous approach in the treatment of thoracolumbar burst fractures with posterior ligamentous complex injury: a prospective randomized controlled trial. J Int Med Res. 2012; 40(4):1343–1356

[13] Li C, Xu HZ, Wang XY, et al. Comparison of the paraspinal muscle change of percutaneous and open pedicle screw fixation in the treatment for thoracolumbar fractures [in Chinese]. Zhonghua Wai Ke Za Zhi. 2007; 45(14): 972–975

[14] King D. Internal fixation for lumbosacral fusion. J Bone Joint Surg Am. 1948; 30A(3):560–565

[15] Grossbach AJ, Dahdaleh NS, Abel TJ, Woods GD, Dlouhy BJ, Hitchon PW. Flexion-distraction injuries of the thoracolumbar spine: open fusion versus percutaneous pedicle screw fixation. Neurosurg Focus. 2013; 35(2):E2

[16] Huang QS, Chi YL, Wang XY, et al. [Comparative percutaneous with open pedicle screw fixation in the treatment of thoracolumbar burst fractures without neurological deficit]. Zhonghua Wai Ke Za Zhi. 2008; 46(2):112–114

[17] Yang BP, Wahl MM, Idler CS. Percutaneous lumbar pedicle screw placement aided by computer-assisted fluoroscopy-based navigation: perioperative results of a prospective, comparative, multicenter study. Spine. 2012; 37(24): 2055–2060

[18] Lee JK, Jang JW, Kim TW, Kim TS, Kim SH, Moon SJ. Percutaneous short-segment pedicle screw placement without fusion in the treatment of thoracolumbar burst fractures: is it effective?: comparative study with open short-segment pedicle screw fixation with posterolateral fusion. Acta Neurochir (Wien). 2013; 155(12):2305–2312, discussion 2312

[19] Kotani Y, Abumi K, Ito M, Sudo H, Abe Y, Minami A. Mid-term clinical results of minimally invasive decompression and posterolateral fusion with percutaneous pedicle screws versus conventional approach for degenerative spondylolisthesis with spinal stenosis. Eur Spine J. 2012; 21(6):1171–1177

[20] Mobbs RJ, Raley DA. Complications with k-wire insertion for percutaneous pedicle screws. J Spinal Disord Tech. 2014; 27(7): 390–394

[21] Jones-Quaidoo SM, Djurasovic M, Owens RK, Ⅱ, Carreon LY. Superior articulating facet violation: percutaneous versus open

techniques. J Neurosurg Spine. 2013; 18(6):593–597

[22] Babu R, Park JG, Mehta AI, et al. Comparison of superior-level facet joint violations during open and percutaneous pedicle screw placement. Neurosurgery. 2012; 71(5):962–970

[23] Yson SC, Sembrano JN, Sanders PC, Santos ER, Ledonio CG, Polly DW, Jr. Comparison of cranial facet joint violation rates between open and percutaneous pedicle screw placement using intraoperative 3-D CT (O-arm) computer navigation. Spine. 2013; 38(4):E251–E258

[24] Oh HS, Kim JS, Lee SH, Liu WC, Hong SW. Comparison between the accuracy of percutaneous and open pedicle screw fixations in lumbosacral fusion. Spine J. 2013; 13(12):1751–1757

[25] Lau D, Terman SW, Patel R, La Marca F, Park P. Incidence of and risk factors for superior facet violation in minimally invasive versus open pedicle screw placement during transforaminal lumbar interbody fusion: a comparative analysis. J Neurosurg Spine. 2013; 18(4):356–361

[26] Houten JK, Nasser R, Baxi N. Clinical assessment of percutaneous lumbar pedicle screw placement using theO-arm multidimensional surgical imaging system. Neurosurgery. 2012; 70(4):990–995

[27] Fraser J, Gebhard H, Irie D, Parikh K, Härtl R. Iso-C/3-dimensional neuronavigation versus conventional fluoroscopy for minimally invasive pedicle screw placement in lumbar fusion. Minim Invasive Neurosurg. 2010; 53(4):184–190

[28] Nakashima H, Sato K, Ando T, Inoh H, Nakamura H. Comparison of the percutaneous screw placement precision of isocentric C-arm 3-dimensional fluoroscopy-navigated pedicle screw implantation and conventional fluoroscopy method with minimally invasive surgery. J Spinal Disord Tech. 2009; 22(7):468–472

[29] Tuli J, Tuli S, Eichler ME, Woodard EJ. A comparison of long-term outcomes of translaminar facet screw fixation and pedicle screw fixation: a prospective study. J Neurosurg Spine. 2007; 7(3):287–292

[30] Hou Y, Shen Y, Liu Z, Nie Z. Which posterior instrumentation is better for two-level anterior lumbar interbody fusion: translaminar facet screw or pedicle screw? Arch Orthop Trauma Surg. 2013; 133(1):37–42

[31] Burton D, McIff T, Fox T, Lark R, Asher MA, Glattes RC. Biomechanical analysis of posterior fixation techniques in a 360 degrees arthrodesis model. Spine. 2005; 30(24):2765–2771

[32] Wang M, Tang SJ, McGrady LM, Rao RD. Biomechanical comparison of supplemental posterior fixations for two-level anterior lumbar interbody fusion. Proc Inst Mech Eng H. 2013; 227(3):245–250

[33] Agarwala A, Bucklen B, Muzumdar A, Moldavsky M, Khalil S. Do facet screws provide the required stability in lumbar fixation? A biomechanical comparison of the Boucher technique and pedicular fixation in primary and circumferential fusions. Clin Biomech (Bristol, Avon). 2012; 27(1):64–70

[34] Amoretti N, Amoretti ME, Hovorka I, Hauger O, Boileau P, Huwart L. Percutaneous facet screw fixation of lumbar spine with CT and fluoroscopic guidance: a feasibility study. Radiology. 2013; 268(2):548–555

[35] Shim CS, Lee SH, Jung B, Sivasabaapathi P, Park SH, Shin SW. Fluoroscopically assisted percutaneous translaminar facet screw fixation following anterior lumbar interbody fusion: technical report. Spine. 2005; 30(7):838–843

[36] Aepli M, Mannion AF, Grob D. Translaminar screw fixation of the lumbar spine: long-term outcome. Spine. 2009; 34(14):1492–1498

[37] Best NM, Sasso RC. Effcacy of translaminar facet screw fixation in circumferential interbody fusions as compared to pedicle screw fixation. J Spinal Disord Tech. 2006; 19(2):98–103

[38] Jang JS, Lee SH. Clinical analysis of percutaneous facet screw fixation after anterior lumbar interbody fusion. J Neurosurg Spine. 2005; 3(1):40–46

[39] Lee SH, Kim ES, Sung JK, Park YM, Eoh W. Clinical and radiological comparison of treatment of atlantoaxial instability by posterior C1-C2 transarticular screw fixation or C1 lateral mass-C2 pedicle screw fixation. J Clin Neurosci. 2010; 17(7):886–892

[40] Goel A, Desai KI, Muzumdar DP. Atlantoaxial fixation using plate and screw method: a report of 160 treated patients. Neurosurgery. 2002; 51(6):1351–1356, discussion 1356–1357

[41] Harms J, Melcher RP. Posterior C1-C2 fusion with polyaxial screw and rod fixation. Spine. 2001; 26(22):2467–2471

[42] Chen JF, Wu CT, Lee SC, Lee ST. Posterior atlantoaxial transpedicular screw and plate fixation. Technical note. J Neurosurg Spine. 2005; 2(3):386–392

[43] El Masry MA, El Assuity WI, Sadek FZ, Salah H. Two methods of atlantoaxial stabilisation for atlantoaxial instability. Acta Orthop Belg. 2007; 73(6):741–746

[44] Stulik J, Vyskocil T, Sebesta P, Kryl J. Atlantoaxial fixation using the polyaxial screw-rod system. Eur Spine J. 2007; 16(4):479–484

[45] Li L, Zhou FH, Wang H, Cui SQ. Posterior fixation and fusion with atlas pedicle screw system for upper cervical diseases. Chin J Traumatol. 2008; 11(6):323–328

[46] De Iure F, Donthineni R, Boriani S. Outcomes of C1 and C2 posterior screw fixation for upper cervical spine fusion. Eur Spine J. 2009; 18 Suppl 1:2–6

[47] Payer M, Luzi M, Tessitore E. Posterior atlanto-axial fixation with polyaxial C1 lateral mass screws and C2 pars screws. Acta Neurochir (Wien). 2009; 151 (3):223–229, discussion 229

[48] Simsek S, Yigitkanli K, Seckin H, Akyol C, Belen D, Bavbek M. Freehand C1 lateral mass screw fixation technique: our experience. Surg Neurol. 2009; 72 (6):676–681

[49] Pan J, Li L, Qian L, Tan J, Sun G, Li X. C1 lateral mass screw insertion with protection of C1-C2 venous sinus: technical note and review of the literature. Spine. 2010; 35(21):E1133–E1136

[50] Squires J, Molinari RW. C1 lateral mass screw placement with intentional sacrifice of the C2 ganglion: functional outcomes and morbidity in elderly patients. Eur Spine J. 2010; 19(8):1318–1324

[51] Thomas JA, Tredway T, Fessler RG, Sandhu FA. An alternate method for placement of C-1 screws. J Neurosurg Spine. 2010; 12(4):337–341

[52] Wang S, Wang C, Wood KB, Yan M, Zhou H. Radiographic evaluation of the technique for C1 lateral mass and C2 pedicle screw fixation in three hundred nineteen cases. Spine. 2011; 36(1):3–8

[53] Hamilton DK, Smith JS, Sansur CA, Dumont AS, Shaffrey CI. C-2 neurectomy during atlantoaxial instrumented fusion in the elderly: patient satisfaction and surgical outcome. J Neurosurg Spine. 2011; 15(1):3–8

[54] Kang MM, Anderer EG, Elliott RE, Kalhorn SP, Frempong-Boadu A. C2 nerve root sectioning in posterior C1–2 instrumented fusions. World Neurosurg. 2012; 78(1)(–)(2):170–177

[55] Goel A, Laheri V. Plate and screw fixation for atlanto-axial subluxation. Acta Neurochir (Wien). 1994; 129(1)(–)(2):47–53

[56] Fiore AJ, Haid RW, Rodts GE, et al. Atlantal lateral mass screws for posterior spinal reconstruction: technical note and case series. Neurosurg Focus. 2002; 12(1):E5

[57] Resnick DK, Benzel EC. C1-C2 pedicle screw fixation with rigid cantilever beam construct: case report and technical note. Neurosurgery. 2002; 50(2): 426–428

[58] Elliott RE, Tanweer O, Smith ML, Frempong-Boadu A. Impact of starting point and bicortical purchase of C1 lateral mass screws on atlantoaxial fusion. J

Spinal Disord Tech. 2015; 28(7): 242–253

[59] Elliott RE, Tanweer O, Frempong-Boadu A, Smith ML. Impact of starting point and C2 nerve status on the safety and accuracy of C1 lateral mass screws: meta-analysis and review of the literature. J Spinal Disord Tech. 2015; 28(5): 171–185

[60] Elliott RE, Tanweer O, Boah A, et al. Outcome comparison of atlantoaxial fusion with transarticular screws and screw-rod constructs: meta-analysis and review of literature. J Spinal Disord Tech. 2014; 27(1):11–28

[61] Heller JG, Silcox DH, Ⅲ, Sutterlin CE, Ⅲ. Complications of posterior cervical plating. Spine. 1995; 20(22):2442–2448

[62] Fehlings MG, Cooper PR, Errico TJ. Posterior plates in the management of cervical instability: long-term results in 44 patients. J Neurosurg. 1994; 81 (3):341–349

[63] Graham AW, Swank ML, Kinard RE, Lowery GL, Dials BE. Posterior cervical arthrodesis and stabilization with a lateral mass plate. Clinical and computed tomographic evaluation of lateral mass screw placement and associated complications. Spine. 1996; 21(3):323–328, discussion 329

[64] Wellman BJ, Follett KA, Traynelis VC. Complications of posterior articular mass plate fixation of the subaxial cervical spine in 43 consecutive patients. Spine. 1998; 23(2):193–200

[65] Sekhon LH. Posterior cervical lateral mass screw fixation: analysis of 1026 consecutive screws in 143 patients. J Spinal Disord Tech. 2005; 18(4):297–303

[66] Pateder DB, Carbone JJ. Lateral mass screw fixation for cervical spine trauma: associated complications and effcacy in maintaining alignment. Spine J. 2006; 6(1):40–43

[67] Roche S, de Freitas DJ, Lenehan B, Street JT, McCabe JP. Posterior cervical screw placement without image guidance: a safe and reliable practice. J Spinal Disord Tech. 2006; 19(6):383–388

[68] Wu JC, Huang WC, Chen YC, Shih YH, Cheng H. Stabilization of subaxial cervical spines by lateral mass screw fixation with modified Magerl's technique. Surg Neurol. 2008; 70 Suppl 1:S1–, 25–33, discussion S1, 33

[69] Stevens QE, Majd ME, Kattner KA, Jones CL, Holt RT. Use of spinous processes to determine the optimal trajectory for placement of lateral mass screws: technical note. J Spinal Disord Tech. 2009; 22(5):347–35

[70] Katonis P, Papadakis SA, Galanakos S, et al. Lateral mass screw complications: analysis of 1662 screws. J Spinal Disord Tech. 2011; 24(7):415–420

[71] Audat ZA, Barbarawi MM, Obeidat MM. Posterior cervical decompressive laminectomy and lateral mass screw fixation. Neurosciences (Riyadh). 2011; 16(3):248–252

[72] Inoue S, Moriyama T, Tachibana T, et al. Cervical lateral mass screw fixation without fluoroscopic control: analysis of risk factors for complications associated with screw insertion. Arch Orthop Trauma Surg. 2012; 132(7): 947–953

[73] Kim SH, Seo WD, Kim KH, Yeo HT, Choi GH, Kim DH. Clinical outcome of modified cervical lateral mass screw fixation technique. J Korean Neurosurg Soc. 2012; 52(2):114–119

[74] Roy-Camille R, Gaillant G, Bertreaux D. Early management of spinal injuries. In: McKibben B, ed. Recent Advances in Orthopedics. Edinburgh: Churchill-Livingstone; 1979:57–87

[75] Yoshihara H, Passias PG, Errico TJ. Screw-related complications in the subaxial cervical spine with the use of lateral mass versus cervical pedicle screws: a systematic review. J Neurosurg Spine. 2013; 19:614–623

[76] Fehlings MG, Smith JS, Kopjar B, et al. Perioperative and delayed complications associated with the surgical treatment of cervical spondylotic myelopathy based on 302 patients from the AOSpine North America Cervical Spondylotic Myelopathy Study. J Neurosurg Spine. 2012; 16(5):425–432

[77] Heller JG, Edwards CC, Ⅱ, Murakami H, Rodts GE. Laminoplasty versus laminectomy and fusion for multilevel cervical myelopathy: an independent matched cohort analysis. Spine. 2001; 26(12): 1330–1336

[78] Caroom C, Tullar JM, Benton EG, Jr, Jones JR, Chaput CD. Intrawound vancomycin powder reduces surgical site infections in posterior cervical fusion. Spine. 2013; 38(14):1183–1187

[79] Strom RG, Pacione D, Kalhorn SP, Frempong-Boadu AK. Decreased risk of wound infection after posterior cervical fusion with routine local application of vancomycin powder. Spine. 2013; 38(12):991–994

[80] Pang W, Zhang GL, Tian W, et al. Surgical treatment of thoracolumbar fracture through an approach via the paravertebral muscle. Orthop Surg. 2009; 1(3):184–188

[81] Laine T, Lund T, Ylikoski M, Lohikoski J, Schlenzka D. Accuracy of pedicle screw insertion with and without computer assistance: a randomised controlled clinical study in 100 consecutive patients. Eur Spine J. 2000; 9(3): 235–240

[82] Lonstein JE, Denis F, Perra JH, Pinto MR, Smith MD, Winter RB. Complications associated with pedicle screws. J Bone Joint Surg Am. 1999; 81(11):1519– 1528

[83] Halm H, Niemeyer T, Link T, Liljenqvist U. Segmental pedicle screw instrumentation in idiopathic thoracolumbar and lumbar scoliosis. Eur Spine J. 2000; 9(3):191–197

[84] Schizas C, Michel J, Kosmopoulos V, Theumann N. Computer tomography assessment of pedicle screw insertion in percutaneous posterior transpedicular stabilization. Eur Spine J. 2007; 16(5): 613–617

[85] Kim YJ, Lenke LG, Bridwell KH, Cho YS, Riew KD. Free hand pedicle screw placement in the thoracic spine: is it safe? Spine. 2004; 29(3):333–342, discussion 342

[86] Söyüncü Y, Yildirim FB, Sekban H, Ozdemir H, Akyildiz F, Sindel M. Anatomic evaluation and relationship between the lumbar pedicle and adjacent neural structures: an anatomic study. J Spinal Disord Tech. 2005; 18(3):243–246

[87] Ebraheim NA, Xu R, Darwich M, Yeasting RA. Anatomic relations between the lumbar pedicle and the adjacent neural structures. Spine. 1997; 22(20): 2338–2341

[88] Bransford RJ, Freeborn MA, Russo AJ, et al. Accuracy and complications associated with posterior C1 screw fixation techniques: a radiographic and clinical assessment. Spine J. 2012; 12(3):231–238

14

硬膜撕裂：微创手术中发生硬膜撕裂时是否应常规转为开放手术以利于硬膜修复？微创手术中如何安全可靠地修补硬膜

微创：John E. O'Toole
开放：Michelle J. Clarke

14.1 引言

据报道，在传统的脊柱外科手术中，硬膜意外损伤撕裂的发生率为 1.6%~17.4%[1-9]。微创手术并不增加硬膜撕裂的风险，特别在医生已经通过微创手术学习曲线以后[6, 10-15]。在传统开放手术中，对硬膜损伤撕裂的处理方法已经相当完善，包括一期缝合修复、纤维蛋白胶封凝、脑脊液分流、硬膜外血块填充以及延长卧床时间等[1-3, 5-8, 16-20]。但是在微创手术中，由于操作空间小或通道工作角度等原因，使用标准手术器械进行硬膜修复有一定的难度。

随着微创手术技术的发展和医生对于技术的熟练程度增加，越来越多的硬膜内疾病包括椎管内肿瘤、血管畸形、脊髓空洞症、脊髓栓系症等都可以通过微创手术解决[21-32]。相比于硬膜意外损伤撕裂的小裂口，手术切开硬膜所致的硬膜缺口更大，必须妥善地修复硬膜，否则将引起一系列并发症。本章就脊柱微创手术中硬膜主动或意外切开的处理进行综述。

14.2 微创手术中修复硬膜的适应证

术中硬膜撕裂如果未得到良好的修复，可能导致持续性脑脊液漏、假性脑膜膨出、脑脊液皮肤瘘，并伴有恶心、呕吐、头痛、背部疼痛。更严重的并发症包括切口感染、脑膜炎、颅内出血等[1, 3, 6, 33, 34]。术中硬膜损伤的形态包括：局部外膜损伤（蛛网膜完整）、线形损伤、星形损伤、根管损伤以及撕脱损伤等。针对不同的损伤形式都有相应的处理方法和策略，目的就在于控制脑脊液流出，避免术后并发症。

14.3 微创手术的优势

微创手术通过使用直径较小的通道撑开软组织而不是进行骨膜下剥离，将获得更多的益处。使用较小的工作通道可以保留正常的椎旁组织，在手术结束撤除通道后组织重新闭合，从而消灭了硬膜损伤后脑脊液漏出积聚的潜在无效腔。此外，术后少量出血覆盖在有限的骨窗内撕裂的硬膜上，而没有扩散到脊旁肌，有效地起到了天然"血性补片"的作用；同时，覆盖硬膜缺损的肌肉/脂肪移植块、纤维蛋白胶也能很好地包裹缺损。最后，坚固的通道和有限的皮肤切口可防止皮肤菌群进入切口，这可能避免影响切口愈合甚至感染，而这两种情况可能会使脑脊液漏持续存在。

14.4 开放手术的优势

开放手术修补硬膜损伤的优点是显露。通过切口扩大，外科医生可以在不受通道限制的情况下进行操作。外科医生有更大的视野，彻底暴露硬膜缺损，可以确保能够安全地将脱出的神经根放回硬膜鞘内，从而防止进一步的伤害。医生不必在狭小的通道内使用特别的器械进行缝合，使得硬膜修补更为简单。开放手术时，如果医生需要强化硬膜修补或者处理难以修补的硬膜损伤，很容易获取肌肉和脂肪块。紧密、多层的缝合不仅可以消除无效腔、促进伤口愈合，也是防止假性硬膜膨出、脑脊液漏和伤口感染的主要措施。

14.5 病例介绍

一例 63 岁女性患者，我们使用直径 26 mm 的通道进行 L4-L5 MIS-TLIF 手术。用 Kerrison 咬骨钳切除黄韧带暴露硬膜和椎间隙时，意外地造成硬膜撕裂。硬膜裂口长约 5 mm 并导致脑脊液迅速流出，对于这个病例，我们考虑了多种硬膜修复的方法。

14.6 微创手术技术

出于本章讨论目的，我们假定是使用通道系统来显露椎管后方[35]。一旦术中出现硬膜撕裂，无论是术中意外撕裂还是有计划地切开，都应努力避免血液过多流入硬膜内，以避免炎症加重和术后可能出现的蛛网膜炎。

对于硬膜撕裂而蛛网膜完好的患者，通常单独使用纤维蛋白胶覆盖，或者用一小片浸泡局部血液的明胶海绵（Pfizer，Kalamazoo，MI）覆盖撕裂处即可。对于非预期的全层硬膜撕裂，要根据具体情况进行评估，确认有没有可能一期缝合。如果硬膜撕裂位置难以缝合修复（例如，位于骨窗开口边缘或底面，或者腹侧硬膜撕裂），可将一小片浸泡血液的明胶海绵或硬膜替代物铺在硬膜的裂口上（通常轻轻塞入骨窗边缘以将其固定到位），然后用纤维蛋白胶黏合。对于那些可以一期缝合修补的硬膜撕裂（例如那些更靠背侧的撕裂），可以根据具体情况应用各种缝线和不同大小的缝针，包括 4-0 Nurolon、5-0 Prolene 或 6-0 Gore-Tex（Ethicon，Somerville，NJ）。后一种缝线的优点是针直径小于缝线直径，"针孔漏"较少发生。可以使用一套专用的硬膜修补器械进行硬膜常规缝合，这套器械包括两个改良的显微持针器、一个曲柄 Chitwood 推结器和缝合剪刀（Scanlan International，ST. Paul，MN）[7]。这些器械均为带刺刀状偏距设计，便于显微镜下持针缝合；还可以在通道外打结，并使用推结器将线结推入到硬膜上打结。如果通过瓦尔萨尔瓦动作证实仍有脑脊液漏的，可在局部取下一小块椎旁肌缝合修补渗漏部位。然后，常规在撕裂处

应用纤维蛋白胶，待纤维蛋白胶凝固后，缓慢取出通道，同时在椎旁肌肉中止血。间断缝合筋膜和皮下组织，用黏合剂将皮肤封闭。术后不留置引流管。患者仅在手术当晚卧床休息，术后第一天早上即可进行充分的活动。

14.7 开放手术技术

当术者发现有脑脊液渗漏时，应首先尝试通过上述微创方法修复硬膜撕裂，并完成手术。但在一些罕见的情况下，因手术入路限制了损伤的修复，或有其他的并发症因素时，可以考虑转为开放手术。例如，从撕裂处疝出的神经根难以还纳回硬膜内或撕裂范围超出了通道所能暴露的区域，这些情况下可考虑进行开放手术。

术者一旦决定改为开放手术来修补硬膜，为确保良好的术野暴露，需延长切口并更换拉钩。相对于标准的正中入路，最初手术入路的术野暴露（通常是 Wiltse 入路或经肌肉入路）常更偏向外侧。标准的开放手术需要剥离肌肉在后方结构上的止点，侧向开放需要应用医生较不熟悉的经肌肉入路。术者应尽量纵向分离肌肉并利用 Wiltse 入路的优点，在多裂肌和最长肌之间的自然间隙进入[36]。由于微创切口内侧残留棘突和肌肉可能阻碍视野，术者也可选择关闭原来的微创切口，采用标准的正中入路并切除适量的骨组织，以便更充分地暴露术野。

如果要完整地修复撕裂的硬膜，术者必须明确硬膜撕裂的范围与边界。通常，硬膜撕裂发生在切除椎板缺损下方或靠近黄韧带止点处[37]。这是一个显露困难的棘手位置，可能需要进一步切除骨组织。应注意避免损伤疝出的神经根，把神经根还纳，用外科器械将神经根维持，避免再次疝出，处理损伤撕裂区域周围时，应尽量减少脑脊液的进一步流出。如果神经根不能还纳，被硬膜损伤撕裂处卡住，可以延长切开硬膜并引流出脑脊液，使神经根能被安全地还纳回硬膜。确认硬膜撕裂边缘后，即可用上述水密缝合法来缝合损伤撕裂处。多数情况下，简单的 8 字缝合或连续缝合即可将渗漏部位完全封堵。如果硬膜部分缺失，可使用硬膜补片进行修补；也可在表面缝上肌肉，这样不需要完全拉紧硬膜。然后，进行瓦尔萨尔瓦动作确认修复后硬膜水密性情况。必要时可以加用生物蛋白胶密封。

开放修复最重要的部分是切口的水密闭合。手

术完成后，需要进行紧密的多层闭合以减少无效腔和假性脊膜膨出。如果需要放置筋膜下引流管，应指示病房相关工作人员关注脑脊液持续渗漏的可能性，如有怀疑应不用负压进行自然引流。采用间断缝合紧密地缝合筋膜，然后在间断的缝合基础上进行连续缝合，确保筋膜层水密性切口的其余部分按标准方式进行缝合。患者卧床休息一夜后，术后第二天早晨即可进行活动。

14.8 微创手术的讨论

使用以下检索策略通过 PubMed 来搜索美国国家医学图书馆："spinal surgery OR spine surgery AND durotomy OR dural tear OR cerebrospinal fluid leak OR cerebrospinal fluid cutaneous fistula OR CSF cutaneous fistula OR CSF leak AND minimally invasive as well as spinal surgery OR spine surgery AND open versus minimally invasive"。以此检索获得 147 篇文献，对于标题和摘要都进行了评估以确定相关性。接着对整篇文章进行相关性的评估，并通过参考文献检索了其他相关文献。纳入所有讨论微创（有或者没有与开放手术进行比较）术中硬膜撕裂处理、方法学证据等级 I～IV 级的研究。排除单独的病例报道。总共筛选出 14 篇符合了上述标准的文献。每篇文献的关键信息见表 14.1。

总的来说，关于微创手术中硬膜损伤撕裂的最佳处理方式和临床结果的文章很少。大多数直接比较微创和开放脊柱手术的文献并没有把关注点放在术中的硬膜撕裂上。许多研究只报道了硬膜撕裂在每一组的发生率，但极少描述关于硬膜撕裂的修复技术细节和术后并发症。文献中的数据表明微创与开放手术意外硬膜撕裂或者术后脑脊液相关并发症并没有统计学意义[10, 12-15]。

14.8.1 微创手术的 I 级证据

关于微创术中硬膜撕裂的处理没有 I 级证据。

14.8.2 微创手术的 II 级证据

关于微创术中硬膜撕裂的处理没有 II 级证据。

14.8.3 微创手术的 III 级和 IV 级证据

Wong 等进行了一项回顾性比较队列研究，报道了 5 年来在同一家医疗机构进行微创与开放式

行单节段或双节段的腰椎椎间孔切除术、椎间盘切除术或椎板切除术后症状性脑脊液漏发生情况[11]。该研究总共包含了 863 例患者（319 例微创手术，544 例开放手术），微创组患者年龄稍大，开放组翻修手术患者数量较多，但差异没有统计学意义。64 例患者术中出现意外硬膜撕裂，开放组发生率为 9%，而微创组为 4.7%（P=0.02）。尤其对于翻修病例，开放组发生率为 14.4%，微创组为 7.8%。外科医生对于大部分开放手术中的硬膜撕裂（49 例中的 29 例）进行了缝合修补，15 例微创术中硬膜撕裂只有 2 例进行了缝合修补，其他的则用明胶海绵、人工硬膜或者其他密封剂治疗。微创组和开放组发生硬膜撕裂患者手术时长没有明显差异。微创组住院时间比开放组短 33%。在每组中，硬膜撕裂都导致了住院时间显著延长。微创组的硬膜撕裂患者比开放组减少了 46% 的卧床时间。8 例开放手术硬膜撕裂的患者（占全部手术硬膜撕裂患者的 1.5%，占全部开放手术硬膜撕裂患者的 16%）需要放置引流管，而微创组的硬膜撕裂患者无须放置引流管。25% 的开放手术致硬膜撕裂病例因持续性脑脊液漏需要再次手术，而没有微创手术致硬膜撕裂病例需要再次手术（P<0.01）。包含很多可能相关变量的多因素 logistic 回归分析显示，与微创手术相比，开放手术患者发生意外硬膜撕裂的优势比为 2.3（95% 置信区间为 1.2~3.7）。该报道提供了 III 级证据，表明在腰椎减压手术中，开放手术意外硬膜撕裂和硬膜撕裂相关的术后并发症（再手术）发生率比微创手术高。

除了这个 III 级研究外，还有 5 项意外硬膜撕裂和 8 项计划性硬膜撕切开的 IV 级研究介绍了微创术中硬膜撕裂后的处理。关于这些研究的详细信息可以在证据表（表 14.1）中找到，表中首先列出了微创手术中意外硬膜撕裂的引文，随后又列出了微创手术中计划性硬膜切开的文献。汇总表格中所有文献，共对 169 例微创手术中硬膜撕裂患者进行研究随访，其中 99 例为非计划性撕裂，70 例为计划性切开的。在所有的微创手术中硬膜撕裂患者中，只有 1 例意外硬膜撕裂的患者（术后发生一过性脑膜炎）和 2 例计划性硬膜切开的患者（1 例因脑脊液皮肤漏再次手术；1 例因假性硬膜膨出再次手术）发生了硬膜撕裂后脑脊液相关并发症，并发症率为 1.9%（意外撕裂为 1%，计划性切开为 2.9%）。这一发生率低于 McMahon 等[1-3] 在大型前瞻性队列

表 14.1 有关微创手术中硬膜撕裂处理的文献

作者（年份）	研究设计	等级	患者总数	结果	评论
Wong 等（2014）[11]	回顾性比较队列研究	Ⅲ	863（319 例微创，544 例开放）11 名术者	硬膜撕裂发生率：开放 9%，微创 4.7%（优势比：2.3）。硬膜撕裂后持续脑脊液漏需再次手术：开放 25%，微创 0%	开放手术术中硬膜撕裂率及后续并发症发生率较微创高
Senker 等（2013）[45]	回顾性病例分析	Ⅳ	72 例 MIS-TLIF 术中，10 例出现意外硬膜撕裂	10 例中有 5 例缝合修补；1 例出现假性脑膜炎；所有病例未再次手术	需长时间卧床休息
McMahon 等（2012）[6]	前瞻性队列研究	Ⅳ	3 000 例脊柱手术中 104 发生硬膜撕裂；微创 3.3%，开放 3.5%	开放手术与微创手术的硬膜撕裂发生率无明显差别。开放手术后脑脊液相关并发症发生率为 7%，而微创手术为 0%	开放手术与微创手术相比，未进行统计比较。微创术中硬膜撕裂后仅用硬膜替代物修补
Ruban 和 O'Toole（2011）[7]	回顾性病例分析	Ⅳ	563 例微创手术中有 53 例发生硬膜撕裂	没有改为开放手术。没有发生术后脑脊液漏和需要再次手术修补硬膜	作者提出了微创术中硬膜撕裂后的处理方法
Song 和 Park（2011）[18]	回顾性病例分析	Ⅳ	7 例微创手术发生硬膜撕裂	U 形夹用于修补硬膜撕裂。术后未出现脑脊液漏等并发症	7 例患者中有 6 例在手术当天出院
Than 等（2008）[19]	回顾性病例分析	Ⅳ	5 例微创手术发生硬膜撕裂	4 例患者用硬膜替代物及黏合剂处理。术后未出现脑脊液漏等并发症	卧床时间少于 48 小时
Gandhi 和 German（2013）[23]	回顾性病例分析	Ⅳ	26 例患者因硬膜内病变需要切开硬膜	术后未出现脑脊液漏等并发症。术中缝合修补硬膜或使用硬膜替代物	卧床时间少于 24 小时
Nzokou 等（2013）[27]	回顾性病例分析	Ⅳ	4 例微创患者因硬膜下肿瘤切开硬膜	术中缝合修补硬膜。术后未出现脑脊液漏等并发症	—
Haque 等（2013）[25]	回顾性病例分析	Ⅳ	2 例微创患者因硬膜下肿瘤切开硬膜	术中缝合修补硬膜。术后未出现脑脊液漏等并发症	作者着重强调了缝合硬膜的方法
Haji 等（2011）[24]	回顾性病例分析	Ⅳ	15 例微创患者因硬膜下肿瘤切开硬膜	1 例因脑脊液漏再次手术修补硬膜。其余 14 例术后未出现脑脊液漏等并发症	所有病例都行硬膜缝合术
Mannion 等（2011）[26]	回顾性病例分析	Ⅳ	11 例微创患者因硬膜下肿瘤切开硬膜	1 例为了充分切除肿瘤改为开放手术，术后出现脑脊液漏。其余微创病例未出现脑脊液漏等并发症	使用了三种修补硬膜策略
Potts 等（2010）[30]	回顾性病例分析	Ⅳ	3 例行微创脊髓栓系松解术，3 例行开放手术	EBL 与 LOS 无明显统计学差异。微创病例切口更短。1 例微创术后因假性脑膜膨出再次手术	极少数患者和细节的缺失使研究降至Ⅳ级，无法形成有效的比较
Tredway 等（2006）[32]	回顾性病例分析	Ⅳ	6 例微创患者因硬膜下肿瘤切开硬膜	术中缝合修补硬膜。术后未出现脑脊液漏等并发症	—
Tredway 等（2007）[31]	回顾性病例分析	Ⅳ	3 例微创患者行脊髓栓系松解术	术中缝合修补硬膜。术后未出现脑脊液漏等并发症	—

注：EBL，估计失血量；LOS，住院时间；TLIF，经椎间孔腰椎椎间融合。
首先列出了意外硬膜撕裂的文献，然后是计划硬膜切开的文献。

研究中提出的脊柱开放手术中硬膜撕裂后并发症的发生率[6]。

14.9 微创手术的并发症

理论上，硬膜撕裂后缝合不紧密可能导致持续的脑脊液漏。但如前所述，文献中并没有因微创手术增加脑脊液漏概率的报道。同时，文献中因微创手术硬膜缝合困难而引起的神经损伤或其他不良并发症的发生也不多见。

14.10 微创手术的结论

有很多Ⅲ级和Ⅳ级证据推荐支持1C推荐，即使用微创技术也可以安全有效地处理微创手术中的硬膜撕裂。脊柱开放手术中硬膜撕裂后发生并发症的经验（以及微创手术中非常低的硬膜撕裂后并发症发生率）进一步提示，在微创手术中发生硬膜撕裂后改为开放修补不仅没有带来明显的获益，反而增加了术后脑脊液漏相关问题的风险。

14.11 开放手术的讨论

同样，使用以下检索策略通过 PubMed 检索国家医学图书馆："spinal surgery OR spine surgery AND durotomy OR dural tear OR cerebrospinal fluid leak OR cerebrospinal fluid cutaneous fistula OR CSF cutaneous fistula OR CSF leak AND spinal surgery OR spine surgery AND open versus minimally invasive"。共检索到882篇文献，对文献的标题和摘要评估其相关性。总共有3篇文献对微创和开放手术修复意外硬膜撕裂所致的脑脊液漏进行了重点比较[6, 11, 30]。然而，在这些研究中，没有一项直接研究微创术中因意外硬膜撕裂而由微创手术改为开放手术（表14.1）。

14.11.1 开放手术的Ⅰ级证据

关于微创术中硬膜撕裂后转为开放手术，尚无Ⅰ级证据。

14.11.2 开放手术的Ⅱ级证据

关于微创术中硬膜撕裂后转为开放手术，尚无Ⅱ级证据。

14.11.3 开放手术的Ⅲ级证据

没有证据支持在微创手术中出现硬膜撕裂时需要转为开放手术。尽管有大量文献报道开放手术中脑脊液漏的不良影响，但仅有微创手术部分中提到的三项队列研究直接比较微创手术和开放手术脑脊液漏以后的并发症。因而，硬膜意外撕裂后，将微创手术转为开放手术的讨论是假设性的。

三项队列研究中几乎没有得出结论。在所有队列研究中，开放组脑脊液相关并发症发生率均比较高，但每一项研究都有严重缺陷。Potts 等研究的脊髓栓系修补术后并发症的发生率，由于研究的细节和患者数量太少，无法得出有意义的结论[30]。McMahon 等研究了手术中硬膜意外撕裂的发生率，发现在微创手术中确实没有因为硬膜撕裂而导致脑脊液漏相关并发症[6]；但是这项研究没有直接比较微创手术与开放手术，也没有试图控制病例类型的比较，因此得出的结论更加困难。最后，Wong 等比较了一组开放手术与微创手术病例[11]，并指出开放手术的并发症发生率要高得多。但由于开放手术医生的经验水平和高再手术率等问题，使得这两种手术之间的对比也充满疑问。如前所述，在微创手术中，硬膜意外撕裂所致的脑脊液相关并发症的发生率低于开放手术。最重要的是，没有证据表明将微创手术转为开放手术会增加或降低并发症的发生率或严重程度。

开放手术的经验比微创手术多，文献检索发现至少有 169 个硬膜撕裂的报道，使得有可能报道罕见并发症，例如在未完全修复的硬膜撕裂晚期神经根卡压[38-43]。从理论上说，神经疝出是因为硬膜内－外压力差导致，微创手术消灭了无效腔可降低这些并发症的风险。但是有报道腰椎穿刺术后出现有症状的神经根疝[44]，实际上没有实质性的无效腔存在。不幸的是，神经根被卡压可能导致持续的神经根症状，因此术中还纳疝出的神经根纤维并将其包在硬膜囊内非常重要。如果神经根不能被还纳，卡在撕裂处，则可以延长硬膜破口，让脑脊液流出，以便将神经根纤维还纳。如果借助微创手术器械无法达到病灶，那么应该改为开放手术。

14.12 开放手术的并发症

硬膜撕裂在开放手术的并发症已经比较明确，

包括体位性头痛，以及切口相关问题：假性脑膜膨出、脑脊液皮肤瘘、感染、神经卡压损伤、颅内出血等。

14.13 开放手术的结论

总的来说，微创手术中硬膜意外撕裂并非都得转为开放手术。改开放手术的目的主要是为了减少无效腔、预防脑脊液相关并发症。然而，转为开放手术需要增加操作空间来加强修复硬膜撕裂。

主要的问题是脑脊液漏引起的神经卡压，如果在手术区域外或者骨性边缘以下，则很难显露。如若不能还纳神经根或者神经根反复再疝出，硬膜破口很难显露，手术医生应该考虑扩大手术的范围和通路。在这种情况下，医生牺牲了微创手术感染率低、假性脑膜膨出少、脑脊液漏可能性少的优势，换取避免神经根损伤。

14.14 编者述评

14.14.1 微创手术

我们最初担心微创手术中很难处理硬膜撕裂，但微创技术使硬膜损伤变得不那么重要。两种场景会出现硬膜撕裂。第一种情况是常见的手术，例如椎间盘切除、椎管狭窄减压或微创融合手术（如 TLIF 手术）。多数情况下，硬膜撕裂是意外且裂口不会太大。以我过去 20 年的经验看来，没有必要修补这些裂口。手术用的通道相对较小（14~25 mm），切除的软组织很少，并且其余所有的软组织内都有小血管和神经支配。硬膜可以用一块由明胶海绵和硬膜密封剂组成的补片进行简单密封。取出通道后，基本没有或极少的无效腔残留。

活的肌肉可以附着在硬膜密封胶上并防止假性脊膜膨出形成。我会让患者卧床过夜以帮助硬膜压迫密封。在过去的 20 年中，我只有一例需要进一步治疗（使用一个血液补片）才能封闭假性脊膜膨出。

第二种情况是较大的手术，需要牵开较多的软组织暴露术野，比如硬膜内肿瘤切除或椎体切除术。在这些情况下，术野区域有足够的空间实行标准化的硬膜闭合操作。尽管如此，同第一种情况，缝合牵开的未坏死肌肉组织有助于修复硬膜撕裂，并能最大限度地减少无效腔的产生。因此，与我们最初的担心相反，微创手术中硬膜撕裂现在不是太大的问题。

14.14.2 开放手术

脑脊液漏后充分的封闭硬膜对于预防潜在的并发症很重要，如症状性假性脑膜膨出、脑脊液性头痛和脑膜炎。撕裂位置、大小和接近硬膜边缘进行一期修补的能力等因素使外科医生在这项任务的难度上有很大的差异。微创手术中手术通路的限制增加了手术的难度，这不仅表现在很难用持针器把针头穿过硬膜，还表现为不一定有足够的安全区域吸引脑脊液而不损伤暴露的神经根。因为在通道内工作时空间非常有限，即使有得力的助手如高年资住院医生或其他外科医生，也帮不上忙。微创手术的许多技术描述都提到了硬膜修补是作为事后的想法，并且更常见的描述是采用严重依赖于明胶海绵和密封剂的非一期修补策略，这些方法只是开放硬膜修补的辅助手段。微创外科有减少无效腔的优势，但是因为很难进行一期修补硬膜，这种优势受到了影响。未来的技术可能提供更成功的方法在有限的手术通道内修补硬膜的损伤，但目前缺乏这样的方法，而无法充分解决相关并发症会成为新手术接受中的一个警示信号。

（徐 杰 译）

参·考·文·献

[1] Bosacco SJ, Gardner MJ, Guille JT. Evaluation and treatment of dural tears in lumbar spine surgery: a review. Clin Orthop Relat Res. 2001(389):238–247

[2] Cammisa FP, Jr, Girardi FP, Sangani PK, Parvataneni HK, Cadag S, Sandhu HS. Incidental durotomy in spine surgery. Spine. 2000; 25(20):2663–2667

[3] Eismont FJ, Wiesel SW, Rothman RH. Treatment of dural tears associated with spinal surgery. J Bone Joint Surg Am. 1981; 63(7): 1132–1136

[4] Epstein NE. The frequency and etiology of intraoperative dural tears in 110 predominantly geriatric patients undergoing multilevel laminectomy with noninstrumented fusions. J Spinal Disord Tech. 2007; 20(5):380–386

[5] Khan MH, Rihn J, Steele G, et al. Postoperative management protocol for incidental dural tears during degenerative lumbar spine surgery: a review of 3, 183 consecutive degenerative lumbar cases. Spine. 2006; 31(22):2609–2613

[6] McMahon P, Dididze M, Levi AD. Incidental durotomy after spinal surgery: a prospective study in an academic institution. J Neurosurg Spine. 2012; 17(1): 30–36

[7] Ruban D, O'Toole JE. Management of incidental durotomy in minimally invasive spine surgery. Neurosurg Focus. 2011;

31(4):E15

[8] Tafazal SI, Sell PJ. Incidental durotomy in lumbar spine surgery: incidence and management. Eur Spine J. 2005; 14(3):287–290

[9] Williams BJ, Sansur CA, Smith JS, et al. Incidence of unintended durotomy in spine surgery based on 108, 478 cases. Neurosurgery. 2011; 68(1):117–123, discussion 123–124

[10] Ang CL, Phak-Boon Tow B, Fook S, et al. Minimally invasive compared with open lumbar laminotomy: no functional benefits at 6 or 24 months after surgery. Spine J. 2015; 15(8):1705–1712

[11] Wong AP, Shih P, Smith TR, et al. Comparison of symptomatic cerebral spinal fluid leak between patients undergoing minimally invasive versus open lumbar foraminotomy, discectomy, or laminectomy. World Neurosurg. 2014; 81(3)(–)(4):634–640

[12] Fourney DR, Dettori JR, Norvell DC, Dekutoski MB. Does minimal access tubular assisted spine surgery increase or decrease complications in spinal decompression or fusion? Spine. 2010; 35(9) Suppl:S57–S65

[13] Lee KH, Yue WM, Yeo W, Soeharno H, Tan SB. Clinical and radiological outcomes of open versus minimally invasive transforaminal lumbar interbody fusion. Eur Spine J. 2012; 21(11):2265–2270

[14] Lee P, Liu JC, Fessler RG. Perioperative results following open and minimally invasive single-level lumbar discectomy. J Clin Neurosci. 2011; 18(12):1667–1670

[15] Tian NF, Wu YS, Zhang XL, Xu HZ, Chi YL, Mao FM. Minimally invasive versus open transforaminal lumbar interbody fusion: a meta-analysis based on the current evidence. Eur Spine J. 2013; 22(8):1741–1749

[16] Chou D, Wang VY, Khan AS. Primary dural repair during minimally invasive microdiscectomy using standard operating room instruments. Neurosurgery. 2009; 64(5) Suppl 2:356–358, discussion 358–359

[17] Shaffrey CI, Spotnitz WD, Shaffrey ME, Jane JA. Neurosurgical applications of fibrin glue: augmentation of dural closure in 134 patients. Neurosurgery. 1990; 26(2):207–210

[18] Song D, Park P. Primary closure of inadvertent durotomies utilizing the UClip in minimally invasive spinal surgery. Spine. 2011; 36(26):E1753–E1757

[19] Than KD, Wang AC, Etame AB, La Marca F, Park P. Postoperative management of incidental durotomy in minimally invasive lumbar spinal surgery. Minim Invasive Neurosurg. 2008; 51(5):263–266

[20] Wang JC, Bohlman HH, Riew KD. Dural tears secondary to operations on the lumbar spine. Management and results after a two-year-minimum follow-up of eighty-eight patients. J Bone Joint Surg Am. 1998; 80(12): 1728–1732

[21] Diaz Day J. Minimally invasive surgical closure of a spinal dural arteriovenous fistula. Minim Invasive Neurosurg. 2008; 51(3):183–186

[22] Fontes RB, Tan LA, O'Toole JE. Minimally invasive treatment of spinal dural arteriovenous fistula with the use of intraoperative indocyanine green angiography. Neurosurg Focus. 2013; 35(2) Suppl:5

[23] Gandhi RH, German JW. Minimally invasive approach for the treatment of intradural spinal pathology. Neurosurg Focus. 2013; 35(2):E5

[24] Haji FA, Cenic A, Crevier L, Murty N, Reddy K. Minimally invasive approach for the resection of spinal neoplasm. Spine. 2011; 36(15):E1018–E1026

[25] Haque RM, Hashmi SZ, Ahmed Y, Uddin O, Ogden AT, Fessler R. Primary dural repair in minimally invasive spine surgery. Case Rep Med. 2013; 2013: 876351

[26] Mannion RJ, Nowitzke AM, Efendy J, Wood MJ. Safety and efficacy of intradural extramedullary spinal tumor removal using a minimally invasive approach. Neurosurgery. 2011; 68(1) Suppl Operative:208–216, discussion 216

[27] Nzokou A, Weil AG, Shedid D. Minimally invasive removal of thoracic and lumbar spinal tumors using a nonexpandable tubular retractor. J Neurosurg Spine. 2013; 19(6):708–715

[28] O'Toole JE, Eichholz KM, Fessler RG. Minimally invasive approaches to vertebral column and spinal cord tumors. Neurosurg Clin N Am. 2006; 17(4):491–506

[29] O'Toole JE, Eichholz KM, Fessler RG. Minimally invasive insertion of syringosubarachnoid shunt for posttraumatic syringomyelia: technical case report. Neurosurgery. 2007; 61(5) Suppl 2:E331–E332, discussion –E332

[30] Potts MB, Wu JC, Gupta N, Mummaneni PV. Minimally invasive tethered cord release in adults: a comparison of open and mini-open approaches. Neurosurg Focus. 2010; 29(1):E7

[31] Tredway TL, Musleh W, Christie SD, Khavkin Y, Fessler RG, Curry DJ. A novel minimally invasive technique for spinal cord untethering. Neurosurgery. 2007; 60(2) Suppl 1:ONS70–ONS74, discussion ONS74

[32] Tredway TL, Santiago P, Hrubes MR, Song JK, Christie SD, Fessler RG. Minimally invasive resection of intradural-extramedullary spinal neoplasms. Neurosurgery. 2006; 58(1) Suppl:ONS52–ONS58, discussion ONS52–ONS58

[33] Beier AD, Soo TM, Claybrooks R. Subdural hematoma after microdiscectomy: a case report and review of the literature. Spine J. 2009; 9(10):e9–e12

[34] Lu CH, Ho ST, Kong SS, Cherng CH, Wong CS. Intracranial subdural hematoma after unintended durotomy during spine surgery. Can J Anaesth. 2002; 49(1): 100–102

[35] Holly LT, Schwender JD, Rouben DP, Foley KT. Minimally invasive transforaminal lumbar interbody fusion: indications, technique, and complications. Neurosurg Focus. 2006; 20(3):E6

[36] Vialle R, Wicart P, Drain O, Dubousset J, Court C. The Wiltse paraspinal approach to the lumbar spine revisited: an anatomic study. Clin Orthop Relat Res. 2006; 445(445):175–180

[37] Takahashi Y, Sato T, Hyodo H, et al. Incidental durotomy during lumbar spine surgery: risk factors and anatomic locations: clinical article. J Neurosurg Spine. 2013; 18(2):165–169

[38] Asha MJ, George KJ, Choksey M. Pseudomeningocele presenting with cauda equina syndrome: is a 'ball-valve' theory the answer? Br J Neurosurg. 2011; 25(6):766–768

[39] Choi JH, Kim JS, Jang JS, Lee DY. Transdural nerve rootlet entrapment in the intervertebral disc space through minimal dural tear: report of 4 cases. J Korean Neurosurg Soc. 2013; 53(1):52–56

[40] Hosono N, Yonenobu K, Ono K. Postoperative cervical pseudomeningocele with herniation of the spinal cord. Spine. 1995; 20(19):2147–2150

[41] Nishi S, Hashimoto N, Takagi Y, Tsukahara T. Herniation and entrapment of a nerve root secondary to an unrepaired small dural laceration at lumbar hemilaminectomies. Spine. 1995; 20(23): 2576–2579

[42] Pavlou G, Bucur SD, van Hille PT. Entrapped spinal nerve roots in a pseudomeningocoele as a complication of previous spinal surgery. Acta Neurochir (Wien). 2006; 148(2):215–219, discussion 219–220

[43] Töppich HG, Feldmann H, Sandvoss G, Meyer F. Intervertebral space nerve root entrapment after lumbar disc surgery. Two cases. Spine. 1994; 19(2): 249–250

[44] Hasegawa K, Yamamoto N. Nerve root herniation secondary to lumbar puncture in the patient with lumbar canal stenosis. A case report. Spine. 1999; 24(9):915–917

[45] Senker W, Meznik C, Avian A, Berghold A. The frequency of accidental dural tears in minimally invasive spinal fusion techniques. J Neurol Surg A Cent Eur Neurosurg. 2013; 74(6):373–377

15

微创技术是否拓宽了老年脊柱手术的范围

Michael Y. Wang

15.1 现代微创手术的演变

脊柱外科微创手术技术的发展在很大程度上是希望在获得相当的手术疗效前提下，减少软组织损伤，减少后遗症。微创手术的最终结果体现为：疼痛减轻、住院时间缩短、并发症减少、麻醉药品使用减少，以及改善临床结果[1]。但至今没有 I 级证据表明这些目标已经完全实现。尽管如此，由于脊柱手术的合并症较多，相当多的外科医生采用不同的微创式术。

微创手术的这些优势应用于虚弱、免疫力低下或老年人的患者群体时，会产生显著的积极影响。这些患者有限的功能储备使他们更容易受到并发症和其他手术的不利影响，这些患者住院时间和手术恢复时间通常更长[2-4]。因此，对老年人应用脊柱外科微创手术可能会有一些不同于一般标准患者的有益的影响。

15.2 应用循证医学原则的挑战

现代循证医学（evidence-based medicine，EBM）的基本原理是通过对高质量临床研究的分析，实现为临床决策提供意见这一目标。然而，EBM 标准在微创手术领域和特别人群中的实际应用由于几个原因而存在问题。

第一，临床研究的质量标准将随机前瞻性研究列为最高和最权威的临床证据水平。然而，在实际操作中，以符合伦理的方式进行随机试验是非常困难的。对于他们希望接受传统的开放手术或使用微创的方法，患者通常会有强烈的意见，无论是对是

错。这使得随机试验中的等效患者分配非常困难，并导致交叉率高或拒绝参与。而且，对于一名外科医生来说，真正在开放和微创手术拥有同等专业知识是很少见的，特别是对于复杂的手术。大多数外科医生对一种方法或另一种方法会有固有的偏见，使他们在一种方法上更专业。

第二，微创手术非常多样。下面的表格中罗列了我做的一些常见的微创手术。全世界还有无数由外科医生在做的手术。在许多情况下，对于同一个疾病实体存在几种微创手术选项（除了开放的方法）。例如，对于 L4/L5 节段退变性腰椎管狭窄症导致的神经源性跛行而不伴有腰痛，开放手术可能是标准的椎板切除减压术，而微创手术的选择包括半椎板切除术和小关节内侧切除术进行双侧减压或棘突间装置（除其他方法外）。那么，我们如何在没有复杂的大样本试验的前提下比较这些方法呢？

第三，任何既定手术的操作方式都存在显著的异质性，这是由于在理念、培训、技能水平和习俗上的不同的结果。例如，在 Arts 等的里程碑式试验中，参与试验的欧洲外科医生、微创手术专家发现，在腰椎间盘切除术中使用通道没有任何好处[5]。然而，通道的创新者公开声明，这些器械旨在通过肌肉组织插入并扩张。这与将通道穿过骨膜下空间放置的研究人员形成鲜明的对比。这种差别能解释这项研究的负面结果吗？

第四，脊柱医学领域因患者群体的异质性而闻名。典型的临床研究将考虑人口统计学、疾病亚型和严重程度，以确保随机化或分配到同等组别。然而，许多脊柱疾病在表现上是异质性的。因为如此多的关键结果指标衡量主观数据（疼痛和失能），

术前状态也必须考虑在内。因此，一项好的研究将考虑心理、社会、经济和环境因素，而这些因素在外科研究中通常无法衡量。

常用的微创脊柱手术

- 经椎间孔内镜椎间盘切除术
- 椎板间内镜椎间盘切除术
- 通道下椎板间显微椎间盘切除术
- 内镜辅助通道下椎板间显微椎间盘切除术
- 通道下极外侧显微椎间盘切除术
- 通道下一侧椎板开窗 + 内侧小关节切除术进行腰椎管狭窄减压
- 清醒内镜下腰椎椎间融合术
- 通道下微创经椎间孔椎间融合术
- 侧路椎间融合术（XLIF/DLIF）
- 多节段 MIS-TLIF 校正脊柱畸形
- 多节段侧路椎体融合矫正脊柱畸形
- 小切口经椎弓根缩短截骨术矫正脊柱畸形
- 椎体成形术 / 后凸成形术
- 脊柱创伤经皮固定术
- 通道下胸膜后胸椎椎体切除术治疗转移性肿瘤
- 颈椎前路减压非融合人工椎间盘置换术

15.3 既有证据

15.3.1 椎体骨水泥强化术

椎体强化术（vertebral body augmentation，VBA）的出现标志着老年脊柱疾病治疗的重大进展。该技术最初用于治疗椎体血管瘤[6]。目前，VBA 主要用于治疗有疼痛性、无神经功能损伤的骨质疏松性椎体骨折。注射剂通常是聚甲基丙烯酸甲酯，这是一种黏性液体，通过针头注入骨松质后迅速聚合为固体。椎体成形术和椎体后凸成形术是最常用的两种 VBA，其区别在于椎体后凸成形术中，先用球囊扩张椎体形成椎体内的空腔再注射水泥。

VBA 是一种全新的手术方法，是一个重要的进展。疼痛性骨质疏松性骨折很少需要手术治疗，因而这个技术并不是取代开放性手术。在 VBA 之前除了支具和内科治疗还没有可行的治疗方法。容易受这些脆性骨折影响的患者常有内科疾病，而开放式融合手术由于金属内固定拔出率高、假关节形成和邻近节段的问题，因而并不理想。

目前没有 VBA 与开放手术的比较研究。然而，许多随机试验将 VBA 与非手术治疗进行比较（表 15.1）。VERTOS 欧洲试验是第一个椎体成形术的随机对照试验。第一次 VERTOS 试验有 34 例患者，重点是短期结果。随后不久进行 VERTOS II 试验，202 例患者随机分组（101 例椎体成形术，101 例保守治疗）。椎体成形术组疼痛缓解优于保守组，1 个月随访时平均 VAS 下降 5.2 分，而保守治疗组下降 2.7 分。在 1 年时，椎体成形术比基线降低 5.7 分，保守治疗降低 3.7 分[7, 8]。现在正在进行的试验（VERTOS IV）旨在扩大样本量，使用假手术而不是保守治疗作为对照组[9]。

Blasco 等的一项随机对照研究证实了 VBA 的正效应[10]。患者随机分组，接受椎体成形术（$n=64$）或保守治疗（$n=61$）。2 组患者 2 个月后 VAS 均有所改善，但椎体成形术组患者改善更明显（平均下降 3.07 分 vs. 1.59 分）。VBA 治疗的疼痛平均减轻了 42%，而保守治疗的疼痛平均减轻了 25%。但是，Blasco 的研究发现，在 12 个月的随访期内，椎体成形术组新骨折的发生率较高：17 例椎体成形术患者中有 29 个新骨折，而 8 例保守治疗患者中有 8 个新骨折。

然而，有两篇同时发表在《新英格兰医学杂志》上的论文得出结论，与假手术相比，VBA 没有明显的益处。在 Kallmes 等的研究中，患者被随机分为椎体成形术组（$n=68$）和假手术组（$n=63$）[11]。术后 1 个月，2 组在 SF-36、EQ-5D、Roland-Morris 残疾问卷、骨质疏松性骨折研究－日常生活活动（Study of Osteoporotic Fractures–Activities of Daily Living，SOF-ADL）和 VAS 方面没有显著差异。然而，椎体成形术后 VAS 有改善的趋势（64% vs. 48%，$P=0.06$）。与此对应，在 Buchbinder 等的试验中，共有 78 例患者入选（椎体成形术组 38 例，安慰剂组 40 例）。椎体成形术组和安慰剂组在任何时间点都没有显著差异，但两组都有显著改善。3 个月时椎体成形术组与安慰剂组的疼痛改善分别为 2.6 和 1.9 分，两组间差异没有统计学意义[12]。

15.3.2 棘突间装置治疗腰椎管狭窄症

棘突间装置通过增加相邻棘突间间隙和轻微后凸发挥作用。这个动作可以拉伸黄韧带和打开神经孔。通过这种方式可以获得间接减压来缓解神经源

表 15.1 老年患者的微创手术的总结

作者	等级	设计	患者	结果
椎体强化术				
Klazen 等[7]	I	随机，前瞻性	101 例椎体成形 101 例保守治疗	椎体成形术的 VAS 下降 5.2 分，而保守组为 2.7 分
Blasco 等[10]	I	随机，前瞻性	64 例椎体成形 61 例保守治疗	椎体成形术疼痛减轻 42%，而保守治疗减少 25%
Kallmes 等[11]	I	随机，前瞻性	38 例椎体成形 40 例假手术	疼痛、功能和 QOL 无明显差异
Buchbinder 等[12]	I	随机，前瞻性	68 例椎体成形 63 例安慰剂	3 个月时 VAS 的疼痛改善无差异；椎骨成形术和安慰剂分别为 2.6 分和 1.9 分
棘突间装置				
Zucherman 等[14]	I	随机，前瞻性	100 例 X-Stop 91 例非手术	2 年时苏黎世得分分别提高 45.4% 和 7.4%，支持 X-Stop
Strömqvist 等[15]	I / II	随机，前瞻性	50 例 X-Stop 50 例椎板切除	两组在所有时间点的苏黎世分数均相似 X-Stop 减少失血量和手术时间 椎板切除术 3 例翻修，X-Stop 13 例翻修
一侧椎板开窗				
Rosen 等[17]	IV	病例系列	50 例单侧椎板开窗	ODI 从 48 分平均下降至 27 分 住院时间中位数 29 小时
Mobbs 等[18]	I / II	随机，前瞻性	27 例单侧椎板开窗 27 例椎板切除	VAS 平均下降 5.6 分 *vs.* 3.9 分，对微创手术有利 住院时间为 55.1 小时 *vs.* 100.8 小时，有利于微创手术
固定融合术（TLIF）				
Wu 等[19]	III	比较，病例系列	61 例 65 岁以上 90 例 65 岁以下	所有微创手术：临床结果和融合率均得到相同的改善 老年患者的并发症发生率较高（16.4% *vs.* 6.7%）
Archavlis 等[20]	III	比较，病例系列	24 例 MIS-TLIF 25 例开放 TLIF	相似的 ODI 和 VAS 结果率；并发症无差异 微创组的失血量和输血率较低
Uribe 等[21]	II	倾向匹配的畸形患者队列	20 例微创 20 例混合 20 例开放	微创、混合型和开放性病例的术中并发症分别为 0%、5.3% 和 25%。术后并发症发生率分别为 30%、47% 和 50%

注：ODI，Oswestry 功能评分；QOL，生活质量；TLIF，经椎间孔腰椎椎间融合；VAS，视觉模拟评分。

性跛行。这可能使得中央管面积增加 20%~62%[13]。这样就不需要通过椎板切除术或椎板切除术等手术实际切除末端解剖结构来实现直接减压。棘突间装置也可以在局部或区域麻醉下置入，从而使老年患者的手术更安全。

为了获得美国食品药物监督管理局（Food and Drug Administration，FDA）的批准，第一个商业上可用的棘突间装置 X-STOP（Medtronic；Memphis，TN），必须接受一个调查装置免除（investigational device exemption，IDE）试验[14]。这是该装置应用于治疗神经性跛行的 I 级证据。在那项试验中，100 例患者随机接受外科治疗，91 例患者接受保守治

疗，包括硬膜外注射。主要结果是苏黎世跛行问卷（Zurich Claudication Questionnaire），这是一个公认的患者主导的神经源性跛行评价指标。在治疗开始后 6 周、6 个月、1 年和 2 年对患者进行评估。在每个时间点上，手术患者效果都比保守治疗患者好，在 2 年时，45.4% 的手术患者和 7.4% 的保守治疗患者有改善。在随访期间，6 例 X-Stop 患者进行椎板切除术，22 例保守治疗的患者进行椎板切除术。虽然本研究和其他研究没有比较棘突间装置和开放手术，但这种微创方法已被证实优于非手术治疗。

Strömqvist 等最近进行了一项随机前瞻性研究，应用棘突间装置或椎板切除术治疗一节段和二节段

腰椎管狭窄症[15]。平均年龄为 69 岁（49~89 岁），整个组的年龄如预期的一样大。随机分组，每组 50 例。根据苏黎世跛行问卷，在 2 年内的所有时间点 2 组患者的结果相似。作者发现 X-Stop 组失血量（54 mL *vs.* 262 mL）和手术时间（62 分钟 *vs.* 98 分钟）较少。然而，减压组有 3 例（6%）接受了进一步手术，而 X-Stop 组有 13 例（26%）。3 例硬膜撕裂均发生在椎板切除组。

由于棘突间装置物是用来治疗神经源性跛行的，所有的临床报道都是关于老年患者的。然而，对极端老年人的高质量研究却十分有限。Lee 及其同事的一份报道包含 10 例平均年龄为 71 岁（61~79 岁）的患者[16]。该报道发现患者术后硬膜囊扩张 22.3%，椎间孔扩大 36.5%。70% 的患者对手术满意。

15.3.3 微创腰椎管狭窄症减压术

对于中央椎管和神经孔的直接减压，一个比较流行的选择是进行一侧椎板开窗和关节突内侧切除。这个手术的入路类似于显微椎间盘切除术。椎板开窗后，用高速磨钻磨除棘突基底。保持同侧黄韧带完整，把硬膜囊向腹侧推，可将硬膜撕裂的风险降至最低。确定黄韧带的正中空隙，然后用 Kerrison 咬骨钳和刮匙切除对侧黄韧带韧带、肥大的滑膜和骨赘，打开对侧神经孔，进行对侧减压。然后切除同侧韧带和关节突内侧，完成同侧减压。这项技术可以使用标准的椎间盘切除的拉钩或通道。

许多文献报道，这项技术治疗腰椎中央管狭窄或轻度稳定性退行性腰椎滑脱的效果良好。Rosen 等回顾了 50 例 75 岁以上的患者[17]，他们报道结果优秀，ODI 从平均 48 分下降到 27 分；尽管基线合并症水平很高，但并发症并不常见，有 3 例硬脊膜撕裂、1 例肺炎、1 例房颤；平均住院时间 29 小时。

Mobbs 等最近报道了一项随机前瞻性试验，入选了 79 例患者，其中 54 例患者的数据完整，按 1:1 随机分组，每组 27 例[18]，平均年龄 69.2 岁。结果显示，两个研究组的临床症状均明显改善，微创组腿痛 VAS 的平均下降明显更好（*P*=0.013）；微创组患者的住院时间（55.1 小时 *vs.* 100.8 小时，*P*=0.004 1）和起床活动时间（15.6 小时 *vs.* 33.3 小时，*P*<0.001）更短。这项研究队列较小，患者流失较多，随访有限。尽管有这些问题，但研究仍说明微创手术早期临床结果似乎更好。

15.3.4 微创腰椎融合术

有大量的文献介绍了微创经椎间孔腰椎间融合（minimally invasive transforaminal lumbar interbody fusion，MIS-TLIF）治疗腰椎滑脱、腰椎管狭窄合并椎间隙高度塌陷、腰椎间盘突出复发等退行性疾病。然而，目前还没有针对老年患者进行微创和开放 TLIF 的对比研究。然而，已经有一些精心设计的比较研究，并在本书的其他部分进行了回顾（见第 4 章）。分析这些文献的主要困难在于，大多数报道没有按年龄对患者群体进行分层，因此无法对与年龄相关的影响进行任何事后分析。

然而，有一系列的病例研究是针对接受 MIS-TLIF 的老年患者的。在 Wu 等的一份报道中，包含了 151 例患者，其中 62 例年龄大于 65 岁[19]。作者发现年龄组之间的融合率没有任何差异，总体融合率为 88.4%；两组之间 ODI 和 VAS 的改善相似（年轻和老年患者组的平均 ODI 降低 30.5 分）；但老年组患者主要和次要并发症更为常见（16.4% *vs.* 6.7%）。虽然这一研究并没有特别探讨微创手术对老年患者是否更有益的问题，但似乎对于老年患者进行脊柱融合术的众所周知的手术风险并没有通过应用微创方法得到完全解决。

在 Archavlis 等的另一个系列中，如果患者没有严重的狭窄和脊椎滑脱，则将其排除在外，因而排除了年轻患者[20]。共有 49 例患者接受了开放性或 MIS-TLIF 治疗，平均年龄（68±7）岁。作者发现两组患者 ODI 和疼痛 VAS 的结果相似；并发症也没有统计学差异，包括意外硬膜撕裂、伤口愈合问题、新的神经根症状、内固定位置不良、假关节、邻近节段疾病和翻修手术，微创手术和开放手术的总并发症发生率分别为 29% 和 28%；微创组因失血而需要输血的需求显著降低（11% *vs.* 35%）。

对于治疗脊柱畸形或创伤等更为复杂疾病的微创方法，仍然没有高质量的证据来明确地证明微创手术的优势。当然，除了那些试图通过倾向性匹配来匹配患者的研究外，没有真正的对照研究。国际脊柱研究小组（International Spine Study Group，ISSG）的一些早期研究表明，微创手术可以降低短期并发症的发生率。在 Uribe 等的报道中，脊柱畸形患者被分为真正的微创组、微创和开放混合组和开放组[21]。在倾向性匹配患者的研究中，每个亚组有 20 例患者。术中并发症发生率分别为 0%、5.3%

和 25%，术后并发症发生率分别为 30%、47% 和 50%。虽然各组矫正脊柱畸形的能力各不相同，但这项研究确实显示，在复杂病例中，微创手术的并发症发生率有降低的趋势。

15.4　结论

关于微创手术对老年人影响的文献没有提供任何明确的 I 类证据来证明微创手术优于开放手术。然而，新的技术，如 VBA 和棘突间装置，可能优于用于治疗相同疾病的其他传统开放手术。关于融合和更复杂的手术，有人认为微创手术并发症发生率可能较低，但需要更高水平的证据才能给出明确的建议。我们可以提出 2C 级的建议，对于老年患者应用微创手术治疗。

15.5　编者述评

15.5.1　微创手术

"少即是多"的说法在老年人外科手术中可能比在任何其他亚专业领域中都更准确。老年脊柱外科手术的目的不应是将脊柱恢复到 20 岁时的形状，而是以最低的风险和对于生命的影响，使得患者获得最大的功能恢复。这正是微创手术的设计初衷。在老年人群中最常见的脊柱手术可能是腰椎狭窄减压。目前，多份同行评议的出版物报道，对于老年患者进行微创减压，失血少，疼痛轻，止痛药物需求少，住院时间短，生理应激少，感染少，总体并发症少，医源性不稳定发生率低，与开放性狭窄减压术相比，住院患者

康复的需求更少。简言之，与开放椎板切除术相比，微创手术在目前所检查的几乎所有区域都是一种非常优越的适合于老年人的椎管狭窄减压技术。

15.5.2　开放手术

VBA 和棘突间装置物置入等技术从未通过大切口完成，从这个意义上说，不能真正认为它们是在尽量减少手术侵袭性的驱动下发展起来的——它们只是较小的手术。我们同意这些手术可以用来治疗老年患者，他们是最适合的患者群体。顺便说一句，对于这两种外科手术的证据支持，还存在着相当的争议。

虽然所有脊柱外科医生都希望在老年人身上进行微创手术，但这种患者群体的一些特点也可能影响微创手术的成功。几乎所有的微创手术都是在透视下完成，对于骨质疏松或骨质减少的患者可能有局限。老年人骨质疏松发生率的增加，也会导致单侧椎弓根螺钉和椎间融合器下沉率的增加，而这是微创手术中常用的技术。而对于开放手术，几乎总是放置双侧固定，可以提供更大的结构支持。虽然可以另外做切口置入双侧固定，但这可能会损害微创手术的一些据称的优点，例如减少肌肉损伤和缩短手术室时间。最后，对于骨密度低的患者，偶尔需要在术中使用补救技术，如畸形手术中的钩固定，这不可能通过微创手术实现。

对于老年患者的脊柱疾病，应该严格掌握手术适应证，根据治疗的线路图获得最佳的治疗。对于这些结构受损和有内科情况的患者人群，通过创建手术捷径以最大限度地减少手术侵袭性可能获得不一样的结果。

（朱卉敏　译）

参·考·文·献

[1] McGirt MJ, Parker SL, Lerner J, Engelhart L, Knight T, Wang MY. Comparative analysis of perioperative surgical site infection after minimally invasive versus open posterior/transforaminal lumbar interbody fusion: analysis of hospital billing and discharge data from 5170 patients. J Neurosurg Spine. 2011; 14(6):771–778

[2] Wang M, Sherman A, Vanni S, Levi A. Complications associated with lumbar stenosis surgery in patients older than 75 years of age. Neurosurg Focus. 2003; 14(2):1–4

[3] Zheng F, Cammisa FP, Jr, Sandhu HS, Girardi FP, Khan SN. Factors predicting hospital stay, operative time, blood loss, and transfusion in patients undergoing revision posterior lumbar spine decompression, fusion, and segmental instrumentation. Spine. 2002; 27(8):818–824

[4] Raffo CS, Lauerman WC. Predicting morbidity and mortality of

lumbar spine arthrodesis in patients in their ninth decade. Spine. 2006; 31(1):99–103

[5] Arts M, Brand R, van der Akker M, Koes B, Bartels R, Preul W. Tubular discectomy vs. conventional microdiscectomy for sciatica: a randomized controlled trial. JAMA. 2009; 302:149–158

[6] Galibert P, Deramond H, Rosat P, Le Gars D. Preliminary note on the treatment of vertebral angioma by percutaneous acrylic vertebroplasty [in French]. Neurochirurgie. 1987; 33(2):166–168

[7] Klazen CA, Lohle PN, de Vries J, et al. Vertebroplasty versus conservative treatment in acute osteoporotic vertebral compression fractures (Vertos Ⅱ): an open-label randomised trial. Lancet. 2010; 376(9746):1085–1092

[8] Voormolen MH, Mali WP, Lohle PN, et al. Percutaneous vertebroplasty compared with optimal pain medication treatment:

short-term clinical outcome of patients with subacute or chronic painful osteoporotic vertebral compression fractures. The VERTOS study. AJNR Am J Neuroradiol. 2007; 28 (3):555–560

[9] Firanescu C, Lohle PN, de Vries J, et al. VERTOS IV study group. A randomised sham controlled trial of vertebroplasty for painful acute osteoporotic vertebral fractures (VERTOS IV). Trials. 2011; 12:93

[10] Blasco J, Martinez-Ferrer A, Macho J, et al. Effect of vertebroplasty on pain relief, quality of life, and the incidence of new vertebral fractures: a 12-month randomized follow-up, controlled trial. J Bone Miner Res. 2012; 27(5): 1159–1166

[11] Kallmes DF, Comstock BA, Heagerty PJ, et al. A randomized trial of vertebroplasty for osteoporotic spinal fractures. N Engl J Med. 2009; 361(6): 569–579

[12] Buchbinder R, Osborne RH, Ebeling PR, et al. A randomized trial of vertebroplasty for painful osteoporotic vertebral fractures. N Engl J Med. 2009; 361(6):557–568

[13] Nandakumar A, Clark NA, Peehal JP, Bilolikar N, Wardlaw D, Smith FW. The increase in dural sac area is maintained at 2 years after X-stop implantation for the treatment of spinal stenosis with no significant alteration in lumbar spine range of movement. Spine J. 2010; 10(9):762–768

[14] Zucherman JF, Hsu KY, Hartjen CA, et al. A multicenter, prospective, randomized trial evaluating the X STOP interspinous process decompression system for the treatment of neurogenic intermittent claudication: two-year follow-up results. Spine. 2005; 30(12):1351–1358

[15] Strömqvist BH, Berg S, Gerdhem P, et al. X-stop versus decompressive surgery for lumbar neurogenic intermittent claudication: randomized controlled trial with 2-year follow-up. Spine. 2013; 38(17): 1436–1442

[16] Lee J, Hida K, Seki T, Iwasaki Y, Minoru A. An interspinous process distractor (X STOP) for lumbar spinal stenosis in elderly patients: preliminary experiences in 10 consecutive cases. J Spinal Disord Tech. 2004; 17(1):72–77, discussion 78

[17] Rosen DS, O'Toole JE, Eichholz KM, et al. Minimally invasive lumbar spinal decompression in the elderly: outcomes of 50 patients aged 75 years and older. Neurosurgery. 2007; 60(3):503–509, discussion 509–510

[18] Mobbs RJ, Li J, Sivabalan P, Raley D, Rao PJ. Outcomes after decompressive laminectomy for lumbar spinal stenosis: comparison between minimally invasive unilateral laminectomy for bilateral decompression and open laminectomy: clinical article. J Neurosurg Spine. 2014; 21(2):179–186

[19] Wu WJ, Liang Y, Zhang XK, Cao P, Zheng T. Complications and clinical outcomes of minimally invasive transforaminal lumbar interbody fusion for the treatment of one- or two-level degenerative disc diseases of the lumbar spine in patients older than 65 years. Chin Med J (Engl). 2012; 125(14):2505–2510

[20] Archavlis E, Carvi Y Nievas M. Comparison of minimally invasive fusion and instrumentation versus open surgery for severe stenotic spondylolisthesis with high-grade facet joint osteoarthritis. Eur Spine J. 2013; 22(8):1731–1740

[21] Uribe JS, Deukmedjian AR, Mummaneni PV, et al. International Spine Study Group. Complications in adult spinal deformity surgery: an analysis of minimally invasive, hybrid, and open surgical techniques. Neurosurg Focus. 2014; 36(5):E15

第 2 部分

创　伤

16

胸腰椎爆裂骨折：胸腰椎爆裂骨折能用微创手术技术得到有效治疗吗

微创：Gurpreet S. Gandhoke, David O. Okonkwo, Adam S. Kanter

开放：Amandeep Bhalla, Kristen E. Radcliff

16.1 引言

急性胸腰椎爆裂骨折的手术适应证包括：神经结构的减压，脊柱序列的恢复，促进脊柱融合[1-4]。通常胸腰椎爆裂骨折手术入路包括前路、后路及前后联合入路。手术的目的包括：神经减压、脊柱稳定和纠正由于骨折导致的脊柱畸形。前路内固定的融合率和后凸畸形矫正率与后路固定相当，同时由于前路可以直接观察到椎管，理论上减压效果更好[5]。但是，传统的胸腰椎前路手术可能伴随有严重的并发症，包括：气胸、大动脉损伤、腰丛的破坏、逆行射精、腹疝或膈疝的发生[6]。

为了减少显露产生的并发症，人们尝试应用一系列前外侧胸腔镜腹腔镜入路进行胸腰交界处固定[7]。微创极外侧入路是一种应用于治疗腰椎退变和侧凸的手术技术[8]。关于这种手术技术在创伤特别是爆裂性骨折中的应用，文献报道有限。从T6-T7水平到L4-L5椎间隙的疾病均可以利用这种微创方法进行手术治疗。

16.2 微创手术的优势

为了从前方暴露胸腰椎（T12~L2），传统的开放手术先在侧面肋骨做切口，逐层剥离肌肉，显露腹膜，牵开膈肌和肺实质，进入腹膜后间隙[9, 10]。这种方法通常需要插入胸引管，直到由膈肌切开引起的胸腔积液排尽为止。这种脊柱前路手术的并发症包括主动脉撕裂（0.08%）、气胸（1.8%）和持续6个月以上的开胸术后疼痛综合征（9%）[6]。

前路腹腔镜和视频辅助胸腔镜技术进行椎体切除融合手术已有诸多文献报道[7, 11-14]。这些方法与传统的胸腰椎前路手术相比能明显缩短住院时间[12, 15]。内镜手术的缺点包括：患者需要单肺插管，陡峭而长的学习曲线，在2D图像中观察3D解剖，大量昂贵的仪器，手术时间较长，在不能切开暴露的情况下无法处理意外发生的并发症，难以放入大体积的重建装置。

侧方经腰大肌入路已被用于治疗胸腰椎退变性疾病[16]。这是一种微创手术方法，在肌电图（electromyographic，EMG）神经监测下依次放入软组织扩展器，而后放置可扩张的通道。这种手术方法减少了大血管和交感神经丛的分离，降低血管损伤和逆行射精的风险[17]。如果采用胸膜后入路，术中没有侵犯胸膜或腹膜腔，减少了开胸手术并发症的风险，包括脑脊液胸膜瘘的发生[18]。后凸矫正程度与开放前路手术相当[14, 19]。其他好处包括在不需要切除肋骨和肺萎陷的情况下能到达病变区域。这种微创的胸椎外侧入路是开胸或视频辅助胸腔镜椎体次全切除术的一种很好的替代方法。通过一个小通道，可以完成T6~L4的大多数节段的椎体切除术，达到脊柱减压、畸形矫正和融合的目的。

16.3 开放手术的优势

开放性前路手术的适应证包括：爆裂骨折伴不完全截瘫，骨折碎块翻转严重侵犯椎管，明显的后凸畸形（>30°），治疗延误导致损伤的韧带整复失效，屈曲－牵伸损伤合并外伤性椎间盘突出[20]。前方入路有助于前柱载荷分享结构的重建，从而减少脊柱后方悬臂的负荷，避免晚期后凸畸形的风险。短节段前路或后路固定可用来使脊柱保持中立，并提供额外的稳定性。单纯前路手术的明显优势是减少了融合节段。然而，在症状性椎管严重狭窄的情况下，必须进行 360° 融合，以稳定三柱损伤。如果后方张力带失效，建议补充后路稳定手术。

胸腰段脊柱的前路手术通过椎体切除，或者脊髓的直接可视化，更易实现神经的完全减压。在主要文献中并没有报道医源性神经损伤，可能是因为术中可以直视硬膜囊所带来的安全性[20]。对于前路手术来说，充分减压是最重要的，微创技术减少手术暴露，但可能会导致残存的神经压迫和随后出现的不可逆神经损伤。前方入路手术暴露优于经腰大肌微创入路，根据设计后者主要用于进入椎间隙的中点。采用腰大肌入路，如果不进行明显的牵拉，很难从椎间盘间隙中间的侧面处理进入椎管内的反转的骨折碎片，而这可能会对腰丛造成损伤。

出血是急性骨折的重要风险，也是胸腰椎爆裂性骨折手术治疗中常见的并发症。通过可视化的改进，前方入路有助于更好地控制出血。而通过腰大肌的手术路径可能导致更多出血，这是由于微创手术本身会导致暴露不充分，从而不能更好地控制出血。开放性前入路还提高了对伤椎的头侧和尾侧的可视性，以便可进行充分的椎间盘切除和终板处理。

后路经椎弓根入路具有明显的优点，包括减少手术时间、失血和并发症发生率[21, 22]。该入路可以修复背侧的硬膜撕裂[23]。使用后路固定可通过撑开进行减压和移植物植入，也可通过加压增加内植物的稳定性[24]。后方入路也能有效矫正后凸畸形和胸腰椎爆裂性骨折固有的塌陷，还可以在脊柱后方双侧骨性结构部分进行植骨。开放手术还可以修复创伤性硬膜损伤和减压被骨碎块卡压的神经根。后方入路也减少了血气胸、腹胀和肠梗阻的并发症发生率。

16.4 病例介绍

一名 17 岁女性在一场机动车辆高速碰撞中受伤。她表现为严重的腰痛，神经系统无损伤，美国脊髓损伤协会损伤评分 E（American Spinal Injury Association impairment score E，ASIA-E）。CT 显示 L1 爆裂性骨折，椎体高度丢失 70%，椎管容积减少 60%，伴有右侧 L1 椎弓根和椎板骨折（图16.1）。MRI（图 16.1a、b、e）显示后方韧带复合体断裂，胸腰椎损伤分类和严重程度（Thoracolumbar Injury Classification and Severity，TLICS）[25] 评分为 5（图 16.1c、f）。

16.5 微创手术技术

手术准备时要考虑的主要解剖标志是肋骨、肺、膈肌、主动脉和脊柱弯曲。当需要处理 T10~L1 节段时，手术入路中会碰到膈肌。膈肌腱附着点可能会在 L3 椎体下方。

如果使用微创通道系统进行胸腔内操作，不需要双腔插管和肺萎陷。我们在肋骨间放置扩张牵开器进入胸椎，而不进行肋骨切除，从而获得充分进入胸膜腔的通道。应注意避免损伤位于每根肋骨下方的神经血管束。

术前应仔细评估 MRI，以检查主动脉、交感神经丛的位置及其与腰大肌和脊柱弯曲的关系，主动脉有可能在侧路手术通道的路径上。

16.5.1 体位放置

全麻诱导后，患者置于侧卧位，左侧向上。由于主动脉和髂动脉比腔静脉更柔韧，并且更容易耐受手术而不受伤，因此我们更倾向于使用左侧入路进入脊柱。脊柱侧凸患者主动脉可能位于椎体的侧面，因此需要从对侧（右侧）进入。

患者被放置在手术台上，这样手术台折弯处位于髂嵴和大转子的中点。所有压力点都有衬垫，患者用胶带固定在以下位置：
- 髂嵴位于手术床的折顶处。
- 固定手术暴露区域上方的胸部区域。
- 从髂嵴向下固定到手术床尾端。

手术床稍微折弯以扩大肋-盆腔间隙和肋间间隙。仔细调整手术台（而不是 C 臂）以获得真正的前后位（棘突应位于中线，椎弓根应与棘突等距）和侧位图像（应显示清晰的终板）。

透视下在皮肤上标出骨折部位，识别骨折椎体上方椎间隙的上缘和下方椎间隙的下缘。

在胸膜腔内手术时（从 L1 椎体及以上进入脊柱），入路通常位于肋骨之间。通过透视再次标记切口，在肋骨之间与肋骨平行、沿着下位肋骨的上面做切口，以免损伤神经血管束。

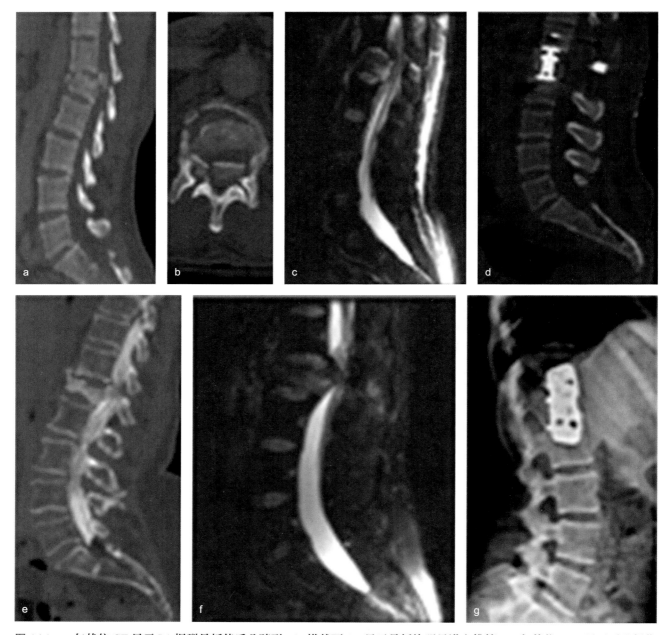

图 16.1 a. 矢状位 CT 显示 L1 爆裂骨折伴后凸畸形。b. 横截面 CT 显示骨折块明显进入椎管。c. 矢状位 MRI 显示后凸损伤伴明显的韧带损伤。d. 术后 CT 显示椎体切除，融合器置入和后凸畸形矫正。e. 矢状位 CT 造影显示 L1 爆裂骨折伴后凸畸形。f. MRI T2 像显示后凸损伤伴明显的韧带损伤。g. 术后侧位片显示椎体切除，融合器置入和后凸畸形矫正

用氯苯胍亭擦拭剂和氯己定溶液对手术部位进行消毒。

16.5.2 腹膜后入路的解剖学考虑

主要成对的腹壁肌肉包括腹外斜肌、腹内斜肌、腹横肌及其各自的筋膜，为腹壁脏器提供核心力量和保护。腹横筋膜是维持腹膜后间隙结构完整性的主要结构之一。在椎体中线水平沿侧翼做一个 4 cm 的横切口。切口应与腹外斜肌纤维的方向平行，以尽量减少损伤支配腹外斜肌的运动神经，防止由于腹壁肌肉失去张力而形成假性腹壁疝的可能。然后进行钝性分离，将腹膜后内容物向腹侧推移，触及腰大肌和目标椎体的横突。

16.5.3 胸椎的显露

我们采用肋骨扩张技术，向下分离至肋骨，通过肋间肌肉组织，直到胸膜。沿最低肋骨的上部分离暴露胸膜。进入胸膜腔后，用手指轻轻触诊肺

部，然后将初始扩张器沿肋骨弯曲放入胸膜腔，直至肋骨头和脊柱的交界点，透视证实。然后将扩张器轻轻置于椎体中心，注意不要损伤节段动脉。余下的扩张器逐级通过最初的扩张器向下进入脊柱，然后放置最终的通道。

16.5.4　腹膜后显露

根据我们的经验，T12-L1 水平既可以通过经胸膜途径，也可以经腹膜后膈肌进入。L1 以下至 L5 上终板需要通过腹膜后进入。如前所述，侧方做 4 cm 切口，钝性分离三层肌肉和筋膜进入腹膜后间隙，仔细把腹部内容物向腹侧推移。肌肉（外斜肌、内斜肌、横肌和横筋膜）阻力的消失表明已达到腹膜后间隙。

用钝性器械将腹斜肌纤维在直视下分离，可确保髂腹下神经和髂腹股沟神经的安全，从而防止由于腹壁前侧肌肉失去张力而形成腰部疝气。

碰到横突的尖端后，手指向腹侧去感觉腰大肌，轻轻地向前推开筋膜的粘连。然后，第一个扩张器在手指引导下，通过腹斜肌层向下进入腹膜后间隙，锚定在椎体中心的腰大肌上。

16.5.5　电生理监护

腰丛走行于腰大肌后 1/3 处。所有此类手术都需要采用电生理监测，使扩张器和通道系统安全通过腰大肌，以尽量减少对这些运动神经的牵拉和直接损伤。我们使用 Neurovision 神经监测系统，该系统在手术操作中持续搜索引发肌电图反应刺激阈值，并通过声音和数字报道这一阈值。刺激源（扩张器和通道系统也充当电极，并进行绝缘以尽量减少电流分流）靠近神经时，较少的刺激强度就能引发响应，从而产生较低的阈值，提示扩张器相对接近神经。

我们认为阈值 ≥ 10 mA 是神经安全距离的标志。神经刺激的较低阈值应位于术野后方，通过电生理监护确认腰丛位于牵开器后方，而不是将腰丛向前推。

16.5.6　手术

我们利用 Maxcess 通道系统（Nuvasive，Inc.，Sandiego，CA），将其通过扩张器最小限度地撑开，以显示骨折椎体头侧椎体的下缘和尾侧椎体的上缘。

最小限度的牵拉是防止腰大肌牵拉损伤和无力的关键。我们在椎体腹背侧上使用两点扩张，在头尾侧上使用六点扩张。

胸膜腔肋间入路时把通道系统的手柄置于腹侧，以便在脊柱暴露时，中心叶片能够牵开肺和（或）横膈膜。在 L1 下方，通道手柄位于背侧。轻轻打开通道，露出目标椎体上下的椎间隙；通常需要用叶片头端使整个椎体头端尾端暴露，同时限制浅表皮肤和肋骨的扩张。根据通道的位置，可在腹侧放入第三个或第四个叶片牵开肺，同时将另外的叶片扩张器放在这些叶片下方，避免内脏和胸膜内容物进入手术通道。EMG 钝头探针探测侧面行走神经根（最好位于牵开器背侧叶片的后面），以确保其位于手术通道之外。按照前面描述的方式，能够暴露 T6~L5 的椎间盘。T6 以上，肋间间隙变小；由于肩胛骨的存在使得通道进入变得非常困难。

暴露完成后，安全定位和结扎供应椎体的节段性动脉分支是很重要的，它是主动脉后肋间动脉的分支。这可以在不小心损伤血管时，最大限度地减少有害的失血，但这个步骤更主要的是能防止在进一步暴露牵拉时不慎将血管从主动脉处撕裂。

然后按照前面描述的常规方式在骨折椎体的上方和下方进行椎间盘切除[16]。

使用 Kerrison 咬骨钳、咬骨钳和高速磨钻切除骨折椎体，从椎体中心开始，形成一个潜在的空间，通过这个空间，可以将移位的进入椎管的骨折碎片去除，直至看到后纵韧带和硬膜囊。将剩余的骨折椎体从相邻的上下两个椎间隙进一步切除；椎体前方皮质不需要全部切除，因为完全切除会大大增加血管或内脏损伤的可能性。残留的前方骨皮质可以进一步充当融合物的支柱，并有助于增加融合材料的表面积。完成切除椎体后，处理好上下终板，放入一个人工椎体，里面装满了颗粒状自体骨（在切除椎体的过程中收集），通过透视确定它在正侧位上的位置。人工椎体放在椎体的前中 1/3 处，与放置于椎体中心相比，这可以利用更完整的骨骺环结构。将人工椎体上下方的椎体侧面小心磨平，使得侧方固定板放入更加帖服，然后用 4 个椎骨螺钉固定。后方螺钉采用双皮质置入以增加结构稳定性，而前方螺钉采用单皮质置入，以尽量减少穿出骨皮质时对侧内脏或血管的损伤。最终正侧位透视以确认植入物位置（图 16.1d、g），随后进行大量冲洗和细致止血。

16.5.7 关闭切口

直视下小心地回抽并取出通道，取出过程中注意确认没有出血。如果在手术暴露时切开胸膜，在关闭前通过缺损处放置一个红色橡胶导管，然后在瓦尔萨尔瓦动作期间进行鼓肺和抽吸，以尽量减少胸腔内的空气。在皮肤缝合之前，缺损处采用荷包缝合后拔除导管。术后拍摄胸片以确认和追踪气胸。

如果担心在腹膜后入路过程中出现隐性肠道损伤，插入十二指肠管并注入 100 mL 泛影葡胺，术后 8 小时对腹部和骨盆进行 CT 扫描，以确认肠道完整和无显影剂渗出。

16.6 开放手术技术

胸腹联合入路和腹膜后入路分别是 T10~L1 和 T12~L4 多数胸腰椎损伤的首选入路。胸腰段手术通常从左侧进入，避开肝脏，减少腔静脉的牵拉[26]。接近胸腰椎交界处可能需要打开一部分膈肌。对于严重肥胖患者，或者既往有腹膜后手术史的患者，可以采用经腹膜入路[26]。患者取侧卧位，为更好的暴露，骨折的中心位于手术床折叠处。在第 12 肋下做了一个斜切口。肋骨可以切除作为自体骨移植材料，同时肋骨切除后扩大的肋间隙更易到达手术区。注意不要进入胸膜内，如果膈肌被切开，应该保留胸壁连接的一部分膈肌，以便于关闭时修补。暴露到脊柱后，透视以确定骨折脊柱节段。然后，将腰大肌轻轻地从椎体上抬起，注意电凝处理节段动脉。小心地切除椎弓根，露出椎体后缘。切除伤椎上下方的椎间盘，然后通过椎体直接减压至对侧椎弓根。然后进行椎体切除，放置内植物恢复脊柱序列。

16.7 微创手术的讨论

16.7.1 微创手术的 I 级证据

目前无 I 级研究。

16.7.2 微创手术的 II 级证据

尚无前瞻性研究比较开放和微创外侧入路治疗胸腰椎爆裂性骨折。

16.7.3 微创手术的 III 级和 IV 级证据

在胸腰椎爆裂性骨折的治疗中，没有直接比较微创入路和开放侧入路的 III 级和 IV 级研究。有应用微创方法治疗胸腰椎爆裂骨折的临床研究。

2010 年，Smith 和同事[27] 报道了 52 例胸椎和腰椎骨折患者（主要是 T12 和 L1），其中大多数患者合并脊髓损伤。值得注意的是，他们在 9 例患者中采用了经胸膜入路，除 2 例患者外，其他 7 例患者均无须置入胸管。所有患者均附加了内固定，其中 75% 的患者使用了前外侧固定，46% 的患者使用了椎弓根螺钉固定，29% 的患者同时使用前后路固定。83% 的患者随访了 1 年，一半的患者随访了 2 年。所有患者均没有需手术翻修或再次探查的并发症。

Baaj 等[28] 报道了 80 例采用小切口侧方入路行椎体切除融合术的患者，病因分别为外伤（71%）、肿瘤（26%）和感染（3%）。术后无神经并发症。他们得出结论，胸腰椎小切口前外侧入路是传统开放入路的一个有吸引力的替代方案。他们强调这种方法在技术上要求很高，需要熟练使用微创脊柱手术器械和牵开器。

Khan 等[29] 报道了 25 例不同疾病患者（肿瘤，10 例；感染，5 例；爆裂性骨折，9 例；椎间盘突出，1 例），采用微创经腰大肌入路进行胸腰椎椎体切除和重建。他们报道微创手术的手术时间和失血量明显优于开放手术。VAS 评分下降 62%。平均随访 5 个月，没有出现切口并发症，影像学检查没有出现植入物下沉或失败。

16.8 微创手术的并发症

经腰大肌侧方入路由于其通道的特殊性而存在一些独特的并发症。为了扩大肋弓和骨盆之间的距离，需要折叠手术床，导致腰大肌和腰丛的弓弦样改变，肋下、髂腹股沟、髂腹下和生殖股神经的损伤和易于引起腹壁疝。终板损伤可能导致融合器下沉，大血管损伤导致灾难性失血，术中腰大肌牵拉时间过长以及腰丛损伤导致屈髋肌无力。肠穿孔是侧入路另一个潜在的并发症，后果严重[30]。

Uribe 等[31] 最近报道 13 004 例微创腰椎椎体间融合（minimally invasive lumbar interbody fusion，MIS-LIF）患者的病例分析，手术由 40 名医生完成，其中，0.08% 的患者出现内脏并发症（肠损伤），0.10% 的患者出现血管损伤，0.27% 的患者出现浅表伤口感染，0.14% 的患者出现深部伤口感染。

在一组 52 例采用微创侧方经腰大肌入路治疗的胸椎和腰椎骨折患者中，Smith 等[27] 报道 7 例患者（13.5%）出现 8 例并发症（15.4%），其中 2 例为硬脑膜撕裂、肋间神经痛和深静脉血栓形成，1 例为胸腔积液和浅表后部感染。7 例患者（13.5%）影像学出现前方融合器沉降。

Baaj 等[28] 报道了 80 例接受微创侧方入路行椎体切除和融合的患者病例。总的并发症发生率为 12.5%（硬膜撕裂 2.5%，肋间神经痛 2.5%，深静脉血栓形成 2.5%，胸腔积液 1.3%，伤口感染 1.3%，内固定失败 1.3%，血胸 1.3%）。2 例患者需要再次手术处理并发症（内固定失败、血胸），没有出现术后神经并发症。

考虑到这种微创手术的优点，包括切口小、失血少和住院时间短，这一并发症的发生率与胸腰椎开放手术相比还是有利的。在最近一项比较经椎弓根入路和胸腰椎前路椎体切除的单一医疗机构研究中，Lu 等[22] 发现前路手术的总并发症发生率为 32%，包括 11% 的再手术率（3 例内植物失败，1 例脾脏损伤，1 例深部伤口感染）。在一项比较创伤性骨折前路和后路减压内固定的随机研究中，Wood 等提出胸腰椎前路手术的并发症发生率为 14%（22 例中的 3 例）[32]。

表 16.1 罗列了本章参考文献中列出的每种并发症的总并发症发生率。

表 16.1　胸腰椎爆裂骨折手术并发症的分类：微创和开放入路参考文献汇总

并发症	微创（%）	开放（%）
感染	0.27	0.4
神经损伤	0	0.7
螺钉 / 融合器并发症	1.3	4
脑脊液漏	1.2	0
输血 / 凝血	0	0
胸腔积液 / 肺炎	1.3	4.9
不融合需翻修	0.02	2.7
其他	1.3	1.4

16.9　微创手术的结论

Ⅲ级和Ⅳ级证据支持微创侧方入路减压固定治

疗急性胸腰椎爆裂骨折保留了前路开胸手术的优点，避免了它的缺点，同时保持了前路固定的生物力学优势，这是单纯后路手术所缺乏的。需要这些复杂手术的高危患者更得益于术后生活质量的快速改善。

开放后方入路需要破坏后方韧带复合体，牵拉椎旁肌肉，导致肌肉的缺血。胸腰段前方入路或侧方入路的优点是，在保留后方韧带复合体和避免椎旁肌肉组织破坏的同时，能最大限度地暴露行椎体切除术。使用通道的侧方入路不需要其他医生协助暴露，它还能减少肺损伤、减少胸膜侵犯和避免肺塌陷，从而减少经胸暴露的合并症。前方入路便于神经的直接减压，并可以使用坚固的结构重建前柱。

可接受的并发症、手术时间缩短、失血减少、早期恢复工作、使用标准器械和外科技术，这一系列特征使微创侧方入路成为脊柱外科医生的一个很好的工具。

比较传统开放技术与经腰大肌外侧入路治疗胸腰椎爆裂性骨折的随机对照试验无疑是有价值的。根据现有证据，我们将微创经腰大肌外侧入路治疗胸腰椎爆裂性骨折的推荐等级定为 1C。

16.10　开放手术的讨论

16.10.1　开放手术的Ⅰ级证据

目前尚无Ⅰ级研究。

16.10.2　开放手术的Ⅱ级证据

没有前瞻性研究比较开放和微创侧方入路治疗胸腰椎爆裂性骨折。但有Ⅱ级证据比较开放前方入路和经椎弓根后方入路治疗胸腰椎爆裂性骨折。在一项前瞻性随机研究中，Lin 等将 64 例胸腰段爆裂骨折患者随机分为前方入路和后方经椎弓根入路 2 组，进行椎体次全切、减压和重建[33]。在 2 年的随访中，所有患者都实现了坚强融合，神经功能有明显改善。研究发现后路手术术中失血少，手术时间短，肺功能影响小。两组 Frankel 评分、ASIA 运动评分和放射学结果无显著差异。

16.10.3　开放手术的Ⅲ级及Ⅳ级证据

没有Ⅲ级和Ⅳ级证据直接比较开放手术及微创侧方入路手术治疗胸腰椎爆裂骨折。有开放手术治疗胸腰椎爆裂骨折的临床研究。

Kaneda 等[34]采用一期前路减压、结构性植骨和使用 Kaneda 系统固定治疗了 150 例胸腰段脊柱爆裂性骨折和相关神经功能损害患者。总的来说，95%的患者的神经功能有所改善。在平均 8 年的随访中，融合率为 93%，86% 的患者回到了原来的工作岗位。

Sasso 等[35]回顾性分析了采用前路减压和双节段前路内固定治疗的 40 例不稳定三柱胸腰椎爆裂性骨折患者，没有患者出现神经功能恶化，91% 的神经功能不全患者改良的 Frankel 评分至少改善了一级。95% 的患者获得了稳定的融合。

Sudo 等[36]进行了一项回顾性研究，比较了前路减压结构性植骨与后路椎体成形术减压和椎弓根螺钉固定术治疗骨质疏松性胸腰椎骨折伴神经功能缺损的疗效。后路组采用后正中入路行椎板切除术，采用磷酸钙骨水泥进行椎体成形术。对于椎板切除术后仍出现明显椎体塌陷和神经压迫的后路治疗组患者，进行经椎弓根减压骨水泥注入，并行椎弓根内固定。作者报道了两种方法的手术时间和神经结果相当。

Sasani 等[37]对 14 例胸腰段爆裂性骨折患者进行了前瞻性研究，这些患者接受了后路经椎弓根减压和人工椎体植入。他们报道术后 VAS 评分显著改善，平均手术时间为 187 分钟。

Dimar 等[38]回顾性地分析了 69 例接受前路减压、结构性植骨和后路内固定术自体骨融合的患者，部分患者一期前后路联合手术，部分患者分期手术，据报道愈合率为 96%。22 例完全或部分神经损伤患者中，有 12 例部分或全部恢复功能。

16.11 开放手术的并发症

对于某些患者来说，开放前方入路可能不是最佳选择。合并胸部或腹部损伤的胸腰段爆裂性骨折患者不能承受前路胸腰椎暴露。腹腔内损伤可导致腹膜膨胀，这使得腹膜后暴露更具挑战性。同样，如果原先就有肺部疾病或病态性肥胖也可能限制前方入路的应用。由于大血管的解剖限制，前入路对于 L4 和 L5 等低位腰椎骨折手术很困难。病态肥胖可能限制暴露，导致进行安全减压的暴露不充分。如果出现这些情况，脊柱外科医生必须平衡开放前后入路的相对优点。开放前方入路的罕见并发症有：腹膜损伤、输尿管损伤、淋巴管断裂导致乳糜胸或乳糜漏以及脾脏破裂。腹膜后入路的晚期并发症也

可能包括切口疝和入路一侧的永久性腹胀[20]。

开放后路手术的缺点包括评估椎管腹侧减压充分的难度增加，增加神经牵拉，难以从后方进行前方重建。此外，切除后方结构可能导致医源性失稳。

后方入路也可通过节段性脊柱内固定器械的撑开获得硬膜的间接减压。通过进入上终板的纤维环间接复位进入椎管的中柱骨折块[39]。不进行前柱重建的后入路的缺点包括矫正失败的风险和前柱融合较不可靠。通过术后 CT 扫描，Bradford 和 McBride 证实，后路复位患者的平均残余狭窄率为 26%[40]。单纯后路内固定，尤其是固定节段较少，有内固定失败和继发脊柱畸形的风险[5, 41]。

16.12 开放手术的结论

尽管微创侧方经腰大肌入路技术已被用于腰椎前路椎间融合治疗退行性疾病和脊柱侧凸，但仍存在着损伤生殖股神经和腰丛的风险，这在手术过程中无法很好地被观察到。腰丛位于腹后壁的腰大肌中，由 L1、L2、L3 神经根前支和部分 L4 神经根前支组成。虽然连续软组织扩张器通过腰大肌时使用肌电图监护，但术后仍有报道神经和腹股沟感觉异常[16]。解剖研究表明，横行通过腰大肌时没有明显的安全区域，因为腰丛和神经根包含在整个腰大肌中[42, 43]。神经损伤可能由于直接创伤、长时间牵拉或术后血肿引起。关于术中肌电图神经监测和微创脊柱手术的文献很少。在过去 10 年，尽管使用狩猎算法、离散阈值、方向性取向改进了肌电图系统，从而降低了神经并发症的发生率[44]，但还没有以同行评审的形式发表和验证与其他神经监测技术相比的结果。

开放手术方法为神经减压提供了良好的可视化，可以更好地维持止血和处理融合骨面。更广泛的暴露也有助于骨和软组织的松解，以便充分地矫正畸形。重要的临床数据支持开放手术治疗这些损伤的有效性。根据现有的证据，我们提出 1C 级建议，采用开放手术方法治疗胸腰椎爆裂性骨折。未来的研究有必要直接比较微创侧方入路和开放手术方法。

16.13 编者述评

16.13.1 微创手术

使用微创技术治疗胸腰椎爆裂骨折需要改变治

疗不稳定爆裂骨折的概念。第一个必须问的问题是："能不能应用微创技术解除神经的压迫？"答案是："是的。"采用单侧或双侧通道的方法，可以充分地暴露以推动向背侧移位的椎间盘和椎体向腹侧复位。第二个问题是："是否有足够的暴露来进行椎体切除和前柱重建？"答案是："通过适当的牵拉，可以的。"目前文献中有许多关于椎体切除和前柱重建的例子。这通常需要结合使用一个可扩张的通道和一个人工椎体。这不仅在创伤方面得到了证实，而且在肿瘤和感染方面也得到了证实。然而，必须问的第三个问题是："是不是每一个爆裂骨折都需要前路重建？"这个问题的答案是："也许不是。"根据爆裂程度的不同，一些（可能是许多）骨折单独使用后路固定即可成功。这种方法的优点是手术小得多，恢复快，并发症少，而且在爆裂椎体周围保持完好的血管化和神经化的解剖结构有利于更快的愈合。尽管有人可能会提出这样的论点，即矢状位畸形矫正不佳会导致慢性背痛，但这一观点从未得到文献的支持。此外，由于我们在传统开放手术中损失了大约50%的矫正率，微创手术患者骨折更快的愈合实际上可能得到与开放手术类似的最终矫正率。因此，对于许多爆裂性骨折，微创治疗可能是最佳方法。

16.13.2 开放手术

对于无神经损伤的爆裂性骨折，通常只需要非手术方法，包括支具治疗和早期活动。假设爆裂性骨折神经受损的患者需要进行脊髓或马尾神经的直接减压，神经结构的最佳可视化是必要的。经腰大肌入路的目标在于进入椎间隙的中部，放置椎间融合器，但是并不适合进行椎管减压。如果为了进入椎管进行减压而把手术通道向后移动，由于腰丛往往位于腰大肌的后部，通过腰大肌时腰丛损伤风险增大。

与较大的开放切口相比，由可扩张通道提供的手术通道也限制了放置大的同种异体骨支柱或融合器的可能性，这通常是重建受损椎骨所必需的。无论是否使用前路重建和钉板内固定，患者通常需要补充后路内固定。这就提出了一个问题：首先需要前路手术完成的一个彻底的减压和稳定的手术能否单独通过后入路完成？最后，仅使用前入路治疗后方张力带损伤的可行性较低，而后路内固定有助于恢复后方张力带损伤并防止后凸畸形的延迟发展。多项研究表明，在评估后方韧带复合体时，观察者间和观察者内的可靠性较差。伴后方韧带复合体损伤的爆裂骨折不可能通过单纯前路手术治疗，因为稳定性不够。

（胡　炜　译）

参·考·文·献

[1] Aebi M, Etter C, Kehl T, Thalgott J. Stabilization of the lower thoracic and lumbar spine with the internal spinal skeletal fixation system. Indications, techniques, and first results of treatment. Spine. 1987; 12(6):544–551

[2] Clohisy JC, Akbarnia BA, Bucholz RD, Burkus JK, Backer RJ. Neurologic recovery associated with anterior decompression of spine fractures at the thoracolumbar junction (T12-L1). Spine. 1992; 17(8) Suppl:S325–S330

[3] Dai LY, Jiang SD, Wang XY, Jiang LS. A review of the management of thoracolumbar burst fractures. Surg Neurol. 2007; 67(3):221–231, discussion 231

[4] Denis F. The three column spine and its significance in the classification of acute thoracolumbar spinal injuries. Spine. 1983; 8(8):817–831

[5] McDonough PW, Davis R, Tribus C, Zdeblick TA. The management of acute thoracolumbar burst fractures with anterior corpectomy and Z-plate fixation. Spine. 2004; 29(17):1901–1908, discussion 1909

[6] Faciszewski T, Winter RB, Lonstein JE, Denis F, Johnson L. The surgical and medical perioperative complications of anterior spinal fusion surgery in the thoracic and lumbar spine in adults. A review of 1223 procedures. Spine. 1995; 20(14):1592–1599

[7] Kim DH, Jaikumar S, Kam AC. Minimally invasive spine instrumentation. Neurosurgery. 2002; 51(5) Suppl:S15–S25

[8] Bergey DL, Villavicencio AT, Goldstein T, Regan JJ. Endoscopic lateral transpsoas approach to the lumbar spine. Spine. 2004; 29(15):1681–1688

[9] Gumbs AA, Bloom ND, Bitan FD, Hanan SH. Open anterior approaches for lumbar spine procedures. Am J Surg. 2007; 194(1): 98–102

[10] Westfall SH, Akbarnia BA, Merenda JT, et al. Exposure of the anterior spine. Technique, complications, and results in 85 patients. Am J Surg. 1987; 154 (6):700–704

[11] Anand N, Regan JJ. Video-assisted thoracoscopic surgery for thoracic disc disease: Classification and outcome study of 100 consecutive cases with a 2-year minimum follow-up period. Spine. 2002; 27(8):871–879

[12] Cunningham BW, Kotani Y, McNulty PS, et al. Video-assisted thoracoscopic surgery versus open thoracotomy for anterior thoracic spinal fusion. A comparative radiographic, biomechanical, and histologic analysis in a sheep model. Spine. 1998; 23(12): 1333–1340

[13] Escobar E, Transfeldt E, Garvey T, Ogilvie J, Graber J, Schultz L. Video-assisted versus open anterior lumbar spine fusion surgery: a comparison of four techniques and complications in 135 patients. Spine. 2003; 28(7):729–732

[14] Scheufler KM. Technique and clinical results of minimally invasive reconstruction and stabilization of the thoracic and thoracolumbar spine with expandable cages and ventrolateral plate fixation. Neurosurgery. 2007; 61(4):798–808, discussion 808–809

[15] McAfee PC, Regan JR, Zdeblick T, et al. The incidence of complications in endoscopic anterior thoracolumbar spinal reconstructive surgery. A prospective multicenter study comprising the first 100 consecutive cases. Spine. 1995; 20(14):1624–1632

[16] Ozgur BM, Aryan HE, Pimenta L, Taylor WR. Extreme Lateral Interbody Fusion (XLIF): a novel surgical technique for anterior lumbar interbody fusion. Spine J. 2006; 6(4):435–443

[17] Bohlman HH, Freehafer A, Dejase J. Late anterior decompression for spinal cord injuries. J Bone Joint Surg Am 1975(57A):1025

[18] Bohlman HH, Zdeblick TA. Anterior excision of herniated thoracic discs. J Bone Joint Surg Am. 1988; 70(7):1038–1047

[19] McCormick PC. Retropleural approach to the thoracic and thoracolumbar spine. Neurosurgery. 1995; 37(5):908–914

[20] Kirkpatrick JS. Thoracolumbar fracture management: anterior approach. J Am Acad Orthop Surg. 2003; 11(5):355–363

[21] Viale GL, Silvestro C, Francaviglia N, et al. Transpedicular decompression and stabilization of burst fractures of the lumbar spine. Surg Neurol. 1993; 40(2): 104–111

[22] Lu DC, Lau D, Lee JG, Chou D. The transpedicular approach compared with the anterior approach: an analysis of 80 thoracolumbar corpectomies. J Neurosurg Spine. 2010; 12(6):583–591

[23] Pickett J, Blumenkopf B. Dural lacerations and thoracolumbar fractures. J Spinal Disord. 1989; 2(2):99–103

[24] Ayberk G, Ozveren MF, Altundal N, et al. Three column stabilization through posterior approach alone: transpedicular placement of distractable cage with transpedicular screw fixation. Neurol Med Chir (Tokyo). 2008; 48(1):8–14, discussion 14

[25] Vaccaro AR, Lehman RA, Jr, Hurlbert RJ, et al. A new classification of thoracolumbar injuries: the importance of injury morphology, the integrity of the posterior ligamentous complex, and neurologic status. Spine. 2005; 30 (20):2325–2333

[26] Whang PG, Vaccaro AR. Thoracolumbar fractures: anterior decompression and interbody fusion. J Am Acad Orthop Surg. 2008; 16(7):424–431

[27] Smith WD, Dakwar E, Le TV, Christian G, Serrano S, Uribe JS. Minimally invasive surgery for traumatic spinal pathologies: a mini-open, lateral approach in the thoracic and lumbar spine. Spine. 2010; 35(26) Suppl:S338– S346

[28] Baaj AA, Dakwar E, Le TV, et al. Complications of the mini-open anterolateral approach to the thoracolumbar spine. J Clin Neurosci. 2012; 19(9):1265–1267

[29] Khan SN, Cha T, Hoskins JA, Pelton M, Singh K. Minimally invasive thoracolumbar corpectomy and reconstruction. Orthopedics. 2012; 35(1): e74–e79

[30] Tormenti MJ, Maserati MB, Bonfield CM, Okonkwo DO, Kanter AS. Complications and radiographic correction in adult scoliosis following combined transpsoas extreme lateral interbody fusion and posterior pedicle screw instrumentation. Neurosurg Focus. 2010; 28(3):E7

[31] Uribe JS, Deukmedjian AR. Visceral, vascular, and wound complications following over 13, 000 lateral interbody fusions: a survey study and literature review. Eur Spine J. 2015; 24 Suppl 3: 386–396

[32] Wood KB, Bohn D, Mehbod A. Anterior versus posterior treatment of stable thoracolumbar burst fractures without neurologic deficit: a prospective, randomized study. J Spinal Disord Tech 2005; 18(Suppl):S15-S23

[33] Lin B, Chen ZW, Guo ZM, Liu H, Yi ZK. Anterior approach versus posterior approach with subtotal corpectomy, decompression, and reconstruction of spine in the treatment of thoracolumbar burst fractures: a prospective randomized controlled study. J Spinal Disord Tech 2011 Jun [doi: 10.1097/ BSD.0b013e3182204c53] [Epub]

[34] Kaneda K, Taneichi H, Abumi K, Hashimoto T, Satoh S, Fujiya M. Anterior decompression and stabilization with the Kaneda device for thoracolumbar burst fractures associated with neurological deficits. J Bone Joint Surg Am. 1997; 79(1):69–83

[35] Sasso RC, Best NM, Reilly TM, McGuire RA, Jr. Anterior-only stabilization of three-column thoracolumbar injuries. J Spinal Disord Tech. 2005; 18 Suppl:S7–S14

[36] Sudo H, Ito M, Kaneda K, et al. Anterior decompression and strut graft versus posterior decompression and pedicle screw fixation with vertebroplasty for osteoporotic thoracolumbar vertebral collapse with neurologic deficits. Spine J. 2013; 13(12):1726–1732

[37] Sasani M, Ozer AF. Single-stage posterior corpectomy and expandable cage placement for treatment of thoracic or lumbar burst fractures. Spine. 2009; 34(1):E33–E40

[38] Dimar JR, II, Wilde PH, Glassman SD, Puno RM, Johnson JR. Thoracolumbar burst fractures treated with combined anterior and posterior surgery. Am J Orthop. 1996; 25(2):159–165

[39] Edwards WT, Zheng Y, Ferrara LA, Yuan HA. Structural features and thickness of the vertebral cortex in the thoracolumbar spine. Spine. 2001; 26(2):218– 225

[40] Bradford DS, McBride GG. Surgical management of thoracolumbar spine fractures with incomplete neurologic deficits. Clin Orthop Relat Res. 1987 (218):201–216

[41] Ebelke DK, Asher MA, Neff JR, Kraker DP. Survivorship analysis of VSP spine instrumentation in the treatment of thoracolumbar and lumbar burst fractures. Spine. 1991; 16(8) Suppl:S428–S432

[42] Moro T, Kikuchi S, Konno S, Yaginuma H. An anatomic study of the lumbar plexus with respect to retroperitoneal endoscopic surgery. Spine. 2003; 28 (5):423–428, discussion 427–428

[43] Banagan K, Gelb D, Poelstra K, Ludwig S. Anatomic mapping of lumbar nerve roots during a direct lateral transpsoas approach to the spine: a cadaveric study. Spine. 2011; 36(11):E687–E691

[44] Uribe JS, Vale FL, Dakwar E. Electromyographic monitoring and its anatomical implications in minimally invasive spine surgery. Spine. 2010; 35(26) Suppl: S368–S374

17
颈椎骨折的微创和开放治疗

微创：Michael Y. Wang, Joanna Gernsback
开放：S. Babak Kalantar, Joseph Paul Letzelter III

17.1 引言

颈椎外伤是一种严重的损伤，对年轻和老年患者均可能造成致命的损伤。年轻患者的颈椎损伤常见于高能量损伤，老年患者则多为低能量损伤；因此，颈椎损伤在年龄上呈双峰分布。颈椎外伤常见的原因包括车祸、高坠伤、暴力以及运动损伤。C1和C2骨折与下颈椎骨折不同，占所有颈椎骨折的70%[1]。Gallie在1939年描述了C1-C2钢丝捆扎治疗上颈椎骨折[2]，Newman和Sweetnam[3]在1969年提出了枕颈融合作为齿状突骨折的一种可选手术方案。1982年，Böhler[4]提出齿状突螺钉作为治疗齿状突骨折的另一种方法。1994年，Goel和Laheri描述了用于治疗寰枢椎脱位的寰椎侧块螺钉技术[5]，2001年，Harms和Melcher补充了枢椎峡部螺钉技术[6]。1987年，Grob和Magerl[7]报道了经关节螺钉技术。下颈椎不稳定骨折包括泪滴样骨折、关节突关节交锁，伴有明显骨片向后移位的爆裂性骨折。1895年，Horlsey[8]开展的后路单纯椎板切除减压术是最早的下颈椎骨折手术。Rogers[9]在1942年提出了棘突钢丝捆扎治疗下颈椎损伤。1955年，Smith和Robinson，提出颈椎前路椎间盘切除和融合术，在此基础上，Cloward于20世纪80年代增加了前路钢板固定[9]。1980年，Roy-Camille描述了后路侧块螺钉技术[9]。本章的重点是不稳定骨折，即需要手术进行内固定或神经减压的骨折。虽然颈椎骨折的微创手术技术还处于起步阶段，但已经有了一些报道。在此我们将提出一个基于临床证据的讨论，比较传统或开放手术与微创手术治疗颈椎骨折。

17.2 微创手术的优势

微创手术减少手术时间和失血，这对多发性损伤和老年患者都是有益的，他们可能无法耐受较长时间的手术和大量失血。微创手术避免了广泛的肌肉剥离，可以减少术后颈部疼痛。对部分病例，微创手术术后也不需要halo固定。同时，微创手术切口更小，伤口并发症的发生率更低，也更美观。

17.3 开放手术的优势

颈椎骨折的开放手术治疗具有许多潜在的优势，手术的技术难度较低，手术结果可能更好。开放手术最明显的优点是良好的视野。开放手术条件下，外科医生能在直视下更好地分辨骨折和神经结构，而不需要依赖透视或其他设备间接观察。这在椎间盘切除术或显露脊髓和椎管时显得尤为重要。开放治疗也能增加融合率，据报道融合率高达100%。无论前路还是后路手术，开放手术均可直接暴露潜在的融合面，去皮质更彻底，填充更多的植骨材料。由于开放手术固定技术稳定性更好，这也在一定程度上增加融合率。

对下颈椎创伤性滑脱伴椎间盘突出的患者，开放手术能提供更好的手术路径进入椎间隙，这也可以更好地显露神经结构，有利于外科医生进一步手术减压。据文献报道，对于屈曲压缩损伤患者，前路手术可使椎管直径恢复60%，后路手术仅恢复6%。综上所述，颈椎骨折开放手术具有更好的视野、更好的术后稳定性以及更高的融合率。

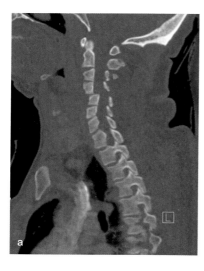 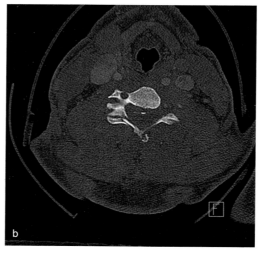

图 17.1 a、b. CT 扫描矢状位（a）和轴位片（b）显示 C4 椎体粉碎性骨折，累及右侧横突孔，C4-C5 关节突交锁，C4 椎体相对于 C5 椎体向前滑脱

17.4 病例介绍

一名 53 岁的男性，既往有糖尿病和青光眼病史，从大约 8 ft（2.4 m）高的阳台上摔下，后被送往创伤中心。患者低血压，四肢不能活动，意识清醒，反应差。四肢感觉活动完全消失。肛门指检提示直肠收缩差，并伴有阴茎异常勃起。CT 扫描提示 C4 椎体粉碎性骨折，并累及右侧横突孔，C4 相对于 C5 前脱位并伴有关节突交锁，血管造影未见椎动脉 V2 节段显影，提示椎动脉损伤。需急诊手术治疗。

17.5 微创手术技术

患者送至手术室，实施气管内全身麻醉。应使用光纤可视系统进行插管。插入 Foley 导尿管后，安放气动压缩装置和神经生理监测导线，如有需要，可使用动脉导管进行动脉血压监测。安放 Mayfield 头架后，患者被小心地翻转到手术台上。患者所有的受压点都垫好。随即使用术前抗生素。使用 C 臂侧位透视进行定位。

在透视监测下，经皮肤插入斯氏针到达侧块。在矢状面上，针的轨迹应与关节突关节平行，因而针的皮肤进针点在脱位关节下方约 3 个节段。横断位上，进针点在后正中线，因此进针时针尖方向应指向上外侧方向。在进针点处做 1.5 cm 皮肤切口。使用 METRx MD（Medtronic，Minneapolis，MN）软组织扩张器逐级扩张至直径 18 mm 或 22 mm。可使用尖刀片切开项韧带，以利于管道置入。头灯和放大镜可以帮助改善手术视野，手术显微镜则较为笨重。

使用单极电刀烧灼暴露侧块表面，髓核钳去除软组织。用刮匙刮除待融合的关节突关节滑膜，并在关节填充自体骨。

采用 2.4 mm 直径的松质钻头钻取 14 mm 深的定位孔。进钉点位于侧块中点内侧 1 mm 处。方向与关节突关节平行，并外倾 20°。定位孔采用直径 2.43 mm 的骨松质丝攻进行攻丝。测量深度，置入合适长度的 3.5 mm 直径万向螺钉（Vertex；Medtronic）。同样方法在相邻的侧块中置入第二颗螺钉。随后放置直径 3.2 mm 的连接棒。连接棒应纵向插入通道，并首先向上插入上位螺钉头，然后将扩张管通道稍微抬高，使杆的下端插入下位螺钉头内，随后拧紧螺帽固定。如果需要双侧固定，则在对侧重复该过程。关闭切口前再次透视确认螺钉位置正确。

17.6 开放手术技术

患者被送进手术室，在光纤可视系统辅助下进行气管内插管，以避免颈椎过伸。麻醉后放置神经电生理监测导线，并记录基线水平，摆放体位后再次记录。插导尿管，放置动脉导管监测血压。使用 Mayfield 头架固定头部，将患者翻身至俯卧位，置于史赛克框架式手术床上。翻身时，应稍微施加轴向牵引力，以增加稳定性。

在俯卧位记录神经电生理监测基线后，C 臂进行侧位透视，确认手术节段。颈椎后方入路进行标准的骨膜下剥离，至 C4-C5 椎体。到达目标节段后，再次透视以确定手术节段正确。然后将两椎体的侧块暴露出来。

用巾钳抓住 C4 和 C5 棘突椎板连接处进行复

位。可以用巾钳小心地向下牵拉远端椎体，同时向上牵拉近端椎体，在头端牵拉同时对上位椎体形成局部后凸，使交锁的小关节解锁。关节突解锁后，进行轴向牵拉复位，使下关节突复位于上关节突后方。在复位过程中，要格外警惕神经电生理监测信号变化。如果出现急性信号改变，应停止操作。

关节突关节复位后，显露侧块的四边形后表面。于侧块后表面中心内侧 1 mm 处，使用 2 mm 高速磨头磨穿侧块的外层皮质。然后使用丝攻平行于关节突关节外倾 25° 进行攻丝。在置入螺钉之前，进行 C4 和 C5 椎板切除术以获得脊髓的充分减压。利用高速磨钻，在两侧侧块和椎板的交界处开槽，用磨钻或 Kerrison 咬骨钳完成骨切除。切除 C3-C4 和 C5-C6 棘突间韧带和黄韧带，切除椎板。取下来的骨可以制成颗粒状用来植骨。在 C4 和 C5 侧块单皮质置入万向螺钉。如果遇到关节突或侧块骨折，可以在上下进一步延长固定至 C6 和 C3，以

增强稳定性。在置棒前，可使用小的高速磨钻对侧块的外侧部分以及小关节突去皮质。从椎板切除或髂嵴中获得的颗粒骨放置在后外侧。将螺钉头对齐，插入固定棒，适当加压，然后拧紧固定螺帽。螺钉按标准方式安装在 C4 和 C5 处，如果相邻节段没有软组织损伤，这样就可以获得足够的生物力学固定，可以进行单节段融合。侧块螺钉间加压固定可以恢复颈椎排列。闭合切口前再次透视确认螺钉位置正确。使用 Vicryl 线缝合拉近椎旁肌，然后用 1 号或 0 号 Vicryl 线严密缝合筋膜层。分层缝合，皮肤采用 Monocryl 皮内缝合。

17.7 微创手术的讨论

颈椎微创手术仍处于起步阶段，学习曲线陡峭。这就意味着文献中没有很多研究（表 17.1 和表 17.2）。除了一篇文献以外，其他所有微创手术

表 17.1 关于微创治疗颈椎骨折或微创、开放对比治疗颈椎骨折的文献

作者（年）	级别	研究	类型	患者数	手术时间（分钟）	失血量（mL）	住院时间（天）	结论
Wang 等（2011）[11]	III	前瞻性	微创 vs. 开放	19 23	36 57	21 65	–	经皮齿状突螺钉手术手术更快，出血更少，临床结果和开放手术没有差异
Wang 和 Levi（2006）[20]	IV	回顾性	微创	20（10 例外伤）	–	127	3.9	如果术中透视得当，可以经通道置入多达两个节段的下颈椎侧块螺钉
Wang 等（2012）[12]	IV	回顾性	微创	7	56	–	–	显微内镜下直接修复寰椎骨折分离前弓可提高骨性融合率
Yoshida 等（2012）[18]	IV	回顾性	微创	1	–	–	–	O 臂导航可用于 Hangman 骨折经皮椎弓根螺钉固定
Wu 等（2013）[17]	IV	回顾性	微创	10	98	25	–	C2 经皮椎弓根螺钉可用于 Hangman 骨折
Holly 等（2010）[15]	IV	回顾性	微创	6	–	100	–	C1-C2 微创融合技术上可行
Hashizume 等（2003）[16]	IV	回顾性	微创	1	110	30	–	可内镜下置入齿状突前路螺钉
Wu 等（2012）[13]	IV	回顾性	微创	7	56	<50	–	前路经皮三钉固定技术可用于寰枢椎复合骨折
Dean 等（2010）[14]	IV	回顾性	微创	1	–	–	4	前路经皮三钉固定技术可用于寰枢椎复合骨折
Fong 和 Duplessis（2005）[21]	IV	回顾性	微创	2	–	–	3	侧块钉板系统可经通道置入
Tan 等（2008）[22]	IV	回顾性	微创	36（6 例外伤）	120	55	4.5	内镜下 ACDF，尤其是在 C4-C5 和 C5-C6 节段，比开放手术更具优势
Yao 等（2011）[10]	IV	回顾性	微创	67	107	–	–	内镜下 ACDF 满意度更高，并发症发生率更低

注：ACDF，颈前路减压融合术。

表 17.2　关于开放治疗颈椎骨折或微创、开放对比治疗颈椎骨折的文献

作者（年）	级别	研究类型	类型	患者数	手术时间（分钟）	融合情况	住院时间（天）	结论
Kwon 等（2007）[23]	I	随机对照试验	前路 vs. 后路	20 22	36 57	18/18 19/22	2.75 3.5	前后路固定都可以有效治疗颈椎单侧小关节损伤
Tan 等（2009）[25]	III	回顾性	开放	11	124	100%	—	C1 侧块螺钉 +C2 椎弓根螺钉 + 横连接加压固定融合是治疗 C1 爆裂骨折的理想手术方案
Aronson 等（1968）[27]	III	回顾性	开放	86	—	—	—	Smith–Robinson 入路是前路颈椎间盘切除融合术的有效入路
Toh 等（2006）[29]	III	回顾性	前路 vs. 联合 / 后路	24 7	—	—	—	前路手术能恢复 60% 椎管直径，单纯后路仅 6%
Park 等（2015）[30]	III	回顾性	开放	21	133.3	—	—	开放复位椎弓根螺钉固定或后外侧入路取出突出的椎间盘碎片是治疗颈椎关节突脱位的优良方案
Tokuku 等（2013）[31]	III	回顾性	后路 vs. 联合	26 24	163.3 295.4	—	（出血量）313.7 g 689.1 g	与联合入路相比，后路椎弓根螺钉治疗颈椎牵张 – 屈曲损伤患者手术时间明显缩短，出血量减少，脊柱后凸矫正良好
Esses 和 Bednar（1991）[32]	IV	回顾性	开放	10	—	—	—	开放齿状突螺钉固定治疗齿状突骨折是一种成功的治疗方法，可用于骨折或骨不连
Geisler 等（1989）[33]	IV	回顾性	开放	9	—	100%	—	前路螺钉内固定治疗后移位型 2 型齿状突骨折，融合率 100%，有显著优势
Harms 和 Melcher（2001）[6]	IV	回顾性	开放	37	—	100%	—	寰枢椎不稳定性可采用开放入路和 C1-C2 万向螺钉固定治疗，无神经或血管损伤，并且融合可靠
Dickman 和 Sonntag（1998）[35]	IV	回顾性	开放	121	—	98%	—	经关节螺钉坚强固定治疗 C1-C2 不稳定的融合率明显高于单独使用钢丝捆扎植骨的融合率

的数据均为 IV 级；也就是说，它来自案例回顾分析或病例报道。虽然内镜下颈椎前路减压融合术（anterior cervical decompression and fusion，ACDF）包括 67 例[10]，但大多数文献包含病例数少于 10 例。随着越来越多的外科医生开始开展并报道这类手术，证据的水平也可能会随之提高。

17.7.1　微创手术的 I 级证据

没有 I 级研究。

17.7.2　微创手术的 II 级证据

没有 II 级研究。

17.7.3　微创手术的 III 级证据

Wang 等研究了前路螺钉固定治疗 II 型和 III 型齿状突骨折。他们用开放或经皮前路手术治疗了 42 例患者。他们发现经皮手术组的手术时间明显缩短，失血也更少。两组患者的临床疗效及放射次数无明显差异。他们的结论是，经皮前路螺钉内固定是治疗 II 型和 III 型齿状突骨折安全可靠的方法[11]。这也是颈椎骨折微创治疗的唯一 III 级证据。

17.7.4　微创手术的 IV 级证据

Wang 等[12]通过通道系统和内镜对 7 例寰椎前弓骨折进行直接修复手术。手术时间从 45 分钟到 75 分钟不等。7 例患者中有 2 例出现一过性吞咽困难。在后续的影像学检查中，除 1 例外，所有人都获得骨性愈合。

文献中也有报道前路微创三螺钉治疗寰枢椎骨折，包括齿状突螺钉和双侧 C1-C2 经关节突螺

表 17.3　并发症分类：比较微创与开放手术治疗颈椎骨折并报道并发症的研究汇总 [10~22]

并发症	微创（％）	开放（％）
感染	1.7	0
神经损伤	0	0
内固定并发症	5	2
不融合	5	4.3
转开放手术	3.3	—
其他	3.3	8.7

钉[13, 14]。手术时间 36~78 分钟，失血量 10~50 mL。随访 8 例患者均获得齿状突愈合，C1-C2 稳定，无螺钉断裂。该术式是作者推荐的治疗寰椎骨折合并横韧带断裂和齿状突骨折的手术方法，尤其适用于老年患者和不能承受 halo 固定、不能耐受手术时间较长的传统手术的多发伤患者。

微创手术治疗齿状突骨折的 IV 级的证据包括 C1-C2 融合[15]和内镜辅助下齿状突螺钉固定[16]。Holly 等报道了 6 例患者采用通道下 Harms 和 Melcher 技术进行 C1-C2 融合[6]。平均失血量为 100 mL，6 例患者均实现骨融合，无术后并发症。Hashizume 等用内镜下前路螺钉治疗 1 例患者，手术时间 110 分钟，失血 30 mL。结果是无症状的骨不连。

有报道采用经皮 C2 椎弓根螺钉治疗 Hangman 骨折[17, 18]，没有开放手术相关的大切口或失血等问题。10 例患者行双侧 C2 椎弓根螺钉置入术，手术时间 60~130 分钟，出血量均小于 50 mL[17]。20 颗螺钉中有 3 颗穿破了椎弓根壁，但没有引起症状，也不需要再手术。使用 O 臂导航[18]可能避免穿破椎弓根。影像学随访 10 例患者均获得良好骨愈合，临床检查颈部活动度良好。这种手术只适用于某些类型的 Hangman 骨折。

微创颈椎侧块螺钉在一系列颈椎外伤钉棒[19, 20]或钉板[21]固定手术中已有报道。该方法可以单边亦可双边固定，从 C3 椎体到 C7 椎体进行单节段或双节段固定。这一微创手术方法高度依赖于透视引导；因此，它更适合高位颈椎损伤和较长脖子的患者。使用 O 臂理论上可以克服这个障碍。该微创技术避免了开放手术的广泛肌肉剥离，这一定程度上可以保持后张力支持带的完整性，进而减少术后颈部疼痛。

已有文献报道内镜下单节段或双节段 ACDF[10, 22]，

适合 C4-C5 和 C5-C6 节段，同时 C3-C4 和 C6-C7 节段也可进行。两组病例共包含 103 例患者，平均手术时间 112 分钟。大多数患者预后良好。值得注意的是，使用该技术的两项研究中仅有 6 例患者为外伤患者；然而，由于 ACDF 本质上是相同的手术，无论适应证如何，这种方法都可以用于颈椎骨折，尽管它还没有在创伤人群中被报道。

17.8　微创手术的并发症

微创手术与开放手术有相同的风险和并发症。术中并发症如血管系统、神经或食管的损伤并不常见，但由于视野有限，在手术时可能无法识别。因为螺钉通常是在透视下放置的，螺钉位置不佳的发生率可能与开放手术相似。少数微创手术病例由于患者解剖结构异常和视野较差，术中转换为开放手术，大多在低位颈椎手术。有一些颈椎微创手术患者发生术后吞咽困难，但较少见并且大多可以自愈。由于切口较小，手术时间较短，伤口感染的发生率可能低于开放手术。长期并发症，如邻近水平的节段疾病和假关节已有报道。总的来说，颈椎微创手术的并发症发生率较低，但迄今为止进行的手术总数较少，很难与开放手术进行比较。

17.9　微创手术的结论

微创手术减少了肌肉剥离，意味着减少了疼痛和失血，而且缩短了手术时间，微创技术在脊柱的所有区域都越来越受欢迎。这些优点对老年患者和不能接受传统开放手术的多发伤患者尤为重要。微创手术切口更小，术后切口不愈合或感染的概率更低，而且更美观。对于颈椎损伤患者，术后不需要长时间 halo 支架固定，这也是有些患者难以忍受的。微创手术的缺点是这些技术操作空间有限，学习曲线陡峭。透视检查的可及性和清晰度也限制了这些方法的应用。所有的微创技术都相对较新，尚未得到广泛的应用，将需要更多的后续研究和随访来进行充分评价。目前，只有 2C 级的推荐使用微创技术治疗颈椎骨折。

17.10　开放手术的讨论

根据骨折类型的不同，颈椎骨折的开放手术治

疗的证据级别从Ⅱ级到Ⅳ级都有。有些骨折类型并不常见；因此，大规模的病例研究难以实现。然而，有一些研究，特别是关于后路侧块螺钉固定融合治疗下颈椎骨折的研究，已经积累了很大的研究群体，并具有更高的证据水平。

17.10.1 开放手术的Ⅰ级证据

Kwon 等比较了前后路固定治疗单侧关节突损伤[23]。他们随机选取 42 例患者进行颈椎前路椎间盘切除融合或后路固定。他们发现 2 组在达到出院标准的时间、术后疼痛、感染、影像学愈合或术后生理曲度方面没有显著差异。接受前路手术的患者吞咽困难的发生率更高，但差别没有统计学意义。相反，与后入路相比，前入路愈合率更高，伤口感染率更低，影像学术后生理曲度更好。然而，这些都没有统计学意义。他们的结论是，开放的前路和开放的后路固定方法都是有效的治疗选择。

17.10.2 开放手术的Ⅱ级证据

没有Ⅱ级研究。

17.10.3 开放手术的Ⅲ级证据

Magerl 治疗寰椎骨折的技术已被证明是一种有效的关节融合术[24]。Tan 等还研究了 C1 侧块和 C2 椎弓根螺钉结合横连接加压固定治疗寰椎不稳定骨折[25]。他们发现，在 11 例接受治疗的患者中，没有出现术后神经功能损害、椎动脉并发症或其他并发症。术后 3 个月的影像学检查显示所有患者达到骨愈合，稳定性良好。该技术还具有直视下显示骨折和降低椎动脉损伤风险的优点。

Hangman 骨折可以经前路，也可以经后路治疗[26]。对于外伤性椎间盘突出伴椎管占位的病例，前路手术是必要的。这种入路有损伤喉上神经的风险[27]。另外，根据Ⅲ级证据，后路是最有效的固定手段。螺钉沿 C2 峡部置入用于骨融合。Roy-Camille 等首先描述了这种手术[28]。螺钉穿过骨折线对骨折块进行加压。在Ⅲ型骨折中，C2 螺钉可与 C3 侧块螺钉连接，进行 C2-C3 融合。

Toh 等研究了应用前路减压融合治疗下颈椎爆裂性骨折或泪滴样骨折脱位患者。他们发现前路减压可以使椎管直径恢复 60%，而单纯后路减压仅能使椎管直径恢复 6%[29]。颈椎椎弓根螺钉后路融合治疗下颈椎骨折，可减少颈椎屈曲牵张损伤引起

的半脱位[30]。Park 等研究了 21 例下颈椎关节突关节脱位患者，其中 6 例同时伴有椎间盘突出，所有患者均有神经症状。所有患者均行后路切开复位和颈椎椎弓根螺钉固定。在外伤性椎间盘突出的病例中，椎间盘碎片通过后外侧入路切除。所有患者的神经功能均有改善。平均节段后凸角度由 7.3° 改善到 −5.9°。平均半脱位率由 23.4% 减少到 2.6%。MRI 证实所有椎间盘碎片均已成功切除。

Tofuku 等研究了应用颈椎后路螺钉或前后路联合入路治疗下颈椎牵张屈曲损伤。他们对 50 例患者进行回顾性研究，其中 24 例患者在前路减压融合的同时进行后路钢丝捆扎固定，其他 26 例患者采用后路颈椎椎弓根螺钉固定减压融合。仅用后路椎弓根螺钉治疗的患者，手术时间明显缩短，出血量降低，后凸矫治良好。因此，他们认为颈椎后路椎弓根螺钉是治疗颈椎牵张屈曲损伤的合理选择[31]。后、前联合入路可用于严重的后方韧带断裂患者。

17.10.4 开放手术的Ⅳ级证据

用齿状突螺钉治疗的齿状突骨折有Ⅳ级的证据。该技术由 Bohler 推广，具有较高的骨折愈合率[32, 33]。有一项研究发现，在 10 例患者中，有 9 例实现了融合。另一例患者则因其他伤害致死而失访[32]。在接受前路螺钉固定和后路融合的老年患者中，颈椎活动范围也没有差异[34]。后路融合治疗齿状突骨折是另一种选择，但只有Ⅳ级证据。后路技术可采用椎板下钢丝、Magerl 螺钉技术或 C1 侧块螺钉和 C2 峡部螺钉固定[6]。Harms 等对 37 例患者行 C1 侧块、C2 峡部万向螺钉、连接棒固定融合，没有发现任何患者有神经或血管损伤，早期随访显示所有患者都融合。

Dickman 等也研究了后路 C1-C2 经关节突螺钉固定行寰枢融合。在他们的研究中，121 例患者接受了 C1-C2 经关节突螺钉固定。在影像学随访中，98% 的螺钉位置满意，2% 不满意，但未出现任何临床后遗症。在平均 22 个月的长期随访中发现了 98% 的融合率[35]，无神经后遗症。这项技术也被证明与 Magerl 技术相当，并且并发症较小[36]。

17.11 开放手术的并发症

开放手术治疗颈椎骨折和损伤的围手术期或晚期并发症可因手术入路而发生。颈椎前路手术有损

伤喉返神经、喉上神经、颈交感神经链、食管、脊髓、颈动脉和椎动脉的危险。可能导致不同的症状，包括声音困难，声音嘶哑，吞咽困难，或更严重的血管或神经损伤。后路手术有脊髓、神经根和椎动脉损伤的危险。两种方法都有硬膜外血肿、脑脊液渗漏和伤口感染的风险。晚期并发症包括渐进性邻近节段退变、颈部疼痛、活动度丢失、晚期不稳定和后凸畸形。

17.12 开放手术的结论

颈椎骨折是老年人常见的损伤，也常见于年轻人群高能量损伤。先进的成像技术对于确定这些骨折的程度和帮助制订治疗计划非常重要。大多数稳定性颈椎骨折可以成功地进行保守治疗。但是对于不稳定颈椎骨折，手术干预可能是必要的。选择手术入路有多种选择，每一种入路和固定方法都应根据损伤、患者和外科医生的经验谨慎选择。目前的开放技术已被使用和改进多年。我们可以得出 1C 级推荐，采用开放技术治疗颈椎骨折。大多数文献支持开放手术，因为没有大量的基于证据的研究评估微创手术。

17.13 编者述评

17.13.1 微创手术

目前，微创手术在颈外伤中的应用还很有限，这是几个因素综合作用的结果。第一，颈椎前路手术肌肉剥离很小，颈椎前路结构容易被牵开进行暴露，因此，微创手术的许多优点已经被消除了。第二，颈椎骨折可能非常复杂，同样需要复杂的治疗方案，微创技术还没有发展到可以自信地应对这些复杂性。第三，颈椎多层次肌肉走行交错，使得颈椎多层次的"扩张"变得困难。第四，由于颈椎脊髓与手术操作部位的距离很近，而且一旦发生事故，可能会造成灾难性的后果，因此这一领域的发展并没有得到"特别优先"。第五，由于许多颈椎外伤手术都发生在午夜，因此很少有新技术/技巧运作所需的条件。

突破这些障碍的可能就有颈后路关节突螺钉置入技术。这在以前已经报道过，但主要限于一个或最多两个节段的固定，多数也为相对简单的创伤，如关节突跳跃或交锁。事实上，这是一个可以应用微创技术的很好的例子，但是这些偶发的事件可能不足以吸引外科医生学习必要的技能来进行手术。在我们的技术取得进步之前，微创手术在此领域可能难以得到快速发展。

17.13.2 开放手术

对于与创伤相关的颈椎损伤的治疗呈现出的一系列特殊情况，外科医生在考虑使用微创技术时必须予以考虑。与任何退行性疾病相比，创伤性损伤会导致骨结构的改变，术前影像学可能无法很好地展现这些变化，这可能是由于骨折线未显示或不明显，或由于继发性骨折移位导致解剖关系动态变化。骨折复杂性和影像学检查以后发生移位均未得到充分体现，这两种情况都造成了潜在的手术危险。当手术是用开放的技术完成或手术技术严重依赖于透视时更是如此，影像学设备更适合于标志性的识别，而不是解剖细节的展示。如果计划的螺钉轨迹或解剖结构因不稳定或骨储备不足而意外失败，开放手术可以更灵活地调整选择固定策略。最后，对于颈椎创伤性损伤，除了齿状突骨折的后路治疗（由于融合环境的挑战性，植骨技术至关重要），并不要求进行单节段或双节段固定。综上所述，虽然有少量文献评估微创手术在颈椎外伤治疗中应用的经验，但因为相关的不必要的风险和潜在的不良事件，根据外伤手术的原则，这些技术不太可能获得广泛的采用。

（段丽群　译）

------ 参·考·文·献 ------

[1] Spivak JM, Weiss MA, Cotler JM, Call M. Cervical spine injuries in patients 65 and older. Spine. 1994; 19(20):2302–2306

[2] Gallie W. Fractures and dislocations of the cervical spine. Am J Surg. 1939; 46 (3):495–499

[3] Newman P, Sweetnam R. Occipito-cervical fusion. An operative technique and its indications. J Bone Joint Surg Br. 1969; 51(3): 423–431

[4] Böhler J. Anterior stabilization for acute fractures and non-unions of the dens. J Bone Joint Surg Am. 1982; 64(1):18–27

[5] Goel A, Laheri V. Plate and screw fixation for atlanto-axial subluxation. Acta Neurochir (Wien). 1994; 129(1–2):47–53

[6] Harms J, Melcher RP. Posterior C1-C2 fusion with polyaxial screw and rod fixation. Spine. 2001; 26(22):2467–2471

[7] Grob D, Magerl F. Surgical stabilization of C1 and C2 fractures.

Orthopade. 1987; 16(1):46–54

[8] Keller T. Victor Horsley's surgery for cervical caries and fracture. The Centennial Anniversary. Spine. 1996; 21(3):398–401

[9] Omeis I, DeMattia JA, Hillard VH, Murali R, Das K. History of instrumentation for stabilization of the subaxial cervical spine. Neurosurg Focus. 2004; 16(1): E10

[10] Yao N, Wang C, Wang W, Wang L. Full-endoscopic technique for anterior cervical discectomy and interbody fusion: 5-year follow-up results of 67 cases. Eur Spine J. 2011; 20(6):899–904

[11] Wang J, Zhou Y, Zhang ZF, Li CQ, Zheng WJ, Liu J. Comparison of percutaneous and open anterior screw fixation in the treatment of type II and rostral type III odontoid fractures. Spine. 2011; 36(18): 1459–1463

[12] Wang J, Zhou Y, Zhang ZF, et al. Direct repair of displaced anterior arch fracture of the atlas under microendoscopy: experience with seven patients. Eur Spine J. 2012; 21(2):347–351

[13] Wu AM, Wang XY, Chi YL, et al. Management of acute combination atlas-axis fractures with percutaneous triple anterior screw fixation in elderly patients. Orthop Traumatol Surg Res. 2012; 98(8):894–899

[14] Dean Q, Jiefu S, Jie W, Yunxing S. Minimally invasive technique of triple anterior screw fixation for an acute combination atlas-axis fracture: case report and literature review. Spinal Cord. 2010; 48(2):174–177

[15] Holly LT, Isaacs RE, Frempong-Boadu AK. Minimally invasive atlantoaxial fusion. Neurosurgery. 2010; 66(3) Suppl:193–197

[16] Hashizume H, Kawakami M, Kawai M, Tamaki T. A clinical case of endoscopically assisted anterior screw fixation for the type II odontoid fracture. Spine. 2003; 28(5):E102–E105

[17] Wu YS, Lin Y, Zhang XL, et al. Management of Hangman's fracture with percutaneous transpedicular screw fixation. Eur Spine J. 2013; 22(1):79–86

[18] Yoshida G, Kanemura T, Ishikawa Y. Percutaneous pedicle screw fixation of a Hangman's's fracture using intraoperative, full rotation, three-dimensional image (O-arm)-based navigation: a technical case report. Asian Spine J. 2012; 6(3):194–198

[19] Wang MY, Prusmack CJ, Green BA, Gruen JP, Levi AD. Minimally invasive lateral mass screws in the treatment of cervical facet dislocations: technical note. Neurosurgery. 2003; 52(2):444–447, discussion 447–448

[20] Wang MY, Levi AD. Minimally invasive lateral mass screw fixation in the cervical spine: initial clinical experience with long-term follow-up. Neurosurgery. 2006; 58(5):907–912, discussion 907–912

[21] Fong S, Duplessis S. Minimally invasive lateral mass plating in the treatment of posterior cervical trauma: surgical technique. J Spinal

Disord Tech. 2005; 18(3):224–228

[22] Tan J, Zheng Y, Gong L, Liu X, Li J, Du W. Anterior cervical discectomy and interbody fusion by endoscopic approach: a preliminary report. J Neurosurg Spine. 2008; 8(1):17–21

[23] Kwon BK, Fisher CG, Boyd MC, et al. A prospective randomized controlled trial of anterior compared with posterior stabilization for unilateral facet injuries of the cervical spine. J Neurosurg Spine. 2007; 7(1):1–12

[24] McGuire RA, Jr, Harkey HL. Primary treatment of unstable Jefferson's fractures. J Spinal Disord. 1995; 8(3):233–236

[25] Tan J, Li L, Sun G, et al. C1 lateral mass-C2 pedicle screws and crosslink compression fixation for unstable atlas fracture. Spine. 2009; 34(23):2505–2509

[26] Schneider RC, Livingston KE, Cave AJ, Hamilton G. "Hangman's fracture" of the cervical spine. J Neurosurg. 1965; 22:141–154

[27] Aronson N, Filtzer DL, Bagan M. Anterior cervical fusion by the Smith-Robinson approach. J Neurosurg. 1968; 29(4):396–404

[28] Roy-Camille R, Saillant G, Mazel C. Internal fixation of the unstable cervical spine by a posterior osteosynthesis with plats and screws. In: The Cervical Spine Research Society, ed. The Cervical Spine. 2nd ed. Philadelphia, PA: Lippincott Williams & Wilkins; 1989:390–403

[29] Toh E, Nomura T, Watanabe M, Mochida J. Surgical treatment for injuries of the middle and lower cervical spine. Int Orthop. 2006; 30(1):54–58

[30] Park JH, Roh SW, Rhim SC. A single-stage posterior approach with open reduction and pedicle screw fixation in subaxial cervical facet dislocations. J Neurosurg Spine. 2015; 23(1):35–41

[31] Tofuku K, Koga H, Yone K, Komiya S. Distractive flexion injuries of the subaxial cervical spine treated with a posterior procedure using cervical pedicle screws or a combined anterior and posterior procedure. J Clin Neurosci. 2013; 20(5):697–701

[32] Esses SI, Bednar DA. Screw fixation of odontoid fractures and nonunions. Spine. 1991; 16(10) Suppl:S483–S485

[33] Geisler FH, Cheng C, Poka A, Brumback RJ. Anterior screw fixation of posteriorly displaced type II odontoid fractures. Neurosurgery. 1989; 25(1): 30–37, discussion 37–38

[34] Stulík J, Suchomel P, Lukás R, et al. Primary osteosynthesis of the odontoid process: a multicenter study. Acta Chir Orthop Traumatol Cech. 2002; 69(3): 141–148

[35] Dickman CA, Sonntag VK. Posterior C1-C2 transarticular screw fixation for atlantoaxial arthrodesis. Neurosurgery. 1998; 43(2):275–280, discussion 280–281

[36] Melcher RP, Puttlitz CM, Kleinstueck FS, Lotz JC, Harms J, Bradford DS. Biomechanical testing of posterior atlantoaxial fixation techniques. Spine. 2002; 27(22):2435–2440

第 3 部分

肿　瘤

18

胸腰椎转移瘤：微创与开放手术切除固定术治疗胸腰椎转移瘤的对比

微创：Prashanth J. Rao, Ralph J. Mobbs
开放：Peter S. Rose, Michelle J. Clarke

18.1 引言

在美国、澳大利亚和其他大多数西方国家，恶性肿瘤已成为第二大死因，且在部分发达国家，恶性肿瘤已是首位死因。研究表明，多数恶性肿瘤患者死后尸检时发现肿瘤存在脊柱转移[1, 2]，其中约30%有转移症状[3]。虽然只有少数（10%）脊柱转移瘤压迫脊髓、圆锥或马尾，但由于患者数目庞大，临床上脊髓神经压迫常见[3]。据估计，肿瘤源性脊髓神经压迫约为创伤源性脊髓损伤的2倍。

放疗几乎适用于任何有症状的脊柱转移瘤患者。特定脊柱转移瘤对放疗的反应并不确定，但可根据组织学对放射线敏感性进行评估（表18.1）。但是放疗不能恢复因病理性骨折或潜在失稳造成脊柱完整和稳定性的破坏。此外，在治疗常见转移瘤组织学类型时，Ⅰ级证据表明一旦出现神经症状直接手术减压后加以放疗优于单纯放疗[4]。临床经验和已发表研究也表明直接减压比单独固定和（或）椎板切除术间接减压有优势。

通常，转移瘤所致脊髓压迫是通过开放减压稳定术进行治疗的。而随着微创器械、成像系统以及导航方面的发展，微创手术逐渐成为可能。这些技术最常通过小切口或通道系统减压配合使用经皮椎弓根螺钉固定实现[5]。

18.2 转移瘤硬膜外压迫的手术指征

典型实体器官来源的脊柱转移瘤伴随脊柱潜在不稳或神经损伤者需考虑手术治疗。造血系统和某些对放化疗高敏感实体器官来源的脊柱转移瘤（如淋巴瘤、生殖细胞肿瘤）通常无须手术治疗，因为放化疗可快速缩小肿瘤组织继而解除神经压迫。肿瘤广泛转移者预期寿命少于3个月或多部位脊柱受累者很难从积极外科干预中获益。此外，一旦出现完全神经功能损伤，特别是超过48小时者，手术恢复可能性很低，故通常不推荐手术。外科医生还须评估患者是否适合接受手术治疗（尤其当患者正在接受化疗）。

有几种临床评分可用于指导脊柱转移瘤的治疗。脊柱肿瘤研究学组（Spine Oncology Study Group）提出的脊柱不稳定性肿瘤评分（The Spinal Instability Neoplastic Score，SINS）是评价转移瘤造成脊柱不稳或潜在不稳的最常用方法[6]。虽然存在许多临床评分系统将患者按积极手术治疗、姑

表 18.1 常见转移瘤原发组织放疗敏感性

	原发组织	单独放疗效果
高度放疗敏感	骨髓瘤	有效
	淋巴瘤	
	生殖细胞瘤	
中度放疗敏感	乳腺癌	
	小细胞肺癌	
中度放疗耐受	结肠癌	
	非小细胞肺癌	
	肾细胞癌	
高度放疗耐受	甲状腺癌	无效
	肉瘤	
	黑色素瘤	

息手术治疗或非手术治疗进行分类，但目前改良 Tokuhashi 评分在脊柱转移瘤临床治疗中最为广泛接受[7]。该评分系统根据患者的脊柱和脊柱外疾病情况、肿瘤组织学来源、神经功能和体力状态来综合推荐治疗方案。

18.3 微创手术的优势

只有少数可手术切除或化疗敏感的脊柱转移瘤患者才有治愈可能，大多数转移瘤所致的硬膜外神经压迫患者的手术治疗是姑息性的[8, 9]。由于患者一般情况不佳，开放减压联合脊柱重建术死亡率可能较高[8, 10, 11]。脊柱手术中微创手术的基本原则包括：①使用自动牵开器避免医源性肌肉损伤；②不破坏关键肌肉附着点，特别是多裂肌棘突附着点；③利用已知神经血管或肌肉的解剖间隙入路；④通过限制手术通道的宽度尽量减少周围软组织损伤[12]。

在转移性脊柱疾病中，微创技术在脊柱减压和维持脊柱稳定方面有几个主要优点。虽然微创技术可能不利于肿瘤完整切除，但对于脊柱转移瘤患者，其手术（开放或微创）目标通常是减瘤、神经减压和维持脊柱稳定，这些都容易通过微创技术实现。脊柱转移瘤患者的治疗核心是放化疗，而微创技术有快速康复的优势，从而使患者能更早接受放化疗。脊髓环形压迫虽然常见，但脊柱转移瘤大多位于椎体。脊柱转移瘤的微创入路常选择后路，也可独立采用前路或侧方入路或与经皮椎弓根螺钉固定相结合。微创技术的另一优点是伤口愈合快，可以减少放疗后伤口裂开的风险。手术时间延长会增加术后感染率和术中失血，而一旦输血则存在全身感染、胃肠道不适和溶血的风险[13]。由于微创技术手术暴露实现最小化，减少了失血量，从而避免输血带来的风险。虽然有人批评微创技术存在手术时间长的缺点，但由于手术野暴露减少，实际上手术时间得以节省[14, 15]。故微创技术可以减少手术时间、术中失血、医源性肌肉损伤和输血，从而降低患者手术风险。

18.4 开放手术的优势

虽然少数患者可以考虑采用前路手术，但大多数开放手术采用后正中入路。病灶节段上下椎弓根螺钉固定后联合经椎弓根或部分肋横突切除后神经减压。最后应尽可能用椎间融合器或骨水泥重建前柱。

开放减压重建具有多方面优点。在脊柱转移瘤致硬膜脊髓压迫患者的治疗方面，只有开放手术具有 I 级证据支持。研究表明，神经直接减压是患者手术获益的关键。导致脊髓受压的转移性肿瘤约 85% 出现在椎体，但通常表现为椎管环形受累。由于肿瘤局部解剖复杂，微创技术难以在椎管内对神经组织进行彻底减压。大多数产生压迫症状的脊柱转移瘤具有溶骨性。而开放手术通过椎弓根或部分肋横突切除术重建前柱，为外科医生清除病灶提供最广泛视野选择。脊柱转移瘤致神经压迫的病例通常发生紧急，开放手术常备标准的脊柱器械、常见的脊柱内固定和成像系统为突发情况或者调整手术方案提供了保障。

微创手术学习曲线陡峭，开放手术则易被外科医生接受。开放手术可进行超过一个节段的减压，甚至沿着脊柱进行更多节段的减压手术。理论上微创技术具有较少并发症和更早进行辅助放化疗的优点，但尚无高级证据证实。虽然微创技术可以使放疗提前 7~10 天，但并无肯定的临床效益。此外，因为微创手术的减压、置钉和置棒皆需单独切口，故标准开放手术切口净长度通常比微创手术的切口之和要小。

18.5 病例介绍

58 岁女性患者，背痛 2 个月，有严重吸烟史，无其他明显既往史。胸片示右肺病变，CT 引导下穿刺活检诊断为肺大细胞癌。CT 扫描发现 T9 水平单发转移灶。转移部位接受放疗 2 天后突发进展性截瘫（T10 感觉水平，下肢肌力 1/5 级）。MRI 扫描（图 18.1）示 T9 椎体节段脊髓环形受压。T2 加权像（图 18.1a、d）示该脊髓节段周围无明显脑脊液流。增强 MRI（图 18.1c、e）示肿瘤累及椎前软组织及整个 T9 脊柱节段。

肿瘤科医生会诊讨论后估计患者的中位生存期为 6~9 个月。经与患者详细沟通后，决定于截瘫后 12 小时内手术治疗。

18.6 微创手术技术

18.6.1 步骤 1：减压

全身麻醉气管插管后，患者翻身，使用 Harbor

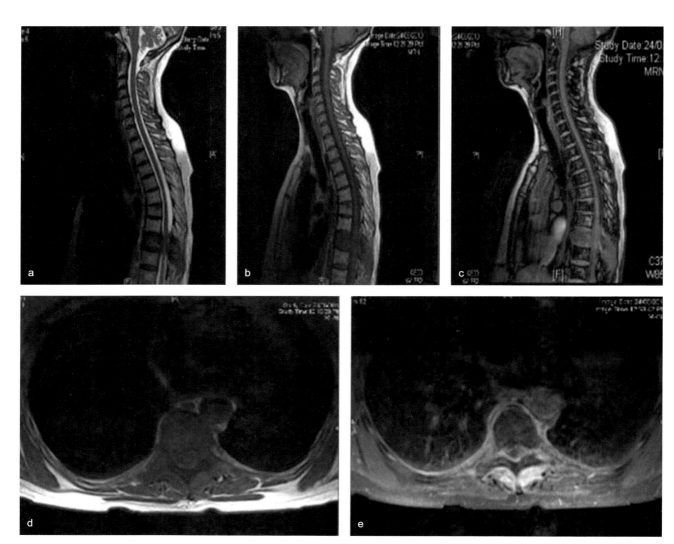

图 18.1 术前 MRI 扫描。a. 颈胸椎 T2 加权示 T9 转移瘤致脊髓环形受压。b. 颈胸椎 T1 加权像。c. 颈胸椎矢状位增强图像。d. T9 轴位 T2 加权像示脊髓受压。e. 轴位增强像

架使腹部悬空，俯卧于 Jackson 手术台上。妥善固定并用衬垫保护患者身体潜在受压部位。透视确认手术节段后消毒铺巾。0.25% 卡因加肾上腺素沿切口做局部浸润麻醉。沿手术节段棘突中线做 4 cm 小切口。骨膜下剥离肌肉显露 T9 椎板和 T8/T9 关节突关节，放置 Versatrac 牵开器。用高速磨钻和椎板咬骨钳切除 T9 椎板。用髓核钳去除黄韧带及硬膜后方肿瘤以解除脊髓后方压迫（图 18.2a）。切除双侧椎弓根及浸润椎弓根的肿瘤组织，到达椎体后部。用髓核钳行脊髓 360° 减压去除椎体后 1/2 造成硬膜压迫的肿瘤组织。完成上述步骤后，用骨水泥行椎体成形（图 18.2b），彻底止血并分层闭合切口。

18.6.2 步骤 2：固定

X 线引导下经皮置入椎弓根螺钉（T7、T8、

T10、T11）。合适长度的连接棒置入螺钉头端后旋紧螺帽固定（图 18.2c、d，图 18.3 和图 18.4）。

18.7 开放手术技术

患者取俯卧位放在可手术床上，透视确定瘤椎节段并定位螺钉置入位置。沿棘突中线切口暴露 T7~T11 椎板及横突，手术医生根据自己的习惯（作者首选根据解剖标志置钉），在瘤椎上下两节段置入椎弓根螺钉。

为防止脊柱半脱位，减压开始前和减压过程中应保持一侧螺钉上棒。行 T8~T10 椎板切除，硬膜减压的平面上下超过肿瘤的平面。切除背侧肿瘤组织后，咬除一侧椎弓根，暴露并识别后纵韧带（posterior longitudinal ligament，PLL）及硬膜

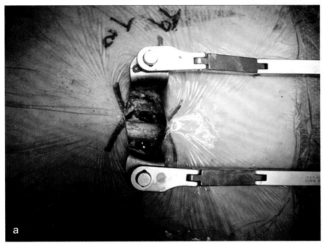
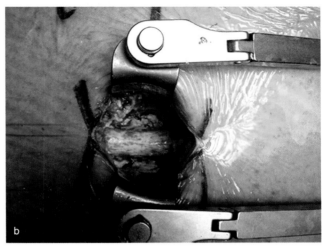
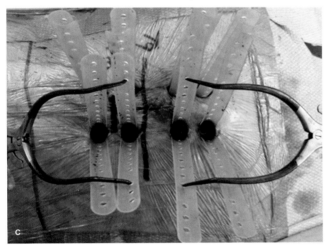
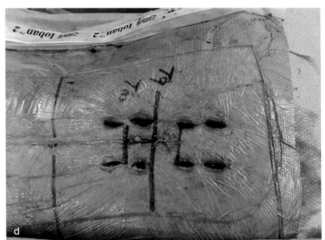

图 18.2　微创手术技术（减压）。a. 椎板切除后脊髓减压。b. 经椎弓根途径脊髓前方减压和骨水泥强化重建。c. 经皮插入椎弓根螺钉及钉棒进行固定。d. 显示脊柱中线及经皮椎弓根螺钉切口

的间隙（后纵韧带是阻碍肿瘤扩散的自然解剖屏障，也是首次手术时可靠的解剖标志）。先用刮匙、咬骨钳和抽吸刮除器切除椎体部位肿瘤。接着切除后纵韧带，避免残留其上的肿瘤组织侵犯正常神经。

然后上棒已减压侧螺钉，去除未减压侧钉棒。如需完全减压，则需切除另一侧椎弓根以去除残余肿瘤组织。减压是否彻底可通过弯钳探查硬膜前方确认，如有必要可术中超声确认。

减压完成后，应行椎体前柱重建。虽可使用椎间融合器或人工椎体，但作者首选甲基丙烯酸甲酯（骨水泥）重建前柱（图 18.5）。通常我们不建议椎间去皮质融合。因为去皮质的同时也去除了邻近节段阻碍肿瘤扩散的自然解剖屏障，加上放化疗的影响会导致融合失败。最后逐层闭合切口，如出血较多则放置引流管。

18.8　微创手术的讨论

18.8.1　微创手术的Ⅰ级证据

尚无Ⅰ级证据文献。

18.8.2　微创手术的Ⅱ级证据

有两篇Ⅱ级证据文献。在一项前瞻性研究中，Tancioni 等[16] 对 25 例患者行后路减压 + 经椎弓根球囊后凸前柱骨水泥成形 + 微创经皮椎弓根螺钉内固定术。术后 88% 的患者神经功能改善，96% 的患者疼痛评分改善。大多数患者保持改善直至死亡或疾病进展。所有患者均于术后 2 周开始放疗。

Zairi 等[17] 前瞻性评估 10 例脊柱转移瘤行姑息性手术患者。所有患者均采用通道下微创减压固定，没有进行前柱重建。术后 80% 患者脊髓损伤

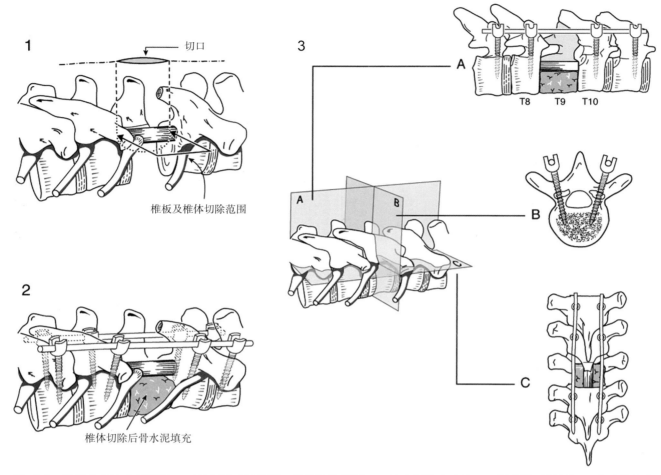

图 18.3　微创手术技术示意图。1. 正中切口和椎板、椎体切除范围。2. 骨水泥前方重建。3. 经皮椎弓根螺钉固定以稳定脊柱（经允许引自 John Wiley 和 Sons）

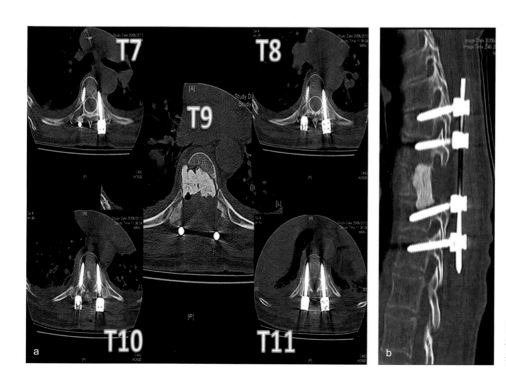

图 18.4　a、b. 轴位（a）和矢状位（b）CT 显示减压、骨水泥重建和螺钉固定效果

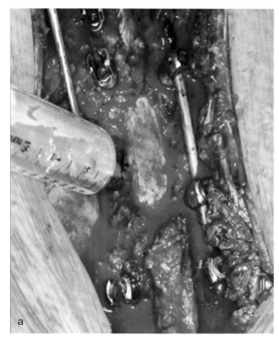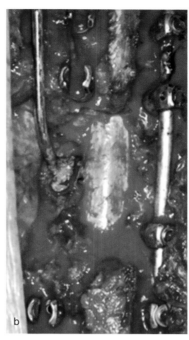

图 18.5　a. 减压内固定后将骨水泥（呈蓝色）注入椎体骨质缺陷区。b. 减压稳定后效果

Frankel 分级至少提高 1 级，71% 的术前卧床患者术后可下床走动，所有患者疼痛改善。10 例患者中有 7 例出院，3 例转到肿瘤科继续治疗。平均住院时间 6 天，平均手术时间 170 分钟，平均出血量 400 mL。所有患者术后未输血。

18.8.3 微创手术的Ⅲ级和Ⅳ级证据

有一些异质性研究见表 18.2，多项研究显示与上文Ⅱ级研究结果相似。McLain 采用内镜辅助椎弓根入路前方减压联合钛网 cage 置入术治疗 9 例胸椎转移瘤。一般对于开胸手术治疗的上胸椎转移瘤患者，均住重症监护室（intensive care unit，ICU）较长时间（平均 1.4 天），而这 9 例患者都不需要。9 例患者中 6 例术前有神经功能受损，术后神经功能明显改善[18]。Huang 等[19] 回顾比较 29 例接受微创脊柱手术（minimal access spine surgery，MASS）与 17 例接受标准开胸术（standard thoracotomy，ST）治疗的 T3~T12 转移瘤的患者。两组患者的平均出血量、并发症发生率和术后下床活动恢复率相当（MASS 70.8% vs. ST 69.2%）。MASS 组患者 ICU 治疗时间缩短。这些研究结果与 Patchell 等[4] Ⅰ级证据研究中采用手术联合放疗的结果相似，均强调微创技术与开放技术在临床疗效上的平衡选择。

Lau 和 Chou[20] 进行了一项Ⅲ级证据研究。他们回顾比较了采用开放和小切口对 49 例胸椎转移瘤行后路椎体切除椎间融合器重建的疗效。28 例患者采用开放入路；另外 21 例患者采用小切口方法，肌肉剥离仅限于肿瘤转移节段，固定采用经皮椎弓根螺钉置入。所有患者用人工椎体重建前柱。与开放组相比，小切口组患者失血量明显减少，住院时间明显缩短（7.4 天 vs. 11.4 天），同时小切口也降低了围手术期并发症和感染发生率，但保持小切口组 30 天并发症率、再手术率和术后 ASIA 分级变化与开放组相似。然而，这项研究并未涉及患者生存时间和生活质量的比较以及放化疗的介入时机。

18.9 微创手术的并发症

Zairi 等[17] 仅报道一种轻微并发症（尿路感染）。而 Tancioni[16] 报道微创术后并发症发生率为 12%，其中有 1 例切口感染和 2 例其他并发症（1 例肺炎和 1 例深静脉血栓形成）。Molina[9] 回顾了几种手术的术后并发症发生率中位数，视频辅助胸腔镜手术（video-assisted thoracoscopic surgery，VATS）为 0%（0%~54%），MASS 为 9%（0%~24%），ST 为 30.5%（15%~94.4%）。在 Huang 等的一系列 VATS 病例中，并发症包括 5 例大出血，2 例死亡，1 例心包穿透，1 例内植物失败，1 例切口浅表感染。其余大多数研究报道并发症发生率较低。Le Huec 等报道一例视频胸腔镜手术切除 T1-T2 椎体转移灶后出现不完全性喉返神经麻痹。除 Huang

表18.2　关于微创技术治疗脊柱转移瘤研究的手术数据、结果和并发症发生率

作者	病例数	MBL（mL）	MOT（分钟）	LOS（天）	MNI（%）	MPA（%）	MCR（%）
Lin 等[27]	25	1 047	324	N/A	76	68	4
Tancioni 等[16]（前瞻性）	25	N/A	N/A	6	88	96	12
Zairi 等[17]（前瞻性）	10	400	170	6	100	100	10
Rosenthal 等[26]	4	1 450	390	7.5	100	100	0
Huang 等[28]	41（VATS）	775	190	N/A	N/A	N/A	54
Huang 等[19]	29（MASS）	1 100	179	–	70.8	–	24
LeHuec 等[31]	2	350	156	N/A	100	100	50
McLain[18]	8	1 677	360	6.5	100	100	0
Mobbs 等[29]	1	–	–	–	100	100	0
Deutsch 等[15]	8	227	132	4	62.5	62.5	0
Mühlbauer 等[32]	5	1 120	360	N/A	100	100	0
Kan 和 Schmidt[30]	5	610	258	6.25	100	100	0
Payer 和 Sottas[33]	11	711	N/A	–	91	N/A	18
Taghva 等[34]	1	1 200	420	5	100	100	0

注：LOS，住院时间；MASS，微创脊柱手术；MBL，平均出血量；MCR，平均并发症发生率；MNI，中位神经功能改善率；MOT，平均手术时间；MPA，中位疼痛缓解率；N/A，无法获取；VATS，视频辅助胸腔镜手术。

等的研究外，微创手术无手术相关死亡病例，而开放手术死亡率为 4%~8%[8, 10, 11]。

随访期间复发报道并不多。Zairi 等的研究中无复发病例，Tancioni 发现 8% 的复发与疾病进展有关，而 Huang 等的 29 例患者中有 1 例复发。

18.10　微创手术的结论

基于文献回顾，有证据表明微创手术和开放手术在神经功能恢复和疼痛缓解方面效果相似。表明脊柱转移瘤治疗的基本原则并不需要整块切除，目的应是手术减压及维持脊柱稳定以减轻疼痛和改善神经功能。微创技术的优势在于减少了手术时间、失血量、住院时间和并发症发生率，从而降低了一般情况不佳患者的死亡率。

然而，两种技术之间的直接比较研究较少。开放手术与微创手术的对比研究表明，微创手术具有和开放手术相似的神经功能恢复和疼痛缓解方面的疗效，且具有出血少，住院时间短，并发症发生率低的优点。由于缺乏更多研究，支持微创技术比开放手术在胸腰椎转移瘤治疗中潜在优势的证据只有 Guyatt 2B 级推荐。但是，因为有多个 II 级和 III 级文献证据，可以给出 Guyatt 1C 级推荐支持微创方法的减压和脊柱重建术改善患者疼痛评分和神经功能。这与先前许多公开研究的数据一致。但是，微创技术的学习曲线陡峭值得关注。然而，随着脊柱外科医生对微创技术熟练程度的提高，我们在今后的研究中的微创手术效果将得到提高，并发症将比现有的研究减少。

18.11　开放性手术的讨论

18.11.1　开放手术的 I 级证据

从 Patchell 等[4] 的研究中可得到支持直接开放减压的 I 级证据。这项前瞻性随机研究由于开放手术组具有显著优势而被数据安全监测委员会提前终止。在这项多中心研究中，转移性肿瘤致脊髓压迫

症状的患者随机分为放疗组和直接手术减压后放疗组。开放手术治疗可使患者下床行走率显著提高（84% vs. 57%，P=0.001），也保留了较长的行走天数（中位数对比：122 天 vs. 13 天，P=0.003）。术前卧床患者中，经外科开放手术治疗后恢复下床行走率明显高于单独放疗组（62% vs. 19%，P=0.01）。在二级实验指标如尿失禁和神经功能改善方面也有相似的结果。

18.11.2 开放手术的 II 级证据

Quan 等[8] 和 Ibrahim 等[10] 在各自独立的前瞻性研究中，使用了类似 Patchell 等的研究框架，报道了开放手术技术治疗脊柱转移瘤患者的结果。这两项研究结果与 Patchell 结果类似，术后患者生活质量均有显著提高。Quan 等对 118 例脊柱转移瘤患者进行前瞻性研究并术后随访 1 年以上。手术采用前路、后路和联合入路。经减压和固定后，68% 的卧床患者术后恢复活动能力。所有患者 1 年随访过程中生活质量和身体功能改善显著。Ibrahim 等进行一项 223 例患者的多中心前瞻性研究，发现患者术后疼痛等神经症状有类似改善，47% 的患者远期生活质量评估（Karnofsky performance scale，KPS）分级改善超过 1 级，39% 的患者恢复排尿控制。

Klimo 等[21] 对已发表的 24 项开放手术研究（总计 999 例患者）和 4 项单纯放疗研究（总计 543 例患者）进行荟萃分析。结果发现转移瘤硬膜外脊髓压迫患者开放手术治疗后下床行走发生率是单纯放疗的 1.3 倍。如果仅考虑术前卧床患者，开放手术治疗后下床行走发生率则是单纯放疗的 2 倍。

Thomas 等[22] 从成本 – 效益的角度出发对 Patchell 等的研究进行分析。他们团队进行了一项递增的成本 – 效益分析，并有力证明直接手术减压结合放疗在增加离床活动时间（约 60 美元 / 天）和延长生存期（约 31 000 美元 / 年）的成本方面是合算的。

18.11.3 开放手术的 III 级和 IV 级证据

数十篇 III、IV 级证据文献报道了开放手术在转移瘤硬膜外脊髓压迫患者治疗中的应用（表 18.3）。2004 年，Wang 等[11] 详细介绍了 140 例患者经椎弓根入路减压固定治疗的效果，为开放手术治疗转移瘤硬膜外脊髓压迫患者提供了一个很好的先例。该研究报道 96% 的患者疼痛症状和脊髓功能改善或稳定。75% 的卧床患者恢复离床行走；90% 的患

者术后 1 个月 KPS 分级获得改善。

Tancioni 等[23] 也报道了类似大样本单中心研究。发现 151 例转移瘤硬膜外脊髓压迫患者术后 91% 疼痛减轻，62.5% 神经功能恢复；中位生存期为 14 个月，由肿瘤原发组织决定。

最近一项设计优良的回顾性队列研究表明直接手术减压联合术后立体定向放疗有利于局部病灶控制（通常也称为"分离手术"）。Laufer 等[24] 报道了以该疗法治疗的 186 例患者的效果。无论临床表现还是影像学均表明肿瘤局部病灶控制满意。

18.12 开放手术的并发症

脊柱转移瘤开放手术确有死亡的风险。在 Patchell 等[4] 的随机研究中，手术组 30 天死亡率为 6%，单纯放疗组为 14%。Quan 等[8] 报道死亡率（7.6%）与 Ibrahim 等[10]（5.8%）和 Wang 等[11]（4.3%）的研究相似。

开放手术并发症发生率为 20%~25%（Quan 等[8]，26%；Ibrahim 等[10]，21%；Wang 等[11]，19.3%）。切口并发症是转移瘤脊髓压迫手术最常见的手术并发症。Wang 等的大样本 III 级证据研究报道其发生率为 11.4%（16/144）[11]。而 Quan 等[18] 和 Ibrahim 等[10] 的研究报道创口并发症发生率较低（分别为 6.8% 和 4%）。Patchell 等的研究并无此数据。

肿瘤复发再次压迫脊髓引起症状少见于文献报道。Quan 等报道其发生率为 8.5%，其中 30% 的复发者进展为截瘫[8]。在一项早前权威研究中，Weigel 等报道症状性转肿瘤复发比率高达 22%，大多数局部转移瘤复发患者未接受放疗[25]。

18.13 开放手术的结论

一项前瞻性随机研究已证实直接手术减压治疗脊髓转移瘤压迫的价值（脊柱外科少数几个具有 I 级证据支持的手术之一）。外科手术比单纯放疗更具临床相关益处。虽然过度治疗正被人关注，但外科手术仍更具成本效益。这些结果也可在 II 级证据的前瞻观察研究中重复。这在非严格研究设计中，外科手术治疗脊髓转移瘤压迫患者中的疗效仍然可观。荟萃分析也同样支持开放手术。考虑到 I 级和 II 级证据的数量，我们给出 1A 级推荐支持胸腰段脊柱转移瘤的开放手术治疗，即开放手术减压加或

表18.3 胸腰椎转移性疾病的开放手术研究[21]

作者	病例数	EBL	MLOS	MOR	神经功能恢复	疼痛改善	并发症发生率	其他
Patchell 等[4]	101	N/A	10天（与手术联合放疗组相等）	N/A	30天 Frankel 分级维持率：放疗，61%；手术，91%	N/A	N/A	30天死亡率：手术组，6%；放疗组，6%；先放疗后手术组，20%
Quan 等[8]	118	718 mL	9.7天	53%：<2小时 42%：2~3小时 5%：3~4小时	45%患者神经功能完全恢复	83% 根性症状缓解	共45例 2例硬膜囊撕裂 8例创口感染	1年内死亡率：48%；30天死亡率：7%
Ibrahim 等[10]	223	N/A	N/A	N/A	47%改善>1 KPS 53%患者恢复活动	60%背痛或根性痛完全缓解	内植物失败：2.2% 创口并发症：4% 其他（脑脊液漏、胸导管损伤）：7.2%	围手术期死亡率：5.8%；39%恢复排尿控制
Wang 等[11]	140	1 500 mL	9天	5.1小时	52% ASIA D 级患者改善到 E 级；75%术前低 ECOG 评分患者有改善并离床活动	96% 术后腰腿痛改善	共20例 4例创口裂开	中位生存时间：7.7个月
Tancioni 等[23]	151	N/A	N/A	N/A	94% 神经功能恢复	91% 疼痛缓解	N/A	中位生存时间：14个月
Weigel 等[25]	76	N/A	N/A	N/A	58% 改善1级 Frankel 分级；70%可离床活动	89% 疼痛中度至完全缓解	共16例 4例神经症状加重 2例固定装置置入并发症	随访期间截瘫发生：18%，平均存活3.4个月

注：ASIA，美国脊髓损伤协会；EBL，估计失血量；ECOG，美国东部肿瘤协作组；KPS，远期生活质量评估（Karnofsky performance scale）；MLOS，平均住院时间；MOR，平均手术时间；N/A，无法获取。

不加辅助治疗优于单纯放疗。

虽然病情危重患者接受复杂手术的并发症发生率很高（接近 25%），但是临床经验表明可以这些并发症是可控的。在可见的并发症中，创口并发症只占少数。微创手术需要经验丰富的外科医生和符合适应证的患者，故与开放手术文献相比，微创手术文献还在不断发展与成熟。因此，目前尚不清楚两种手术治疗技术的并发症和中长期随访结果是否相同。

显然，必须根据患者临床表现和外科医生的经验及偏好进行个体化治疗（本章作者对脊柱转移瘤进行开放手术和微创手术）。由于无任何直接证据比较微创和开放手术治疗胸腰段脊柱转移瘤，我们给出 Guyatt 2C 级推荐支持微创手术在死亡率、手术并发症率、神经功能改善和疼痛评分方面相当或优于开放手术。开放手术治疗脊柱转移瘤对手术医生、医疗机构和手术器械要求较低，能处理和应对多种临床表现和复杂局部解剖，能为外科医生提供直接可视化肿瘤减压。最后，考虑到治疗成本限制，开放手术减压因其标准的植入物和器械而被证明具有较高的成本效益。

18.14 编者述评

18.14.1 微创手术

作者详细回顾了文献，支持对于转移瘤硬膜外脊髓压迫患者行环形脊髓减压联合脊柱重建后辅助放疗优于单纯放疗。本章不包括立体定向放疗 (stereotactic body radiotherapy，SBRT) 着实遗憾。SBRT 可从完全椎体切除转向"分离手术"，减少患者所需手术范围的同时也减少了手术时间、术中失血和避免前柱重建。

微创技术在脊柱转移瘤治疗中应参照其在治疗退行性和创伤性脊柱病变的技术原则，从而减少康复时间、手术失血、手术时间、住院时间、阿片类药物使用和包括手术部位感染在内的伤口愈合问

题。治疗脊柱转移瘤患者可以使用多种微创技术，其中包括：单独经皮器械、图像导航、椎体成形、射频消融和经间隙激光热疗，以及作者描述的环形减压加经皮螺钉固定。Ⅰ 级证据研究数据确定了外科手术在脊柱转移瘤治疗的地位。SBRT 后的"微创分离手术"则是治疗方式的发展。相对于传统开放手术，微创手术在实现同样治疗目标的同时也降低了手术并发症。微创技术更能为预期寿命短且术后迫切需要辅助放化疗的患者赢得宝贵治疗时间。

18.14.2 开放手术

外科手术治疗脊柱转移瘤往往难以准确预测术中情况。因为术中可能发现肿瘤组织血流丰富，骨质量差，肿瘤粘连神经组织，以及肿瘤骨侵犯范围超出影像学预期等状况。一旦出现这些状况，则手术减压后往往需要广泛重建，这对微创技术来说极为困难。而开放手术处理这些手术中频发状况的能力要远优于微创技术。开放手术可以直视肿瘤组织及其滋养血管，也能在肿瘤粘连神经组织时对被压神经进行多角度安全减压。此外，如果术中发现椎体骨量要求更长节段的固定和肿瘤组织椎体破坏较重需要更大范围的减压和重建时，开放手术也能轻易扩大切口和术野。

由于预期寿命短、术前体质不佳及成骨障碍，故对仅有脊柱转移瘤顽固轴性痛患者可不减压融合，单纯固定往往便有明显改善。而微创技术具有切口小、恢复快的优点。微创技术创口愈合快，不受手术技术和局部融合条件的限制；能减少停止放化疗时间，因而极其适合脊柱转移瘤顽固轴性痛患者，但这部分患者在硬膜外脊柱转移瘤患者中较少见。因脊髓或神经根受压产生神经功能障碍，大部分患者仍需行开放手术。脊柱转移瘤神经压迫患者的治疗极具挑战性。尽管微创技术有其自身优势，但因为开放手术具有较好预后和较少术后并发症，所以大多数病例可能适合开放手术。

（闫应朝 王向阳 译）

------- 参 · 考 · 文 · 献 -------

[1] Wong DA, Fornasier VL, MacNab I. Spinal metastases: the obvious, the occult, and the impostors. Spine. 1990; 15(1):1–4

[2] Lenz M, Freid JR. Metastases to the skeleton, brain and spinal cord from cancer of the breast and the effect of radiotherapy. Ann Surg. 1931; 93(1): 278–293

[3] Sciubba DM, Gokaslan ZL. Diagnosis and management of

metastatic spine disease. Surg Oncol. 2006; 15(3):141–151

[4] Patchell RA, Tibbs PA, Regine WF, et al. Direct decompressive surgical resection in the treatment of spinal cord compression caused by metastatic cancer: a randomised trial. Lancet. 2005; 366(9486):643–648

[5] Rose PS, Clarke MJ, Dekutoski MB. Minimally invasive treatment of spinal metastases: techniques. Int J Surg Oncol. 2011;

2011:494381

[6] Fisher CG, DiPaola CP, Ryken TC, et al. A novel classification system for spinal instability in neoplastic disease: an evidence-based approach and expert consensus from the Spine Oncology Study Group. Spine. 2010; 35(22): E1221–E1229

[7] Tokuhashi Y, Matsuzaki H, Oda H, Oshima M, Ryu J. A revised scoring system for preoperative evaluation of metastatic spine tumor prognosis. Spine. 2005; 30(19):2186–2191

[8] Quan GM, Vital JM, Aurouer N, et al. Surgery improves pain, function and quality of life in patients with spinal metastases: a prospective study on 118 patients. Eur Spine J. 2011; 20(11): 1970–1978

[9] Molina CA, Gokaslan ZL, Sciubba DM. A systematic review of the current role of minimally invasive spine surgery in the management of metastatic spine disease. Int J Surg Oncol. 2011; 2011: 598148

[10] Ibrahim A, Crockard A, Antonietti P, et al. Does spinal surgery improve the quality of life for those with extradural (spinal) osseous metastases? An international multicenter prospective observational study of 223 patients. Invited submission from the Joint Section Meeting on Disorders of the Spine and Peripheral Nerves, March 2007. J Neurosurg Spine. 2008; 8(3):271–278

[11] Wang JC, Boland P, Mitra N, et al. Single-stage posterolateral transpedicular approach for resection of epidural metastatic spine tumors involving the vertebral body with circumferential reconstruction: results in 140 patients. Invited submission from the Joint Section Meeting on Disorders of the Spine and Peripheral Nerves, March 2004. J Neurosurg Spine. 2004; 1(3):287–298

[12] Kim CW. Scientific basis of minimally invasive spine surgery: prevention of multifidus muscle injury during posterior lumbar surgery. Spine. 2010; 35 (26) Suppl:S281–S286

[13] Pull ter Gunne AF, Skolasky RL, Ross H, van Laarhoven CJ, Cohen DB. Influence of perioperative resuscitation status on postoperative spine surgery complications. Spine J. 2010; 10(2): 129–135

[14] Schwab JH, Gasbarrini A, Cappuccio M, et al. Minimally invasive posterior stabilization improved ambulation and pain scores in patients with plasmacytomas and/or metastases of the spine. Int J Surg Oncol. 2011; 2011: 239230

[15] Deutsch H, Boco T, Lobel J. Minimally invasive transpedicular vertebrectomy for metastatic disease to the thoracic spine. J Spinal Disord Tech. 2008; 21(2): 101–105

[16] Tancioni F, Navarria P, Pessina F, et al. Early surgical experience with minimally invasive percutaneous approach for patients with metastatic epidural spinal cord compression (MESCC) to poor prognoses. Ann Surg Oncol. 2012; 19(1):294–300

[17] Zairi F, Arikat A, Allaoui M, Marinho P, Assaker R. Minimally invasive decompression and stabilization for the management of thoracolumbar spine metastasis. J Neurosurg Spine. 2012; 17(1): 19–23

[18] McLain RF. Spinal cord decompression: an endoscopically assisted approach for metastatic tumors. Spinal Cord. 2001; 39(9):482–487

[19] Huang TJ, Hsu RW, Li YY, Cheng CC. Minimal access spinal surgery (MASS) in treating thoracic spine metastasis. Spine. 2006; 31(16):1860–1863

[20] Lau D, Chou D. Posterior thoracic corpectomy with cage reconstruction for metastatic spinal tumors: comparing the mini-open approach to the open approach. J Neurosurg Spine. 2015; 23(2):217–227

[21] Klimo P, Jr, Thompson CJ, Kestle JR, Schmidt MH. A meta-analysis of surgery versus conventional radiotherapy for the treatment of metastatic spinal epidural disease. Neuro Oncol. 2005; 7(1):64–76

[22] Thomas KC, Nosyk B, Fisher CG, et al. Cost-effectiveness of surgery plus radiotherapy versus radiotherapy alone for metastatic epidural spinal cord compression. Int J Radiat Oncol Biol Phys. 2006; 66(4):1212–1218

[23] Tancioni F, Navarria P, Pessina F, et al. Assessment of prognostic factors in patients with metastatic epidural spinal cord compression (MESCC) from solid tumor after surgery plus radiotherapy: a single institution experience. Eur Spine J. 2012; 21 Suppl 1:S146–S148

[24] Laufer I, Iorgulescu JB, Chapman T, et al. Local disease control for spinal metastases following "separation surgery" and adjuvant hypofractionated or high-dose single-fraction stereotactic radiosurgery: outcome analysis in 186 patients. J Neurosurg Spine. 2013; 18(3):207–214

[25] Weigel B, Maghsudi M, Neumann C, Kretschmer R, Müller FJ, Nerlich M. Surgical management of symptomatic spinal metastases. Postoperative outcome and quality of life. Spine. 1999; 24(21):2240–2246

[26] Rosenthal D, Marquardt G, Lorenz R, Nichtweiss M. Anterior decompression and stabilization using a microsurgical endoscopic technique for metastatic tumors of the thoracic spine. J Neurosurg. 1996; 84(4):565–572

[27] Lin F, Yamaguchi U, Matsunobu T, et al. Minimally invasive solid long segmental fixation combined with direct decompression in patients with spinal metastatic disease. Int J Surg. 2013; 11(2):173–177

[28] Huang TJ, Hsu RW, Sum CW, Liu HP. Complications in thoracoscopic spinal surgery: a study of 90 consecutive patients. Surg Endosc. 1999; 13(4):346–350

[29] Mobbs RJ, Nakaji P, Szkandera BJ, Teo C. Endoscopic assisted posterior decompression for spinal neoplasms. J Clin Neurosci. 2002; 9(4):437–439

[30] Kan P, Schmidt MH. Minimally invasive thoracoscopic approach for anterior decompression and stabilization of metastatic spine disease. Neurosurg Focus. 2008; 25(2):E8

[31] Le Huec JC, Lesprit E, Guibaud JP, Gangnet N, Aunoble S. Minimally invasive endoscopic approach to the cervicothoracic junction for vertebral metastases: report of two cases. Eur Spine J. 2001; 10(5):421–426

[32] Mühlbauer M, Pfisterer W, Eyb R, Knosp E. Minimally invasive retroperitoneal approach for lumbar corpectomy and anterior reconstruction. Technical note. J Neurosurg. 2000; 93(1) Suppl:161–167

[33] Payer M, Sottas C. Mini-open anterior approach for corpectomy in the thoracolumbar spine. Surg Neurol. 2008; 69(1):25–31, discussion 31–32

[34] Taghva A, Li KW, Liu JC, Gokaslan ZL, Hsieh PC. Minimally invasive circumferential spinal decompression and stabilization for symptomatic metastatic spine tumor: technical case report. Neurosurgery. 2010; 66(3): E620–E622

19

硬膜下肿瘤：采用微创方法切除硬膜下肿瘤是否具有优势

微创：Anthony Conte, Trent L. Tredway

开放：Jeremy Fogelson, Michelle J. Clarke

19.1 引言

髓外硬膜下肿瘤（intradural extramedullary spinal cord tumor，IDEM）是一种罕见但具有手术难度的肿瘤。硬膜下肿瘤占所有椎管内肿瘤的 2/3 以上，发病率为（1~10）/10 万[1-7]。硬膜下肿瘤以男性稍多，常见发病年龄为 60~70 岁[7]。神经鞘瘤是最常见的硬膜下肿瘤，占全部 IDEM 的 55%~65%。脊膜瘤占 IDEM 的 10%~25%，最常位于胸椎。神经纤维瘤也很常见。此外，硬膜下室管膜瘤、血管母细胞瘤、副神经节瘤、海绵状瘤、肉瘤和表皮样囊肿也有文献报道[1-7]。IDEM 最常见的临床表现是小范围的背部/腿部疼痛，40%~50% 的患者还有感觉或运动症状[8, 9]。大约 1/4 的患者会出现大小便失禁或尿潴留的症状。

髓内肿瘤约占所有中枢神经系统肿瘤的 2%，占所有脊柱肿瘤的 5%~10%[10-17]。室管膜瘤是成人最常见的髓内肿瘤，约占 60%，约 40% 的室管膜瘤起源于终丝，其中大多数为黏液乳头室管膜瘤[14, 17, 18]。星形细胞瘤占 10 岁以下髓内肿瘤（intramedullary spinal cord tumor，IMSCT）患者的 90%，但发病率随年龄增长而降低，到成人时是第二常见的髓内肿瘤[14, 17, 18]。血管母细胞瘤是成人第三常见的髓内肿瘤，占所有 IMSCT 的 2%~5%[19]，其中 25% 发生在希佩尔-林道（von Hippel-Lindau，VHL）病患者中[20, 21]。其他肿瘤病变包括神经节神经胶质瘤、转移瘤、脂肪瘤和淋巴瘤，以及非肿瘤性病变，如海绵状瘤、囊肿和胚胎发育不良的病变，也可观察到髓内包块。

髓内肿瘤的手术治疗基于病变的病理类型，在保留神经功能的前提下最大限度地切除是主要的目标。对于室管膜瘤整块切除是主要的治疗方法，以达到治愈或长期控制肿瘤[15, 22-24]。通常室管膜瘤有一个相对清楚的手术边界，较小的病灶可以整块切除。偶尔，为了减少对脊髓的牵拉而进行瘤内切除。考虑到星形胶质细胞瘤的许多病变是不可切除的，外科治疗星形胶质细胞瘤的主要目的是获得病变组织以明确病理学诊断。与室管膜瘤不同，星形胶质细胞瘤是浸润性生长的，必须权衡脊髓损伤的风险与次全切除或整块切除的愿望。虽然切除的广泛程度可能与预后相关，但通常如果术中病理证实为高级别星形胶质细胞瘤，会降低进一步广泛切除的可能[15, 25-27]。可以通过硬脊膜补片扩大硬膜管，为肿瘤生长提供空间，延缓神经功能损伤。

血管母细胞瘤是一种边界清楚、高度血管性的病变。由于其多血管性，肿瘤包膜外解剖，电凝滋养血管，切除肿瘤而不破坏包膜是首选[19, 28-30]。

硬膜下肿瘤的平均大小为 2~3 cm（范围为 1~6 cm）[1, 2]。通常这些肿瘤跨越多个椎体节段。根据肿瘤的大小，一些肿瘤在切除前可能需要先使用超声吸引做瘤内减容。大多数髓外硬膜下肿瘤往往可以很容易地从神经组织中分离出来，而不损伤脊髓或神经根。本章探讨通过微创手术技术与传统开放式手术方法实现这些主要手术目标的能力。

19.2 微创手术的优势

由于硬膜下肿瘤非常罕见，因此关于肿瘤切除的微创技术的文献非常少。事实上，据作者所知，只有 3 篇已发表的报道。然而，根据微创治疗各种类型脊柱病变的文献推测，其潜在的优势可能包括减少围手术期疼痛，减少出血，降低感染率，减少无效腔导致假性脑脊膜膨出形成的风险，以及减少骨切除和组织破坏，理论上会降低术后畸形的发生。

19.3 开放手术的优势

开放手术术野暴露更广泛，同时医生可以使用熟悉的技术。最常采用传统的中线椎板切除入路，不需要特殊的拉钩或缝合工具。

19.4 病例介绍

32 岁女性患者，有 2 型神经纤维瘤病病史，因背痛加重到门诊就诊。患者自述，近 3 个月，这种疼痛逐渐加重，无下肢放射，但影响她跑步和其他健身课程。近三周，她一直主诉双脚有广泛麻木的感觉，此外在这段时间里她摔倒了好几次，甚至两次跌倒在地上。患者没有大小便失禁、尿潴留或鞍区感觉缺失。术前查体右股四头肌肌力 4+/5 级和双侧足背伸肌、跖屈肌肌力 4+/5 级。霍夫曼征阴性，但患者双侧阵挛阳性和双侧髌骨反射 3+。直肠张力和感觉正常。影像学研究包括 MRI 以及增强 MRI，显示 T7 水平髓外硬膜下肿瘤（图 19.1和图 19.2）。

19.5 微创手术技术

患者签署手术同意书后，在通道和显微镜下进行微创手术。患者俯卧在 Jackson 手术床的 Wilson支架上。中线右侧旁开 1.5 cm 做一长 2 cm 切口。采用肌肉分离的方法，逐级扩展软组织，把可扩张通道放在右侧 T7 椎板和棘突基底部。为获得硬膜下探查所需的暴露，切除一侧椎板和棘突下部。在中线处切开硬脊膜，髓外肿瘤通过超声吸引器进行瘤内减瘤切除，并小心从脊髓上切除（图 19.3）。肿瘤切除后，使用 Castro-Viejo 针持，推结器以及枪刺样镊子缝合硬膜（图 19.4）。用硬膜替代物和硬膜密封胶加固缝合的硬膜。

19.6 开放手术技术

患者被推入手术室，全麻后摆好体位。术中

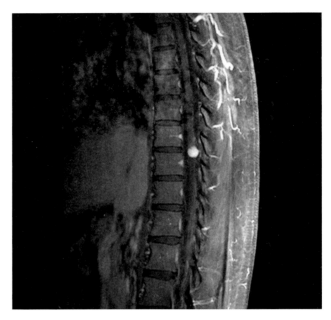

图 19.1 增强矢状位 MRI 显示硬膜下髓外以及髓内病变

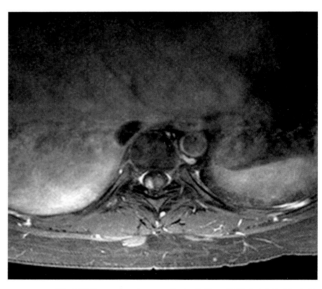

图 19.2 增强轴位 MRI 显示同时是硬膜下髓外和髓内的肿瘤

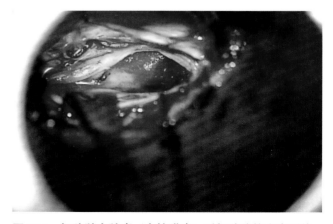

图 19.3 切除髓内肿瘤（室管膜瘤）后切除腔的术中照片

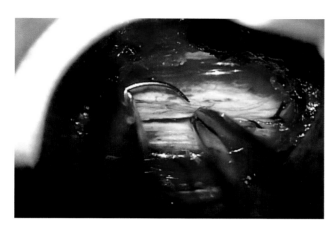

图 19.4 缝合硬膜的术中照片

表 19.1 微创通道已发表病例

病例	作 者	病 理	并发症	整块切除
1	Ogden 和 Fessler[31]	室管膜瘤	无	是
2	Haji 等[32]	畸胎瘤	有 a	否
3	Haji 等[32]	包涵性肿瘤	无	否
4	Gandhi 等[33]	血管母细胞瘤	无	是
5	Gandhi 等[33]	血管母细胞瘤	无	是

注：基于这些病例报道创建的表。a 由于复发症状和 MRI 上 75% 的肿瘤残留，需要在 18 个月内进行开放翻修手术。

采用体感诱发电位和运动诱发电位监测。通过后正中入路双侧暴露，进行标准开放全椎板切除（T6~T9）和小关节内侧切除术。术中超声明确骨切除范围可以为肿瘤切除提供足够的暴露。中线硬脊膜切开，刚好超过肿瘤边缘，将切开的硬膜固定在椎旁肌肉上以最大限度地暴露肿瘤和防止血液模糊视野。

接下来的重点在于获得病理诊断和最大限度切除肿瘤。在手术显微镜下，从肿瘤表面锐性剥离蛛网膜层。然后进入肿瘤包膜，使用超声吸引器进行瘤内减瘤术，使得肿瘤边缘进一步进入手术视野。肿瘤边界明确后，小心将肿瘤从脊髓上切除。然后冲洗蛛网膜下腔，止血，用 4-0 Nurolon 缝线缝合硬膜。通过瓦尔萨尔瓦动作判断硬膜密闭情况。术后48 小时，患者平卧，头低脚高。在术后 MRI 确认肿瘤完整切除后，考虑延迟后期内固定器械融合。

19.7 微创手术的讨论

19.7.1 微创手术 Ⅰ/Ⅱ 级证据

没有 Ⅰ 级或 Ⅱ 级证据。

19.7.2 微创手术的 Ⅲ/Ⅳ 级证据

据作者所知，文献报道有 5 例患者（表 19.1）接受了微创切除髓内肿瘤[31-33]。

在 Ogden 和 Fessler 的病例报道中[31]，采用通道分离肌肉将创伤局限在同侧椎旁肌肉及止点。椎旁肌创伤的减少可减少术后晚期后凸畸形的风险。在一些常规开放的髓内肿瘤手术报道中，术后后凸畸形发生率从 10% 到 100% 不等[34-36]，儿童比成

人更常见。值得注意的是，儿童髓内肿瘤患者存在较高的畸形风险，有文献证明畸形是儿童髓内肿瘤的一个表现特征[37]。因此，避免椎旁肌肉的进一步损伤可能有益。这一病例报道中展现的第二个主要区别是使用改良的半椎板入路。通过切除棘突基底部和对侧椎板，暴露整个脊髓背侧。它的缺点是"略微倾斜的工作角度和较深的术野"[31]。此外，Ogden 和 Fessler 还指出，为获得足够的视野进行的扩大半椎板入路需要切除更多的骨组织，但对于生物力学并无害处。Lee 等进行了尸体解剖的生物力学模型研究，比较了传统开放入路和保留肌肉的半椎体切除术，结果也支持这一结论。该研究表明，采用半椎板切除术时，脊柱稳定性更好[38]。值得注意的是，这项研究是在腰椎上进行的，而不是在更坚强的胸椎上。

由于这是微创技术相对较新的一个扩展，目前还不清楚具体病变的位置、大小和特征对手术的限制。Ogden 和 Fessler 指出，超过两个脊柱节段的较大肿瘤，或那些解剖显露困难的肿瘤，最好通过传统的开放入路进行。同样值得注意的是，术后MRI 显示切除腔内有一小块强化区域。尽管这有可能是残留的肿瘤，但最可能的还是肉芽组织。

Haji 等发表的病例报道包括 20 例脊柱肿瘤患者，其中 2 例为髓内肿瘤[32]。其中 1 例是圆锥畸胎瘤，另一例是髓内包涵体肿瘤。畸胎瘤患者进展出现复发症状，发现有的 75% 肿瘤残留需要进行开放翻修手术。另一个病例虽然没有并发症报道但也有肿瘤残留。

Gandhi 等的研究包括两例血管母细胞瘤患者，他们通过通道进行了微创切除，没有任何并发症[33]。手术操作技术与 Ogden 和 Fessler 所采用的相似。

有报道采用微创技术切除硬膜下髓外病变[32,33,39]。考虑到入路和暴露与髓内手术类似，这些研究对微创髓内肿瘤的切除也有一定的指导意义。这一比较的最大局限性在于一个简单的事实，切除髓外肿瘤比切除髓内肿瘤的神经风险低得多，但伤口和脑脊液的问题应该是相似的。所有这些报道均为 Ⅲ / Ⅳ 级证据，包括病例报道和回顾性病例研究。

Raygor 等[1] 回顾性研究了 51 例胸腰椎髓外硬膜下肿瘤患者，应用经棘突微创或开放入路手术切除（微创组 25 例，开放组 26 例）。微创组的平均估计出血量显著降低，切除范围、术后 ASIA 评分改善、复发率、住院时间等方面均无统计学差异。开放性手术的并发症发生率较高，有 3 例持续性脑脊液漏需要放置腰椎引流管。此外，还有 1 例筋膜下伤口感染和 1 例硬膜外血肿，都需要再次手术。微创组并发症发生率相对较低，其中 1 例肺栓塞和 1 例假性脑膜膨出行保守治疗。

Haji 等在上述病例回顾中也描述了髓外肿瘤的微创切除。该组 20 例患者中，髓外硬膜下肿瘤 11 例，髓内肿瘤 2 例，硬膜外肿瘤 7 例。硬膜外肿瘤不存在硬脊膜切开的脑脊液相关问题。在 13 例硬膜下肿瘤中，有 1 例脑脊液漏，发生率为 8%。这一患者进行两次再手术才解决脑脊液漏。此外，这 13 例硬膜下肿瘤中有 5 例（38%）进行了次全切除，然而这 5 例需要进行翻修肿瘤切除的患者中只有 1 例采用标准开放入路切除肿瘤。研究中没有记录随访时间的长短[32]。

在 Nzokou 等发表的病例报道中，4 例患者采用通道微创技术实现整块切除硬膜下肿瘤[39]。这 4 例患者中 3 例术前有脊髓压迫症状。值得注意的是，尽管有 1 例患者出现术后暂时性无力，但没有并发症报道。

Gandhi 和 German 发表的文献中包括 14 例硬膜下肿瘤切除患者，其中 2 例为髓内肿瘤（血管母细胞瘤）。没有非预期的肿瘤次全切除，2 例患者接受了预期的活检，第 3 例患者完整切除了计划切除的病灶，并未处理其他多个病灶。术后没有脑脊液漏。1 例脊膜瘤切除术后伤口裂开，但硬膜完好，脑脊液无渗漏。另 1 例患者接受了相邻节段颈前路椎间盘切除融合术，这可能与先前存在的颈椎病有关[33]。

Park 等报道了 2 例通道下切除髓外硬膜下肿瘤的病例。他们使用一种特殊的 U 形夹用于缝合硬膜，这原本是用于血管吻合。2 个肿瘤都被完全切除，没有任何并发症[40]。Tredway 等报道了 6 例通道下切除髓外硬膜下肿瘤的病例。5 例为神经鞘瘤，1 例为黏液乳头室管膜瘤。所有病例均肿瘤完整切除，无并发症发生[41]。

半椎板入路使用标准的开放切口切除髓内和髓外肿瘤，但不需要切除棘突，也不需要进行硬膜外显露[42-50]。与前面讨论的病例相似，减少骨切除不仅减少了手术显露的范围，而且可能保留骨、韧带和肌肉防止晚期畸形发生。然而，与使用通道相比，通过开放的半椎板入路进行显露使得器械更容易进入。

19.8 微创手术的并发症

如前所述，关于这项技术的报道很少。在作者了解的 5 例患者中，至少有 2 例进行次全切除，其中 1 例患者需要早期翻修手术。使用微创技术可以降低脑脊液漏发生率，但如果没有更好的直接比较，这个结论还不确定。

19.9 微创手术的结论

鉴于丰富的 Ⅲ / Ⅳ 级证据与一些已经发表的回顾性病例研究，我们提出 1C 级别推荐应用微创技术进行髓外硬膜下肿瘤切除。与开放切除相比，微创手术有着同样的治疗效果、切除率和神经系统改善证据，并可能减少手术失血和并发症发生率。然而，由于使用微创技术切除柱髓内肿瘤的研究有限，且患者人数较少，因此使用该方法的有效性目前还没有结论。只有 2C 级推荐，支持微创方法作为髓内肿瘤切除的一种安全替代选择。在进行过许多硬膜下肿瘤切除手术的临床中心，经验丰富的外科医生可能能够发展该技术和改进器械，使其使用更广泛和安全。

19.10 开放手术的讨论

19.10.1 开放手术的 Ⅰ / Ⅱ 级证据

没有 Ⅰ 级或 Ⅱ 级证据。

19.10.2 开放手术中 Ⅲ / Ⅳ 级证据

开放手术的主要优点是大的工作路径和良好的

神经结构显露。清晰的解剖认知对于保护患者免受医源性神经功能损伤是必要的。大多数髓内肿瘤通过后正中入路脊髓切开进行切除，这种直接中线入路将后柱分开，最可能的医源性症状是感觉障碍和一侧肢体偏重的下肢本体感觉功能障碍。这种情况最具挑战性的是确定解剖中线，在开放显露下会有帮助。脊髓表面的血管结构、神经沟、齿状韧带和背侧神经根的位置可以为医生提供参考。只有具备开放髓内肿瘤经验的精细的微创医生才能进行这一具有挑战性的显露。没有研究能够确定进行髓内肿瘤切除所需的经验水平，然而，有许多研究支持相关具体手术经验可以改善手术结果[51]。

大量髓内肿瘤的知识源自儿童患者。大量的病例研究和回顾性病例研究表明，通过开放入路进行完整切除或次全切除的神经功能恶化风险最小。Constantini 等回顾了 164 例接受髓内肿瘤切除术患者 21 年临床资料研究。这些患者大多为低级别胶质瘤病变。采用开放后正中入路，88% 以上的患者实现了完整切除或次全切除（>80% 切除），76%的患者较术前基线神经功能改善或保持[12]。这些数据与其他的回顾性研究结果一致，显示开放手术提供充分的暴露，有利于最大限度肿瘤切除，同时减少了术后放疗的需要。

由于髓内肿瘤切除需要切开硬膜，因此需要使用可靠的方法缝合硬膜。缝合包含 2 个方面，首先，获得一个密闭的缝合以防止持续的脑脊液漏和相关并发症；其次，在某些情况下，如星形胶质细胞瘤或室管膜瘤未完全切除，可考虑通过硬脊膜补片移植扩大硬膜管腔，减少肿瘤继续生长造成的脊髓损伤。很显然，充分的工作通路和良好的暴露将有助于紧密的缝合硬膜。虽然在微创手术文献中，有许多研究表明偶发性硬膜撕裂即使没有修补并发症发生率也不高，但这些往往是在退变性病例中发生的，裂口通常较小，只需填塞和使用密封剂进行简单治疗，移除通道后消灭无效腔即可[52, 53]。髓内肿瘤手术中硬膜切开范围往往比较大，其中一些患者要接受放射治疗；因此，应优先考虑确保伤口愈合良好，通过开放手术更好完成。McGirt 等在一系列髓内肿瘤手术的研究中发现，椎板成形术患者的脑脊液漏发生率低于椎板切除术患者[34]；因此，减少无效腔是有价值的，而微创手术倡导的保留脊柱后方结构可能也是有价值的。

髓内肿瘤的手术治疗与脊柱畸形有关，其原因尚不清楚。有理论认为这可能是继发于关节突关节复合体的广泛暴露和切除，也可能与本体觉下降和椎旁肌功能的损伤有关，进而可以导致颈椎和胸椎后凸发生。在儿童患者，髓内肿瘤与脊柱侧弯有关[37]。具体地说，有理论认为脊髓损伤会导致椎旁 / 核心肌群的不对称减弱。髓内肿瘤手术切除后，发生畸形的危险因素包括年轻、部位、放射治疗和手术暴露范围[34, 36, 54, 55]。例如在术后接受放射治疗的儿童患者中，需要融合的晚期畸形发生率在 27%~88%，进一步强调了局部肌肉因素在畸形发展中的作用[36, 54]。然而，应该注意的是，在骨骼发育成熟的患者中进行椎板切除术导致畸形进展的理论较少。如前所述，微创手术在保护这些肌肉方面有着优势。如果进行专门研究，大家假设椎板切除术（最多的肌肉和脊柱后方结构破坏）应该比椎板成形术（保留脊柱后方结构）晚期畸形发生率更高，但在髓内肿瘤手术并没有看到这一结果[34]。在 McGirt 及其同事的晚期脊柱畸形研究中，椎板切除术和椎板成形术患者的晚期畸形发生率相同；因此，目前尚不清楚微创手术带来的肌肉损伤的减少是否具有保护作用，或者这些患者仅仅就是由于髓内肿瘤隐匿的后遗症而有较高的畸形风险。

开放手术最明显的优点是对于肿瘤大小、位置和肿瘤特征方面没有限制。微创手术受牵开器大小和角度的限制，暴露是有限的。传统的开放手术可以进行多节段的暴露，尽管可能需要进行固定融合。例如，图 19.3 患者行 C2~T4 室管膜瘤切除，二期行颈椎融合。开放手术的另外一个好处是如果需要可以肿瘤切除同时进行融合（图 19.3 和图 19.4），或者，在我们的许多病例中，在短暂的延迟后进行融合，这样可以复查术后 MRI 不受内固定影响。在 Raygor 等[1] 对 51 例胸腰椎髓外硬膜下肿瘤患者进行微创与开放切除的比较研究中发现，接受开放切除的患者肿瘤更大（3 cm；微创组为 1.9 cm）。26 例接受开放肿瘤切除术的患者中，有 4 例需使用内固定器械（3 个椎弓根螺钉固定，1 个椎板成形术），原因是骨破坏程度、术前存在的脊椎病或减压造成的医源性不稳定。虽然两组术后临床结果相似，但研究人员得出结论，考虑到微创入路通道显露有限，硬膜下肿瘤横跨两节段或以上，无论有无椎间孔外型 / 外侧扩张和骨破坏，均应通过开放入路进行治疗。

19.11 开放手术的并发症

开放手术的典型并发症包括畸形进展或延迟失稳、感染率增加、假性脑脊膜膨出和疼痛加重。由于还没有开放和微创切除髓内肿瘤的直接比较研究，所以目前还不清楚开放手术是否会增加髓内肿瘤的并发症发生率。

19.12 开放手术的结论

由于这些疾病较为复杂，同时髓内和髓外硬膜下脊髓肿瘤整体少见，我们认为微创入路实用性有限。这是基于可以被安全有效进行治疗的病例较少，通过倾斜角度进入进行髓内肿瘤切除的临床经验和熟悉度较少而得出的结论。由于缺乏科学文献，对于微创优于开放切除髓内肿瘤给予 2C 级别推荐。考虑到增加术野范围和较低的技术难度，对于两个或两个以上节段的髓外硬膜下肿瘤的开放切除给予 2A 级别推荐。

由于髓内肿瘤较罕见，以及它所表现出的病理和其他情况的多样性，每种方法进行切除都可能具有独特的风险和益处。目前，开放手术是髓内肿瘤切除的标准方法。也许，我们应该得出这样的结论，在某些情况下，微创手术可能在 VHL 病或神经纤维瘤病等肿瘤中有着优势。支持充分切除髓内肿瘤的证据等级被评为 2B 级，但同时术后患者继发脊柱后凸畸形的风险增加。在这一点上，传统的开放入路被推荐用于大部分髓内肿瘤切除。然而，在有经验的微创医生手中，一些髓内脊髓肿瘤也可能得到安全有效的治疗。

19.13 编者述评

19.13.1 微创手术

特别对于髓外硬膜下肿瘤，微创切除是理想的方法。这些肿瘤就像是等待从树上摘的"樱桃"。问题在于：你是需要把树砍下来摘樱桃（椎板切除术），还是简单地用手指从树上摘樱桃（微创手术）？使用一个只有 1.5 cm 旁正中切口，切除一侧椎板同时切除棘突的腹侧和对侧椎板腹侧（类似于椎管狭窄的减压），可以提供一个相当于开放椎板切除术的后正中硬脊膜切开和肿瘤暴露。由于神经鞘瘤和神经纤维瘤以及大多数脊膜瘤为单发，完整切除是一种简单的技术操作，很少需要重建和固定，同时微创手术其他众所周知的优势都发挥作用。最终使得一个有着潜在长期稳定性问题的可怕"大"手术，变成了住院时间短、无远期潜在不稳定的小手术。

19.13.2 开放手术

在手术治疗这些相对罕见的肿瘤时，很难说凭借微创技术的优势可以解决例如如何确定中线结构以安全显露脊髓，完成硬脊膜密闭缝合和脊髓肿瘤切除时的困难。众所周知，微创技术的学习曲线是广泛采用这些技术的主要障碍。硬膜下肿瘤病例经验极少时，学习曲线会延长，同时，由于病例少，还会出现技术倒退。因为微创的应用如此之少，因而反对使用微创技术用于治疗硬膜下肿瘤的文献也很稀有。除了很有经验的微创医生外，建议都不要使用微创技术治疗转移性脊柱病变，因为微创技术可能会加重术中并发症，包括增加脊髓损伤和持续脑脊液漏风险。

（单乐群 译）

参·考·文·献

[1] Raygor KP, Than KD, Chou D, Mummaneni PV. Comparison of minimally invasive transspinous and open approaches for thoracolumbar intradural- extramedullary spinal tumors. Neurosurg Focus. 2015; 39(2):E12

[2] Turel MK, D'Souza WP, Rajshekhar V. Hemilaminectomy approach for intradural extramedullary spinal tumors: an analysis of 164 patients. Neurosurg Focus. 2015; 39(2):E9

[3] Mehta AI, Adogwa O, Karikari IO, et al. Anatomical location dictating major surgical complications for intradural extramedullary spinal tumors: a 10 year single-institutional experience. J Neurosurg Spine. 2013; 19(6):701-707

[4] Ahn DK, Park HS, Choi DJ, Kim KS, Kim TW, Park SY. The surgical treatment for spinal intradural extramedullary tumors. Clin Orthop Surg. 2009; 1(3): 165-172

[5] Song KW, Shin SI, Lee JY, Kim GL, Hyun YS, Park DY. Surgical results of intradural extramedullary tumors. Clin Orthop Surg. 2009; 1(2):74-80

[6] Cohen-Gadol AA, Zikel OM, Koch CA, Scheithauer BW, Krauss WE. Spinal meningiomas in patients younger than 50 years of age: a 21-year experience. J Neurosurg. 2003; 98(3) Suppl:258-263

[7] Hirano K, Imagama S, Sato K, et al. Primary spinal cord tumors: review of 678 surgically treated patients in Japan. A multicenter study. Eur Spine J. 2012; 21 (10):2019-2026

[8] Raco A, Esposito V, Lenzi J, Piccirilli M, Delfini R, Cantore G. Long-term follow up of intramedullary spinal cord tumors: a series of 202 cases. Neurosurgery. 2005; 56(5):972-981, discussion 972-981

[9] Levy WJ, Latchaw J, Hahn JF, Sawhny B, Bay J, Dohn DF. Spinal neurofibromas: a report of 66 cases and a comparison with meningiomas. Neurosurgery. 1986; 18(3):331-334

[10] Brotchi J, Dewitte O, Levivier M, et al. A survey of 65 tumors within the spinal cord: surgical results and the importance of preoperative magnetic resonance imaging. Neurosurgery. 1991; 29(5):651-656, discussion 656-657

[11] Brotchi J. Intrinsic spinal cord tumor resection. Neurosurgery. 2002; 50(5): 1059-1063

[12] Constantini S, Miller DC, Allen JC, Rorke LB, Freed D, Epstein FJ. Radical excision of intramedullary spinal cord tumors: surgical morbidity and long term follow-up evaluation in 164 children and young adults. J Neurosurg. 2000; 93(2) Suppl:183-193

[13] Epstein FJ, Farmer JP, Freed D. Adult intramedullary astrocytomas of the spinal cord. J Neurosurg. 1992; 77(3):355-359

[14] McCormick PC, Torres R, Post KD, Stein BM. Intramedullary ependymoma of the spinal cord. J Neurosurg. 1990; 72(4):523-532

[15] Sandalcioglu IE, Gasser T, Asgari S, et al. Functional outcome after surgical treatment of intramedullary spinal cord tumors: experience with 78 patients. Spinal Cord. 2005; 43(1):34-41

[16] Tihan T, Chi JH, McCormick PC, Ames CP, Parsa AT. Pathologic and epidemiologic findings of intramedullary spinal cord tumors. Neurosurg Clin N Am. 2006; 17(1):7-11

[17] Yang S, Yang X, Hong G. Surgical treatment of one hundred seventy-four intramedullary spinal cord tumors. Spine. 2009; 34(24):2705-2710

[18] Innocenzi G, Raco A, Cantore G, Raimondi AJ. Intramedullary astrocytomas and ependymomas in the pediatric age group: a retrospective study. Childs Nerv Syst. 1996; 12(12):776-780

[19] Lonser RR, Oldfield EH. Spinal cord hemangioblastomas. Neurosurg Clin N Am. 2006; 17(1):37-44

[20] Couch V, Lindor NM, Karnes PS, Michels VV. von Hippel-Lindau disease. Mayo Clin Proc. 2000; 75(3):265-272

[21] Neumann HP, Lips CJ, Hsia YE, Zbar B. Von Hippel-Lindau syndrome. Brain Pathol. 1995; 5(2):181-193

[22] Chang UK, Choe WJ, Chung SK, Chung CK, Kim HJ. Surgical outcome and prognostic factors of spinal intramedullary ependymomas in adults. J Neurooncol. 2002; 57(2):133-139

[23] Hanbali F, Fourney DR, Marmor E, et al. Spinal cord ependymoma: radical surgical resection and outcome. Neurosurgery. 2002; 51(5):1162-1172, discussion 1172-1174

[24] Lee J, Parsa AT, Ames CP, McCormick PC. Clinical management of intramedullary spinal ependymomas in adults. Neurosurg Clin N Am. 2006; 17(1):21-27

[25] Roonprapunt C, Houten JK. Spinal cord astrocytomas: presentation, management, and outcome. Neurosurg Clin N Am. 2006; 17(1):29-36

[26] Jallo GI, Danish S, Velasquez L, Epstein F. Intramedullary low-grade astrocytomas: long-term outcome following radical surgery. J Neurooncol. 2001; 53(1):61-66

[27] Constantini S, Miller DC, Allen JC, et al. Radical excision of intramedullary spinal cord tumors: surgical morbidity and long-term follow-up evaluation in 164 children and young adults. J Neurosurg. 2000; 93(2) Suppl:183-193

[28] Lonser RR, Weil RJ, Wanebo JE, DeVroom HL, Oldfield EH. Surgical management of spinal cord hemangioblastomas in patients with von Hippel- Lindau disease. J Neurosurg. 2003; 98(1):106-116

[29] Roonprapunt C, Silvera VM, Setton A, Freed D, Epstein FJ, Jallo GI. Surgical management of isolated hemangioblastomas of the spinal cord. Neurosurgery. 2001; 49(2):321-327, discussion 327-328

[30] Pluta R, Iluiano B, DeVroom H, et al. Anterior vs posterior surgical approach for ventral spinal hemangioblastomas in con Hippel-Lindau disease. J Neurosurg. 2003; 98:117-124

[31] Ogden AT, Fessler RG. Minimally invasive resection of intramedullary ependymoma: case report. Neurosurgery. 2009; 65(6):E1203-E1204, discussion E1204

[32] Haji FA, Cenic A, Crevier L, Murty N, Reddy K. Minimally invasive approach for the resection of spinal neoplasm. Spine. 2011; 36(15):E1018-E1026

[33] Gandhi RH, German JW. Minimally invasive approach for the treatment of intradural spinal pathology. Neurosurg Focus. 2013; 35(2):E5

[34] McGirt MJ, GarcGs-Ambrossi GL, Parker SL, et al. Short-term progressive spinal deformity following laminoplasty versus laminectomy for resection of intradural spinal tumors: analysis of 238 patients. Neurosurgery. 2010; 66 (5):1005-1012

[35] Yeh JS, Sgouros S, Walsh AR, Hockley AD. Spinal sagittal malalignment following surgery for primary intramedullary tumours in children. Pediatr Neurosurg. 2001; 35(6):318-324

[36] Jonge TD, Slullitel H, Dubouseset J, Miladi L, Wicart P, Illes T. Late-onset spinal deformities in children treated with laminectomy and radiation therapy for malignant tumors. Eur J Spine.. 2005; 14(8):765-771

[37] Banna M, Pearce GW, Uldall R. Scoliosis: a rare manifestation of intrinsic tumours of the spinal cord in children. J Neurol Neurosurg Psychiatry. 1971; 34(5):637-641

[38] Lee MJ, Bransford RJ, Bellabarba C, et al. The effect of bilateral laminotomy versus laminectomy on the motion and stiffness of the human lumbar spine: a biomechanical comparison. Spine. 2010; 35(19):1789-1793

[39] Nzokou A, Weil AG, Shedid D. Minimally invasive removal of thoracic and lumbar spinal tumors using a nonexpandable tubular retractor. J Neurosurg Spine. 2013; 19(6):708-715

[40] Park P, Leveque JC, La Marca F, Sullivan SE. Dural closure using the U-clip in minimally invasive spinal tumor resection. J Spinal Disord Tech. 2010; 23(7): 486-489

[41] Tredway TL, Hrubes MR, Song JK, Christie SD, Fessler RG. Minimally invasive resection of intradural-extramedullary neoplasms. Neurosurgery. 2006; 58

[42] Balak N. Unilateral partial hemilaminectomy in the removal of a large spinal ependymoma. Spine J. 2008; 8(6):1030-1036

[43] Bertalanffy H, Mitani S, Otani M, Ichikizaki K, Toya S. Usefulness of hemilaminectomy for microsurgical management of intraspinal lesions. Keio J Med. 1992; 41(2):76-79

[44] Kanemoto Y, Ohnishi H, Koshimae N, et al. Ventral T-1 neurinoma removed via hemilaminectomy without costotransversectomy-case report. Neurol Med Chir (Tokyo). 1999; 39(9):685-688

[45] Koch-Wiewrodt D, Wagner W, Perneczky A. Unilateral multilevel interlaminar fenestration instead of laminectomy or hemilaminectomy: an alternative surgical approach to intraspinal

space-occupying lesions. Technical note. J Neurosurg Spine. 2007; 6(5):485-492

[46] Oktem IS, Akdemir H, Kurtsoy A, Koç RK, Menku A, Tucer B. Hemilaminectomy for the removal of the spinal lesions. Spinal Cord. 2000; 38 (2):92-96

[47] Pompili A, Caroli F, Cattani F, et al. Unilateral limited laminectomy as the approach of choice for the removal of thoracolumbar neurofibromas. Spine. 2004; 29(15):1698-1702

[48] Sario-glu AC, Hanci M, Bozku§ H, Kaynar MY, Kafadar A. Unilateral hemilaminectomy for the removal of the spinal space-occupying lesions. Minim Invasive Neurosurg. 1997; 40(2):74-77

[49] Sridhar K, Ramamurthi R, Vasudevan MC, Ramamurthi B. Limited unilateral approach for extramedullary spinal tumours. Br J Neurosurg. 1998; 12(5): 430-433

[50] Iacoangeli M, Gladi M, Di Rienzo A, et al. Minimally invasive surgery for benign intradural extramedullary spinal meningiomas: experience of a single institution in a cohort of elderly patients and review of the literature. Clin Interv Aging. 2012; 7:557-564

[51] Dasenbrock HH, Clarke MJ, Witham TF, Sciubba DM, Gokaslan ZL, Bydon A. The impact of provider volume on the outcomes after surgery for lumbar spinal stenosis. Neurosurgery. 2012; 70(6):1346-1353, discussion 1353-1354

[52] Wong AP, Shih P, Smith TR, et al. Comparison of symptomatic cerebral spinal fluid leak between patients undergoing minimally invasive versus open lumbar foraminotomy, discectomy, or laminectomy. World Neurosurg. 2014; 81(3-4):634-640

[53] Ruban D, O'Toole JE. Management of incidental durotomy in minimally invasivespine surgery. NeurosurgFocus. 2011; 31(4): E15

[54] Yao KC, McGirt MJ, Chaichana KL, Constantini S, Jallo GI. Risk factors for progressive spinal deformity following resection of intramedullary spinal cord tumors in children: an analysis of 161 consecutive cases. J Neurosurg. 2007; 107(6) Suppl:463-468

[55] Fassett DR, Clark R, Brockmeyer DL, Schmidt MH. Cervical spine deformity associated with resection of spinal cord tumors. Neurosurg Focus. 2006; 20 (2):E2

20

晚期肿瘤患者的生活质量：微创手术能否减轻疼痛以提高晚期肿瘤患者的生活质量，是否应该使用传统的姑息性治疗技术

微创：Ankit I. Mehta
开放：Alp Yurter, Daniel M. Sciubba

20.1 引言

世界上每年大约有 50 万人死于转移癌[1]。而且，转移癌导致硬膜外脊髓压迫（metastatic epidural spinal cord compression，MESCC）是一个日益常见的和使人衰弱的癌症相关过程，脊髓压迫会导致神经功能受损[1, 2]。2010 年，在美国预计有 150 万癌症新发病例[3]，5%~10% 的癌症患者会出现 MESCC。最常见的向脊柱转移的原发肿瘤部位包括肺、乳腺、前列腺、黑色素瘤、胃肠和肾脏[4, 5]。这些个体的转移性肿瘤预后各不相同。在一项约翰·霍普金斯大学进行的 1996—2006 年的关于 MESCC 的回顾性研究表明，术后平均生存时间是 10.8 个月，中位生存时间分别是：肺（4.3 个月）、乳腺（21 个月）、前列腺（3.8 个月）、黑色素瘤（40.9 个月）、胃肠（5.1 个月）、肾（19.8 个月）[6]。

脊柱转移瘤的治疗方法正在经历一个令人振奋的转变，治疗水平的提高给患者带来更长的生存期，手术治疗正在逐渐转向微创方法。对于每一项治疗模式的转变，必须要权衡评估给患者带来的好处和不足。微创手术的目的是通过减少组织损伤来降低开放手术的并发症。针对脊柱转移癌来说，微创手术包括内镜视频辅助胸腔镜手术（video-assisted thoracoscopic surgery，VATS）[7]、小切口开放减压手术[8]、微创通道脊柱手术（minimal access spine surgery，MASS）[9]、经皮椎弓根螺钉固定技术[10]。椎体强化技术如椎体成形术和椎体后凸成形术虽然不能算是手术，但也被认为是"微创"的一

种[10]。为了使我们的讨论更加集中，我们特此限定脊柱转移瘤的微创手术为微创通道或微创小切口技术。我们比较了微创手术和开放性手术，包括经后路、前路或联合入路进行的椎体切除内固定术。我们提供的证据仅限于脊柱转移瘤患者且有统计结果的研究。

20.2 微创手术的适应证

一般来说，脊柱转移性疾病患者常常表现为机械性不稳定、抗放射性肿瘤、顽固性疼痛和（或）脊髓压迫引起的进行性神经损伤，如果患者有足够的生存期和较好全身状况，这些情况往往需要手术治疗[11-13]。关于生存期，文献建议生存期至少 3 个月才适合开放性手术[8]。微创手术适合于一些状况不利的患者，如高全身肿瘤负荷、侵袭性的肿瘤、生存期短（少于 6~12 个月）和高龄[14-16]。由于仅在过去的 10 年中，脊柱转移瘤的微创手术才有了显著的发展，因此，基于所使用的方法，微创手术的各种排除指南正在不断更新[17]。

20.3 微创手术的优势

微创手术越来越受欢迎，因为它为患者带来了与开放手术相同的结果（表 20.1），同时减少了内科的合并症[18]。由于脊柱转移瘤的手术是一种姑息性而不是治愈性治疗，因此从患者和医生的角度来看，微创手术可能更有利。对于一个经验丰富的

表 20.1 微创手术与开放肿瘤切除的对比和单纯微创切除术的文献

作者（年）	等级	研究类型	研究内容	患者数	手术时间（分钟）	出血量（mL）	住院时间（天）	并发症率（%）	结果[a]
Chou 和 Lu[28] (2011)	III	回顾性	微创 vs. 开放	微创: 5 开放: 5	微创: 468 开放: 408	微创: 1 320 开放: 3 120	–	微创: 20（伤口感染）开放: 20（硬膜外血肿）	两组神经功能改善相同
Fang 等[8] (2012)	III	回顾性	微创 vs. 开放	微创: 24 开放: 17	微创: 175 开放: 403	微创: 1 058 开放: 1 721	–	微创: 29.2 开放: 11.8	• 微创术中出血量少，手术时间短 • 开放手术局部肿瘤控制好 • 两组疼痛缓解、神经功能改善、生存率，并发症发生率相同
Mühlbauer 等[29] (2000)	IV	回顾性	微创	1	–	–	–	0	微创使疼痛缓解和神经功能改善，随访 1 年，内固定无松动
Deutsch 等[16] (2008)	IV	回顾性	微创	8	132	227	4	0	• 疼痛缓解和神经改善率 62.5% • 1 年存活率 37.5% • 无肿瘤复发
Taghva 等[14] (2010)	IV	回顾性	微创	1	420	1200	5	0	第一例微创多椎体切除术 术后 9 个月（最后一次随访）患者神经功能完好，无疼痛
Lu 等[30] (2011)	IV	回顾性	微创	1	540	150	4	0	微创手术使疼痛缓解和神经功能改善
Jandial 和 Chen[31] (2012)	IV	回顾性	微创	1	210	400	–	–	微创手术使疼痛缓解和神经功能改善，双融合器重建在技术上更容易操作
Massicotte 等[18] (2012)	IV	回顾性	微创	10	–	335	<1	20% 短期：短暂疼痛爆发 30% 长期（>术后 1 个月）：无症状椎体压缩骨折	• MASS 使 VAS，ODI 和 QOL 获得改善 • 局部肿瘤控制率 70%
Zairi 等[19] (2012)	IV	回顾性	–	10	170	400	6	10%：短暂的尿道感染	微创手术使疼痛缓解，减少阿片类药物的使用，并改善神经功能
Kimball 等[15] (2013)	IV	回顾性	微创	2	78	20	5	0	微创手术改善疼痛和神经功能
Nzokou 等[33] (2013)	IV	回顾性	微创	1	150	25	2	0	微创手术显著地改善神经痛 微创方法可能比小切口开放技术的创伤更小

注：MASS，微创脊柱手术；ODI，Oswestry 功能评分；QOL，生活质量；VAS，视觉模拟评分。

[a] 无统计学意义（$P>0.05$）。

手术团队来说，微创手术的手术时间与开放手术基本相当 [16, 19]。更重要的是，分离肌肉的通道技术可以明显减少肌肉损伤，进而减少术后的疼痛持续时间和轴向不稳定 [20, 21]。减少软组织损伤的潜在优势是可以减少失血、缩短住院时间和及早下地活动。提高伤口愈合速度对于患者的生存至关重要，因为可以缩短手术和下一步辅助治疗之间延迟的时间 [21-23]。因为这些优势，微创手术可能适用于更多的转移性疾病患者，特别是那些无法承受开放手术的患者 [21]。

从经济的角度来看，最近一项研究表明，相对于开放手术技术，微创和小切口手术可以明显降低并发症发生率、缩短住院时间、减少失血，而且减少康复治疗的必要性，从而明显降低急性和亚急性期的治疗成本。但是，这项研究结果是基于低级别证据，没有长期随访，而且没有包括转移瘤患者 [24]。

20.4 开放手术的优势

开放手术更为脊柱外科医生所熟悉，并且没有微创手术所固有的局限性。例如，微创手术的视野较小，以至于不能有效地识别解剖结构和切除肿瘤；外科医生不能过度使用电凝工具来清理手术视野，这些工具会导致肌肉和韧带损伤 [20]。此外，多节段病变和脊柱后凸畸形更适合于开放手术治疗，而微创技术使用通道只能显露一个椎体水平 [16]。关于费用，开放手术设备比使用胸腔镜或腹腔镜的微创手术更便宜 [8]。最后，开放手术技术通常比较容易掌握，学习曲线较短 [14, 25]。

我们这里有一个病例，通过病例描述微创手术和开放手术的具体方法，不需要术后的图像或结果。

20.5 病例介绍

20.5.1 微创手术

1 例 75 岁男性结肠癌患者，入院前数周出现背部疼痛。MRI 显示 T3 水平有转移性病变，并有硬膜外脊髓压迫（图 20.1）。患者下肢存在轻度感觉异常，下肢肌力正常。患者进行了肋横突入路经椎弓根切除 T3 椎体和肿瘤，并进行了后路经皮椎弓根钉固定。特别考虑到患者的年龄，选择了微创手术，有利于创伤快速愈合，缩短了术后等待放疗的时间。

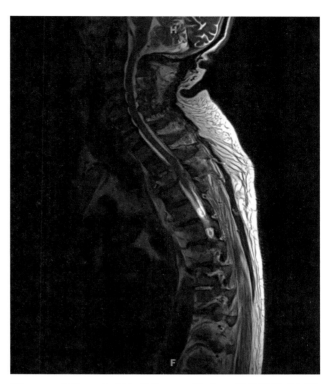

图 20.1　术前 T2 加权矢状位 MRI 显示 T3 椎体转移瘤压迫脊髓，椎体骨破坏

20.6 微创手术技术

患者送入手术室，诱导后进行气管插管。然后患者俯卧于 Jackson 手术床上，头部固定于 Mayfield 支架上。下颈部和背部进行消毒，医生站在患者左侧，在患者背部中线划一条标记线。手术节段通过由头侧向尾侧数肋骨确定，同时通过前后位透视看到椎弓根增大或缺失进行确认。确定肿瘤椎体的位置后，在中线旁做长度 3 cm 的切口，以便行双侧肋横突切除。切口周围用 10 mL 利多卡因局部浸润。应用 DuraPrep 溶液在患者背部双侧皮肤进行消毒，随后暂停操作，核对患者信息。患者铺无菌巾，同时推入套无菌巾的 C 臂机。

这时，2 名外科医生同时进行手术，应用单极和双极电刀切开皮肤，逐层分离斜方肌和椎旁肌达到病变水平的横突。再次透视确认节段。双侧放置微创通道，靠在横突上。骨膜下剥离，显露病变椎体、上位椎体的下部和下位椎体的上部。采用高速磨钻、咬骨钳、刮匙，进行病变节段的双侧椎板切除，相邻上下节段进行部分椎板切除。然后，将病变节段和近端一个节段的肋骨和横突切除，这样就可以经椎弓根切除病变椎体。脊髓充分减压，神经根（这例患者是 T2 和 T3）采用双线进行结扎、双极电凝烧灼，然后在线结外侧切断。用高速磨钻、刮匙和 Kerrison 枪钳将整个病变椎体完全切除，同时切除上下相邻的椎间盘。整个操作过程中，患者都在诱发电位监护下进行，减压过程中运动诱发电位会改善（本例患者没有）。

将塞满同种异体骨（便于融合）的钛笼放在切除椎体后的缺损部位，透视确认脊柱排列良好。通过皮肤和筋膜做小切口，将 Jamshidi 针插入切除椎体相邻上和下两个椎体的椎弓根，透视确认位置良好后插入克氏针。依次攻丝后拧入预先测量好的螺钉，放入固定棒并与螺钉连接固定。再次透视确认内固定位置良好。随后缝合筋膜和皮肤，关闭伤口，放置引流管。

20.7 开放手术技术

患者送入手术室，诱导后插管。然后患者俯卧，身体所有的受压点都垫好。患者的背部进行擦洗消毒，并在病变部位的皮肤上划线做切口标记。放置用于电生理监测的针头，进行患者信息核对检查，并使用抗生素。

在患者的背部做切口，做骨膜下剥离，范围从病变椎体高两个椎体至低两个椎体。在病变椎体相邻上面和下面两个椎体的椎弓根分别采用椎弓根锥子钻孔准备好，透视检查以确保椎弓根置钉位置良好。置入椎弓根螺钉以确保在椎体切除过程中脊柱的稳定性。切除病变椎体上下各一个椎体水平的椎板。骨膜下剥离，小心分离壁层胸膜，然后切除双侧肋骨。随后，进行双侧肋横关节切除，然后切除病变椎体及相邻上下椎间盘。右侧 T3 神经根双重结扎切断，完成椎体切除。把一个充满同种异体骨的人工椎体放入切除椎体后的空腔中。将人工椎体撑开，固定棒和螺钉重新拧紧固定。然后，在椎体的后外侧放置同种异体骨以促进融合。充分止血后，关闭伤口确认伤口没有张力。此外，在筋膜下和筋膜上分别放置引流管。

20.8 微创手术的讨论

尽管自 20 世纪初以来，转移性脊柱肿瘤的减压手术一直在进行[26]，但直到 2005 年，一项随机、多中心的研究才表明，直接减压手术后放疗比单纯

放疗有明显的效果[27]。手术是一种已经确认的治疗方式，目前正在努力将开放手术所固有的椎旁肌肉和小关节损伤降到最低，以给患者带来更多好处。因此，对脊柱转移瘤患者来说，微创手术是一个很有前景的研究领域。遗憾的是，由于这是相对较新的领域，目前只有少数几个证据水平较低的研究。

20.8.1 微创手术的 I 级证据

目前没有 I 级研究。

20.8.2 微创手术的 II 级证据

目前尚无 II 级研究。

20.8.3 微创手术的 III 级证据

2011 年，Chou 等回顾了 5 例患者，采用微创小切口经椎弓根椎体切除、环形减压、人工椎体重建稳定性、经皮椎弓根螺钉固定，并比较与 5 例开放手术患者的疗效。微创组平均出血量（mean blood loss，MBL）为 1 320 mL，手术时间为 7.8 小时，而开放组平均出血量为 3 120 mL，手术时间为 6.8 小时。微创组 3 例术前神经损伤症状的患者术后均出现部分和完全的神经功能恢复，而开放组 3 例术前神经损伤患者手术后神经功能完全恢复。两组病例均未出现内固定失败。作者报道说，两组患者在失血量、手术时间或并发症发生率方面没有统计学上的显著性差异，虽然每组患者还包括 3 例创伤和原发性脊柱肿瘤患者[28]。

2012 年，Fang 等回顾性比较了 2004 年至 2010 年 24 例微创小切口前路椎体切除与 17 例后路全脊椎整块切除术（total en bloc spondylectomy，TES）治疗胸腰段脊柱孤立性转移瘤的结果。微创组的平均出血量和平均手术时间明显少于对照组（$P<0.05$）。两组患者的视觉模拟评分（visual analog scale，VAS）的改善、神经功能改善率、2 年生存率、并发症发生率无明显差异（$P>0.05$）。两组均无内固定失败或矢状位 Cobb 角丢失。TES 组有 17.6% 出现钛笼轻微下沉（<3 mm），微创组未见聚甲基丙烯酸甲酯植入物 / 自体移植骨沉降[8]。

20.8.4 微创手术的 IV 级证据

目前绝大多数关于脊柱转移瘤微创手术的文献都只介绍了采用某种微创方法治疗单个患者或单一队列患者。所以，不能与采用开放手术治疗的患者

队列进行直接比较。

2000 年，Mühlbauer 等通过微创腹膜后入路治疗了 1 例腰椎转移性肿瘤患者，进行了腰椎椎体的切除和重建，采用了甲基丙烯酸甲酯（methylmethacrylate，MMA）填充的 Harms 融合器、组合式 MOSS 螺钉和 VSP 板等内固定物。在 1 年的随访中，这例 59 岁的患者从最初的疼痛、双侧感觉运动障碍和扶助行器行走，恢复至不需要止痛药和不需要任何帮助就可以行走。复查的 X 线片显示稳定融合情况，没有任何并发症发生[29]。

2008 年，Deutsch 等报道了在 2004—2005 年行微创经椎弓根椎体切除术的 8 例胸椎转移性肿瘤和急性神经损伤患者，平均出血量为 227 mL，手术时间为 2.2 小时，平均住院时间为 4 天。62.5% 的患者神经功能和疼痛得到改善，1 年生存率为 37.5%。作者报道了微创手术管状通道所获得的显露效果优于开放正中切口；前者能直接显露腹侧椎管外侧 25%，间接显露范围可达腹侧椎管的 75%[16]。

2010 年，Taghva 等应用微创手术治疗了 1 例硬膜外脊髓压迫患者，该患者表现为背痛和神经功能损伤，患者进行了两个胸椎椎体的环形减压，使用人工椎体和经皮椎弓根钉固定重建稳定性。这是第一个采用微创技术进行多节段椎体手术的报道，术中失血量 1 200 mL，手术时间 420 分钟，住院时间 5 天。无术中或术后并发症。术后 5 天，患者由辅助行走恢复至无辅助行走，神经功能评分由 4+/5 提高到 5/5。术后 9 个月（最后一次随访），患者的神经功能仍保持完好，没有明显的背痛，也没有服用止痛药。此外，内固定完好无损，也没有失败的迹象[14]。

2011 年，Lu 等比较了小切口手术与开放手术治疗脊柱硬膜内肿瘤的结果。虽然这是一项队列研究，但是只有 1 例行小切口肿瘤切除的患者是与我们所讨论的转移瘤问题相关的。术中出血量 150 mL，手术时间 540 分钟，住院时间 4 天，无并发症发生。美国脊髓损伤协会（American Spinal Injury Association，ASIA）评分提高了 1 个等级，VAS 疼痛评分提高了 2 分。与标准的中线开放手术相比，小切口手术能够从背侧完全显露椎管，而组织损伤最小，减少失血量，缩短住院时间[30]。

2012 年，Jandial 等对 1 例患者采用小切口进行了双侧经椎弓根腰椎体切除术，并用两个人工椎体和短节段内固定进行重建，出血量 400 mL，手

术时间 3.5 小时。术后 1 周内患者下肢肌力和疼痛均有明显改善，术后即刻和术后 3 个月 X 线片的稳定性重建良好。经椎弓根入路不仅可以很方便地置入融合器，同时还减少了对硬膜囊的搔扰。作者的结论是，对于需要进行腰椎环形减压的患者，双融合器置入可以降低手术的技术操作难度，是单融合器的潜在替代手术方法。然而，还没有进行生物力学测试来确认其机械稳定性[31]。

2012 年，Massicotte 等回顾性分析了 10 例采用新技术治疗的转移瘤患者，这些患者采用微创 MMA 重建稳定性后结合体部立体定向放射治疗（stereotactic body radiotherapy，SBRT）。值得注意的是，所有患者都在门诊接受治疗，几乎所有患者都在当天出院。平均出血量为 335 mL。术后 1~18 天给予 SBRT 治疗，中位总剂量为 24 Gy，剂量为临床靶体积的 90%（22.6 Gy）（作为对照，Jandial 等采用开放后外侧经椎弓根椎体切除加重建术治疗 11 例转移性肿瘤患者，为了等待伤口完全愈合，术后至少 21 天才进行放射治疗[32]）。对于 8 例有症状的患者，VAS 疼痛评分中位数在术后 1 个月仅改善 1 分，但到术后 5 个月，VAS 疼痛评分中位数改善了 6 分。同样，1 个月 ODI 的改善率为 30%，5 个月的改善率为 50%。这些结果一直维持到末次随访。整体生活质量（quality of life，QOL）也得到了持续改善，局部肿瘤复发率为 30%[18]。

2012 年，Zairi 等对 10 例胸腰椎转移瘤合并神经损害患者进行了手术治疗。这些患者在可扩张通道下进行了微创经椎弓根椎体切除术、神经减压，以及经皮椎弓根钉固定。平均出血量为 400 mL，手术时间 170 分钟，平均住院时间为 6 天。所有患者 VAS 评分均有改善，平均改善 3.5 分，神经功能改善 80%。4 例患者（40%）的疾病持续进展，在术后中位数 4 个月时最终死亡。

2013 年，Kimball 等连续治疗了 2 例因腰椎硬膜外转移性压迫而导致严重神经损害患者，他们通过可扩张通道进行了微创减压手术，但没有进行内固定。平均出血量为 20 mL，手术时间为 78 分钟，平均住院时间为 5 天。这些患者的功能和疼痛立即得到改善，对阿片类药物的依赖程度降低，两例患者肌力从 2/5 级分别提高到 3/5 级和 4/5 级，而疼痛程度从 9/10 和 8/10 下降到 2/10。随访期间未发现并发症。1 例患者在术后 4 个月时死于原发病，另一例患者于术后 2 周因冠状动脉疾病所致的心肌

梗死而死亡[15]。

2013 年，Nzokou 等报道了 1 例转移瘤患者在非扩张通道进行全切除而没有进行固定。手术时间为 150 分钟，出血量为 25 mL，住院时间为 2 天。患者术前、术后神经功能均未受影响，但疼痛明显减轻，VAS 评分为由 6/10 降至 0/10。没有并发症。作者报道说，他们的方法可能比小切口技术的侵入性更小，患者可以更快地康复。此外，对于位于椎间孔的肿瘤，微创技术不需要进行关节突切除就能切除肿瘤，不仅避免了术后畸形，而且不需要进行融合手术[33]。

20.9 微创手术的并发症

微创手术可能出现类似于开放手术的并发症，可能与所使用手术入路有关。微创手术总体并发症率为 22%（表 20.2）。有 1 例报道术中出现轻微硬膜撕裂，在手术中进行了修补。暂时性并发症包括伤口感染[28]、尿路感染[19]、肺不张[8]、胸腔积液[8]、肋间神经痛[8]、疼痛暴发[18]。一项研究认为无症状的椎体压缩骨折是一种长期并发症[18]。Fang 等报道说，小切口椎体切除术的并发症发生率为 28.2%，而 TES 组的并发症发生率为 11.8%，两者差异没有统计学意义（P=0.185）[8]。虽然目前的微创手术研究报道的术中或术后并发症较少，但是需要说明的是这些统计数据报道的接受微创手术的患者人数很少。

20.10 微创手术的结论

微创手术用于转移性脊柱疾病的姑息治疗是一个新的领域，有可能优于开放性手术治疗。然而，要想超越传统的治疗方法，微创必须能够像开放手术一样有效地改善症状，同时减少肌肉和软组织创伤和减轻患者的生理应激反应。此外，还应该保持脊柱的正常生物力学稳定，并提高开放手术技术所达到的围手术期终点。最重要的是，微创手术必须是安全的；应减少并发症，并减少后续再次手术的需要[22, 23]。最后，从患者和医院的角度来看，微创手术应该是一个经济上可行的选择。

到目前为止，一项最有力的研究比较了小切口椎体切除术和 TES；值得注意的是，尽管术后疼痛和神经症状改善率相似，但微创手术中的失血量和

表 20.2 并发症分类和术后总体结果：微创手术和开放肿瘤切除术的汇总数据[8, 14-16, 18, 19, 28-33, 36, 38, 39]

并发症发生率	微创手术	开放手术
短暂的肋间神经痛（%）	6	–
无症状性椎体压缩骨折（%）	5	–
疼痛暴发（%）	3	–
尿路感染（%）	2	–
肺不张（%）	2	–
胸腔积液（%）	2	22
伤口感染 / 裂开（%）	3	9
气胸（%）	–	7
肺炎（%）	–	5
硬脊膜损伤（%）	2	4
内固定并发症 / 下沉（%）	–	4
30 天死亡（%）	–	3
肺栓塞（%）	–	2
深静脉血栓（%）	–	2
其他[a]（%）	–	7
汇总		
加权后的局部复发率（%）	8	6
加权后的平均出血量（mL）	682	1 791
加权后的平均手术时间（分钟）	203	331
加权后的住院时间（天）	3.72	10
加权后的总体并发症发生率（%）	22	27
加权后的平均神经恢复率（%）	84	55[b]
加权后的平均疼痛改善率（%）	94.7	97
加权后的平均年龄（岁）	59.9	58

注：[a] 其他并发症包括（前面罗列的高发生率并发症）神经恶化、血肿、脑脊液漏、溃疡穿孔 / 消化道出血、卒中、结肠炎和立位性头痛。
[b] Xu 等对神经功能的改善进行了加权，36 项报道中只报道了行走的独立性变化（即患者是否从辅助下行走恢复为独立行走，而其他研究报道使用神经系统评分来评价细微的改善）；不包括 Xu 等的研究，开放性手术的神经功能改善率略高（60%）。

手术时间明显较少[8]。根据这些结果，微创手术似乎是一个非常有希望的选择，特别是对于那些预期寿命较短的人。现有的 IV 级证据研究似乎表明微创手术是可以改善疼痛和神经功能的一个可行的

选择。现有的比较微创和开放手术的低级证据文献（表 20.2）表明，两者最显著的差异是平均出血量（682 mL *vs.* 1 791 mL）和平均住院时间（3.72 天 *vs.* 10 天）。此外，微创手术的整体操作时间比开放手术缩短了大约 130 分钟。有趣的是，微创手术的神经功能改善率更高（84% *vs.* 55%）。然而，这些结果很可能在统计上不够充分，而且缺乏长期随访。无论微创手术相对于开放手术的缓解效果如何，其对于许多无法承受传统手术的有症状转移瘤患者来说都是一种可行的、有效的选择。然而，由于缺乏更高级别的证据来说明微创手术治疗硬膜外脊髓转移瘤的效果，因此只能提出一个 ⅡB 级建议，微创手术在术后疼痛控制、运动功能恢复、神经功能恢复和内固定失败方面优于开放手术。

遗憾的是，由于缺乏高水平的证据，大多数外科医生没有开展微创手术，并对其有效性和安全性提出质疑[22, 23]。为了准确地衡量一种方法相对于另一种方法的有效性，有必要进行更多的由大量患者组成的比较队列研究。理想情况下，这些研究应该是前瞻性的、有较长的随访期的，以便提供更有力的证据。

随着脊柱转移瘤领域在知识和技术方面的不断进步，微创手术可能联合更有效的肿瘤控制方法，以持久缓解症状。例如，最近的研究所示，联合应用术中立体定向放疗可以用来更有效地控制局部肿瘤复发[34, 35]。

20.11 开放手术的讨论

20.11.1 开放手术的 Ⅰ 级证据

目前尚无 Ⅰ 级研究。

20.11.2 开放手术的 Ⅱ 级证据

没有 Ⅱ 级证据研究。

20.11.3 开放手术中的 Ⅲ 级证据

目前微创手术的一个弱点似乎是肿瘤切除的范围，特别是与开放手术方法相比[8]。由于选择进行微创手术的患者预后较差，对手术的创伤耐受性较差。另外，由于手术的目的是在生命结束之前缓解疼痛和神经症状，所以对完全切除肿瘤的需求就不那么明显了。然而，有限的切除增加了局部复发的

风险，以至于需要再手术治疗。在比较微创手术和开放 TES 的术后结果时，Fang 等指出，开放手术最显著的优势是局部复发的可能性较小。在 24 例小切口前方椎体切除术和 17 例后路 TES 患者中，前者复发率为 20.8%，后者为 0%（*P*=0.045）。此外，虽然所有患者的 VAS 得以改善，35% 的 TES 组患者疼痛完全消失，但微创组无痛患者为 0%。然而，两组之间 VAS 评分的总体变化没有显著差异[8]。

20.11.4 开放手术的 Ⅳ 级证据

有大量的 Ⅳ 级研究分析开放手术治疗转移性脊柱疾病的结果。为了提高与微创手术研究的对比强度，我们选择了 2000 年或以后发表的 4 项 Ⅳ 级研究，局限于胸腰段转移和主要采用后入路（类似于我们的微创手术研究）。在微创和开放手术的研究中，患者的总体平均年龄相似（59.9 岁 *vs.* 58 岁），这进一步提高了比较的有效性（表 20.2）。开放手术的术后结果没有明显优于微创手术。开放手术仅仅是疼痛缓解率略高一些（97% *vs.* 94.7%）。

现有的 Ⅳ 级证据表明，微创手术有一定操作难度使得开放手术成为一种更好的选择。Taghva 等描述了微创手术环脊髓减压和固定的一些技术挑战。利用微创通道建立足够的椎体切除和前柱重建的操作空间是必须克服的首要障碍。此外，在中、上胸椎较小的椎弓根置入经皮螺钉也是很有挑战性的。最后，微创手术节段性后外侧融合比较耗费时间，与传统方法相比，融合面积更加有限。然而，作者承认，技术进步缓解了其中的一些担忧。例如，可扩张的微创通道大大改善了工作视野。此外，人工椎体的出现使重建工作大大降低了脊髓损伤的风险[14]。

20.12 开放手术的并发症

根据所选择的研究结果，开放性手术的总体并发症发生率为 27%，其中排名前三的并发症是胸腔积液（22%）、伤口感染 / 裂开（9%）、气胸（7%；表 20.2）。虽然总体并发症率比微创手术高 5%，但很难评估这一差异有多大，因为这一统计数据主要是基于异质的、低级的证据。微创手术与开放手术的并发症类型很少重叠，主要原因是切除肿瘤的方法不同。例如，Xu 等指出，肺部并发症在开放手术中发生率最高，特别是前 – 后联合入路手术[36]。

20.13 开放手术的结论

目前微创手术的临床疗效或成本缺乏大量高级证据支持的情况下[24, 37]，开放手术仍然是转移性脊柱疾病姑息治疗的主要方法。由于工作空间更大，传统的肿瘤切除和固定通常在技术上更容易。此外，基于最强大的比较 TES 和微创的 III 级研究[8]，更积极的选择（开放性手术）可以更好地控制局部肿瘤，防止再次手术的需要。有趣的是，后路 TES 患者与微创手术患者的生存率没有明显差异。因此，TES 的整体效果是值得怀疑的，因为全身性疾病的进展会导致类似的死亡率，但手术风险更高。另外，局部复发率降低可能改善生活质量。作者们承认，他们的研究受到小样本规模的限制。

根据 Guyatt 等的分级标准，我们可以提出 1B 级推荐，与单纯减压或放射治疗相比，采用开放减压和融合术来治疗 MESCC 患者，可以很好地重建稳定性、控制疼痛和改善神经功能。相比之下，我们仅能提出 2B 级建议，有证据支持开放手术减压和融合优于微创手术，因为缺乏文献和较小的研究样本限制了我们得出结论的能力，即开放的方法是有利的。

遗憾的是，对于转移性脊柱肿瘤微创手术和开放手术的争论仍未解决。随着技术进步，使微创手术越来越可行，现在比以往任何时候都更需要进行更高级的研究，以确定传统和微创技术在治疗转移性脊柱疾病中所起的作用，以及是否其中一种方式能提供比另一种更好的临床结果。

20.14 编者述评

20.14.1 微创手术

过去的 10 年里，外科手术对于转移性脊柱疾病的治疗作用发生了一场革命。与单纯放射治疗相比，环行脊髓减压重建脊柱稳定性加辅助放疗在 MESCC 患者中有着明显的优势，因此，对于这些预期寿命有限的患者来说，手术干预更安全，复发率更低。SBRT 的出现进一步改变了外科手术的思维方式，因为我们已经从对转移性疾病的"全面切除"方法，改变为现在使用的"分离手术"原则，使肿瘤与神经结构相分离，以允许辅助 SBRT。新

的治疗策略省去了完全椎体切除的需要，不但缩短了手术时间，减少了失血，同时局部肿瘤还得到了良好的控制。

同样，微创手术技术在脊柱转移性疾病中的应用，首先是为了降低与手术入路相关的并发症。文献中有大量证据表明，在对一系列退变性和创伤性疾病使用微创手术技术时，并发症发生率有所降低，要得出对转移性脊柱肿瘤人群应用微创手术有相同治疗效果的结论只是一个时间问题和更大的研究人群问题。微创手术技术可以减少失血量、手术次数、住院时间、阿片类药物的使用及手术部位感染和伤口破裂（特别是肿瘤患者）等并发症。作者只触及一部分用于治疗转移性疾病的微创手术技术，主要是用于椎体切除手术。独立的经皮穿刺器械、影像引导导航、椎体增强技术、射频消融和激光间质热疗是其他几种治疗转移性脊柱疾病的方法，这些方法比典型的开放技术有明显的优势。但从根本上讲，通过微创通道进行环形减压和经皮固定器械的发展，使外科医生能够实现与开放手术相同的手术目标，并进一步降低与此类手术相关的外科疾病，以适应这一具有挑战性的人群。

20.14.2 开放手术

在所有潜在的微创手术的应用中，转移瘤的治疗可能是最危险的。在许多情况下，潜在的失血在术前是很难预测的，甚至对于某些肿瘤通常认为术中失血量少，但术中可能会令外科医生感到惊讶。此外，周围组织的反应性变化使正常组织界面的识别变得更加困难，并使正常作为标志的解剖结构变得难以辨认。这些情况使手术变得更加困难，术中并发症明显增加。在这个意义上，只有最有经验的微创外科医生才应该考虑应用这些技术来治疗转移性疾病。

很少有证据表明微创手术技术治疗转移性脊柱疾病优于开放技术。主要由个案报道组成的文献支持微创手术效果好，但可能只报道了微创手术干预成功的案例。而开放性手术报道了较大样本系列，可能提供了更准确的"平均"描述的案例。此外，微创手术技术的成本要高得多，这就提出了资源利用和成本效益的问题，特别是考虑到在美国过去 6 个月里出现的高额医疗保健费用。

（苗　军　译）

参·考·文·献

[1] Byrne TN. Spinal cord compression from epidural metastases. N Engl J Med.1992; 327(9):614–619

[2] Findlay GF. Adverse effects of the management of malignant spinal cord compression. J Neurol Neurosurg Psychiatry. 1984; 47(8): 761–768

[3] Jemal A, Siegel R, Xu J, Ward E. Cancer statistics, 2010. CA Cancer J Clin. 2010;60(5):277–300

[4] Gerszten PC, Welch WC. Current surgical management of metastatic spinal disease. Oncology (Williston Park). 2000; 14(7):1013–1024, discussion 1024, 1029–1030

[5] Chaichana KL, Woodworth GF, Sciubba DM, et al. Predictors of ambulatory function after decompressive surgery for metastatic epidural spinal cord compression. Neurosurgery. 2008; 62(3):683–692, discussion 683–692

[6] Chaichana KL, Pendleton C, Sciubba DM, Wolinsky JP, Gokaslan ZL. Outcome following decompressive surgery for different histological types of metastatic tumors causing epidural spinal cord compression. Clinical article. J Neurosurg Spine. 2009; 11(1): 56–63

[7] Huang TJ, Hsu RW, Liu HP, et al. Video-assisted thoracoscopic surgery to the upper thoracic spine. Surg Endosc. 1999; 13(2):123–126

[8] Fang T, Dong J, Zhou X, McGuire RA, Jr, Li X. Comparison of mini-open anterior corpectomy and posterior total en bloc spondylectomy for solitary metastases of the thoracolumbar spine. J Neurosurg Spine. 2012; 17(4):271–279

[9] Huang TJ, Hsu RW, Li YY, Cheng CC. Minimal access spinal surgery (MASS) in treating thoracic spine metastasis. Spine. 2006; 31(16):1860–1863

[10] Rose PS, Clarke MJ, Dekutoski MB. Minimally invasive treatment of spinal metastases: techniques. Int J Surg Oncol. 2011; 2011:494381

[11] Kaloostian PE, Yurter A, Zadnik PL, Sciubba DM, Gokaslan ZL. Current paradigms for metastatic spinal disease: an evidence-based review. Ann Surg Oncol. 2014; 21(1):248–262

[12] Sciubba DM, Gokaslan ZL, Suk I, et al. Positive and negative prognostic variables for patients undergoing spine surgery for metastatic breast disease. Eur Spine J. 2007; 16(10):1659–1667

[13] Landreneau FE, Landreneau RJ, Keenan RJ, Ferson PF. Diagnosis and management of spinal metastases from breast cancer. J Neurooncol. 1995; 23 (2):121–134

[14] Taghva A, Li KW, Liu JC, Gokaslan ZL, Hsieh PC. Minimally invasive circumferential spinal decompression and stabilization for symptomatic metastatic spine tumor: technical case report. Neurosurgery. 2010; 66(3): E620–E622

[15] Kimball J, Kusnezov NA, Pezeshkian P, Lu DC. Minimally invasive surgical decompression for lumbar spinal metastases. Surg Neurol Int. 2013; 4:78

[16] Deutsch H, Boco T, Lobel J. Minimally invasive transpedicular vertebrectomy for metastatic disease to the thoracic spine. J Spinal Disord Tech. 2008; 21(2): 101–105

[17] Uribe JS, Dakwar E, Le TV, Christian G, Serrano S, Smith WD. Minimally invasive surgery treatment for thoracic spine tumor removal: a mini-open, lateral approach. Spine. 2010; 35(26) Suppl: S347–S354

[18] Massicotte E, Foote M, Reddy R, Sahgal A. Minimal access spine surgery (MASS) for decompression and stabilization performed as an out-patient procedure for metastatic spinal tumours followed by spine stereotactic body radiotherapy (SBRT): first report of technique and preliminary outcomes. Technol Cancer Res Treat. 2012; 11(1):15–25

[19] Zairi F, Arikat A, Allaoui M, Marinho P, Assaker R. Minimally invasive decompression and stabilization for the management of thoracolumbar spine metastasis. J Neurosurg Spine. 2012; 17(1): 19–23

[20] Kim YB, Hyun SJ. Clinical applications of the tubular retractor on spinal disorders. J Korean Neurosurg Soc. 2007; 42(4):245–250

[21] Laufer I, Madera M, Bydon A, et al. Minimally invasive surgery in the treatment of thoracolumbar metastatic tumors. ArgoSpine News J. 2011; 23 (4):134–138

[22] Smith ZA, Yang I, Gorgulho A, Raphael D, De Salles AA, Khoo LT. Emerging techniques in the minimally invasive treatment and management of thoracic spine tumors. J Neurooncol. 2012; 107(3):443–455

[23] Smith ZA, Fessler RG. Paradigm changes in spine surgery: evolution of minimally invasive techniques. Nat Rev Neurol. 2012; 8(8):443–450

[24] Allen RT, Garfin SR. The economics of minimally invasive spine surgery: the value perspective. Spine. 2010; 35(26) Suppl:S375–S382

[25] Han PP, Kenny K, Dickman CA. Thoracoscopic approaches to the thoracic spine: experience with 241 surgical procedures. Neurosurgery. 2002; 51(5) Suppl:S88–S95

第 4 部分

其 他

21

射线暴露：开放与微创手术的射线暴露有何差异

微创：Jonathan Yun, Alfred T. Ogden

开放：Mark L. Prasarn

21.1 引言

从 1980 年起，美国人的医源性射线暴露率增加了 600%，这很大程度归因于放射诊断检查。20 世纪 80 年代时医学成像占据了人均辐射量 15%，目前是 50%[1]。研究表明，创伤患者在收治时因诊断吸收极端剂量的辐射，而在侵袭性手术时吸收更多[2]。这些成像方式为患者提供好处的同时，也导致了一些癌症的发生。

自 20 世纪 80 年代早期以来，骨科手术越来越多常规使用透视[3]。研究表明，脊柱手术辐射量是其他骨科手术的 10~12 倍[4, 5]。脊柱手术高辐射量主要有两方面原因：其一是躯体比四肢的骨骼和肌肉更厚，需要更多辐射量才能穿透；其二是脊柱手术透视下操作中，医生的双手离 X 线机的辐射源更近[6-9]。

脊柱手术中患者所需要的辐射量越来越大，也与患者的体重有关，尤其是躯干体积较大的患者[5]。这已经过大量的研究证实[10-12]。肥胖患者的透视时间和整体手术时间更长[13]。

此外，随着手术和技术的发展，脊柱医生越来越依靠术中的透视技术。术中透视的辐射量不能被忽视[6-8, 14-17]。不仅开放手术中放置器械需要透视，在微创手术时更需要依赖于术中透视。对于现代脊柱手术，获得高质量的影像对安全有效地进行手术至关重要。

相比传统开放式技术，脊柱微创技术的发展具有一定的优势。从机制上讲，脊柱微创技术最大的优点在于通过肌肉扩张和使用通道减少软组织损伤，而不是像传统手术那样通过骨膜下剥离和使用传统拉钩[18]。这种进步表现在，微创手术缩短住院时间，减少围手术期失血量、输血率，减少麻醉镇痛药物使用[19-24]。同时还能降低感染率[25, 26]。

但微创技术不是万能药，必须重视其潜在的缺点。通常，微创技术比开放手术更依赖影像学引导，在术中需要更多的透视。因此，虽然微创技术具有更小创伤的优点，但是很多人担心，过度采用微创技术，会增加射线暴露，从而对身体健康产生潜在影响。

传统上，微创手术依靠 X 线透视引导。这会产生电离辐射，对人体带来长期的健康危害。如今，术中导航系统与手术器械的整合减少了术中透视，减少了职业辐射暴露，但由于这些系统使用 X 线来产生图像，在整个治疗过程中，患者接收的累积辐射剂量仍需要重视。

21.2 射线暴露的危害

电离辐射不仅是一种潜在职业危害，它也存在于自然环境和人类社会环境。在自然环境中，射线主要来源于某些放射性物质如氡气和铀。在人类社会环境中，则存在于如电厂和高空航空。职业 / 医疗暴露的射线，则是由于在产生 X 射线的机器旁，或在放射性物质旁工作而产生辐射暴露。在一个人接收的所有射线辐射中，人造的射线有 18%，而其余的为自然界产生的辐射。因此，对于大多数人，医学射线暴露的危险并不用太过担心。但对于职业暴露辐射来说，并非如此。事实上，癌症与射线暴露两者的关系是比较密切的，部分原因是放射科医生或放射科技师早期没有正确防护 X 射线，随后发现癌症发病率增加[27]。除了癌症，其他健康问题也与辐射暴露有关，包括皮肤损害[27]和白内障[10, 28]。如今，由于各种安全防范措施的改善，职业射线暴露和它导致的健康问题已经大量减少。然而，长期暴露于低水平辐射的健康风险仍存在。同样，CT扫描的射线暴露也是患者担心的问题。这些健康风险很难用数据衡量，甚至很难被发现。在缺乏此类数据的情况下，人们通过一个线性模型来控制辐射量。根据此模型从已知的癌症发生率计算出，辐射量比医学工作可能发生的辐射高得多。根据这个线性模型的估算，如果100个人中，每个单次全身累计辐射暴露量达到100 mSv或10 rems后，可能会有一人得癌症。根据这个估算，就能理解患者在医疗过程中所受的辐射量的影响意义。患者做一次乳腺X线片可能会产生0.13 mSv或者0.013 rems的辐射量，一次全身CT则会产生12 mSv或1.2 rems的辐射量。由此，虽然乳腺X线的辐射量非常低，但是全身多部位CT的辐射量却很大[27]。据统计，个体在原子弹爆炸后暴露辐射量达到50~100 mSv，则患癌症的风险将会显著增加。但只要5次以上全身CT扫描，就会达到这一辐射剂量了。

对于每日或每周日常生活中的少量辐射，我们很难用现有数据衡量其对健康的影响。目前也没有大规模长期的人口调查研究来回答这些问题。职业健康安全管理委员会（Occupational Safety and Health Administration，OSHA）指出，"全身"包括头、躯干、造血器官、眼睛和性腺每个季度辐射暴露不能多于1.25 rems，或者一年不能超过3 rems。四肢（双手/前臂，足/踝）每个季度暴露不能超过18.75 rems。全身皮肤每个季度不能超过7.25 rems[29]。

脊柱手术射线暴露计算应该分成患者接受的辐射和手术团队接受的辐射两种情况。对于患者来说，辐射剂量应该比较高，但这些更高剂量辐射是可以忍受的，因为患者不可能在医疗之外获得更高剂量的辐射。但对于手术团队来说，限制日常射线暴露剂量非常重要，可以通过穿合适的防辐射服或尽可能远离X线产生的源头来减轻辐射。在脊柱手术中，射线有两个来源，即术中透视和通过使用X线形成3D图像的术中导航系统。对于后者，这些图像可以储存起来供术中使用。手术团队能够在扫描时前往隔壁房间来躲避辐射。这种情况下对于手术团队的射线暴露其实是微不足道的[30]。如果使用系统推荐的最低设置，1例患者腰骶椎扫描的有

效剂量，为2.25~6.83 mSv，这和患者的体型有关。相当于做64层CT扫描量的81%~85%[31]。

对于患者来说，使用透视的辐射量少于使用3D成像系统，但是对于手术团队来说，射线暴露却比后者增多。因为术者不可能每次行X线透视时，都能离开手术室[32]。如果手术团队的人穿上了合适的屏蔽射线的服装，决定职业X线暴露的变量主要有两种，一是无防护的部分肢体与X线产生源头的距离，二是暴露的时间。最大暴露的区域是指最靠近X线源头的患者一侧的散射区。随着放射源的距离增加，射线暴露成对数减少。根据患者的体型，远离患者与X线源头35 cm以上，射线暴露将会降低3~7倍。因此，如果一种手术技术，要求医生在手术台上手持固定器械，那么在透视下观察时，医生需要站在X线来源机器旁边，接受着很大剂量的射线暴露，特别是当该项手术技术需要进行多次X线暴露时。

21.3 病例介绍

1名55岁女性，多年来因腰腿痛进行保守治疗，出现急性足下垂和右腿进行性疼痛。MRI显示L4椎体Ⅰ度滑脱，椎间隙高度下降，严重中央管狭窄和椎间孔狭窄（图21.1）。需要手术进行神经减压和固定L4-L5。

21.4 微创手术技术

21.4.1 定位和通道放置

患者俯卧置于Jackson手术床上，透视确定手术节段，中线旁开4 cm做对称切口，长约3 cm。将克氏针夹好贴在髂嵴附近，术者可站在X线机头的背侧[手术医生远离手术区（surgeon out of field，SOF）]，透视定位。切开皮肤后，用单级电刀切开筋膜，用手通过肌肉探触小关节。随后克氏针插入到同侧小关节上，再次透视定位（SOF）。由于软组织充盈，克氏针可以较好地固定在位，术者在X线透视时无须手持固定，可以离开。扩张肌肉，置入通道，固定到位，最后再次透视确定通道的位置。

21.4.2 减压和椎体间融合

两侧分离软组织，暴露L4椎板，L4-L5关

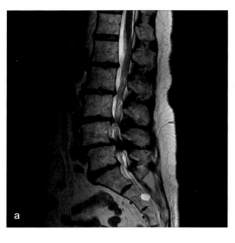
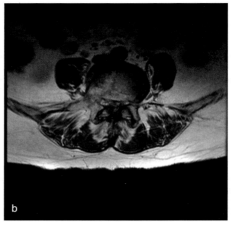

图 21.1　a. T2 加权相矢状面中线图像显示 L4-L5 退变性滑脱。b. T2 加权相 L4-L5 椎间隙轴位片示该患者严重椎管狭窄

节突，L4 峡部和横突以及 L5 横突基底部。用 Kerrison 咬骨钳进行 L4 左侧椎板开窗。L4 左侧峡部截骨，切除下关节突。在同侧使用 Kerrison 咬骨钳进行椎管减压。在对侧，使用钻头磨除 L4 棘突基底部、L4 椎板腹侧以及 L4-L5 关节突内侧。最后用刮匙将黄韧带从附着点游离下来，并使用髓核钳和 Kerrison 咬骨钳咬除。以上步骤不需要透视。

接下来行经椎间孔入路椎体间融合术。用骨凿在 L5 椎弓根近端水平切除 L5 上关节突，显露 L4 出口神经根下缘。从椎弓根的上方进入椎间盘，切除椎间盘，处理终板。冲洗椎间隙，椎间隙置入铰刀，在透视下，旋转铰刀以估测融合器尺寸。此时铰刀与终板间接触稳定，术者不需要用手持铰刀，也能很好地固定在位来透视（SOF）。随后选择合适的试模，放置并透视（SOF）。最后椎间隙植骨，放置融合器，并在透视下调整融合器的位置（SOF）。

21.4.3　螺钉放置和后外侧融合

我们在导航引导下置入螺钉。通过一个小切口将参考架固定在 L2 棘突上，使用 O 臂（Medtronic）生成 3D 图像，用于引导螺钉置入。在 15 秒扫描时，全部术者可离开手术室。随后可在肉眼直视下清晰辨认椎弓根钉的进针点，导航下在椎弓根内置入探针，使用圆头探针探查椎弓根，插入克氏针。空心丝攻在导航引导下通过椎弓根最狭窄部。再次用圆头探针探查椎弓根皮质的完整性。L4-L5 小关节、L4 峡部和 L4 横突去皮质，放入关节突植骨融合材料，行右侧的后外侧融合。收紧、取出可扩张通道，导航下将椎弓根螺钉置入到位。将连接棒穿过螺钉延伸器，临时旋紧螺帽，透视确定钉棒的位置（SOF）。最后锁紧螺帽。再次进行 3D 扫描确认

植入物位置。

术后无须 CT 扫描，因为术中已经进行了扫描。在术后 6 周、6 个月、1 年、2 年随访复查 X 线片（图 21.2）。整个过程的累计透视时间为 44 秒，患者射线暴露剂量为 0.29 mSv。没有测量术者的暴露剂量，但由于透视时术者远离 X 线源 3 ft（91 cm）以上，所以估计暴露量很少。O 臂机对患者大概产生 7 mSv 的辐射暴露，但对于术者，这辐射少至可忽略不计。

21.5　开放手术技术

患者进入手术室后，常规全麻气管插管。取俯卧位置于 Jackson 手术床，头部俯卧于固定头架。在胫骨、股骨下面放置枕头，维持腰椎前凸，并预防压疮，溃疡。双上肢固定在扶手板上，预防手麻。体位摆放应达到最优化，方便于术中透视，以确定脊柱排列、手术节段和植入物的位置 / 复位。

沿 L4-L5 椎间后正中线做切口，以髂峰作为骨性参考标记，将 Kocher 钳固定在 L4 棘突。侧位透视确定节段。骨膜下剥离竖脊肌，向外暴露双侧脊柱后部结构至 L4、L5 横突，深部放入自动拉钩，确定椎弓根进钉点的解剖位置。

根据解剖位置置入椎弓根钉，但有些医生习惯在减压融合后再置椎弓根螺钉。通过进钉点，用高速钻头双侧同时开孔，5 mm 圆头探针探查。插入开路器至预先根据术前影像测量的深度，再次探查没有穿破椎弓根壁，然后用小一号的丝攻攻丝。在上下椎体置入双侧椎弓根螺钉。最后行标准正位和侧位片透视确保螺钉位置正确安全。

接下来，行椎板开窗，切除一侧上下关节突

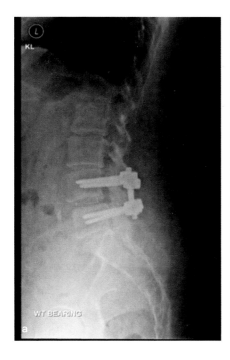
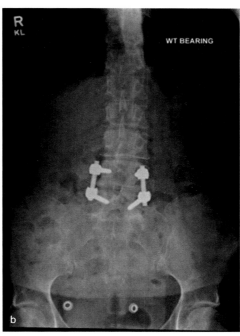

图 21.2　a、b. 腰椎侧位片（a）和前后位片（b）显示 L4-L5 节段经后方椎弓根螺钉固定

（在本例中是右侧，或者患者临床症状重的一侧）。使用椎板牵开器或利用椎弓根螺钉棒适当撑开椎间隙。暴露椎间隙，同时保护神经根，行纤维环切开。切除椎间盘，处理终板，放置融合器试模。在确定后椎间融合器的尺寸大小后，植骨材料放置入椎间隙前端。然后置入填充植骨材料的椎间融合器。再次拍摄标准正位和侧位图像以确定椎间融合器的位置。

彻底完成减压后，剪取合适长度的连接棒，适当弯棒维持前凸。轻柔地压缩螺钉后，上钉帽并锁紧。正侧位透视记录植入物位置和脊柱排列（图21.2）。在整个开放手术中，共需要拍摄 4 个前后位图像，4 个侧位图像。

在此手术中，透视时间和测量剂量是用 GE OEC 9900 C 臂机（General Electric Healthcare，Waukesha，WI）进行统计：

- 前后位影像：93 kVP @ 3.1 mA × 0.8 秒。
- 侧位影像：97 kVP @ 3.2 mA × 1.0 秒。
- 透视时间：共 7.2 秒。

21.6　微创手术的讨论

微创手术中，透视时间和外科医生身体未屏蔽区域的暴露增加[33]。然而，这其中的临床意义尚未明确。考虑到不同参与者透视的剂量有很大不同，很难将这些结果推断到所有外科医生上[34]。

21.6.1　微创手术的 I 级证据

有一篇荟萃分析和一篇单中心前瞻性随机对照试验指出，微创融合职业电离辐射暴露较大[24, 35]。在这篇荟萃分析中，Tian 等就术中 X 线的使用研究了 4 篇证据 I 级或 II 级研究，包括上述提及的随机对照试验研究（Wang 等）。作者认为 MIS-TLIF 虽然能改善患者的短期结果，但是 X 线使用时间增多。然而，这篇荟萃分析中随机对照试验研究较少是一个局限。

21.6.2　微创手术的 II 级证据

有 4 篇前瞻性对比研究指出，微创手术时电离辐射增加[21, 33, 36, 37]。在一项针对 X 线暴露的研究中，Mariscalco 等指出与开放手术相比，进行微创椎间盘切除术的外科医生的射线暴露增加。在他们的研究中，进行微创椎间盘切除术的外科医生戴着防护装备，在透视下置入通道，而进行开放椎间盘切除术的外科医生在进行局部 X 线定位时，没有戴防护装备，并且站在旁边的无菌区。该研究在术者防护装备外的手腕、胸部和围脖装了 3 个辐射探测器。在微创手术中，眼睛和甲状腺的平均暴露射线为 1.72 mR，胸部为 3.08 mR，双手为 0.20 mR；在开放手术中，眼睛和甲状腺为 0.16 mR，胸部为 0.21 mR，双手为 0.20 mR。尽管结果提示微创手术的 X 线暴露更高，但是作者质疑这种临床结果的差异性。他们认为，需要进行 1 623 次微创手术才达到 1 个人一年射线暴露的上限[33]。一些比较开放与 MIS-TLIF 的研究报道了两者临床和放射学结果类似，但是微创手术可减少手术出血，促进早期康复，改善疼痛，减少住院时间。这些研究同样也指出，微创手术的透视时间增加[21, 36, 37]。在这些研究中，开放手术平均透视暴露时间在 17.6~39 秒；而微创组中为 49~84 秒。另外一个研究比较了 MIS-TLIF 术中使用导航与在透视下放置椎弓根螺钉的不同透视时间。这些作者发现运用导航缩短了透视的时间（57.1 秒 vs. 147.2 秒）。然而作者并没有详细说明他们是如何在透视下放置椎弓根螺钉的[38]。

21.6.3 微创手术的Ⅲ级和Ⅳ级证据

有 2 篇回顾性研究比较了微创和开放腰椎融合术的射线暴露，这 2 项研究都表明，微创比开放腰椎融合的射线暴露时间长[22, 39]。其他较低证据级别的研究涉及射线暴露高的技术，如透视引导下的椎弓根螺钉放置。在手术过程中，术者需要手持置钉器械进行多次透视，因而这项技术的射线暴露剂量更高。有一项尸体研究指出，每一椎弓根螺钉的放置，需要平均 9.3 秒的透视时间。身体的不同部位的射线暴露量不一样的，双手为 58.2 mrem/ 分，带着含铅手套降至 39.3 mrem/ 分，未保护的甲状腺为 8.3 mrem/ 分，在 X 线机发射器一侧未保护的腰部为 53.3 mrem/ 分，而在接收器一侧未保护的腰部为 2.2 mrem/ 分，受保护的腰部为 0.8 mrem/ 分；根据这些统计，一个单节段腰椎融合需要放置 4 个椎弓根螺钉，会对双手产生 30 mrem 射线暴露，眼睛晶状体为 4.7 mrem，身体 0.45 mrem。基于这些结果，假设如果仅在放置椎弓根螺钉的时候进行透视，每一例患者置入 4 枚经皮椎弓根螺钉，3 个月内行 625 例手术的话双手射线暴露剂量就会超过 OSHA 所限制剂量；3 个月内行 265 例该手术，眼睛晶状体辐射量会超标；3 个月内行 2 777 例，即使穿着防辐射服的身体承受的射线也会超标。如果外科医生没有穿防辐射服，且在手术期间全程站在患者的放射源一侧，那么 3 个月内只要该医生做 44 例该手术，辐射剂量就会超标了。

21.7 微创手术的结论

短期内，腰椎微创手术促进患者术后快速康复，减少住院时间；其长期融合效果与传统开放腰椎椎体间融合术相当[40]。直觉认为脊柱微创手术的 X 线使用比开放手术增加，这得到了文献的支持，但问题是这些增加是否在职业上或者临床上有意义。有很多Ⅱ级和Ⅲ级证据支持一个ⅠC 建议，即微创融合手术需要透视时间比开放手术更长，微创手术外科医生暴露于更高剂量的电离辐射。然而由于缺乏长期证据和观察性研究，我们只能提出一个ⅡC 级建议，射线暴露会增加脊柱微创医生或者患者患癌症的风险。由于缺乏长时间检测低剂量电离辐射累积效应的研究，手术外科医生接收 X 线暴露的职业危险暂无法确定。目前 OSHA 的指南是基于原子弹爆炸放射射线造成患癌风险的数据推断出的。尽管微创手术时增加了射线暴露，目前数据表明，对于有责任心的主要从事微创手术的脊柱外科医生来说，大部分为显微椎间盘切除和短节段腰椎融合，每个季度辐射剂量很难超过 OSHA 所限定的范围内。然而，我们必须心存警觉，遵守手术安全要求。有风险的人员必须遵守机构的监测，尽量减少射线暴露。在透视时可以远离手术区域来减少射线暴露。假如术中需要外科医生站在手术区域，那么可以站在 X 线放射源的对侧。如果外科医生在术中需要使用大量透视，他需要带上铅眼镜，因为眼睛是最脆弱的器官。导航明显减少了外科医生射线的暴露。尽管导航增加了患者术中的射线暴露，但考虑到整个围手术期的影像学检查的总射线剂量，导航的影响很小。

21.8 开放手术的讨论

21.8.1 开放手术的Ⅰ级证据

目前还没有Ⅰ级研究比较微创与开放手术中手术者和患者射线暴露的不同。

21.8.2 开放手术的Ⅱ级证据

Mariscalco 等的一项研究前瞻性纳入了保守治疗失败的腰椎间盘突出的患者。由精通两种手术方式的 5 名医生完成手术，并由他们选择手术方式。外科医生在他们的甲状腺、前胸、前臂防护装备上佩戴着电子剂量测试器。结果显示医生在行微创手术时电离辐射暴露是开放手术的 10~22 倍。需注意的是，在开放手术中，站在消毒洗手房间的医生仍存在射线暴露（每例 0.2 mrad），尽管这非常小[33]。

在一项前瞻性研究中，Wang 等[36] 对低度的腰椎退变性滑脱或 I 度峡部性滑脱的患者行微创或开放 TLIF 手术，并且对比观察两者射线暴露时间。该队列研究包括 85 例患者，这些患者中，要么做开放手术，要么做微创手术，并且都由同一名医生完成。该研究称其"根据随机的原则"，一名微创接一名开放手术进行，因而随机方式模糊。患者至少随访 13 个月，评价指标包括 VAS 疼痛评分和 ODI 评分。他们得出结论，微创手术治疗组术中出血、输血率明显降低（$P<0.01$）；另外微创组的住院时间减少（$P<0.05$）。该研究证实了进行微创手术的患者和整个手术室的工作人员射线暴露时间都增加了，微创组为 84 秒，而开放组为 37 秒，两组差异具有统计学意义（$P<0.05$）。两组之间随访结果相似，但是微创组术中并发症增加了。本研究基本没有讨论术中透视的增加。

21.8.3 开放手术的Ⅲ级证据

Bronsard 等[39] 进行了一项回顾性研究，比较应用开放或者微创手术治疗没有神经损伤的腰椎骨折的射线暴露。微创组的有效辐射暴露量是开放组的 3 倍，但是比所有患者术后都要做的 CT 扫描少 6 倍。术后 25 个月随访时，两组住院时间、患者满意度、螺丝钉位置不佳、腰椎后凸等都没有显著差异。术后，微创组的 VAS 评分有改善[39]。

Ahn 等[41] 就经皮内镜椎间盘切除术中射线暴露进行一项前瞻性研究。3 名医生治疗 30 例患者 33 个椎间盘突出。外科医生在颈部、胸部、前臂以及双手佩戴热光剂量计。剂量计是放在甲状腺铅围脖里，放在与颈部和胸部同一水平铅围裙里。每个部位射线剂量如下，颈部：0.078 5 mSv；胸部：0.171 8 mSv；右手上臂：0.046 1 mSv；左环指：0.731 8 mSv；右环指：0.669 4 mSv。计算得出每名外科医生每个节段有效剂量为 0.009 3 mSv。铅围裙的保护作用和铅围脖阻射线率为 94.2% 和 96.9%。该文章强烈建议手术进行透视时，使用铅保护装置。

21.8.4 开放手术的Ⅳ级证据

Mulconrey[42] 对脊柱外科手术人员术中射线暴露进行了一项体外研究。手术医生和第一助手胸前佩戴射线测定仪，同时在手术台的头侧和尾侧也放置了射线测定仪。研究总共包含 35 个手术，包括

颈椎和腰椎的手术。所有手术均为开放手术。计算所得术中射线暴露量，主刀为 1 225 mrem，助手为 369 mrem。手术台头侧和尾侧暴露剂量比较少，分别为 92 mrem 和 150 mrem。所有患者的辐射量为 29.2 mrem。脊柱后路固定融合术的平均透视时间为 0.89 分钟，行后路固定 TLIF 手术平均透视时间为 1.9 分钟。根据现有研究，为了不超过每年允许的最大辐射暴露剂量，外科医生每年在这种类似手术中，最多可行 453 分钟的透视。作者指出，手术过程中使用有效的技术，与 X 线源头保持一定距离，开放手术可以安全完成，并不超过国际射线保护委员会制订的射线量限制[42]。

Bindal[43] 对 24 例 1~2 个节段 MIS-TILF 椎弓根螺钉固定的患者进行回顾性分析。主要目的在于评估术中外科医生和患者射线暴露情况。该研究没有开放手术对照组。射线测定仪分别放在铅围裙下的腰部、没有防护的甲状腺上，以及手术医生习惯侧手的环指上。作者使用了一个间接方法计算患者射线暴露剂量，这个方法主要是通过手动控制 C 臂机的 kVp 和 mA 值，并在术中记录统计。在每个病例中，平均暴露时间为 1.69 分钟（范围：0.82~3.73 分钟）。术者双手辐射量为平均每个手术 76 mrem，铅围裙下的腰部为 27 mrem，没有屏蔽措施的甲状腺为 32 mrem。本研究 MIS-TLIF 的患者中，行正位透视时皮肤平均射线暴露为 59.5 mGy（范围：8.3~252 mGy），侧位时为 78.8 mGy（范围：6.3~269.5 mGy）。作者得出结论，患者射线暴露剂量较低，外科医生暴露剂量也有限。但是对每年行很多手术的外科医生来说，还是可能超过能够接受的范围内的[43]。

Mroz 等[44] 在一项尸体研究上，测量放置经皮椎弓根螺钉时，双眼、双手、胸部时的辐射量。在尸体标本中从 L2 到 S1 双侧放置经皮椎弓根螺钉，同时行正侧位透视。外科医生右手穿戴射线测定仪，另外一个放在铅衣下的左胸部。眼睛射线剂量参照之前一篇脊柱后凸矫形术的文献，按射线暴露时间计算[44]。整个手术的总透视时间为 4 分 56 秒，每个螺丝钉需要 29 秒。双手射线暴露剂量为 103 mrem，而胸部的射线无法测量（小于 10 mrem）。根据间接测定，每放置一枚椎弓根螺钉，双眼暴露为 2.35 mrem。本研究不足之处有几点，一是仅使用一具尸体；二是通过间接计算双眼射线暴露；三是该医生精通此类手术，缺乏对比[43]。

Mroz 等[44] 使用类似技术，检测 27 例脊柱后

凸成形术（共 52 个椎体）的射线暴露。同时进行正侧位透视。射线测定仪放置在类似的位置，还放在铅围裙的表面和受保护的甲状腺的深部。同样，受保护的地方很难检测出射线（小于 10 mrem），双手暴露为 174.4 mrem/ 椎体，双眼暴露间接计算为 27.1 mrem/ 椎体[45]。在一项类似的研究中，Harstall 等检测了正侧位透视 32 个椎体成形术时射线暴露剂量。测量全身没有保护的射线暴露剂量，双眼为 2.7 mSv，双手为 14.5 mSv，甲状腺为 7.1 mSv[15]。按照这样的暴露剂量，在 20~25 年后，患甲状腺恶性肿瘤的概率将会非常高。

回顾既往的文章和证据等级见表 21.1。没有 I 类证据比较微创与开放手术的射线暴露。有 II 级证据支持微创手术的射线暴露的风险比开放手术高。这包括 Mariscalco 等[33] 的研究指出与开放手术治疗相比，行微创椎间盘手术切除的外科医生，电离辐射增加了 10~22 倍。此外，Wang 等[36] 的研究证实在 MIS-TLIF 时，透视时间是开放 TLIF 的 2 倍。还有大量低质量的研究支持相类似的结论。

现代医学，特别是脊柱外科学，都是朝着微创发展，或者是影像导航手术发展。微创手术的优点包括失血量少、切口小、损伤组织更少、疼痛减轻、感染概率更低、住院时间更短、恢复日常活动更快。很少有高质量研究将微创与开放脊柱手术进行比较，以验证微创手术的这些潜在优势。仅有 Wang 等进行随机对照试验，研究微创手术和开放手术的差别。他们的研究中包含 79 例患者，行开放或微创单节段的 TLIF，他们发现两组在失血量、肌酸磷酸激酶水平、住院天数、疼痛和 2 年后 ODI

评分上没有不同。微创手术在恢复时间上有所改善，但需要以接受更多透视为代价[37]。

从前述论文可以看出，微创手术时会增加手术医生、手术室工作人员和患者的射线暴露，可能除了使患者更快地康复之外没有其他好处。一项研究指出，骨科医生患甲状腺恶性肿瘤的风险较高[4]。另外一项研究指出，使用透视的骨科医生患甲状腺恶性肿瘤的风险是其他医务人员的 5 倍[46]。Theocharopoulos 等回顾性分析了骨科医生在各种手术中有效射线剂量。一生中患恶性肿瘤取决于临床工作量。但是一个每年行 50 例髋关节、脊柱和椎体成形术手术的手术医生，患致命癌症相关风险为 0.75%[16]。尽管这风险看起来似乎非常小，但并非微不足道，但是我们应该为我们自己、为手术工作人员、为患者考虑。

21.9 开放手术的结论

前面已经讨论过，仅有一篇随机对照研究表明微创融合手术与开放手术相比增加了射线暴露。根据这项研究，以及大量的 III 级和 IV 级研究，可以提出 I C 级建议，进行微创融合手术的医生需要接受比开放式手术医生更长的透视时间和更高的电离辐射。尽管之前数据已经表明大量射线暴露的职业，可能会增加各种恶性肿瘤的患病风险，但是目前没有研究指出，射线暴露增加一定会导致微创手术医生患恶性肿瘤风险上升。因此，对于这种风险仅为 II C 级建议。

辐射线是一种明确的致癌物，会导致患者和手

表 21.1　微创与开放脊柱手术的射线暴露对比研究

作者（年份）	证据等级	研究方式	类型	患者数	结果
Mroz 等[44]（2011）	III	尸体研究	微创	1	每个螺钉透视时间 0.29 秒
Rampersaud 等[5]（2000）	III	尸体研究	微创	6	比非脊柱手术的透视量增加 10~12 倍
Bindal 等[43]（2008）	IV	回顾性	微创	24	如果一年做很多手术，职业辐射暴露量将会超过限制量
Wang 等[36]（2011）	II	前瞻性，"随机"	微创 vs. 开放	85	微创比开放 TLIF 的透视时间超过 2 倍
Mariscalco 等[33]（2011）	II	前瞻性，对照	微创 vs. 开放	20	微创比开放 MD 的透视量多 10~22 倍
Ahn 等[41]（2013）	III	前瞻性，队列	微创	30	术者每完成一个手术节段的透视剂量为 0.009 3 mSv
Bronsard 等[39]（2013）	III	回顾性	微创 vs. 开放	60	微创比开放的透视量多 3 倍

注：MD，显微椎间盘切除术；TLIF，经椎间孔腰椎椎间融合术。

术工作人员患恶性肿瘤。这些肿瘤发生受剂量影响只要减少一点辐射，那么累计起来，可对个体终身的患恶性肿瘤风险有显著影响。换言之，如果每台手术，都通过改变手术方式，或使用低辐射的机器，来减少一点辐射暴露，都会对患癌症的风险有显著影响[47]。人们应该认识到微创手术的风险，其已被证实对医疗工作人员和患者造成更多的射线暴露。

21.10 编者述评

21.10.1 微创手术

我同意微创手术的射线暴露比开放手术有所增加，然而其临床意义目前尚未明确。假如按照某些理论，它对于健康产生了很大的威胁，那么为什么我们所有的介入放射科医生不会都死于癌症？放射技师也有同样的问题。这种风险可能与某些人所说的不同吗？美国国家航空和宇宙航行局进行了大量的研究，宇航员若在无防护措施的情况下在火星上进行 900 天的探索，将会受到大量宇宙辐射和太阳离子辐射。但其结论显示，其终身死于癌症的风险，男性仅增加 4%，女性为 8%。这些辐射远比我们手术操作中射线暴露剂量大，我们还能与射线机器保持相对安全距离，所以我们应该更加合理地评估其真实的风险。

21.10.2 开放手术

微创手术依赖于透视的使用，因而发展受到严重限制。鉴于普遍缺乏证据表明微创手术优于开放手术，这很容易理解为什么大部分脊柱外科医生因为个人相关风险，没有采用微创手术。尽管已经有了防护策略和优化工作流程，能最大限度地减少电离辐射的使用，但是微创手术领域的发展，应该打破陈规，从常规依赖透视发展到脱离透视，实现无射线手术。大多数开放手术需要在一开始确定手术节段，在术中和术毕进行透视确定位置。这些透视一般采用传统的 X 线。外科团队可与射线发射源保持一定距离。最后，利用微创技术的外科医生不仅会使自己暴露于电离辐射中，而且会使对使用的技术几乎没有控制权的手术团队暴露，由于他们还会与其他常规使用透视的手术医生一起手术，他们可能会更频繁地暴露在射线中。

（赵　帅　译）

---- 参·考·文·献 ----

[1] Linet MS, Slovis TL, Miller DL, et al. Cancer risks associated with external radiation from diagnostic imaging procedures. CA Cancer J Clin. 2012; 62(2): 75–100

[2] Prasarn ML, Martin E, Schreck M, et al. Analysis of radiation exposure to the orthopaedic trauma patient during their inpatient hospitalisation. Injury. 2012; 43(6):757–761

[3] Giachino AA, Cheng M. Irradiation of the surgeon during pinning of femoral fractures. J Bone Joint Surg Br. 1980; 62-B(2):227–229

[4] Jones DP, Robertson PA, Lunt B, Jackson SA. Radiation exposure during fluoroscopically assisted pedicle screw insertion in the lumbar spine. Spine. 2000; 25(12):1538–1541

[5] Rampersaud YR, Foley KT, Shen AC, Williams S, Solomito M. Radiation exposure to the spine surgeon during fluoroscopically assisted pedicle screw insertion. Spine. 2000; 25(20):2637–2645

[6] Giordano BD, Baumhauer JF, Morgan TL, Rechtine GR. Cervical spine imaging using standard C-arm fluoroscopy: patient and surgeon exposure to ionizing radiation. Spine. 2008; 33(18):1970–1976

[7] Giordano BD, Baumhauer JF, Morgan TL, Rechtine GR, II. Patient and surgeon radiation exposure: comparison of standard and mini-C-arm fluoroscopy. J Bone Joint Surg Am. 2009; 91(2):297–304

[8] Giordano BD, Baumhauer JF, Morgan TL, Rechtine GR, II. Cervical spine imaging using mini–C-arm fluoroscopy: patient and surgeon exposure to direct and scatter radiation. J Spinal Disord Tech. 2009; 22(6):399–403

[9] Giordano BD, Rechtine GR, II, Morgan TL. Minimally invasive surgery and radiation exposure. J Neurosurg Spine. 2009; 11(3): 375–376, author reply 376–377

[10] Ding A, Mille MM, Liu T, Caracappa PF, Xu XG. Extension of RPI-adult male and female computational phantoms to obese patients and a Monte Carlo study of the effect on CT imaging dose. Phys Med Biol. 2012; 57(9):2441–2459

[11] Ector J, Dragusin O, Adriaenssens B, et al. Obesity is a major determinant of radiation dose in patients undergoing pulmonary vein isolation for atrial fibrillation. J Am Coll Cardiol. 2007; 50(3):234–242

[12] Hsi RS, Zamora DA, Kanal KM, Harper JD. Severe obesity is associated with 3-fold higher radiation dose rate during ureteroscopy. Urology. 2013; 82(4): 780–785

[13] Smuck M, Zheng P, Chong T, Kao MC, Geisser ME. Duration of fluoroscopic-guided spine interventions and radiation exposure is increased in overweight patients. PM R. 2013; 5(4):291–296, quiz 296

[14] Giordano BD, Grauer JN, Miller CP, Morgan TL, Rechtine GR, II. Radiation exposure issues in orthopaedics. J Bone Joint Surg Am. 2011; 93(12):e69–, 1–10

[15] Harstall R, Heini PF, Mini RL, Orler R. Radiation exposure to the surgeon during fluoroscopically assisted percutaneous vertebroplasty: a prospective study. Spine. 2005; 30(16):1893–1898

[16] Theocharopoulos N, Perisinakis K, Damilakis J, Papadokostakis G, Hadjipavlou A, Gourtsoyiannis N. Occupational exposure from common fluoroscopic projections used in orthopaedic surgery. J Bone Joint Surg Am. 2003; 85-A (9):1698–1703

[17] Ul Haque M, Shufflebarger HL, O'Brien M, Macagno A. Radiation exposure during pedicle screw placement in adolescent idiopathic scoliosis: is fluoroscopy safe? Spine. 2006; 31(21):2516–2520

[18] Stevens KJ, Spenciner DB, Griffiths KL, et al. Comparison of minimally invasive and conventional open posterolateral lumbar fusion using magnetic resonance imaging and retraction pressure studies. J Spinal Disord Tech. 2006; 19(2):77–86

[19] Isaacs RE, Podichetty VK, Santiago P, et al. Minimally invasive microendoscopy-assisted transforaminal lumbar interbody fusion with instrumentation. J Neurosurg Spine. 2005; 3(2):98–105

[20] Karikari IO, Isaacs RE. Minimally invasive transforaminal lumbar interbody fusion: a review of techniques and outcomes. Spine. 2010; 35(26) Suppl: S294–S301

[21] Lee KH, Yue WM, Yeo W, Soeharno H, Tan SB. Clinical and radiological outcomes of open versus minimally invasive transforaminal lumbar interbody fusion. Eur Spine J. 2012; 21(11):2265–2270

[22] Ntoukas V, Müller A. Minimally invasive approach versus traditional open approach for one level posterior lumbar interbody fusion. Minim Invasive Neurosurg. 2010; 53(1):21–24

[23] Park Y, Ha JW. Comparison of one-level posterior lumbar interbody fusion performed with a minimally invasive approach or a traditional open approach. Spine. 2007; 32(5):537–543

[24] Tian NF, Wu YS, Zhang XL, Xu HZ, Chi YL, Mao FM. Minimally invasive versus open transforaminal lumbar interbody fusion: a meta-analysis based on the current evidence. Eur Spine J. 2013; 22(8):1741–1749

[25] McGirt MJ, Parker SL, Lerner J, Engelhart L, Knight T, Wang MY. Comparative analysis of perioperative surgical site infection after minimally invasive versus open posterior/transforaminal lumbar interbody fusion: analysis of hospital billing and discharge data from 5170 patients. J Neurosurg Spine. 2011; 14(6):771–778

[26] O'Toole JE, Eichholz KM, Fessler RG. Surgical site infection rates after minimally invasive spinal surgery. J Neurosurg Spine. 2009; 11(4):471–476

[27] Committee to Assess Health Risks from Exposure to Low Levels of Ionizing Radiation, National Research Council. Washington, DC: National Academies Press; 2014

[28] Hammer GP, Scheidemann-Wesp U, Samkange-Zeeb F, Wicke H, Neriishi K, Blettner M. Occupational exposure to low doses of ionizing radiation and cataract development: a systematic literature review and perspectives on future studies. Radiat Environ Biophys. 2013; 52(3):303–319

[29] OSHA/Radiation Guidelines. https://http://www.osha.gov/pls/oshaweb/owa-disp.show_document?p_table=STANDARDS&p_id=10098. Accessed Septem-ber 7, 2017

[30] Nottmeier EW, Pirris SM, Edwards S, Kimes S, Bowman C, Nelson KL. Operating room radiation exposure in cone beam computed tomography-based, image-guided spinal surgery: clinical article. J Neurosurg Spine. 2013; 19(2):226–231

[31] O-arm Imaging System Version 3.1 Dosimetry Report. Vol Document Nr Rev2: Medtronic; 2009: B1–150–00155

[32] Tabaraee E, Gibson AG, Karahalios DG, Potts EA, Mobasser JP, Burch S. Intraoperative cone beam-computed tomography with navigation (O-ARM) versus conventional fluoroscopy (C-ARM): a cadaveric study comparing accuracy, efficiency, and safety for spinal instrumentation. Spine. 2013; 38 (22):1953–1958

[33] Mariscalco MW, Yamashita T, Steinmetz MP, Krishnaney AA, Lieberman IH, Mroz TE. Radiation exposure to the surgeon during open lumbar microdiscectomy and minimally invasive microdiscectomy: a prospective, controlled trial. Spine. 2011; 36(3):255–260

[34] Lee KH, Yeo W, Soeharno H, Yue WM. Learning curve of a complex surgical technique: minimally invasive transforaminal lumbar interbody fusion (MIS TLIF). J Spinal Disord Tech. 2014; 27(7):E234–E240

[35] Wang HL, Lü FZ, Jiang JY, Ma X, Xia XL, Wang LX. Minimally invasive lumbar interbody fusion via MAST Quadrant retractor versus open surgery: a prospective randomized clinical trial. Chin Med J (Engl). 2011; 124(23): 3868–3874

[36] Wang J, Zhou Y, Zhang ZF, Li CQ, Zheng WJ, Liu J. Comparison of one-level minimally invasive and open transforaminal lumbar interbody fusion in degenerative and isthmic spondylolisthesis grades 1 and 2. Eur Spine J. 2010; 19(10):1780–1784

[37] Wang J, Zhou Y, Zhang ZF, Li CQ, Zheng WJ, Liu J. Minimally invasive or open transforaminal lumbar interbody fusion as revision surgery for patients previously treated by open discectomy and decompression of the lumbar spine. Eur Spine J. 2011; 20(4): 623–628

[38] Kim CW, Lee YP, Taylor W, Oygar A, Kim WK. Use of navigation-assisted fluoroscopy to decrease radiation exposure during minimally invasive spine surgery. Spine J. 2008; 8(4):584–590

[39] Bronsard N, Boli T, Challali M, et al. Comparison between percutaneous and traditional fixation of lumbar spine fracture: intraoperative radiation exposure levels and outcomes. Orthop Traumatol Surg Res. 2013; 99(2):162– 168

[40] Kanter AS, Mummaneni PV. Minimally invasive spine surgery. Neurosurg Focus. 2008; 25(2):E1

[41] Ahn Y, Kim CH, Lee JH, Lee SH, Kim JS. Radiation exposure to the surgeon during percutaneous endoscopic lumbar discectomy: a prospective study. Spine. 2013; 38(7):617–625

[42] Mulconrey DS. Fluoroscopic radiation exposure in spinal surgery: in vivo evaluation for operating room personnel. Clin Spine Surg. 2016; 29(7):E331– E335

[43] Bindal RK, Glaze S, Ognoskie M, Tunner V, Malone R, Ghosh S. Surgeon and patient radiation exposure in minimally invasive transforaminal lumbar interbody fusion. J Neurosurg Spine. 2008; 9(6):570–573

[44] Mroz TE, Abdullah KG, Steinmetz MP, Klineberg EO, Lieberman IH. Radiation exposure to the surgeon during percutaneous pedicle screw placement. J Spinal Disord Tech. 2011; 24(4):264–267

[45] Mroz TE, Yamashita T, Davros WJ, Lieberman IH. Radiation exposure to the surgeon and the patient during kyphoplasty. J Spinal Disord Tech. 2008; 21 (2):96–100

[46] Mastrangelo G, Fedeli U, Fadda E, Giovanazzi A, Scoizzato L, Saia B. Increased cancer risk among surgeons in an orthopaedic hospital. Occup Med (Lond). 2005; 55(6):498–500

[47] Prasarn ML, Coyne E, Schreck M, Rodgers JD, Rechtine GR. Comparison of image quality and radiation exposure from C-arm fluoroscopes when used for imaging the spine. Spine. 2013; 38(16):1401–1404

22

感染率：微创和开放脊柱手术的感染率如何比较

微创：Kurt M. Eichholz

开放：Bryce A. Basques, Daniel D. Bohl, Nicholas S. Golinvaux, Jonathan N. Grauer

22.1 引言

在过去的 30 多年中，脊柱微创外科领域取得了长足的进步，微创技术也变得越来越普及 [1]。参照其他微创手术的原则，微创手术的目的是在可以得到不亚于开放手术的疗效时，减少软组织损伤，更加美观，减少血量、减轻手术后疼痛及缩短住院时间 [1]。在比较这些不同技术的效果时，应该要考虑到开放和微创技术的并发症相对发生率。

脊柱及周围结构的手术部位感染（surgical site infection，SSI）具有明显的临床后遗症，术后感染是特别令人关注的一种并发症。脊柱开放和微创手术后都会发生感染，关于哪种方法的术后感染率较低目前还存在争议。

在本章中，感染是根据美国疾病控制和预防中心（Centers for Disease Control and Prevention，CDC)/ 国家医院感染监测（National Nosocomial Infections Surveillance，NNIS）指南定义的 [2]。根据这些指南，SSI 包括：涉及皮肤或皮下组织感染（浅表感染）、筋膜或肌肉层（深部感染），或手术期间操作的任何其他解剖部件（器官空间的感染）。尽管在不同研究中 SSI 定义不同，但每个研究中感染定义都与上述定义相关联，可以最准确地发现 SSI，并允许不同研究之间进行比较。

了解微创和开放脊柱手术感染率的差异对于患者、外科医生、医院及整个医疗系统都很重要。通常，特定的疾病状态可能是决定最佳手术方法的主要因素。然而，在某些情况下，手术方案由外科医生或患者做出选择。尤其是在一些情况下，相对风险因素可能会影响临床决策。比如说在治疗感染风

险较高的患者（如免疫功能低下的患者）时，就需要特别关注术后感染的发生率。通过对现有研究的质量和结果进行评估，有利于我们讨论开放手术和微创手术相对的风险。

22.2 微创技术的优势

有一些因素可以是微创技术在感染方面的相对风险或优势。首先讨论微创手术的潜在优势。

微创技术的切口比开放技术小，因此内部结构的暴露较少。在内镜和通道手术中，通常只有在通道或套管的底部组织暴露在外面。开放手术切口较大，暴露于外界的组织较多，可能增加细菌定植的表面积。

开放手术中牵拉过程中对肌肉造成的缺血和损伤大于微创技术 [3]。这可能导致组织受损，感染风险增大。此外，微创技术术后手术部位的无效腔可能会更小。这可能会减少术后血浆肿或血肿的形成，而血浆肿或血肿可能是 SSI 的源头 [4]。

据报道，MIS-TLIF 术中的失血少于开放 TLIF[5-8]。而术中失血增加已被证明是术后脊柱感染的危险因素之一 [9]，这可能是微创技术在减少感染方面的优势之一。

住院时间的延长也被认为是脊柱术后院内感染的一个风险因素，而微创技术的住院时间短于开放手术 [5-8]。这可能是微创技术的又一个优点。

22.3 开放手术的优势

与微创技术相比，开放技术在降低感染率方面

也有优势。大多数外科医生的开放手术的经验更丰富，学习曲线更容易[10]。外科医生的经验越丰富，发生手术并发症（包括感染）的概率就越小[11]。

此外，也许是因为有了更好的手术视野和更容易的学习曲线，开放手术的手术时间一般都比微创技术短[5, 12]。手术时间延长已被证明是术后感染的独立危险因素[13]。

开放手术的另一优点是需要的手术设备较少，这可以降低感染的风险。有研究对脊柱手术期间使用的手术显微镜和C臂机的无菌状况进行了调查，结果显示手术结束时两者的细菌污染明显[14-16]。随着微创手术时间的延长和相关的辐射暴露的增加，暴露在这些受污染的设备的机会增加，有可能增加术后感染的风险[5, 12, 17, 18]。

22.4 病例介绍

1名47岁男性，腰痛4个月，无根性痛。他曾接受过3次手术：13年前的腰椎间盘切除术，10年前的腰椎融合术，4年前的L4-L5前路腰椎椎间融合（anterior lumbar interbody fusion，ALIF）和L3~L5后方固定融合术。保守治疗了一段时间，包括一系列的硬膜外腔糖皮质激素注射。第三次注射

后，他的疼痛立即加重，从左腿向左脚侧面放射，没有右腿根性痛。体检发现，左侧腘绳肌肌力、胫骨前肌和踇长伸肌肌力4级无力，左S1神经支配区感觉丧失。左跟腱反射消失，左直腿抬高试验阳性（30°）。他的MRI显示L3~L5处有植入物，L5-S1椎间盘中央偏左侧突出（图22.1和图22.2）。

他做了一个微创左侧L5-S1显微椎间盘切除术。手术使用经过肌肉的通道系统，在显微镜下完成。手术历时43分钟，术后3小时50分患者出院回家。患者左腿的疼痛及感觉缺失立刻得到了改善。

患者进行了为期6周的随访，左腿疼痛有持续性的显著改善，但渐渐地出现背部、臀部、大腿上方的疼痛。除了左S1区轻微的感觉缺失外，其他神经功能完整。切口愈合良好，没有感染迹象。

在接下来的两周内，患者的疼痛逐渐加重，范围一直到扩大到左腿和脚的外侧，行走困难。右腿也有些疼痛。体检发现，所有肌肉力量正常，左S1分布的感觉丧失加重，左踝反射消失。切口依然保持清洁、干燥和完整。

术后MRI显示硬膜外环强化肿块延伸至一侧椎板开窗缺损处（图22.3~图22.6）。他被送到手术室，手术探查发现一个明显的硬膜外脓肿，椎管中央管内有脓性物质。清创、冲洗。培养阴性。术后静脉留置PICC管，使用万古霉素6周。

值得注意的是，患者术后3天开始就违反医嘱，每天花30分钟的时间热水泡浴。

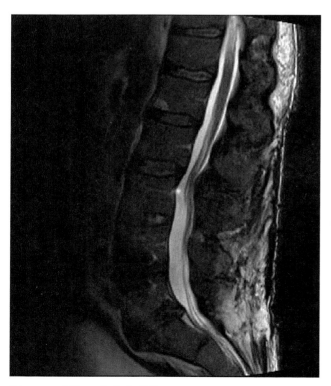

图 22.1 术前 T2 加权矢状位 MRI

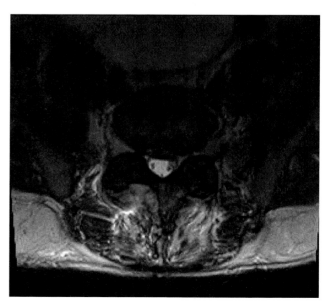

图 22.2 术前 T2 加权轴位 MRI

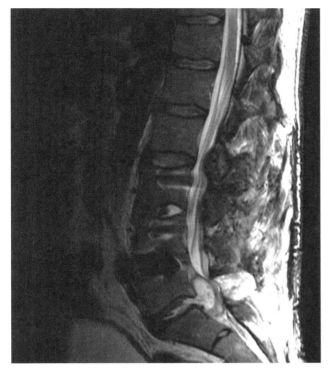

图 22.3　术后 T2 加权矢状位 MRI

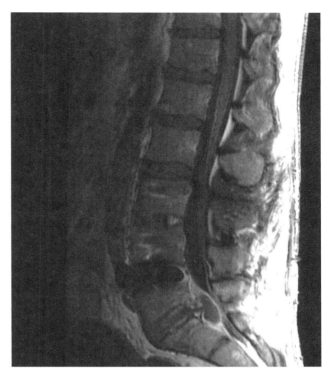

图 22.5　术后 T1 加权增强矢状位 MRI

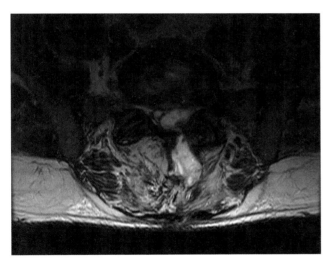

图 22.4　术后 T2 加权轴位 MRI

22.5　微创手术的讨论

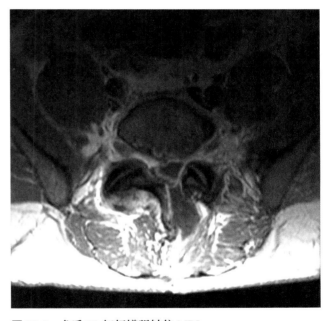

图 22.6　术后 T1 加权增强轴位 MRI

与开放手术相比，微创手术在感染风险方面有几个潜在的优势。与开放手术相比，这些潜在的优势可能来自切口较小、组织缺血 / 损伤减少、手术后无效腔减少、术中失血减少、术后微创手术的住院时间缩短[3-8]。近年来，有许多研究比较了微创和开放性脊柱手术的感染率，但大多数研究的是行融合手术的病例（表 22.1）。还有许多研究对微创

和开放性椎间盘切除术以及其他类型的微创手术的并发症发生率进行了检查，从中可以推断出感染数据（表 22.2 和表 22.3）。

大多数的研究仅报道了一组微创或开放手术患者的感染率，但为了更准确的比较，需要选用那些同时包括微创和开放手术队列的研究才是最合适

表 22.1 开放融合手术和微创融合手术感染率的比较研究

作者	年份	等级	设计	手术	微创		开放	
					数目	%	数目	%
Wang 等 [27]	2012	II	Pro	肥胖患者行微创 vs. 开放 TLIF	2/43	4.7%	3/39	7.7%
Wang 等 [28]	2011	II	Pro	开放椎间盘切除术和减压术后应用微创 vs. 开放 TLIF 进行翻修	0/25	0.0%	2/27	7.4%
Shunwu 等 [29]	2010	II	Pro	微创 vs. 开放 TLIF 治疗单节段退变	3/32	9.4%	2/30	6.7%
Wang 等 [18]	2010	II	Pro	微创 vs. 开放 TLIF 治疗腰椎滑脱	0/42	0.0%	0/43	0.0%
Ghahreman 等 [30]	2010	II	Pro	微创 vs. 开放 PLIF 治疗腰椎滑脱引起的根性痛	0/23	0.0%	0/24	0.0%
Peng 等 [5]	2009	II	Pro	微创 vs. 开放 TLIF	2/29	6.9%	1/29	3.4%
Park 和 Ha [31]	2007	II	Pro	微创 vs. 开放 TLIF 治疗轴性痛明显的患者	1/32	3.1%	3/29	10.3%
Seng 等 [38]	2013	III	Retro	微创 vs. 开放 TLIF	1/40	2.5%	1/40	2.5%
Kepler 等 [48]	2013	III	Retro	开放腰椎前路融合后微创 vs. 开放后方融合	3/81	3.7%	1/53	1.2%
Adogwa 等 [36]	2011	III	Retro	微创 vs. 开放 TLIF 治疗腰椎滑脱	0/15	0.0%	0/15	0.0%
McGirt 等 [33]	2011	III	Retro	微创 vs. 开放 PLIF/TLIF	65/1 436	4.5%	138/3 734	3.7%
Lau 等 [47]	2011	III	Retro	微创 vs. 开放 TLIF	1/10	10.0%	0/12	0.0%
Schizas 等 [8]	2009	III	Retro	微创 vs. 开放 TLIF 治疗腰椎滑脱或退变性疾病	0/18	0.0%	0/18	0.0%
Dhall 等 [6]	2008	III	Retro	小切口 vs. 开放 TLIF 治疗腰椎滑脱或退变性疾病	0/21	0.0%	0/21	0.0%
Bagan 等 [49]	2008	III	Retro	微创 vs. 开放 PLIF/TLIF	1/28	3.6%	0/19	0.0%
Scheufler 等 [37]	2007	III	Retro	经皮 TLIF vs. 小切口 TLIF 治疗假关节形成或退变性疾病	0/53	0.0%	0/67	0.0%
Villavicencio 等 [7]	2006	III	Retro	微创 vs. 开放 TLIF	2/73	2.7%	0/51	0.0%
Isaacs 等 [34]	2005	III	Retro	显微内镜 TLIF (METLIF) vs. 开放 TLIF 治疗腰椎滑脱和（或）单纯轴性痛	0/20	0.0%	1/24	4.2%
Villavicencio 等 [35]	2005	III	Retro	微创 vs. 开放 TLIF 治疗腰椎退变	1/43	2.3%	1/31	3.2%
Saraph 等 [50]	2004	III	Retro	微创 vs. 传统腹膜后 ALIF 治疗腰椎滑脱，腰椎不稳定，或者腰椎失败综合征	1/23	4.3%	0/33	0.0%
所有融合手术的平均感染率					2.9%		2.5%	

注：ALIF，前路腰椎椎体间融合术；PLIF，后路腰椎椎体间融合术；Pro，前瞻性研究；TLIF，经椎间孔腰椎椎间融合术；Retro，回顾性研究。

的。以下的大部分研究都着眼于各种手术后的并发症，并收集感染数据作为并发症的测量方法之一。很多研究都受到患者数量的限制，很难准确地比较罕见的结果，如术后感染率。而且由于研究的类型不同，每个研究的质量也不尽相同。

22.5.1 微创手术的 I 级证据

据我们所知，仅有两项 I 级研究比较微创和开放手术的结果 [19, 20]。有其他一些随机前瞻性研究比较了微创和开放手术方法；但是，这些研究不完全

表 22.2　开放和微创椎间盘切除手术感染率的比较研究

作者	年份	等级	设计	手术	微创		开放	
					数目	%	数目	%
Arts 等 [19]	2009	I	RCT	通道下 vs. 传统显微椎间盘切除术治疗坐骨神经痛	0/166	0.0%	0/159	0.0%
Ryang 等 [20]	2008	I	RCT	微创套管 vs. 开放显微椎间盘切除术	0/30	0.0%	0/30	0.0%
Teli 等 [21]	2010	II	Pro	显微内镜 vs. 腰椎显微椎间盘切除术 vs. 开放椎间盘切除术	0/70	0.0%	7/144	4.9%
Franke 等 [22]	2009	II	Pro	显微镜辅助经皮髓核摘除术 vs. 显微椎间盘切除术	0/50	0.0%	0/50	0.0%
Ruetten 等 [23]	2008	II	Pro	椎板间和经椎间孔内镜腰椎间盘切除术 vs. 显微椎间盘切除术	0/91	0.0%	1/87	1.1%
Hermantin 等 [24]	1999	II	Pro	关节镜下显微椎间盘切除术 vs. 开放椎板开窗椎间盘切除术	0/30	0.0%	0/30	0.0%
Lee 等 [39]	2011	III	Retro	微创 vs. 开放单节段腰椎间盘切除术	0/64	0.0%	1/45	2.2%
Harrington 和 French [40]	2008	III	Retro	微创 vs. 开放腰椎显微椎间盘切除术	0/31	0.0%	0/35	0.0%
Wu 等 [41]	2006	III	Retro	显微内镜 vs. 开放腰椎间盘切除术	9/873	1.0%	5/358	1.4%
所有腰椎间盘切除术的平均感染率					0.1%		1.1%	

注：Pro，前瞻性研究；RCT，随机对照研究；Retro，回顾性研究。

表 22.3　其他手术 / 多次手术的开放和微创感染率比较研究

作者	年份	等级	设计	手术	微创		开放	
					数目	%	数目	%
Ruetten 等 [25]	2009	II	Pro	经椎间孔或经椎板间全内镜减压 vs. 显微椎管减压治疗侧隐窝狭窄	0/80	0.0%	2/81	2.5%
Ruetten 等 [26]	2008	II	Pro	颈后路内镜 vs. 显微椎间孔切开术治疗外侧型颈椎间盘突出症	0/100	0.0%	0/100	0.0%
Regan 等 [32]	1999	II	Pro	腹腔镜经腹膜 vs. 开放腹膜后入路进行腰椎椎间融合术	3/215	1.4%	6/305	2.0%
Ee 等 [43]	2013	III	Retro	微创 vs. 开放 TLIF、椎板切除术、椎间盘切除术	5/83	6.0%	22/106	20.8%
Siddaraju 等 [13]	2011	III	Retro	微创 vs. 开放 TLIF、椎板切除术、椎板开窗术、椎间盘切除术	5/791	0.6%	23/1 275	1.8%
Smith 等 [44]	2011	III	Retro	微创 vs. 开放手术治疗腰椎退变、滑脱、骨折、后凸、侧弯和肿瘤	78/14 301	0.5%	2 280/94 115	2.4%
Shih 等 [12]	2011	III	Retro	显微内镜下椎管狭窄减压 vs. 开放腰椎管减压	0/23	0.0%	1/26	3.8%
Rahman 等 [42]	2008	III	Retro	微创 vs. 开放腰椎椎板切除术	1/38	2.6%	2/33	6.1%
其他手术 / 多次手术的平均感染率					1.4%		4.9%	

注：Pro，前瞻性研究；TLIF，经椎间孔腰椎椎间融合术；Retro，回顾性研究。

符合Ⅰ级证据的标准，主要是由于盲法不充分[21-26]。这两项Ⅰ级研究比较了微创和开放椎间盘切除术，两个治疗组均未发现感染（表22.2）。Arts 等的研究中包括 325 例患者，Ryang 等的研究中包括 60 例患者[19, 20]。

22.5.2 微创手术的Ⅱ级证据

近年来，有许多前瞻性的Ⅱ级研究比较了微创和开放技术。如前所述，其中一些研究是随机的；但是，由于方法的局限性，它们被认为是Ⅱ级证据[21-26]。

我们确定了 7 项前瞻性研究，比较微创和开放融合手术 [6 项 TLIF 和 1 个后路腰椎椎间融合（posterior lumbar interbody fusion，PLIF）]，这些研究显示微创和开放手术的感染率没有统计学差异[5, 18, 27-31]。尽管如此，这些文献中有 3 篇提示开放手术的感染率明显高[27, 28, 31]，2 篇提示微创手术后的感染率高[5, 29]，2 篇提示两组都没有感染，两组间没有差别[18, 30]。值得注意的是，Peng 等[5]研究中，微创组的 2 例感染是发生在取髂骨部位而不是主要手术部位。Peng 等发现开放手术的总体并发症发生率高于微创手术组。

有 4 项前瞻性研究比较微创和开放椎间盘切除术。Franke 等[22]比较了显微镜辅助下经皮髓核切除术（microscopically assisted percutaneous nucleotomy，MAPN）和显微椎间盘切除术。Hermantin 等[24]比较了视频辅助关节镜下腰椎间盘切除术与开放椎板开窗椎间盘切除术。Franke 等[22]和 Hermantin 等[24]在微创和开放队列中均未发现感染。Ruetten 等[23]将经椎板间和经椎间孔全内镜椎间盘切除术与传统的显微椎间盘切除术进行了比较，发现微创组无感染，显微外科组有 1 例感染（1.1%）。采用显微外科"开放"技术，总并发症发生率明显较高（P<0.05）。Teli 等比较了显微内镜腰椎间盘切除术、显微腰椎间盘切除术和开放腰椎间盘切除术后的结果，发现各组感染率无统计学差异[21]。

对其他微创和开放手术的前瞻性比较研究也发现，两种方法的感染率没有显著差异。Ruetten 等[26]比较了全内镜颈椎后路椎间孔切开术与常规显微前路减压融合术，两组均未发现感染。在另一项研究中，Ruetten 等[25]将全内镜经椎间孔减压或经椎板间减压与传统的显微外科方法进行了比

较，在微创队列中未发现感染，而在开放队列中 81 例中有 2 例感染（2.5%）。然而，这一差异没有统计学意义。Regan 等发现，腹腔镜经腹膜入路（1.4%）和开放的腹膜后入路（2.0%）腰椎间融合的感染发生率没有显著差异[32]。

22.5.3 微创手术的Ⅲ级证据

有许多回顾性的研究比较了微创和开放技术；然而，大多数研究样本量较小。

我们确定了 13 项回顾性的Ⅲ级研究，比较微创和开放融合手术（仅 9 项 TLIF，2 项 TLIF 加上 PLIF，1 项后路融合和 1 项 ALIF），所有研究的两个手术之间的感染率都没有统计学差异。1 项研究是数据库回顾[33]，而其他 12 项研究是单机构患者队列研究。13 项研究中有 7 项显示，微创组的感染率与开放组相似或更好[6, 8, 34-38]。

3 项研究观察了微创和开放椎间盘切除术之间感染率的差异。Lee 等[39]比较了单节段腰椎间盘切除术的技术，发现微创组没有感染，开放组 45 例患者中有 1 例感染（2.2%），但没有发现统计学上有显著性差异。Harrington 和 French[40]比较了开放和微创腰椎间盘切除术，两组均未发现感染。Wu 等[41]比较了显微内镜下椎间盘切除术与开放手术，发现两组感染率相似（分别为 1.0% 和 1.4%）。

两项回顾性研究比较了微创和开放减压手术。Shih 等[12]比较显微内镜下椎管狭窄减压与开放腰椎减压术，发现微创组无感染，开放组 26 例患者中有 1 例感染（3.8%），差异不显著。Rahman 等[42]研究了 71 例患者的微创与开放腰椎椎板切除术，发现两组患者感染率（分别为 2.6% 和 6.1%）没有显著差异。

有几项回顾性研究比较了同时进行的多种微创和开放手术的感染率。Ee 等[43]确定了一组有术后感染的 TLIF、椎板切除和椎间盘切除患者，并进行了嵌套病例对照分析。本研究采用多变量分析，确定与微创方法相比，开放手术术后感染的风险高 5 倍。Siddaraju 等[13]研究了 TLIF、椎板切除术、椎板开窗术和椎间盘切除术，还发现开放手术术后 SSI 风险显著增加。最后，Smith 等[44]利用脊柱侧凸研究学会数据库，收集其成员的发病率和死亡率数据，评估所有类型脊柱手术后的术后伤口感染率（适应证包括脊柱侧凸、退行性疾病、脊椎滑脱、骨折、脊柱后凸和肿瘤）。这项研究包括了所

有研究中的大多数病例（108 419 例）。他们发现在采用微创技术行腰椎间盘切除术（0.4% *vs.* 1.1%；*P*=0.001）、TLIF（1.3% *vs.* 2.9%；*P*=0.005）和所有手术组合（0.5% *vs.* 2.4%；*P*<0.001）感染率低。

22.6 微创脊柱手术的结论

各种原因导致了微创技术在脊柱手术中得到了越来越多的应用。在各种类型的脊柱手术中，微创手术与开放性脊柱手术相比可以减少失血，减少术后疼痛，缩短住院时间[3, 5-9]。

重要的是要记住脊柱手术后感染因素是多方面的。对于任何一个术后感染的患者而言，开放或微创方法仅仅是可能与感染有关或无关的一个因素。脊柱手术后感染的危险因素可以是患者相关的、外科的、手术相关的或生理上的。患者相关的危险因素包括先前存在的感染、低血清白蛋白浓度、高龄、吸烟史、糖尿病、血管疾病和手术区域的放疗。生理因素包括创伤、休克、输血、缺氧、高血糖和低温。此外，手术风险因素包括手术时间延长、手术擦洗不足、皮肤准备不足和手术器械污染等，这些都是影响开放和微创手术术后感染发生的独立危险因素[45]。

如表 22.1~表 22.3 中，大多数 I 级、II 级和III级证据表明，所有类型脊柱手术的微创和开放方法的感染率没有差异。然而，有几项III级研究认为开放技术是脊柱手术后发生术后感染的危险因素[13, 43, 44]。在为单个患者确定最合适的手术方法时，外科医生必须考虑到自己在使用开放或微创方法治疗患者疾病方面的培训和经验。手术时间和失血是 SSI 的独立危险因素，如果外科医生对采用微创技术治疗某种疾病不熟悉，那患者无法从微创手术中得到收益。

图 22.7 显示，对于椎间盘切除术、其他类型手术以及所有手术组合，微创的平均感染率比开放式低。在所有研究中，微创手术感染率为 1.9%，开放手术感染率为 2.5%。我们采用配对样本 *t* 检验比较按手术类型分组的微创和开放手术的平均感染率。发现在融合手术（*P*=0.680）、椎间盘切除术（*P*=0.122）、其他/多个手术（*P*=0.073）和所有手术组合（*P*=0.228）中两组的感染率无显著差异。

这一证据，加上与手术相关的并发症较低，使得微创脊柱手术成为患者和外科医生非常有吸引力

的方法，并支持微创手术不断增加，超过了开放手术。然而，尽管所有研究之间的绝对感染率存在差异，但绝大多数高质量研究没有发现微创和开放手术之间的感染率有统计学意义的差异。此外，综合分析这些研究发现，微创和开放手术的感染率没有统计学上的显著差异。现有证据使我们能够给出 II A 级的建议，即微创技术与开放脊柱手术感染风险相当。该建议表明，尽管进行了多项高质量的研究，微创或开放手术在降低感染风险方面没有明显的优势。进一步的研究不太可能改变这一结果。

22.7 开放手术的讨论

如前所述，在降低感染风险方面，开放手术可能比微创技术更有好处。许多研究比较了每种技术的并发症，表 22.1~表 22.3 分别显示了融合、椎间盘切除和其他手术的不同感染率。因为有许多不同的微创技术，所以在每项研究中，重要的是要注意将特定的微创手术与相应的开放手术进行比较。此外，在评估结果时，要考虑患者样本的大小和质量、治疗的疾病种类以及采用的研究方法。

22.7.1 开放手术的 I 级证据

如前所述，据我们所知，只有两个满足 I 级证据的标准的随机对照试验可用于比较微创手术和开放手术后的结果。这些研究着眼于比较显微椎间盘切除术的不同技术，两项研究在两个治疗组中均未出现感染。Arts 等比较了通道下和传统的显微椎间盘切除术，Ryang 等比较了套管下显微椎间盘切除术与开放显微椎间盘切除术[19, 20]。Arts 等[19]还发现，微创技术腿部疼痛、背部疼痛和恢复等效果较差。

22.7.2 开放手术的 II 级证据

有几项前瞻性研究评估了微创手术和开放手术。尽管有反对的说法[4, 43]，但在比较微创和开放腰椎融合术的 7 项 II 级研究中，没有一项显示感染率有统计学差异[5, 18, 27-31]。事实上，大量现有的 II 级研究表明，与开放手术相比，微创手术感染风险增加。

有 4 项前瞻性研究也比较了微创和开放椎间盘切除术的感染风险，这些 II 级研究均未显示出两组有显著差异。如前所述，Franke 等[22]和 Hermantin

等[24]在微创手术和开放手术队列中均无感染发生，而 Ruetten 等[23]和 Teli 等发现感染率无显著差异[21]。有趣的是，Teli 等发现，显微内镜组包括硬脑膜撕裂在内手术并发症更高。而硬脑膜撕裂是脊柱手术后感染的危险因素[46]。

对于其他手术，Ⅱ级证据也表明感染风险没有差异。全内镜下颈椎后路椎间孔切开术的感染风险与传统的显微前路减压和融合术相似[26]。与传统的显微外科方法相比，全内镜下经椎间孔或经椎板间减压术的感染风险也没有差异[25]。腹腔镜经腹膜入路和开放腹膜后入路进行腰椎间融合的感染率相似[32]。

22.7.3 开放手术的Ⅲ级证据

有很多Ⅲ级证据表明微创手术和开放手术的感染率相似；然而，大多数研究有样本量小或其他方法上的显著缺陷。13 项回顾性的Ⅲ级研究比较了微创与开放腰椎融合术，结果发现在两种手术的感染率没有显著差异。

只有 2 项研究发现，开放组的感染率比微创组更高[34, 35]；而 6 项研究显示，微创组的感染率比开放组高（Lau 等[47]也发现微创手术的总并发症率也明显更高）[7, 33, 47-50]。其余 5 项研究的微创手术和开放手术感染率相同。其中 4 项研究在各组中均无感染[6, 8, 36, 37]，而另外一项研究（Seng 等）[38]两组感染率相同（2.5%），每组有一个髂嵴取骨部位感染。

Ⅲ级证据显示椎间盘切除术后感染率与上述结果一致。3 项回顾性研究比较了各种椎间盘切除术，发现微创和开放椎间盘切除术的感染率无差异[39-41]。减压手术的感染率也相似[12, 42]。

感染风险增加的唯一证据来自 3 项Ⅲ级研究，它们比较了多种手术的感染率；但是每个研究都存在问题。Ee 等[43]采用多变量分析研究后认为开放手术术后感染风险比微创手术高出 5 倍。然而，这一比值比差异为临界显著（P=0.048），作者承认，两组中再多有一次感染就可能导致不具有统计学意义的结果。Siddaraju 等[13]在其多变量分析中没有将微创方法作为变量（仅在单变量分析中检验了微创手术与感染风险的关联性），使其对感染风险的影响可能受到混淆变量的影响。Smith 等[44]使用脊柱侧凸研究学会数据库得出结论，开放手术感染率更高；然而，该数据库没有得到验证，依赖于每名外科医生提交报道的并发症发生率，这增加了选择偏倚的机会。

22.8 开放手术的结论

自从开放手术问世以来，一直是脊柱外科的主要手段。尽管近年来微创技术的应用有所增加，但评估使用这些技术背后的证据是很重要的。新的技术并不一定意味着它们改善了结果，特别是在出现术后并发症如感染的情况下。

一项样本量最大的比较微创和开放椎间盘切除术的随机对照试验显示，微创技术的治疗结果并没有比开放手术好，临床结果有利于开放手术而非微创方法[19]。

从每一项可用的研究（表 22.1~表 22.3）来看，微创和开放脊柱手术后的感染率没有明显差异。虽然一些有缺陷的Ⅲ级研究描述微创手术感染率降低，但绝大多数Ⅰ、Ⅱ和Ⅲ级研究发现，每种手术后感染率没有差异。有趣的是，与开放融合手术相比，我们发现微创手术的绝对感染率更高（图 22.7a）。然而，如"微创脊柱手术的结论"一节所述，我们发现融合手术（P=0.680）、椎间盘切除手术（P=0.122）、其他／多种手术（P=0.073）和所有手术（P=0.228）的总感染率没有显著差异。

这些数据提供了一个 2A 级建议，即微创手术和开放手术在感染风险方面是相当的。如"微创脊柱手术的结论"一节所述，本建议基于多项高质量研究的结果，进一步研究不太可能改变此建议。

先前讨论过的手术，包括显微椎间盘切除术、腰椎减压，甚至是椎间融合，经过几十年的实践证明是成功的手术方式。目前，用于这些手术的技术已经得到了改进，并发症的发生率也明显下降。为了减少术中的显露，腰椎微创减压和融合术在过去的 10~15 年才发展起来。如前所述，微创技术已经取得了与开放技术同等的良好效果。然而，决定使用哪种手术技术必须考虑到几个因素，对疾病的了解程度，以及医生使用哪种技术能更轻松地达到手术目的。这一决定高度依赖于外科医生，因为没有一种方法可能适用于每一种外科疾病。

22.9 编者述评

22.9.1 微创手术

微创技术优于开放手术明显的证据之一就是感染率低。坦率地说，微创技术几乎消除了感染这一手术并发症。这是由以下几个因素造成的：①扩张

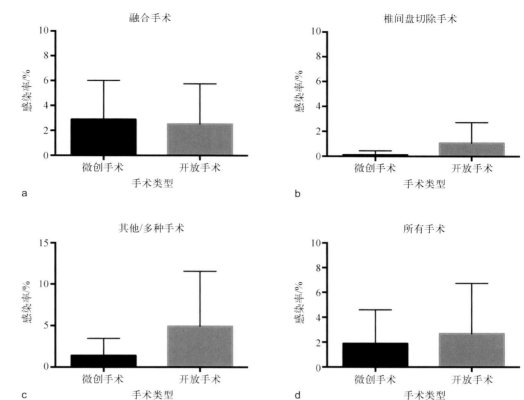

图 22.7 a~d. 微创手术和开放手术平均感染率的比较

而不是剥离软组织，消除了无效腔的产生；②扩张而不是剥离软组织，保持了软组织的活力；③通道使伤口深处的"气流"最小化；④一旦放置通道，器械就不会碰到切口周围；⑤手指永远不会进入伤口。由于这些因素，在过去的 14 年里，在使用微创技术时没有发生过深部伤口感染，在过去的 20 年里，笔者的病例中只发生过 1 次深部伤口感染。即使是体弱患者（如肥胖患者、糖尿病患者）的浅表感染也极为罕见。仅凭这些结果就足以令人信服，我相信他们且强烈主张对大多数脊柱手术采用微创技术。

22.9.2 开放手术

感染是脊柱手术中一种相对罕见的并发症，除

非对大样本患者进行研究，否则很难发现差异。最有效的证据表明，微创技术不能降低感染率。从先前已确定与感染相关的危险因素的研究来看，几乎没有证据表明微创手术与开放手术的感染率会有实质性的不同：保护软组织比皮肤切口的长度更重要，定时释放牵开器，应用植入物形成生物膜，应用合适的预防性使用抗生素的方案，患者相关因素等。预防感染的策略对接受微创手术和开放手术的患者同样有效。随着减少术后感染辅助医学方法的使用，如添加万古霉素粉，开放和微创手术之间的感染率并未表现出明显差异。

（李熙雷　译）

------- 参·考·文·献 -------

[1] Kane J, Kay A, Maltenfort M, et al. Complication rates of minimally invasive spine surgery compared to open surgery: a systematic literature review. Seminars in Spine Surgery. 2013; 25(3):191–199

[2] Mangram AJ, Horan TC, Pearson ML, Silver LC, Jarvis WR, Centers for Disease Control and Prevention (CDC) Hospital Infection Control Practices Advisory Committee. Guideline for prevention of surgical site infection, 1999. Am J Infect Control. 1999; 27(2):97–132, quiz 133–134, discussion 96

[3] Rantanen J, Hurme M, Falck B, et al. The lumbar multifidus

muscle five years after surgery for a lumbar intervertebral disc herniation. Spine. 1993; 18(5): 568–574

[4] O'Toole JE, Eichholz KM, Fessler RG. Surgical site infection rates after minimally invasive spinal surgery. J Neurosurg Spine. 2009; 11(4):471–476

[5] Peng CW, Yue WM, Poh SY, Yeo W, Tan SB. Clinical and radiological outcomes of minimally invasive versus open transforaminal lumbar interbody fusion. Spine. 2009; 34(13):1385–1389

[6] Dhall SS, Wang MY, Mummaneni PV. Clinical and radiographic

comparison of mini-open transforaminal lumbar interbody fusion with open transforaminal lumbar interbody fusion in 42 patients with long-term follow-up. J Neurosurg Spine. 2008; 9(6):560–565

[7] Villavicencio AT, Burneikiene S, Bulsara KR, Thramann JJ. Perioperative complications in transforaminal lumbar interbody fusion versus anterior-posterior reconstruction for lumbar disc degeneration and instability. J Spinal Disord Tech. 2006; 19(2): 92–97

[8] Schizas C, Tzinieris N, Tsiridis E, Kosmopoulos V. Minimally invasive versus open transforaminal lumbar interbody fusion: evaluating initial experience. Int Orthop. 2009; 33(6):1683–1688

[9] Pull ter Gunne AF, Cohen DB. Incidence, prevalence, and analysis of risk factors for surgical site infection following adult spinal surgery. Spine. 2009; 34(13):1422–1428

[10] McLoughlin GS, Fourney DR. The learning curve of minimally-invasive lumbar microdiscectomy. Can J Neurol Sci. 2008; 35(1): 75–78

[11] Silva PS, Pereira P, Monteiro P, Silva PA, Vaz R. Learning curve and complications of minimally invasive transforaminal lumbar interbody fusion. Neurosurg Focus. 2013; 35(2):E7

[12] Shih P, Wong AP, Smith TR, Lee AI, Fessler RG. Complications of open compared to minimally invasive lumbar spine decompression. J Clin Neurosci. 2011; 18(10):1360–1364

[13] Siddaraju VSM, Yeo W, Yap V, et al. Comparison of surgical site infections and risk factors for minimally invasive versus open spinal surgery. Society for Minimally Invasive Spinal Surgery 2011 Annual Conference. Las Vegas, NV; October 21–23, 2011

[14] Bible JE, O'Neill KR, Crosby CG, Schoenecker JG, McGirt MJ, Devin CJ. Microscope sterility during spine surgery. Spine. 2012; 37(7):623–627

[15] Biswas D, Bible JE, Whang PG, Simpson AK, Grauer JN. Sterility of C-arm fluoroscopy during spinal surgery. Spine. 2008; 33(17): 1913–1917

[16] Li CH, Yew AY, Kimball JA, McBride DQ, Wang JC, Lu DC. Comparison of operating field sterility in open versus minimally invasive microdiscectomies of the lumbar spine. Surg Neurol Int. 2013; 4 Suppl 5:S295–S298

[17] Bronsard N, Boli T, Challali M, et al. Comparison between percutaneous and traditional fixation of lumbar spine fracture: intraoperative radiation exposure levels and outcomes. Orthop Traumatol Surg Res. 2013; 99(2):162–168

[18] Wang J, Zhou Y, Zhang ZF, Li CQ, Zheng WJ, Liu J. Comparison of one-level minimally invasive and open transforaminal lumbar interbody fusion in degenerative and isthmic spondylolisthesis grades 1 and 2. Eur Spine J. 2010; 19(10):1780–1784

[19] Arts MP, Brand R, van den Akker ME, Koes BW, Bartels RH, Peul WC, Leiden-The Hague Spine Intervention Prognostic Study Group (SIPS). Tubular diskectomy vs conventional microdiskectomy for sciatica: a randomized controlled trial. JAMA. 2009; 302(2):149–158

[20] Ryang YM, Oertel MF, Mayfrank L, Gilsbach JM, Rohde V. Standard open microdiscectomy versus minimal access trocar microdiscectomy: results of a prospective randomized study. Neurosurgery. 2008; 62(1):174–181, discussion 181–182

[21] Teli M, Lovi A, Brayda-Bruno M, et al. Higher risk of dural tears and recurrent herniation with lumbar micro-endoscopic discectomy. Eur Spine J. 2010; 19 (3):443–450

[22] Franke J, Greiner-Perth R, Boehm H, et al. Comparison of a minimally invasive procedure versus standard microscopic discotomy: a prospective randomised controlled clinical trial. Eur Spine J. 2009; 18(7):992–1000

[23] Ruetten S, Komp M, Merk H, Godolias G. Full-endoscopic interlaminar and transforaminal lumbar discectomy versus conventional microsurgical technique: a prospective, randomized, controlled study. Spine. 2008; 33(9): 931–939

[24] Hermantin FU, Peters T, Quartararo L, Kambin P. A prospective, randomized study comparing the results of open discectomy with those of video-assisted arthroscopic microdiscectomy. J Bone Joint Surg Am. 1999; 81(7):958–965

[25] Ruetten S, Komp M, Merk H, Godolias G. Surgical treatment for lumbar lateral recess stenosis with the full-endoscopic interlaminar approach versus conventional microsurgical technique: a prospective, randomized, controlled study. J Neurosurg Spine. 2009; 10(5): 476–485

[26] Ruetten S, Komp M, Merk H, Godolias G. Full-endoscopic cervical posterior foraminotomy for the operation of lateral disc herniations using 5.9-mm endoscopes: a prospective, randomized, controlled study. Spine. 2008; 33(9): 940–948

[27] Wang J, Zhou Y, Feng Zhang Z, Qing Li C, Jie Zheng W, Liu J. Comparison of clinical outcome in overweight or obese patients after minimally invasive versus open transforaminal lumbar interbody fusion. J Spinal Disord Tech. 2014; 27(4):202–206

[28] Wang J, Zhou Y, Zhang ZF, Li CQ, Zheng WJ, Liu J. Minimally invasive or open transforaminal lumbar interbody fusion as revision surgery for patients previously treated by open discectomy and decompression of the lumbar spine. Eur Spine J. 2011; 20(4): 623–628

[29] Shunwu F, Xing Z, Fengdong Z, Xiangqian F. Minimally invasive transforaminal lumbar interbody fusion for the treatment of degenerative lumbar diseases. Spine. 2010; 35(17):1615–1620

[30] Ghahreman A, Ferch RD, Rao PJ, Bogduk N. Minimal access versus open posterior lumbar interbody fusion in the treatment of spondylolisthesis. Neurosurgery. 2010; 66(2):296–304, discussion 304

[31] Park Y, Ha JW. Comparison of one-level posterior lumbar interbody fusion performed with a minimally invasive approach or a traditional open approach. Spine. 2007; 32(5):537–543

[32] Regan JJ, Yuan H, McAfee PC. Laparoscopic fusion of the lumbar spine: minimally invasive spine surgery. A prospective multicenter study evaluating open and laparoscopic lumbar fusion. Spine. 1999; 24(4):402–411

[33] McGirt MJ, Parker SL, Lerner J, Engelhart L, Knight T, Wang MY. Comparative analysis of perioperative surgical site infection after minimally invasive versus open posterior/transforaminal lumbar interbody fusion: analysis of hospital billing and discharge data from 5170 patients. J Neurosurg Spine. 2011; 14(6):771–778

[34] Isaacs RE, Podichetty VK, Santiago P, et al. Minimally invasive microendoscopy-assisted transforaminal lumbar interbody fusion with instrumentation. J Neurosurg Spine. 2005; 3(2):98–105

[35] Villavicencio AT, Burneikiene S, Nelson EL, Bulsara KR, Favors M, Thramann J. Safety of transforaminal lumbar interbody fusion and intervertebral recombinant human bone morphogenetic protein-2. J Neurosurg Spine. 2005; 3(6):436–443

[36] Adogwa O, Parker SL, Bydon A, Cheng J, McGirt MJ. Comparative effectiveness of minimally invasive versus open transforaminal lumbar interbody fusion: 2-year assessment of narcotic use, return to work, disability, and quality of life. J Spinal Disord Tech. 2011; 24(8):479–484

[37] Scheufler KM, Dohmen H, Vougioukas VI. Percutaneous transforaminal lumbar interbody fusion for the treatment of degenerative lumbar instability. Neurosurgery. 2007; 60(4) Suppl 2:203–212, discussion 212–213

[38] Seng C, Siddiqui MA, Wong KP, et al. Five-year outcomes of

minimally invasive versus open transforaminal lumbar interbody fusion: a matched-pair comparison study. Spine. 2013; 38(23): 2049–2055

[39] Lee P, Liu JC, Fessler RG. Perioperative results following open and minimally invasive single-level lumbar discectomy. J Clin Neurosci. 2011; 18(12):1667–1670

[40] Harrington JF, French P. Open versus minimally invasive lumbar microdiscectomy: comparison of operative times, length of hospital stay, narcotic use and complications. Minim Invasive Neurosurg. 2008; 51(1):30–35

[41] Wu X, Zhuang S, Mao Z, Chen H. Microendoscopic discectomy for lumbar disc herniation: surgical technique and outcome in 873 consecutive cases. Spine. 2006; 31(23):2689–2694

[42] Rahman M, Summers LE, Richter B, Mimran RI, Jacob RP. Comparison of techniques for decompressive lumbar laminectomy: the minimally invasive versus the "classic" open approach. Minim Invasive Neurosurg. 2008; 51(2): 100–105

[43] Ee WW, Lau WL, Yeo W, Von Bing Y, Yue WM. Does minimally invasive surgery have a lower risk of surgical site infections compared with open spinal surgery? Clin Orthop Relat Res. 2014; 472(6):1718–1724

[44] Smith JS, Shaffrey CI, Sansur CA, et al. Scoliosis Research Society Morbidity and Mortality Committee. Rates of infection after spine surgery based on 108, 419 procedures: a report from the Scoliosis Research Society Morbidity and Mortality Committee. Spine. 2011; 36(7):556–563

[45] Cheadle WG. Risk factors for surgical site infection. Surg Infect (Larchmt). 2006; 7 Suppl 1:S7–S11

[46] Koutsoumbelis S, Hughes AP, Girardi FP, et al. Risk factors for postoperative infection following posterior lumbar instrumented arthrodesis. J Bone Joint Surg Am. 2011; 93(17):1627–1633

[47] Lau D, Lee JG, Han SJ, Lu DC, Chou D. Complications and perioperative factors associated with learning the technique of minimally invasive transforaminal lumbar interbody fusion (TLIF). J Clin Neurosci. 2011; 18(5):624–627

[48] Kepler CK, Yu AL, Gruskay JA, et al. Comparison of open and minimally invasive techniques for posterior lumbar instrumentation and fusion after open anterior lumbar interbody fusion. Spine J. 2013; 13(5):489–497

[49] Bagan B, Patel N, Deutsch H, et al. Perioperative complications of minimally invasive surgery (MIS): comparison of MIS and open interbody fusion techniques. Surg Technol Int. 2008; 17:281–286

[50] Saraph V, Lerch C, Walochnik N, Bach CM, Krismer M, Wimmer C. Comparison of conventional versus minimally invasive extraperitoneal approach for anterior lumbar interbody fusion. Eur Spine J. 2004; 13(5):425–431

23

成本：开放手术和微创手术哪个成本更高

微创：Matthew J. McGirt
开放：Scott L. Parker

23.1 引言

目前医疗费用的增长是不可持续的。目前的医疗保健费用占美国国内生产总值（gross domestic product，GDP）的近 18%，外科治疗的费用约占 GDP 的 7%[1]。如果不进行改革，在未来几十年内医疗保健费用预计将超过美国 GDP 的一半。因此，成本效用和其他形式的价值分析正成为医疗改革的核心。以证据为导向的改革过程的核心是安全性、有效性和医疗成本，每一项都影响到医疗保健的价值。为了提高医疗服务的效率和降低医疗服务的成本，基于价值的采购已经成为一种奖励医疗服务质量的支付方法。在基于价值的采购中，供应商要对其提供的医疗服务的质量和成本负责。随着我们的进步，标准的做法将是，更昂贵的医疗服务需要证明其价值，证明其健康效益大于附加成本。为了实现可持续的医疗保健体系，从捆绑支付到负责任的医疗机构的改革战略，旨在消除或尽量减少购买低价值或无成本效价的医疗。

在解释成本和价值时，必须考虑利益相关者或决策者的观点。在一个复杂的医疗市场中，视角将界定医疗消费者和提供者。付款人的成本可以代表医院系统的利润。医院增加的成本可能不会转化为支付方或医疗保健系统增加的成本，而仅仅是医院利润的减少。美国医疗政策的首选视角仍然是社会视角。从社会角度来看，直接成本（所有医疗保健支出）和间接成本（患者和护理人员的职业生产力损失）都被考虑在内。从医院的角度来看，只有医院的直接成本才是被关注的，它代表的是医院提供医疗服务的支出，而不是他们从付款人那里得到的账单或付款。

23.2 微创技术的成本相关优势

理论上，微创脊柱手术有许多的成本优势。手术室费用和植入物费用之间存在最大差异的概念是一个常见的误解。越来越多的证据表明，到目前为止，外科手术费用的最大差异在于急性期后医疗，即术后出院后的几天至几周内[2-7]。正是在急性期后医疗中，微创技术的潜在价值最大。住院时间、手术并发症、再入院、急需再次手术（感染、血肿等）以及住院康复或熟练护理的需要，是可以大大降低急性期后医疗成本的重要因素。任何能降低这些事件发生率的技术或手术方法都会对直接医疗成本产生巨大影响。目前，这些成本中的大部分由第三方支付者承担；然而，随着新的医疗支付模式的出现，这些风险和成本变量正越来越多地转移到医院。在不久的将来，随着医院和付费者之间更多的垂直调整，微创手术的理论成本效益将同时惠及医院和付费者这两个利益相关者。最后，失去职业生产力是成本的一个重要变量，这在很大程度上是医疗保健购买者、雇主和决策者的负担。从理论上讲，微创治疗可以在急性期后医疗的治疗中更快地恢复，从而加快恢复工作并降低间接成本。微创手术的价值问题，是微创手术的更大的前期手术室成本是否会受到下游成本降低效益的影响，这只有证据可以回答。接下来将总结迄今为止的证据，以帮助回答这个问题。

23.3 开放技术的成本相关优势

脊柱手术的开放技术为绝大多数脊柱外科医生所熟知。这些技术有很长的历史记录，为治疗各种脊柱疾病提供了有效的工具。开放技术的一个优点是避免了掌握微创方法所需的陡峭的学习曲线，但在初始病例中并发症的风险增加。这一点很重要，因为手术并发症可能是提高术后医疗资源利用的主要因素。最后，由于不能显露置入椎弓根螺钉的解剖标志，使用微创技术会因透视给患者和手术团队带来大量的射线暴露。使用开放手术技术和解剖标志置入内固定能提高精确放置椎弓根螺钉的成功率[8]。

23.4 病例介绍

下面的病例介绍是一个典型的基于人群的病例，说明微创与开放经椎间孔腰椎椎间融合（transforaminal lumbar interbody fusion，TLIF）的结果和相关费用。本例中使用的数字是基于对迄今为止已发表文献的估计。

23.5 微创手术

在实践研究 A 中，100 例患者接受 MIS-TLIF（表 23.1）。术后平均住院 3 天。这些患者的平均住院费用为 23 000 美元。必须指出的是，每缩短一天的住院时间，可直接节省 1 500 美元。术后依赖止痛药物的时间平均为 3 周，重返工作岗位的时间平均为 7 周（图 23.1）。术后 3 个月，7 例出现脑脊液漏。1 例患者发生手术部位感染，需要手术干预和长期使用抗生素。患者报道疼痛、残疾和生活质量较基线状态显著改善（图 23.2）。

术后两年，患者报道的结果保持显著改善。对于这些患者群体，平均直接费用总额为 30 000 美元（包括手术、住院、门诊、影像诊断和药物治疗的费用）。间接费用总额（包括误工时间和护理时间）为 10 000 美元。因此，与 MIS-TLIF 相关的 2 年总医疗费用（直接和间接）为 40 000 美元。

23.6 开放手术

在实践研究 B 中，100 例人口学、合并症和社

表 23.1　微创与开放 TLIF 患者比较的病例说明估计

变量	MIS-TLIF	开放 TLIF	统计学差异
住院时间	3 天	4 天	有
住院成本	23 000 美元	25 000 美元	有
・内植物 / 器械	17 000 美元	15 000 美元	－
・手术室服务	2 000 美元	3 000 美元	－
・手术用品	1 000 美元	2 000 美元	－
・房间 / 食宿	1 000 美元	2 000 美元	－
实验室检查、药物、物理治疗 / 职业治疗及杂项	2 000 美元	3 000 美元	－
使用止痛药的时间	3 周	7 周	有
恢复工作的时间	7 周	11 周	有
脑脊液漏	7 例	5 例	无
手术部位感染	1 例	4 例	有
总的直接费用	30 000 美元	34 000 美元	无
・住院成本	23 000 美元	25 000 美元	－
・门诊	2 000 美元	2 500 美元	－
・诊断影像	1 500 美元	1 500 美元	－
・药物	3 500 美元	5 000 美元	－
总的间接成本	10 000 美元	18 000 美元	有
总的医疗成本	40 000 美元	52 000 美元	有

注：MIS-TLIF，微创经椎间孔腰椎椎体间融合术。

会经济背景与实践 A 相似的患者接受开放式 TLIF（表 23.1）。术后平均住院 4 天。这些患者的平均住院费用为 25 000 美元。术后需要使用麻醉药物的时间平均为 9 周，重返工作岗位的时间平均为 11 周（图 23.1）。术后 3 个月，5 例出现脑脊液漏。4 例患者出现手术部位感染，需要手术干预和长期抗生素治疗。患者报道疼痛、残疾和生活质量较基线状态显著改善（图 23.2）。

术后两年，患者报道的结果保持显著改善。对这些患者群体而言，平均直接费用总额为 34 000 美元（包括手术、住院、门诊、影像诊断和药物治疗的费用）。间接费用总额（包括误工时间和护理时间）为 18 000 美元。因此，与开放性 TLIF 相关的 2 年总医疗费用（直接和间接）为 52 000 美元。

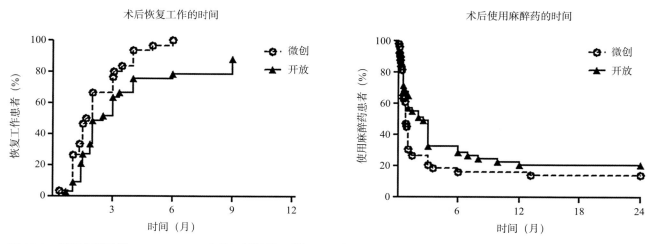

图 23.1　病例介绍示例。Kaplan-Meier 图显示微创与开放 TLIF 患者相比，减少了使用止痛药和恢复工作的时间

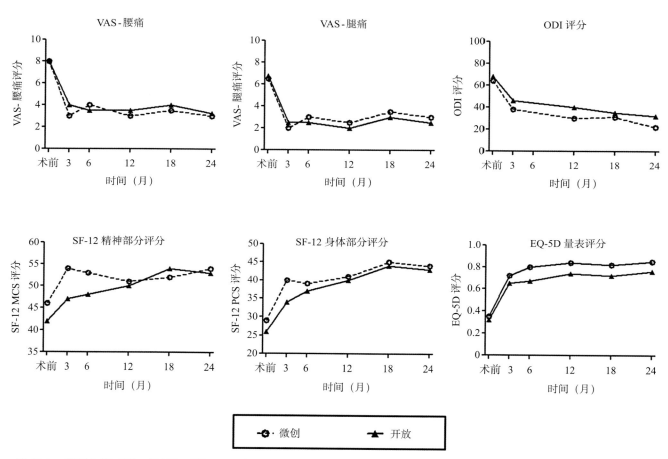

图 23.2　病例介绍示例。微创与开放 TLIF 患者报道的疼痛、残疾和生活质量改善相似

23.7 微创手术的讨论

23.7.1 微创手术的Ⅰ级证据

目前还没有评估微创与开放脊柱手术成本的Ⅰ级研究。

23.7.2 微创手术的Ⅱ级证据

尽管最近有几项前瞻性队列研究比较微创与开放脊柱手术，但只有少数研究评估了与这些手术相关的医疗资源利用率和成本。

迄今为止，最大的一项成本比较研究比较了一个机构中 50 例连续微创和 50 例连续开放 TLIF 患者[7]。作者报道了两种技术在短期（3 个月）和长期（24 个月）随访中，患者报道结果指标的改善相似。与开放 TLIF 相比，微创手术住院时间减少 1 天，平均每例住院费用减少 1 758 美元。在这项研究中，两组的手术质量（病痛、再入院率和再手术率）和 2 年医疗资源使用情况相当，微创和开放 TLIF 的总直接医疗费用相当：(27 621 ± 6 107) 美元 vs.（28 442 ± 6 005）美元；P=0.50。然而，对于术前原本工作的患者，MIS-TLIF 患者的平均重返工作时间更快，使得微创与开放 TLIF 相比，间接成本减少近一半：(10 942 ± 9 102) 美元 vs.（19 416 ± 22 727）美元；P=0.06。因而，微创与开放 TLIF 的总成本（直接 + 间接）比较显著降低：(38 563 ± 10 594) 美元 vs.（47 858 ± 20 148）美元；P=0.03。有必要从不同的角度来理解在本研究中节约的成本。由于住院时间的缩短，从医院的角度来看，微创手术能够节省成本。从付款人的角度（仅直接成本），由于每个队列的手术质量和资源利用率相当，微创和开放 TLIF 的成本没有差异。最后，由于 MIS-TLIF 后与工作加速恢复相关的间接成本降低，从社会角度（总成本，直接 + 间接）来看，微创也代表了一种节约成本的技术。

在另一项前瞻性比较研究中，Pelton 等分析了微创与开放 TLIF 对工伤和非工伤患者围手术期直接住院费用的影响[9]。工伤组和非工伤组的结果相似。工伤组 MIS-TLIF 减少了 5 802 美元（P=0.015）住院费用，而非工伤组减少了 3 569 美元（P=0.000 1）的住院费用。作者认为，使用微创技术降低了住院费用，从而减少了资源利用，改善了围手术期的预后，如早期起床行走和缩短住院时间。

23.7.3 微创手术的Ⅲ级和Ⅳ级证据

在一项回顾性队列比较研究中，Lucio 等评估了微创和开放腰椎融合术的围手术期住院费用的差异[10]。在该研究中，围手术期费用分为四类：手术和首次住院时间、输血、再手术和残余事件 [急诊室就诊、医院再入院（不包括再手术）、术后康复和附加诊断]。作者证明，微创融合患者平均每例节省 2 825 美元的总住院成本（P=0.03），这意味着总住院成本减少了 10.4%。进一步的详细分析显示，尽管微创植入物 / 器械的成本比开放组高 3 810 美元（增加 27%），但这一增加的成本比微创组在手术室服务（2 756 美元，下降 56%）、手术用品（955 美元，下降 45%）和房间 / 食宿（788 美元，下降 52%）方面节约的成本要少。也许最重要的是，作者揭示了围手术期残余事件是原手术后最重要的成本。在这个系列中，微创患者的残余事件明显少于开放组（P=0.02）。微创组和开放组的残余事件的总成本分别为 34 677 美元和 134 652 美元，这意味着微创组比开放组共节省了残余事件成本 99 974 美元，平均每例患者减少了 2 131 美元（减少 58.6%）。

在另一项回顾性分析中，Cahill 等分析了连续一系列通道下与开放显微椎间盘切除术患者相关的住院费用[11]。作者注意到，两组患者手术时间或术后并发症没有差异。然而，通道组患者术后住院时间明显较开放组短：0.93 天 vs. 1.53 天；P=0.01。在费用方面，通道组患者的总住院费用平均比开放组少 5 453 美元（P=0.02）。开放组平均总费用为 27 811 美元，而通道组为 22 358 美元。进一步的数据分析显示，两组的手术室费用相似，而通道组的费用减少是由于实验室检查、药物和治疗费用降低所致。基于这些数据，作者得出结论，医院成本的节省主要是由于在通道队列中的住院时间缩短，从而减少了住院资源的利用。

在另外一项类似的分析中，Wang 等回顾评估了单节段和两节段微创和开放腰椎后路椎间融合的住院费用[12]。作者发现，单节段和两节段微创融合的住院费用均明显降低。单节段微创融合的平均住院费用为 70 159 美元，而开放融合的平均住院费用为 78 444 美元（P=0.03）。两节段微创融合的平均费用为 87 454 美元，而开放融合的平均费用为 108 843 美元（P=0.07）。在这项研究中，微创融合的住院费用的减少原因在于住院时间、输血、实验室检查、术后影像学和物理治疗疗程的减少。重要的是，作者指出，这项研究可能低估了微创手术和开放手术之间的成本差异，因为他们没有考虑到出院后住院康复或使用护理设施的额外费用，这在开放融合后更为常见。

Rampersaud 等进行了一项成本－效用分析，比较微创与传统开放融合治疗腰椎滑脱[7]。值得注意的是，微创组的并发症（11%）明显少于开放组（29%；P=0.02），微创组术后平均住院时间缩短 2.3 天（P=0.01）。两组在术后 1 年的功能和健康效用方面都有显著改善且两组相当；然而，与传统开放技术相比，微创技术 1 年的总直接成本降低了 28%（14 183 加拿大元 $vs.$ 18 633 加拿大元；P=0.000 9）。

有两项研究使用管理数据库评估微创与开放腰椎间融合的直接住院费用[13, 14]。McGirt 等证明微创技术可降低围手术期手术部位感染的发生率，如果进行两节段的微创融合术，每 100 个手术可以减少 38 400 美元的直接成本[13]。对于单节段融合，微创和开放队列的手术部位感染发生率没有显著差异。同样，Wang 等也证明了单节段微创和开放腰椎后路椎间融合的急性期住院总费用是相似的。关于两节段融合，微创手术可为每例患者节省 2 106 美元的急性住院费用（P=0.002）。成本节约主要归因于微创组较低的食宿成本、手术室成本、药物使用和实验室检查。

在一项回顾性队列比较研究中，Smith 等比较了开放和小切口（侧路、腹膜后，经腰大肌）腰椎前路椎间盘切除融合术的围手术期费用和结果[15]。作者发现，单节段小切口手术组患者的平均总费用比开放组减少了 9.9%（91 995 美元 $vs.$ 102 146 美元，P=0.049）。对于两节段手术，小切口组患者的费用减少了 13.6%（124 540 美元 $vs.$ 144 183 美元，P=0.005）。成本节省的同时，每组的功能结果改善相当。作者得出结论，前路腰椎间盘切除和融合的小切口入路与传统开放入路相比，可以节省成本并获得类似的长期结果。

Parker 等[6]对文献进行系统回顾，以评估微创技术对后路椎间融合术后重返工作岗位和止痛药使用的影响。作者证明，迄今为止的文献表明，微创技术可能缩短止痛药使用的时间和重返工作的时间。在评估美国患者的研究中，微创手术患者的平均重返工作时间为 8.0 周，而开放组的平均重返工作时

间为 17.1 周。根据美国工人的平均时薪补偿，微创融合术可为每例患者减少 10 147 美元的间接成本。

在一项文献回顾和成本分析中，Parker 等[16]证明，已发表的文献表明 MIS-TLIF 术后感染比开放 TLIF 低。微创的手术部位累计感染率（0.6%）显著低于开放 TLIF（4.0%；P=0.000 5）。根据他们机构的成本估算，作者证明手术部位感染减少 3.4%，每 100 例 MIS-TLIF 手术将减少直接成本 98 974 美元。

23.8 微创手术的结论

虽然微创技术的学习曲线陡峭，但这些技术可能降低手术成本，同时获得至少与开放手术相当的结果。虽然到目前为止还没有Ⅰ级证据，但大量的Ⅱ级和Ⅲ级研究已经证明，在减少住院时间、利用围手术期医疗资源、重返工作岗位的时间和医疗成本（直接和间接）的情况下，微创手术与开放手术的临床和放射学结果相当。值得注意的是，这些成本节约仅发生在高质量的治疗中。如果对于单个外科医生，微创手术技术导致医疗质量降低（并发症增加），那么文献中证明的成本节约将不可复制。事实上，不管是微创手术还是开放手术，低质量的手术将不可避免地影响患者的疗效，增加治疗的成本。

在解释医疗成本和医疗价值时，必须考虑利益相关者或决策者的视角。各种视角包括医院、付款人、雇主和社会。虽然美国医疗政策的首选视角仍然是社会视角，但在复杂的医疗市场中，其他视角对其他利益相关者仍然很重要。根据前面的文献，腰椎融合的微创技术可以从医院角度（住院成本）、雇主角度（间接成本）和社会角度（总成本，直接＋间接）节省成本。从付款人的角度来看（直接成本），微创手术和开放手术的成本相当。

迄今为止的文献一致表明微创技术可以节省腰椎融合术的成本，而对于腰椎减压术和椎间盘切除术的证据仍然没有定论。对于肿瘤、创伤和畸形手术的微创手术，缺乏成本效益数据。

23.9 开放手术的讨论

23.9.1 开放手术的Ⅰ级证据

目前还没有评估微创与开放脊柱手术成本的Ⅰ级研究。

23.9.2 开放手术的Ⅱ级证据

在一项前瞻性比较研究中，Parker 等[17] 比较了微创和开放半椎板切除术治疗退行性腰椎管狭窄症。这项分析显示，每种手术技术对于疼痛、残疾和生活质量方面的改善相当。两种手术方法的直接和间接费用相当，因此作者得出结论：微创和开放半椎板切除术治疗腰椎管狭窄症的成本相当。

23.9.3 开放手术的Ⅲ级和Ⅳ级证据

文献中没有Ⅲ级或Ⅳ级研究表明，与微创技术相比，开放手术技术在脊柱手术中具有成本优势。

23.10 开放手术的结论

尽管到目前为止文献中的绝大多数研究表明，与传统的开放技术相比，微创技术具有同等的效果和更低的成本，但需要注意的是，掌握微创脊柱外科技术有一个显著的学习曲线，特别是对于脊柱融合术。鉴于已发表的结果通常是经验丰富的外科医生的成果，他们非常精通微创技术，因此文献中可能存在关于微创技术的固有偏差。因此，文献中报道的临床结果和由此产生的成本节省，可能无法在缺乏微创技术经验的外科医生中重现。

23.11 编者述评

23.11.1 微创手术

我们必须根据所做手术的大小来衡量成本效益。如果反复分析开放或微创进行最小手术的成本，然后将其对比结果用于所有手术，得出的结论将会是微创手术与开放手术的成本差异很小。毕竟，大多数椎间盘切除术的患者在手术当天出院，无论是采用开放还是微创技术。很多文献根据技术主张开放手术和微创手术之间的成本相当。然而，新近的比较融合成本的数据表明，微创比开放融合术成本效益更好。此外，最近一篇分析成人退行性畸形矫正费用的文献显示，使用微创技术进行矫正可比开放手术节省平均 12 万美元 / 例的成本。因此，现在的数据表明"手术越大，微创技术的成本节约就越多"。随着我们对于微创手术经验的增加，以及使用微创技术处理的病例的复杂性的增加，我们越来越难说开放手术的成本效益与微创手术相当或更好。

23.11.2 开放手术

离散治疗的成本 – 效果取决于两个因素：干预措施的确切临床效益和干预的前期成本。最近的研究表明，使用微创手术治疗的前期费用差别不大，因为使用微创手术缩短了住院时间，而其他方面的直接费用相似。考虑到长期效果，微创手术作为一种节约成本的策略的问题就出现了。即使是专门使用微创技术的外科医生也不认为微创手术的长期效果更优越。最近的研究表明，开放和微创手术中期随访结果相似，两者的结果可能是等价的。此外，由于对大多数描述微创手术的文献负责的专家群体相对较小，如果微创手术被更多的外科医生广泛采用的话，有更大的可能发现微创手术与开放手术是等效的。最后，对于预期长期结果相当的手术，在短期随访中显示出的少量成本节省，在较长的后续随访中都可能变得微不足道。

（朱卉敏 译）

参·考·文·献

[1] National Health Expenditure Projections 2011–2021. Centers of Medicare and Medicaid Services, 2009 https://www.cms.gov/ Research-Statistics-Data-and-Systems/Statistics-Trends-and-Reports/NationalHealthExpendData/ Downloads/Proj2012.pdf. Accessed September 15, 2017

[2] Adogwa O, Parker SL, Bydon A, Cheng J, McGirt MJ. Comparative effectiveness of minimally invasive versus open transforaminal lumbar interbody fusion: 2-year assessment of narcotic use, return to work, disability, and quality of life. J Spinal Disord Tech. 2011; 24(8):479–484

[3] Ntoukas V, Müller A. Minimally invasive approach versus traditional open approach for one level posterior lumbar interbody

fusion. Minim Invasive Neurosurg. 2010; 53(1):21–24

[4] Parker SL, Adogwa O, Bydon A, Cheng J, McGirt MJ. Cost-effectiveness of minimally invasive versus open transforaminal lumbar interbody fusion for degenerative spondylolisthesis associated low-back and leg pain over two years. World Neurosurg. 2012; 78(1–2):178–184

[5] Parker SL, Fulchiero EC, Davis BJ, et al. Cost-effectiveness of multilevel hemilaminectomy for lumbar stenosis-associated radiculopathy. Spine J. 2011; 11(8):705–711

[6] Parker SL, Lerner J, McGirt MJ. Effect of minimally invasive technique on return to work and narcotic use following transforaminal lumbar inter-body fusion: a review. Prof Case

Manag. 2012; 17(5):229–235

[7] Rampersaud YR, Gray R, Lewis SJ, Massicotte EM, Fehlings MG. Cost-utility analysis of posterior minimally invasive fusion compared with conventional open fusion for lumbar spondylolisthesis. SAS J.. 2011 Jun; 5(2):29–35

[8] Parker SL, McGirt MJ, Farber SH, et al. Accuracy of free-hand pedicle screws in the thoracic and lumbar spine: analysis of 6816 consecutive screws. Neurosurgery. 2011; 68(1):170–178, discussion 178

[9] Pelton MA, Phillips FM, Singh K. A comparison of perioperative costs and outcomes in patients with and without workers' compensation claims treated with minimally invasive or open transforaminal lumbar interbody fusion. Spine. 2012; 37(22): 1914–1919

[10] Lucio JC, Vanconia RB, Deluzio KJ, Lehmen JA, Rodgers JA, Rodgers W. Economics of less invasive spinal surgery: an analysis of hospital cost differences between open and minimally invasive instrumented spinal fusion procedures during the perioperative period. Risk Manag Healthc Policy. 2012; 5:65–74

[11] Cahill KS, Levi AD, Cummock MD, Liao W, Wang MY. A comparison of acute hospital charges after tubular versus open microdiskectomy. World Neurosurg. 2013; 80(1–2):208–212

[12] Wang MY, Cummock MD, Yu Y, Trivedi RA. An analysis of the differences in the acute hospitalization charges following minimally invasive versus open posterior lumbar interbody fusion. J Neurosurg Spine. 2010; 12(6):694–699

[13] McGirt MJ, Parker SL, Lerner J, Engelhart L, Knight T, Wang MY. Comparative analysis of perioperative surgical site infection after minimally invasive versus open posterior/transforaminal lumbar interbody fusion: analysis of hospital billing and discharge data from 5170 patients. J Neurosurg Spine. 2011; 14(6):771–778

[14] Wang MY, Lerner J, Lesko J, McGirt MJ. Acute hospital costs after minimally invasive versus open lumbar interbody fusion: data from a US national database with 6106 patients. J Spinal Disord Tech. 2012; 25(6): 324–328

[15] Smith WD, Christian G, Serrano S, Malone KT. A comparison of perioperative charges and outcome between open and mini-open approaches for anterior lumbar discectomy and fusion. J Clin Neurosci. 2012; 19(5):673–680

[16] Parker SL, Adogwa O, Witham TF, Aaronson OS, Cheng J, McGirt MJ. Post-operative infection after minimally invasive versus open transforaminal lumbar interbody fusion (TLIF): literature review and cost analysis. Minim Invasive Neurosurg. 2011; 54(1):33–37

[17] Parker SL, Adogwa O, Davis BJ, et al. Cost-utility analysis of minimally invasive versus open multilevel hemilaminectomy for lumbar stenosis. J Spinal Disord Tech. 2013; 26(1):42–47

24

成功率和时间：三维导航成像能否改善微创手术的成功率和时间，并尽量减少对手术室人员的射线暴露

Eric W. Nottmeier

24.1 引言

影像导航脊柱手术于 20 世纪 90 年代中期问世[1-4]。影像导航技术使得外科医生通过红外线在三维空间跟踪手术器械，根据术前或术中影像导航患者的解剖结构。据报道，使用标准技术置入椎弓根螺钉的错误率为 14%~55%[5-8]，神经损伤率可接近 7%[9]，发展更精确的脊柱固定置入技术的愿望推进脊柱导航技术的发展。因此，在过去的 20 年里，这项技术不断进步，使得脊柱外科医生使用更加方便高效。在这一发展过程中，一个重要的进步是引入了锥束计算机断层扫描（cone beam computed tomography，CBCT）注册进行导航。在 CBCT 采集过程中，设备围绕患者旋转时，可获得多个透视图像。然后，这些图像被重建成一个三维数据集，基本上是一个 CT 扫描，在这些数据被传输到导航系统后就可以进行导航。3D-CBCT 导航的优点包括能够一次注册多个椎体节段而无须暴露后方骨性结构，因而可以用于脊柱微创手术。本章回顾导航的文献。虽然导航在脊柱手术中应用越来越多，但大多数脊柱外科医生仍然没有使用这项技术。关于脊柱导航的大部分文献描述了其在开放手术中的应用，而关于微创手术的文献报道较少。

24.2 脊柱导航的准确性

脊柱导航可用作从髂骨到枕骨置入固定的辅助手段[10-18]。Kosmopoulos 和 Schizas[19] 报道了关于脊柱导航的荟萃分析，他们发现 12 299 个椎弓根螺钉无导航下置入体内准确率的中位数为 90.3%，3 059 枚椎弓根螺钉导航下置入准确率的中位数为 95.2%。Verma 等[20] 在脊柱导航文献的荟萃分析中报道了 3 555 枚使用导航置入椎弓根螺钉的准确率为 93.3%，而 2 437 枚未使用导航置入椎弓根螺钉的准确率为 84.7%。在 Tian 等[21] 的另一项荟萃分析中，比较了传统方法和三种脊柱导航方法（3D点匹配导航，2D 导航和 3D-CBCT 导航）置入椎弓根螺钉的准确性。他们的结论是，导航下置入椎弓根螺钉的精度更高，而 3D-CBCT 导航是最精确的导航技术。Shin 等[22] 对文献进行了荟萃分析，比较了导航下与非导航下椎弓根螺钉置入。荟萃分析包括 20 项研究，共 8 539 枚螺钉（4 814 枚导航螺钉，3 725 枚非导航螺钉）。导航下螺钉的穿破率为 6%，而非导航螺钉的穿破率为 15%。此外，导航组未发现神经系统并发症，而非导航组有 3 例神经并发症。

有 4 项随机临床试验比较导航和传统椎弓根螺钉置入技术，结果发现导航可以提高螺钉置入准确度[23-26]。Rajasekaran 等[23] 评估了在透视或 3D-CBCT 导航下对于脊柱畸形患者置入胸椎椎弓根螺钉的准确性，他们报道 3D-CBCT 导航组螺钉穿破率为 2%，而透视组穿破率为 23%。Laine 等[24] 在一项随机试验中，比较了徒手技术与使用三维点匹配导航置入螺钉，结果两组螺钉穿破率分别为 13.4% 和 4.6%。Wu 等[25] 和 Yu 等[26] 的随机研究表明，3D-CBCT 导航下置入椎弓根螺钉的准确性明

显高于透视引导。有一项随机研究未证明脊柱导航的优势，Li 等 [27] 报道，徒手技术与使用 3D 点匹配导航置入椎弓根螺钉的穿破率没有显著差异。

24.3 脊柱导航的射线暴露

透视常用于辅助脊柱内固定的置入。文献报道在开放手术中，置入 1 枚椎弓根螺钉所需的透视时间从 3.4 秒到 66 秒不等 [28-32]。透视的使用要求外科医生穿铅围裙，并在置入固定时在设备周围移动 [33]。同时，与使用透视的非脊柱手术相比，透视下置入脊柱固定可能使外科医生的射线暴露增加 10~12 倍 [34]。Bindal 等 [35] 在一项前瞻性研究中，测量了 24 例单节段和二节段微创经椎间孔腰椎椎间融合（transforaminal lumbar interbody fusion，TLIF）的手术医生射线暴露，每个病例的平均透视时间为 1.69 分钟，每个病例手术医生躯干（在铅围裙下）的平均射线暴露为 27 mrem。研究得出结论，如果外科医生每年做 194 台以上的这些手术，躯干接受的射线暴露将超过 5 rem 的推荐最大年度射线剂量。

有一些体外研究比较导航下与透视下椎弓根螺钉置入，结果表明，使用导航时外科医生受到的辐射较少 [28, 31, 33, 36]。在一项关于成人退行性脊柱侧凸微创矫形术中内固定置入的体内研究中，Scheufler 等 [37] 报道使用术中 CT 导航时无手术射线暴露。Nottmeier 等 [38] 的另一项体内研究报道在 CBCT 导航下进行 25 例连续脊柱手术，外科医生没有射线暴露。Izadpanah 等 [39] 报道，与透视下后凸成形术相比，CBCT 导航下后凸成形术的患者的辐射时间和射线暴露显著降低。显然，与透视技术相比，导航在固定置入时不使用主动透视，不会发生外科医生射线暴露。患者的脊柱必须使用 CBCT 设备进行注册，但是在获取这些图像期间，外科医生和手术室人员可以远离手术区域，这减少或消除了他们的射线暴露。Nottmeier 等 [40] 测量了 25 例脊柱手术中 CBCT 注册期间的射线散射，并确定如果站在离 CBCT 设备 6 ft（1.8 m）以外的地方，对外科医生和（或）工作人员的辐射照射是最小的。尽管如此，研究仍然强调，外科医生和手术室人员在获得 CBCT 的过程中应该做好防护或离开手术室。在 3D-CBCT 导航时，脊柱手术患者在 CBCT 注册过程中仍存在射线暴露。尽管必须考虑患者的辐射暴

露，但应强调的是，外科医生和手术室人员每年要参加许多台融合手术，患者在此期间一般仅接受 1 次融合手术。此外，Zhang 等 [41] 报道了由 O 形臂（美敦力）产生的患者辐射剂量约为 64 层 CT 扫描所提供的辐射剂量的一半。

24.4 脊柱导航手术室时间及学习曲线

尽管根据许多作者描述使用导航置入脊柱固定的准确性比标准技术高 [9, 23-26, 42-44]，但一些作者却认为使用这项技术没有任何好处 [27]。脊柱导航用于协助脊柱固定置入而不是替代脊柱解剖知识。此外，与所有新技术和方法一样，外科医生需要一些技能以便成功地将导航应用于脊柱手术。其他外科领域的新技术，包括腹腔镜和机器人手术，都有关于学习曲线的真实记录 [45, 46]。

体外研究证明脊柱导航技术中具有很高的准确性 [47, 48]，外科医生在体内的应用决定了它在临床上的成功。使用脊柱导航技术有学习曲线 [49-52]。在评估脊柱导航的手术时间时，有报道手术时间增加 [24, 27, 42, 53-55]，也有报道手术时间缩短 [23, 25, 52, 56]。使用 3D-CBCT 导航时，注册过程中必须完成几个步骤（参考架安装、患者铺巾、CBCT 设备定位、CBCT 旋转和数据传输），据报道完成这些操作所需的时间从 6.5 分钟到 8.5 分钟不等 [40, 57]。导航和手术时间之间的关系在一定程度上取决于外科医生和手术室人员完成这些步骤的效率。导航中增加或节省的时间可能不是评估技术本身，而是评估或团队在应用该技术方面的效率。外科医生克服了学习曲线，并获得了这项技术的经验后，手术时间将会减少。比较脊柱导航技术和标准技术时，Sasso 和 Garrido [52] 以及 Johnson 等 [56] 发现使用导航缩短了手术时间。作者在他们的研究中指出，随着外科医生对导航的经验增加，手术时间减少。Wu 等 [25] 和 Yu 等 [26] 报道使用 3D-CBCT 导航螺钉置入时间比传统技术更短。

24.5 脊柱导航在微创中的应用

随着微创脊柱手术的日益普及，经皮脊柱内固定术的应用也越来越多。3D-CBCT 导航在微创脊柱手术中的优势包括无须主动透视即可置入经皮内固定 [58-63]。此外，根据报道，无须使用克氏针即

可在 3D-CBCT 导航下置入经皮椎弓根螺钉[64, 65]。3D-CBCT 导航的另一个优点是能够在放置体位后暴露脊柱之前完成患者注册，这有助于外科医生更精确地定位脊柱的病变。Kim 等[55] 描述了 8 例患者在 3D-CBCT 导航下成功地进行了颈椎前路显微椎间孔切开术。此外，Rajasekaran 等[66] 描述了一种使用 3D-CBCT 导航的微创方法来切除骨样骨瘤。

24.6 病例介绍

1 名 33 岁女性，进行性机械性腰痛病史 5 年。经各种保守治疗失败。椎间盘造影显示 L3-L4 和 L4-L5 椎间盘明显紊乱，并有相应的疼痛。患者

通过微创腹膜后入路进行了 L3-L4 和 L4-L5 两个节段的极外侧椎间融合（extreme lateral interbody fusion，XLIF）。应用 3D-CBCT 导航从后方置入内固定。计划采用经椎板关节突螺钉。术前 CT 显示 L4 椎板薄，不能容纳经椎板关节突螺钉。在 L4-L5 水平她的刺青中心上做参考架的切口，把参考弧固定到 L5 棘突。使用导航探针确定左侧 L3 经椎板关节突螺钉在皮肤上的轨迹。做一个穿刺切口，插入导航探针到椎板棘突交界处，并为经椎板关节突螺钉设置一个虚拟平面图（图 24.1）。用一个小的通道暴露该区域，并在虚拟平面图确定的螺钉进钉点上开一个导孔。然后使用导航的导钻在虚拟平面上钻孔（图 24.2）。然后对这个孔进行探查，

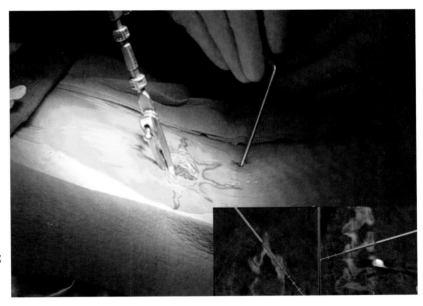

图 24.1　通过小切口将导航探针插入到棘突椎板交界处。插入的小图来自导航平台；可以在棘突椎板交界处看到探针尖端，并设置了虚拟平面

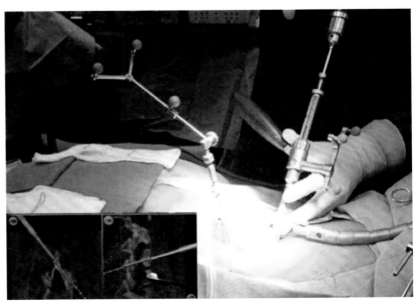

图 24.2　使用导航的导钻钻出经椎板关节突螺钉的孔。插入的小图来自导航平台；在棘突椎板交界处可见钻头尖部

确认没有骨穿破然后置入经椎板关节突螺钉。以相同的方式置入右侧经椎板关节突螺钉，术中 CBCT 扫描证实两枚螺钉位置良好（图 24.3）。取下参考架，通过同一切口置入棘突间钢板固定 L4-L5。术后正侧位片显示所有器械位置良好（图 24.4）。在 4 个月的随访中，患者对切口的外观感到满意（图 24.5），并报道术前腰痛几乎完全缓解。CT 扫描显示坚强椎间融合。

24.7 结论

导航作为脊柱固定置入的辅助手段，比透视有明显的优势，包括螺钉置入更精确，减少外科医生

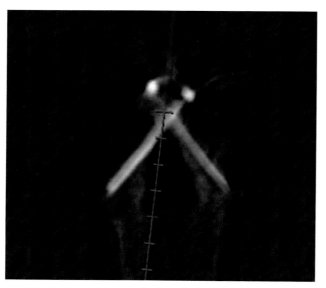

图 24.3 术中 CT 证实了经椎板关节突螺钉的位置良好

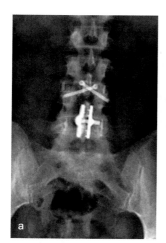
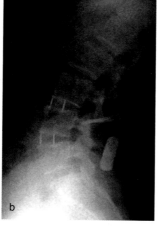

图 24.4 a、b. 术后前后位（a）和侧位（b）X 线片显示固定的位置满意

和手术室人员的射线暴露。导航技术的发展使得该技术的应用扩展到微创外科领域。随着外科医生对这项技术的经验增加，手术时间将大大缩短。

24.8 编者述评

24.8.1 微创手术

导航在很多方面都是"尚未兑现的承诺"，但其理论优势是显而易见的。如果能够获得精确的脊柱三维解剖图像，然后单独使用这些图像安全地引导器械和植入物通过这些解剖结构，外科医生的工作将会更轻松，患者的安全性将得到提高。遗憾的是，尽管在过去 20 年里，导航技术取得了许多进展，但尚未达到如此理想的状况。问题是图像告诉我们在获取图像时解剖结构的位置，但不一定是在我们进行手术时的位置。因此，错误的安全感可能导致灾难。即使有导航，仍然需要"实时"成像才能达到绝对精准。此外，第二个潜在的问题是信号阵列可能被无意中"碰撞"，如果未被发现，所有的准确性希望都将丧失。

举一个例子，在最近的一个青少年特发性脊柱侧凸矫正术中，我们选择了导航来减少射线暴露，提高椎弓根螺钉置入的准确性。获取图像后，我们先进行多节段小关节切除术，然后置入后路固定。不幸的是，小关节松解后脊柱活动度增加，以至于几乎所有的椎弓根螺钉都位置不佳，尽管导航预测椎弓根螺钉的放置是完美的。所有椎弓根螺钉均取出，在实时透视下进行更换。

也就是说，有些情况和解剖位置下，导航工作

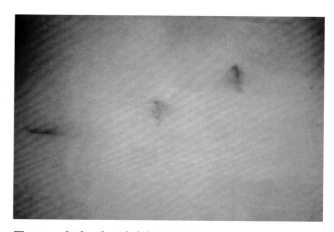

图 24.5 术后 4 个月患者切口的照片

良好。成人腰椎手术，尤其是严重退变的成人，手术部位的三个椎体内，阵列提供了可以接受的椎弓根螺钉的放置精度，并且可以减少外科医生（尽管不一定是患者）的射线暴露。在这种情况下，导航是一种合理的选择。然而，如果手术部位离信号阵列很远的话，有必要更换和重复图像采集。这可能会减少导航在时间和工作流程上的优势，也增加对患者的辐射。

作为一个大力提倡外科技术进步的人，我不会说导航永远不会比实时透视技术更好。然而，在我看来，我们还没有到那个地步。

24.8.2 开放手术

术中远离电离辐射将使微创手术对考虑采用这些技术的外科医生更有吸引力。此外，使用导航而不是透视，可以解决手术室人员暴露在不必要辐射下的关键问题，遵循"合理抑低"（As Low As Reasonably Achievable，ALARA）的原则。多年来，从成像角度来看，微创手术一直相对停滞不前——微创手术需要获得更广泛采用，这可能是触发影像向非透视系统转变的因素。

（裘剑如　张兴凯　译）

参·考·文·献

[1] Nolte LP, Visarius H, Arm E, Langlotz F, Schwarzenbach O, Zamorano L. Computer-aided fixation of spinal implants. J Image Guid Surg. 1995; 1(2): 88–93

[2] Merloz P, Tonetti J, Eid A, et al. Computer assisted spine surgery. Clin Orthop Relat Res. 1997(337):86–96

[3] Lavallée S, Sautot P, Troccaz J, Cinquin P, Merloz P. Computer-assisted spine surgery: a technique for accurate transpedicular screw fixation using CT data and a 3-D optical localizer. J Image Guid Surg. 1995; 1(1):65–73

[4] Kalfas IH, Kormos DW, Murphy MA, et al. Application of frameless stereotaxy to pedicle screw fixation of the spine. J Neurosurg. 1995; 83(4):641–647

[5] Bolger C, Carozzo C, Roger T, et al. A preliminary study of reliability of impedance measurement to detect iatrogenic initial pedicle perforation (in the porcine model). Eur Spine J. 2006; 15(3):316–320

[6] Laine T, Schlenzka D, Mäkitalo K, Tallroth K, Nolte LP, Visarius H. Improved accuracy of pedicle screw insertion with computer-assisted surgery. A prospective clinical trial of 30 patients. Spine. 1997; 22(11):1254–1258

[7] Vaccaro AR, Rizzolo SJ, Balderston RA, et al. Placement of pedicle screws in the thoracic spine. Part II: An anatomical and radiographic assessment. J Bone Joint Surg Am. 1995; 77(8):1200–1206

[8] Xu R, Ebraheim NA, Ou Y, Yeasting RA. Anatomic considerations of pedicle screw placement in the thoracic spine. Roy-Camille technique versus open-lamina technique. Spine. 1998; 23(9):1065–1068

[9] Amiot LP, Lang K, Putzier M, Zippel H, Labelle H. Comparative results between conventional and computer-assisted pedicle screw installation in the thoracic, lumbar, and sacral spine. Spine. 2000; 25(5):606–614

[10] Garrido BJ, Wood KE. Navigated placement of iliac bolts: description of a new technique. Spine J. 2011; 11(4):331–335

[11] Nottmeier EW, Foy AB. Placement of C2 laminar screws using three-dimensional fluoroscopy-based image guidance. Eur Spine J. 2008; 17(4): 610–615

[12] Nottmeier EW, Seemer W, Young PM. Placement of thoracolumbar pedicle screws using three-dimensional image guidance: experience in a large patient cohort. J Neurosurg Spine. 2009; 10(1):33–39

[13] Nottmeier EW, Young PM. Image-guided placement of occipitocervical instrumentation using a reference arc attached to the headholder. Neurosurgery. 2010; 66(3) Suppl Operative: 138–142

[14] Bledsoe JM, Fenton D, Fogelson JL, Nottmeier EW. Accuracy of upper thoracic pedicle screw placement using three-dimensional image guidance. Spine J. 2009; 9(10):817–821

[15] Holly LT, Foley KT. Percutaneous placement of posterior cervical screws using three-dimensional fluoroscopy. Spine. 2006; 31(5):536–540, discussion 541

[16] Welch WC, Subach BR, Pollack IF, Jacobs GB. Frameless stereotactic guidance for surgery of the upper cervical spine. Neurosurgery. 1997; 40(5):958–963, discussion 963–964

[17] Nottmeier EW, Pirris SM, Balseiro S, Fenton D. Three-dimensional image-guided placement of S2 alar screws to adjunct or salvage lumbosacral fixation. Spine J. 2010; 10(7):595–601

[18] Lekovic GP, Potts EA, Karahalios DG, Hall G. A comparison of two techniques in image-guided thoracic pedicle screw placement: a retrospective study of 37 patients and 277 pedicle screws. J Neurosurg Spine. 2007; 7(4):393–398

[19] Kosmopoulos V, Schizas C. Pedicle screw placement accuracy: a meta-analysis. Spine. 2007; 32(3):E111–E120

[20] Verma R, Krishan S, Haendlmayer K, Mohsen A. Functional outcome of computer-assisted spinal pedicle screw placement: a systematic review and meta-analysis of 23 studies including 5, 992 pedicle screws. Eur Spine J. 2010; 19(3):370–375

[21] Tian NF, Huang QS, Zhou P, et al. Pedicle screw insertion accuracy with different assisted methods: a systematic review and meta-analysis of comparative studies. Eur Spine J. 2011; 20(6):846–859

[22] Shin BJ, James AR, Njoku IU, Härtl R. Pedicle screw navigation: a systematic review and meta-analysis of perforation risk for computer-navigated versus freehand insertion. J Neurosurg Spine. 2012; 17(2):113–122

[23] Rajasekaran S, Vidyadhara S, Ramesh P, Shetty AP. Randomized clinical study to compare the accuracy of navigated and non-navigated thoracic pedicle screws in deformity correction surgeries. Spine. 2007; 32(2):E56–E64

[24] Laine T, Lund T, Ylikoski M, Lohikoski J, Schlenzka D. Accuracy of pedicle screw insertion with and without computer assistance: a randomised controlled clinical study in 100 consecutive patients. Eur Spine J. 2000; 9(3): 235–240

[25] Wu H, Gao ZL, Wang JC, Li YP, Xia P, Jiang R. Pedicle screw placement in the thoracic spine: a randomized comparison study of computer-assisted navigation and conventional techniques. Chin J Traumatol. 2010; 13(4):201– 205

[26] Yu X, Xu L, Bi LY. [Spinal navigation with intra-operative 3D-imaging modality in lumbar pedicle screw fixation]. Zhonghua Yi Xue Za Zhi. 2008; 88(27):1905–1908

[27] Li SG, Sheng L, Zhao H, Zhang JG, Zhai JL, Zhu Y. [Clinical applications of computer-assisted navigation technique in spinal pedicle screw internal fixation]. Zhonghua Yi Xue Za Zhi. 2009; 89(11):736–739

[28] Linhardt O, Perlick L, Lüring C, Stern U, Plitz W, Grifka J. Extrakorporale Einzeldosis und Durchleuchtungszeit bei bildwandler-kontrollierter und fluoroskopisch navigierter Implantation von Pedikelschrauben [in English]. Z Orthop Ihre Grenzgeb. 2005; 143(2):175–179

[29] Perisinakis K, Theocharopoulos N, Damilakis J, et al. Estimation of patient dose and associated radiogenic risks from fluoroscopically guided pedicle screw insertion. Spine. 2004; 29(14):1555–1560

[30] Sagi HC, Manos R, Benz R, Ordway NR, Connolly PJ. Electromagnetic field-based image-guided spine surgery part one: results of a cadaveric study evaluating lumbar pedicle screw placement. Spine. 2003; 28(17): 2013–2018

[31] Sagi HC, Manos R, Park SC, Von Jako R, Ordway NR, Connolly PJ. Electromagnetic field-based image-guided spine surgery part two: results of a cadaveric study evaluating thoracic pedicle screw placement. Spine. 2003; 28(17):E351–E354

[32] Slomczykowski M, Roberto M, Schneeberger P, Ozdoba C, Vock P. Radiation dose for pedicle screw insertion. Fluoroscopic method versus computer-assisted surgery. Spine. 1999; 24(10):975–982, discussion 983

[33] Kim CW, Lee YP, Taylor W, Oygar A, Kim WK. Use of navigation-assisted fluoroscopy to decrease radiation exposure during minimally invasive spine surgery. Spine J. 2008; 8(4): 584–590

[34] Rampersaud YR, Foley KT, Shen AC, Williams S, Solomito M. Radiation exposure to the spine surgeon during fluoroscopically assisted pedicle screw insertion. Spine. 2000; 25(20):2637–2645

[35] Bindal RK, Glaze S, Ognoskie M, Tunner V, Malone R, Ghosh S. Surgeon and patient radiation exposure in minimally invasive transforaminal lumbar interbody fusion. J Neurosurg Spine. 2008; 9(6):570–573

[36] Smith HE, Welsch MD, Sasso RC, Vaccaro AR. Comparison of radiation exposure in lumbar pedicle screw placement with fluoroscopy vs computer-assisted image guidance with intraoperative three-dimensional imaging. J Spinal Cord Med. 2008; 31(5):532–537

[37] Scheufler KM, Cyron D, Dohmen H, Eckardt A. Less invasive surgical correction of adult degenerative scoliosis, Part I: Technique and radiographic results. Neurosurgery. 2010; 67(3): 696–710

[38] Nottmeier EW, Bowman C, Nelson KL. Surgeon radiation exposure in cone beam computed tomography-based, image-guided spinal surgery. Int J Med Robot. 2012; 8(2):196–200

[39] Izadpanah K, Konrad G, Südkamp NP, Oberst M. Computer navigation in balloon kyphoplasty reduces the intraoperative radiation exposure. Spine. 2009; 34(12):1325–1329

[40] Nottmeier EW, Pirris SM, Edwards S, Kimes S, Bowman C, Nelson KL. Operating room radiation exposure in cone beam computed tomography-based, image-guided spinal surgery: clinical

[41] Zhang J, Weir V, Fajardo L, Lin J, Hsiung H, Ritenour ER. Dosimetric characterization of a cone-beam O-arm imaging system. J Xray Sci Technol. 2009; 17(4):305–317

[42] Silbermann J, Riese F, Allam Y, Reichert T, Koeppert H, Gutberlet M. Computer tomography assessment of pedicle screw placement in lumbar and sacral spine: comparison between free-hand and O-arm based navigation techniques. Eur Spine J. 2011; 20(6):875–881

[43] Kotani Y, Abumi K, Ito M, et al. Accuracy analysis of pedicle screw placement in posterior scoliosis surgery: comparison between conventional fluoroscopic and computer-assisted technique. Spine. 2007; 32(14):1543–1550

[44] Sakai Y, Matsuyama Y, Nakamura H, et al. Segmental pedicle screwing for idiopathic scoliosis using computer-assisted surgery. J Spinal Disord Tech. 2008; 21(3):181–186

[45] Neo EL, Zingg U, Devitt PG, Jamieson GG, Watson DI. Learning curve for laparoscopic repair of very large hiatal hernia. Surg Endosc. 2011; 25(6): 1775–1782

[46] Mayer EK, Winkler MH, Aggarwal R, et al. Robotic prostatectomy: the first UK experience. Int J Med Robot. 2006; 2(4):321–328

[47] Fitzpatrick JM, West JB, Maurer CR, Jr. Predicting error in rigid-body point-based registration. IEEE Trans Med Imaging. 1998; 17(5):694–702

[48] Holly LT, Bloch O, Johnson JP. Evaluation of registration techniques for spinal image guidance. J Neurosurg Spine. 2006; 4(4):323–328

[49] Kim KD, Patrick Johnson J, Bloch BS O, Masciopinto JE. Computer-assisted thoracic pedicle screw placement: an in vitro feasibility study. Spine. 2001; 26(4):360–364

[50] Bai YS, Zhang Y, Chen ZQ, et al. Learning curve of computer-assisted navigation system in spine surgery. Chin Med J (Engl). 2010; 123(21):2989– 2994

[51] Nakanishi K, Tanaka M, Misawa H, Sugimoto Y, Takigawa T, Ozaki T. Usefulness of a navigation system in surgery for scoliosis: segmental pedicle screw fixation in the treatment. Arch Orthop Trauma Surg. 2009; 129(9): 1211–1218

[52] Sasso RC, Garrido BJ. Computer-assisted spinal navigation versus serial radiography and operative time for posterior spinal fusion at L5-S1. J Spinal Disord Tech. 2007; 20(2):118–122

[53] Mirza SK, Wiggins GC, Kuntz C, IV, et al. Accuracy of thoracic vertebral body screw placement using standard fluoroscopy, fluoroscopic image guidance, and computed tomographic image guidance: a cadaver study. Spine. 2003; 28 (4):402–413

[54] Lee TC, Yang LC, Liliang PC, Su TM, Rau CS, Chen HJ. Single versus separate registration for computer-assisted lumbar pedicle screw placement. Spine. 2004; 29(14):1585–1589

[55] Kim JS, Eun SS, Prada N, Choi G, Lee SH. Modified transcorporeal anterior cervical microforaminotomy assisted by O-arm-based navigation: a technical case report. Eur Spine J. 2011; 20 Suppl 2:S147–S152

[56] Johnson JP, Stokes JK, Oskouian RJ, Choi WW, King WA. Image-guided thoracoscopic spinal surgery: a merging of 2 technologies. Spine. 2005; 30 (19):E572–E578

[57] Nottmeier EW, Crosby T. Timing of vertebral registration in three-dimensional, fluoroscopy-based, image-guided spinal surgery. J Spinal Disord Tech. 2009; 22(5):358–360

[58] Acosta FL, Jr, Thompson TL, Campbell S, Weinstein PR, Ames CP. Use of intraoperative isocentric C-arm 3D fluoroscopy for sextant percutaneous pedicle screw placement: case report and

review of the literature. Spine J. 2005; 5(3):339–343

[59] Villavicencio AT, Burneikiene S, Bulsara KR, Thramann JJ. Utility of computerized isocentric fluoroscopy for minimally invasive spinal surgical techniques. J Spinal Disord Tech. 2005; 18(4):369–375

[60] Scheufler KM, Cyron D, Dohmen H, Eckardt A. Less invasive surgical correction of adult degenerative scoliosis. Part II: Complications and clinical outcome. Neurosurgery. 2010; 67(6): 1609–1621, discussion 1621

[61] Sasso RC, Best NM, Potts EA. Percutaneous computer-assisted translaminar facet screw: an initial human cadaveric study. Spine J. 2005; 5(5):515–519

[62] Kakarla UK, Little AS, Chang SW, Sonntag VK, Theodore N. Placement of percutaneous thoracic pedicle screws using neuronavigation. World Neurosurg. 2010; 74(6):606–610

[63] Ravi B, Zahrai A, Rampersaud R. Clinical accuracy of computer-assisted two-dimensional fluoroscopy for the percutaneous placement of lumbosacral pedicle screws. Spine. 2011; 36(1): 84–91

[64] Nottmeier EW, Fenton D. Three-dimensional image-guided placement of percutaneous pedicle screws without the use of biplanar fluoroscopy or Kirschner wires: technical note. Int J Med Robot. 2010; 6(4):483–488

[65] Shin BJ, Njoku IU, Tsiouris AJ, Härtl R. Navigated guide tube for the placement of mini-open pedicle screws using stereotactic 3D navigation without the use of K-wires: technical note. J Neurosurg Spine. 2013; 18(2):178–183

[66] Rajasekaran S, Kamath V, Shetty AP. Intraoperative Iso-C three-dimensional navigation in excision of spinal osteoid osteomas. Spine. 2008; 33(1):E25–E29

索 引

（按首字汉语拼音排序）